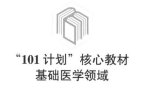

"101计划"核心教材
基础医学领域

"人体形态与功能"课程群

神 经 系 统

主　　编　王　韵　鲁友明

副 主 编　徐天乐　王　芳　张卫光

编　　委　（按姓名汉语拼音排序）

岑　程（北京大学）	南　燕（北京大学）
常　青（首都医科大学）	欧阳钧（南方医科大学）
崔素颖（北京大学）	秦丽华（北京大学）
范　益（南京医科大学）	田　波（华中科技大学）
方马荣（浙江大学）	王　芳（华中科技大学）
高志华（浙江大学）	王　昊（上海交通大学）
郭家松（南方医科大学）	王　君（北京大学）
韩慧霞（南方医科大学）	王　韵（北京大学）
韩芸耘（华中科技大学）	邢国刚（北京大学）
黄志力（复旦大学）	徐天乐（上海交通大学）
李　慧（北京大学）	闫军浩（北京大学）
李　岩（上海交通大学）	杨　巍（浙江大学）
李亦婧（北京大学）	伊　鸣（北京大学）
刘风雨（北京大学）	张　嵘（北京大学）
刘怀存（北京大学）	张卫光（北京大学）
鲁友明（华中科技大学）	张　瑛（北京大学）
吕海侠（西安交通大学）	张　勇（北京大学）
栾丽菊（北京大学）	周煜东（浙江大学）

编写秘书　张　瑛

北京大学医学出版社

SHENJING XITONG

图书在版编目（CIP）数据

神经系统 / 王韵，鲁友明主编. -- 北京 ： 北京大学医学出版社，2024. 7. -- ISBN 978-7-5659-3213-7

Ⅰ．R741

中国国家版本馆CIP数据核字第2024V120D9号

神经系统

主　　编：王　韵　鲁友明

出版发行：北京大学医学出版社

地　　址：(100191) 北京市海淀区学院路 38 号　北京大学医学部院内

电　　话：发行部 010-82802230；图书邮购 010-82802495

网　　址：http：//www.pumpress.com.cn

E-mail：booksale@bjmu.edu.cn

印　　刷：北京信彩瑞禾印刷厂

经　　销：新华书店

责任编辑：赵　欣　　责任校对：靳新强　　责任印制：李　啸

开　　本：889 mm×1194 mm　1/16　　印张：25.25　　字数：730 千字

版　　次：2024 年 7 月第 1 版　2024 年 7 月第 1 次印刷

书　　号：ISBN 978-7-5659-3213-7

定　　价：98.00 元

内容提要

　　本教材涵盖多学科内容和广泛的知识点。鉴于人脑的复杂性以及神经科学的快速发展，课程内容显得尤为庞大复杂。按照从外周到中枢、从结构到功能、从正常到异常的思路，对多学科的神经系统相关基础知识进行了系统梳理和整合，共分为 6 章 23 节，全面介绍神经系统的各个方面。将价值塑造融入专业内容，编排方式注重宏微观、结构功能、正常与异常间的连贯结合，并吸收前沿进展以保持先进性。本教材适用于医学院校学习器官系统整合课程的本科生，通过生动的内容和案例分析，帮助学生理解神经科学的复杂性及其生理、病理意义，激发对神经科学的探索兴趣，培养创新型人才。

序

基础医学是一门研究人体生命现象和疾病规律的科学，是连接生命科学与临床医学、预防医学的桥梁。回望历史，现代医学的产生和发展都基于基础医学的重大发现，基础医学可谓现代医学的基石。

进入 20 世纪以来，生命科学取得了突飞猛进的发展。随着 DNA 双螺旋结构的发现、分子生物学的诞生以及人类基因组计划的完成，基础医学需要采用生命科学在分子层面的研究成果来探索疾病的发生机制并应用到诊断、治疗和预防中来，可以说基础医学的内涵和研究手段发生了重大变革。然而，基础医学人才的培养却未能同步跟上，面临诸多挑战，例如生命科学基础薄弱、与临床需求脱节、缺乏跨学科意识、原创性不足等。

我们期望培养的基础医学人才是科研的领跑者而非跟随者；他们应能实现从无到有的突破，而不仅仅是从有到多的积累；他们不仅能站稳在学科的高原，还应具备攀登学科高峰的潜力；他们不仅需要具备科学精神和创新能力，还要富有人文情怀。

教育部推出的基础学科拔尖学生培养计划 2.0 和基础学科系列"101 计划"正是为培养此类拔尖创新人才设计的中国方案。基础医学"101 计划"围绕"拔尖、创新、卓越"，致力于加强基础医学与临床医学、预防医学、医学人文及理学、工学和信息学等学科的交叉融合，提出"基础医学＋X"跨学科融合课程体系。

基础医学"101 计划"的核心教材是基于上述课程体系编撰的配套教材。这套教材的编写力求契合高标准人才培养目标，强调加强生命科学基础与临床的紧密结合，突出学科交叉。教材把原基础医学十三门以学科为基础的教材整合为医学分子细胞遗传基础、医学病原与免疫基础、人体形态与功能三个跨学科的教材群，并首次将理学、工学、信息学纳入基础医学专业学生的培养方案中，引发学生对重大医学问题及前沿科技的兴趣和创新志向。此外，这套教材还力争跳出传统医学教材的窠臼，努力把"教材"转变为学生自主学习的"学材"。

我期盼这套教材能受到大家的欢迎和喜爱，并在实践中不断修改完善，最后成为经典，为我国基础医学拔尖人才培养做出应有的贡献。

2024 年 7 月

出版说明

　　基础医学作为连接基础研究与临床应用的桥梁，被视为医学发展的创新基石、医学变革的动力之源。基础医学史上的每一次重大发现都推动了医学发展的变革和突破。而从医学发展趋势和国家对人才培养的战略需求出发去探索，又要打破基础医学的边界，把它作为推动新趋势、新理论、新技术、新方法的形成和发展的强劲动力，打牢系统医学、转化医学、精准医学发展的根基。基础医学在医学创新中处于重要的枢纽地位，它向上承接临床、护理和预防的基本需求，并通过整合多学科理论、技术、方法来实现医学进一步的创新和发展。与此同时，医学模式一直伴随社会和科技的发展，不断演变和革新，从神道医学到"医学 +X"、交叉医学模式的演变过程中，医生的职能也在发生着改变，从以治病为主逐渐变为全面的健康管理。此外，现代医学也正面临一系列挑战。受人口老龄化和人口迁移的影响，疾病谱正在发生显著变化。同时，互联网时代的信息爆炸和快速的知识更新，加上 ChatGPT 等人工智能技术的出现，正在改变学生获取知识和学习的方式。随着诊断和治疗技术的不断进步，人的寿命得以延长。在这一背景下，如何提升生存质量成为重要任务。与此同时，人们对医疗的期望值也不断提高，越来越多的人希望能够在生命的各个阶段获得全面的健康保障。

　　综上所述，当今社会发展和民众需求都对医学提出了更高的要求。医学的任务不再仅限于疾病诊疗，而是要综合疾病发生前的"预防"及疾病发生后的"治疗"和"康养"，为人们提供"生命全周期，健康全过程"的医疗服务。时代发展对医学专业人才培养提出了更高的要求。未来的基础医学人才不能再满足于记忆知识、理解知识，而是要更好地利用知识，甚至创造知识，主动探索前沿，推动学科交叉和学术创新。在沿袭上百年的医学课程体系中，由"学科"引领课程，诸如人体解剖学、生理学、组织胚胎学、病理生理学、病理解剖学和药理学等，学科割裂现象显著，课程之间界限分明。学生需要学习的课程门数多，学时长，并且由于不同课程由不同学科、学系管理，学生形成"科目"指导下的碎片化思维模式，比如解剖学以结构讲解为主，不甚关注功能，而生理学以功能阐述为主，不甚关注结构。学生通过一门课程的学习大概能窥探某一器官系统的某一方面，有如盲人摸象般单点看问题。具体到"某器官系统"的学习，学生需要从多门课程分别学习该器官系统相关的结构、功能、疾病或药物相关内容（图 1），自己从思维上逐步"整合"，形成一体化认识。这种以学科为中心的课程体系显然已不能适应当今创新型医学人才培养的需求。

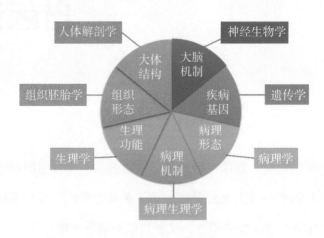

图 1 以学科为中心的课程模式

基于上述背景，基础医学拔尖人才培养课程体系打破了传统的以学科为主的模式，并依据各学科的特点进行整合与融合，构建了跨学科的融合课程体系。首次将理学、工学和信息学纳入其中，形成了五个融合课程群。"人体形态与功能"课程群将原先按照传统模式授课的生理学、神经生物学、人体解剖学、组织学与胚胎学、药理学、病理学和病理生理学7门课程，按照从结构到功能、从正常到异常的理念进行组织，形成总论、运动系统、神经系统、循环系统、呼吸系统、消化系统、内分泌系统、生殖系统和泌尿系统共9门核心融合课程。同样，从基因、分子和细胞水平将生物化学、细胞生物和医学遗传学整合为"医学分子细胞遗传基础"课程群；病原生物学与免疫学整合为"医学病原与免疫基础"课程群；并设立了与之相匹配的"基础医学核心实践与创新研究"课程群（图2）。

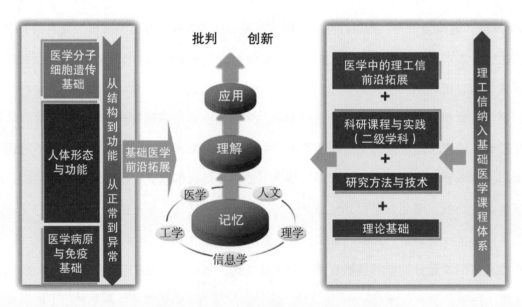

图 2 人体形态与功能、医学分子细胞遗传基础、医学病原与免疫基础、基础医学核心实践与创新研究及医学中的理工信五大课程群内容框架

"人体形态与功能""医学分子细胞遗传基础""医学病原与免疫基础"及"基础医学核心实践与创新研究"四大课程群构建了以学生为中心，以能力培养为导向，包括理论教学、实验教学、标本实习和基于问题学习（PBL）的小班讨论的多元课程模块，从知识、技能和素养多个层面提升学生的自主学习和终身学习能力（图3）。

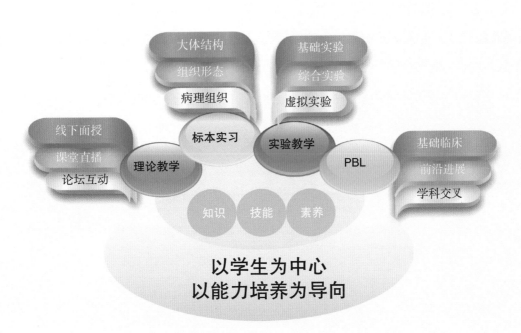

图3 以学生为中心、以能力培养为导向的多元课程模块

"医学中的理工信"课程群整合生物技术、生物统计、生物物理、生物信息和仪器分析等课程，包括基于理工信的人体系统仿真与功能检测及基于理工信的医学数据采集与分析等内容，将基础医学与理学、工学和信息学，从理论到应用，从实践到创新进行交叉融合。

由北京大学牵头，成立了以韩启德院士为编审委员会名誉主任委员，以乔杰院士为主任委员，北京大学、复旦大学、上海交通大学、华中科技大学、中山大学、四川大学、浙江大学、中南大学、南方医科大学、西安交通大学和南京医科大学11所获批教育部基础医学拔尖学生培养计划2.0基地的高校专家依据建设目标组建的编写团队，按照上述五个课程群编写出版了14部教材。

教材编写立足国际前沿，以培养未来能够引领我国医药卫生事业和高等医学教育事业发展的拔尖人才为目标，充分体现交叉融合。各章节的导学目标分为基本目标和发展目标，体现本科阶段人才培养目标，以及与下一培养阶段衔接所需达到的要求，兼具知识、技能、思维培养和价值观引领。正文前以案例引入，自然融入基础知识点，探索医学问题背后的基础科学原理，既体现了基础医学和疾病的关联，又能启发学生自主思考，提升学习兴趣，同时培养其转化医学思维和解决医学难题的能力。正文围绕基本概念、核心知识点和基础理论等展开，结构主线清晰，其中穿插"知识框"并以数字资源方式，融入前沿进展与学科发展趋势、先进技术和重大科研成果等，体现教材内容的先进性以及价值观引领和情感塑造。此外，在相关知识点处设置"小测试"模块，考查学生对知识点的理解和应用，启发思考，同时促进学生的自我评价。正文最后以简短的小结形式进行整体概括，高度凝练，升华理解，拔高思维水平。章节末尾的"整合思考题"结合疾病或研究等不同情境，考查学生综合分析和应用实践等高阶能力，同时在题目中融入前沿进展和价值引领等内容。

　　系列教材将依据课程群内容，着力于立德树人，突出融合，加强创新，打造一流的课程和教材。

主编简介

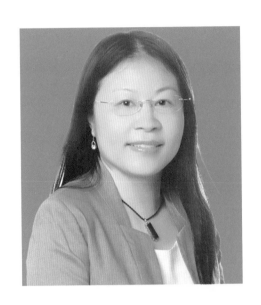

王韵，北京大学博雅特聘教授，北京大学临床医学高等研究院副院长，国家杰出青年基金获得者，教育部"长江学者"特聘教授。中国生理学会理事长、教育部高等学校基础医学类教学指导委员会副主任委员、亚大地区生理学会联合会第一副主席。主持科技部重大项目、国家自然科学基金委员会重点和重大国际合作等项目。获张香桐神经科学青年科学家奖、五洲女子科技奖。获得北京市教学名师、"教育先锋"先进个人和北京大学十佳教师称号。担任国家精品资源共享课、国家级一流本科课程（线下）、北京市优秀本科生课程及北京市优秀本科育人团队负责人。

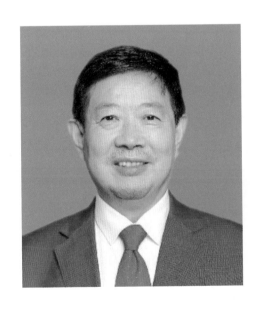

鲁友明，华中科技大学特聘教授，国家特聘专家，教育部脑医学基础研究创新中心主任，同济医学院副院长。所带领的团队入选教育部首批"全国高校黄大年式教师团队"。教育部高等学校基础医学类教学指导委员会委员，国务院基础医学专业学位委员会委员。科学出版社《生理学》主编。主持自然科学基金"记忆神经环路"创新研究群体、科技部"神经环路结构与功能创新引智基地"。获2021年湖北省自然科学奖一等奖。

前　言

　　"人体形态与功能"课程群中的《神经系统》分册以神经系统为中心，综合和重组了人体解剖学、人体生理学、组织学与胚胎学、病理学和药理学多学科的神经系统相关基础知识，实现了形态与功能、宏观与微观、生理和病理多层次的整合，以期让学生系统、全面地认识正常生理状态下神经系统的结构和功能，理解异常疾病状态下神经系统结构和功能的异常改变及其发生机制和药物治疗。

　　神经系统是机体最重要、最复杂的系统之一，其功能远未被全面揭示，如发育过程中就已经形成，整个生命过程中又在不断重塑的神经连接通路是如何帮助我们感知周围世界的？我们感知到的信息又如何指导我们完成相应的动作？记忆是如何形成的？人类能否找回记忆或消除特定的记忆？如何制定决策或进行抉择？情绪产生的生物学基础是什么？又如何影响行为？抑郁障碍、精神分裂症和阿尔茨海默病等疾病的发生机制是什么？这些都是极其复杂的问题。人类也一直在努力试图揭示上述问题的本质，但有如抽丝剥茧，一层剥开之后，似乎还有更多层未知。因此，对于如此复杂而又错综联系的结构和功能，行之有效的办法是以问题为中心，紧密结合生活或临床情境，同时整合人体解剖学、人体生理学、组织学与胚胎学、药理学、病理生理学、病理学、免疫学、遗传学、生物化学和分子生物学等多学科知识，以获得对神经系统及神经疾病的整体认识。

　　《神经系统》作为"人体形态与功能"课程群中体量较大的一部教育部基础医学"101 计划"核心教材，立足国际前沿，以培养未来能够引领我国医药卫生事业和高等医学教育事业发展的拔尖人才，即以具有创新精神、国际视野、深厚医学基础的卓越医学科学家、医学教育家和医学战略家为目标。教材打破学科壁垒，围绕神经系统整合了多学科内容，旨在阐述生理状态下神经系统的大体结构、组织形态（宏观→微观）和工作原理（结构→功能），以及重要的神经精神疾病如感觉和运动障碍、学习记忆障碍、情绪情感障碍等疾病状态下，神经系统的病理改变、疾病的发生机制及靶向干预策略（正常→异常），帮助学生建立整体思维模式，培养其创新思维。

　　教材编排贯穿"周围神经→中枢神经""结构→功能""正常→异常"的整合教学思路，分为 6 章 23 节。每章从导学目标开始，分为基本目标和发展目标。正文前以临床案例引入，自然融入基础知识点，探索医学问题背后的基础科学原理，围绕基本概念、核心知识、基础理论等展开，结构主线清晰，其中穿插"框"或二维码扫描资源，融入前沿进展与发展趋势、先进技术。此外，相关知识点处设置小测试，考查学生对知识点的理解和应用，启发思考，同时促进学生的自我评价。正文最后以简短的小结形式进行整体概括；整合思考题结合疾病、生活或科研等不同情境，考查学生综合分析和应用实践等高阶能力。

综上所述，本教材立足神经科学的前沿性和交叉性，从多个层面、以多种形式为学生提供基础知识、延伸阅读和思维训练，力求实现"以学生为中心，以能力培养为导向"的培养目标。

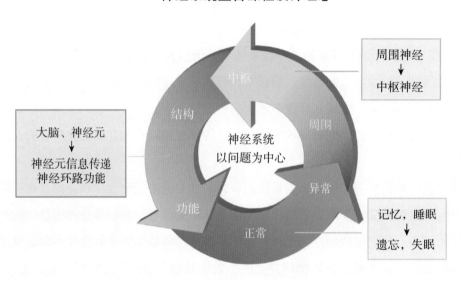

神经系统整合课程设计理念

本教材编委均为具有长期教学、科研经验的教师，全体编委认真编写，同心协作，但由于水平和时间有限，书中难免存在疏漏与不足之处，敬请读者批评指正。

王 韵 鲁友明
2024 年 1 月 6 日

目　录

第一章 绪 论

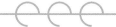

导学目标

通过本章内容的学习，学生应能够：

※ 基本目标

1. 描述神经科学的发展历程、现状和未来发展方向，并分析其在不同历史时期的演变和发展趋势。
2. 概括中枢神经系统和周围神经系统的基本构成。
3. 说出突触的定义，并解释化学性突触传递过程，以及兴奋性和抑制性突触后电位的产生机制。
4. 说出神经递质的定义，说明其判断原则。
5. 举例说明常见神经递质的合成和代谢过程。
6. 说出受体的定义，举例说明其分类。
7. 说出神经反射的定义，并说明其分类及其意义。
8. 解释突触后抑制和突触前抑制的产生机制。
9. 叙述神经管与神经嵴形成的基本过程。
10. 区别神经元及各种神经胶质细胞的不同分化起源。
11. 概括脊髓和脑发生过程的共同点。
12. 分析神经管闭合异常导致先天性畸形的原因。
13. 比较神经元轴突与树突生长的异同点。
14. 总结突触形成的关键步骤和影响因素。

※ 发展目标

1. 比较古代和现代神经科学，分析其演变过程，探讨不同历史发展时期对神经科学研究的影响，并预测未来神经科学的发展趋势。
2. 建立周围神经系统和中枢神经系统的联系，以达到准确定位的目的。
3. 根据神经递质的合成、代谢过程，提出可能的增强或抑制神经递质功能的策略，以用于临床相关疾病的治疗。
4. 从神经环路水平，总结不同神经元连接方式的功能意义。
5. 根据临床表现推测常见神经系统先天性畸形与神经管发育异常的哪种情况有关。
6. 分析智力障碍患儿与胚胎发育阶段突触形成异常的相关性。

第一节 神经系统概述

案例 1-1

一名本科生被选为团队负责人，正在准备一场关于神经科学发展和脑计划的读书报告会。在这场报告会上，团队拟报告神经退行性疾病的研究进展。他将向团队成员介绍神经科学的发展历程、研究方法和脑计划的重要性，以便大家更好地理解所要汇报内容的背景和意义。

问题：

1. 神经科学是如何起源的？古代和中世纪的科学家们对神经系统有何认识和探索？
2. 现代神经科学的发展主要包括哪些领域？有哪些重要的研究成果？
3. 你认为未来神经科学的发展趋势会是怎样的？有哪些可能的研究方向？

神经科学是研究神经系统结构和功能的科学领域。它的发展可以分为过去、现在和未来三个阶段。

历史上，神经科学主要侧重于解剖学和生理学方面的研究，通过解剖学手段研究神经系统的结构，通过生理学手段研究神经系统的功能。这个阶段的重要成就包括神经元理论的提出、突触传递的发现以及对脑区功能的初步认识。

当代神经科学迅速发展，涵盖了多个层面和领域，包括分子神经科学、细胞神经科学、系统神经科学、认知神经科学等。现代神经科学结合了各种技术手段，如光学显微镜技术、脑成像技术、基因编辑技术及神经元操控技术等，使人们能够更深入地理解神经系统的组织结构、信号转导机制、神经调控网络以及与认知和行为相关的神经机制。

未来的神经科学将继续融合跨学科的研究方法和技术手段，以更全面、深入地理解神经系统的功能和机制，其中包括神经信息学、人工智能与神经科学的交叉研究、脑 - 机接口技术以及神经修复与再生技术等领域。未来神经科学的目标之一是治疗神经系统疾病和障碍，并推动人类认知能力的理解和提升。

综上所述，神经科学的发展已经从过去的基础研究阶段转向了跨学科整合和应用研究的阶段，未来的发展将继续深入探索神经系统的奥秘，并为人类健康和认知能力的提升提供更多可能性。

本节分别对上述三个阶段进行概述，以便读者对神经科学有全面的了解和认识，帮助其更好地进行神经系统课程学习，以及把握神经科学前沿发展方向。

1-1a
古代文明中关于大脑和神经系统的观察和研究的记录

一、神经科学的发展历程

（一）神经科学的起源和发展

公元前约 7000 年前的古代文明已经展示了对人类大脑和神经系统的兴趣。尽管在当时，神经科学这一领域并没有以现代意义上的形式存在，但人类对大脑和神经系统的认知在古代文明中得到了一定程度的探索和记录。在这个时期，人类对神秘现象和人体的奇特之处产生了浓厚的兴趣。许多古代文明，特别是在美索不达米亚、古埃及、印度河流域和黄河流域，都有关于大脑和神经系统的观察和研究的记录。虽然这些研究可能更多地涉及神秘主义和神话，但它们为后来的神经科学奠定了基础。

文艺复兴时期是欧洲历史上的一个重要时期，从 14 世纪中期到 17 世纪中期，这一时期对科学、艺术和文化产生了深远的影响。在文艺复兴时期，人类对人体解剖学的研究和描绘达到了新的高度，这其中包括对大脑和脑室的描述。安德烈亚斯·维萨里（Andreas Vesalius，1514—1564）是文艺复兴时期的一位伟大的解剖学家，他对大脑的结构进行了详细的研究和描述。维萨里在他的著作《人体结构》（*De humani corporis fabrica*）中系统地描绘了人体各个器官的解剖结构，其中包括对大脑的描述。维萨里的解剖学研究是基于对尸体的直接解剖观察和实验研究。他精确地描绘了大脑的外形、结构和解剖学特征，包括大脑的两个半球、脑沟和脑回等部分。他通过精确的解剖手法，清晰地展现了大脑表面的复杂结构，以及不同区域之间的连接和分布。维萨里的研究还涉及大脑的血管和神经分布。他描述了大脑的血液供应和神经分布，揭示了神经元之间的连接和传输方式。此外，维萨里还观察和描述了大脑脑室的结构和位置，认识到脑室在神经系统中的重要性。维萨里的解剖学研究为后人对大脑结构和功能的理解提供了重要的基础，并为后续神经科学的发展奠定了坚实的基础。

总的来说，文艺复兴时期对大脑和脑室的描述在解剖学和艺术领域中具有重要意义，展现了人们对人体结构更加深入的认识和描绘。这些描述为后来神经科学的发展奠定了基础，并为人们更好地理解大脑结构和功能提供了参考。

17—18 世纪是科学革命的时期，在这段时间内，对神经系统和大脑的研究有了一定的进展，尤其是在解剖学、生理学和医学领域。在这个时期，神经系统的生理功能开始引起人们的兴趣。一些科学家开始尝试研究神经元之间的连接和传导方式，尽管他们的方法和技术相对原始。

T3-2a
液压机械理论与心-
脑分离理论

17 世纪的荷兰科学家托马斯·威利斯（Thomas Willis）在他的著作《脑的解剖学和功能》中首次描述了大脑的血液供应和神经系统的基本结构。在这个时期，一些科学家开始提出大脑功能的理论，并尝试解释大脑不同区域的功能。荷兰哲学家笛卡尔（Rene Descartes，1596—1650）提出了"液压机械理论"，认为大脑是通过液体传递信号并控制身体的。对大脑的描述主要包括液压机械理论（fluid and mechanical theory）和心-脑分离（mind-body dualism）等观点。

18 世纪中期，神经被比喻为"电缆"，这一概念源自对电学现象的新认识。神经"电缆"论是一种比喻，用来描述神经系统中神经电信号传导的方式。这一概念的提出对后续生理学和神经科学的发展产生了重要影响，奠定了电生理学研究的基础，并推动了对神经元之间电信号传导机制的深入研究。

框 1-1　神经"电缆"论

1751 年，本杰明·富兰克林（Benjamin Franklin）出版了一部小册子，名为《关于电的实验与观察》（*Experiments and Observations on Electricity*），这标志着对电学现象新的理解。这部小册子引领了人们对电的认知，掀起了对电学研究的热潮。到了 18 世纪末，意大利科学家路易吉·加尔瓦尼（Luigi Galvani）和德国生物学家埃米尔·杜·波伊斯-雷蒙德（Emil du Bois-Reymond）的研究进一步加深了这一概念。他们发现，当神经受到电刺激时，肌肉会发生抽搐，而且他们还观察到大脑本身能够产生电信号。这些研究结果表明，神经就像电缆一样，能够传递电信号，将信息从大脑传输到身体的其他部位，或者从身体他处传输到大脑。

　　综上所述，到了 18 世纪末，神经科学已经逐渐成为一个独立的学科，尽管当时的研究仍然相对初级，但对大脑和神经系统的研究已经有了一定的进展。随着解剖学、生理学和哲学的进步，神经科学在接下来的时期将迎来更加广泛和深入的研究。

　　19 世纪，神经科学得到了进一步的发展。1810 年，苏格兰医生查尔斯·贝尔（Charles Bell）和法国生理学家弗朗索瓦·马尚迪（François Magendie）共同提出了一个重要的观点，这一观点对于理解神经系统的功能和结构具有深远影响。他们认为，每根神经都是由许多"电缆"组成的复合体，其中一些纤维将信息传入脑和脊髓，而另外一些纤维将信息传输到肌肉。这一观点对于当时神经科学的发展具有里程碑式的意义，因为它首次明确区分了神经纤维的功能和方向。贝尔和马尚迪指出了两种不同类型的神经纤维，该观点强调了神经系统中神经纤维的双向传输功能，即传入纤维负责传递感觉信息，而传出纤维负责传递运动指令。这一观点深化了对神经系统功能的理解，为后来神经生理学和神经解剖学的发展奠定了基础。此外，贝尔和马尚迪的工作也为后来关于神经纤维分布和功能的研究提供了重要的指导。

贝尔和马尚迪指出的两种不同类型的神经纤维

　　1823 年，法国生理学家玛丽·让 - 皮埃尔·弗洛伦斯（Marie-Jean-Pierre Flourens）提出了实验性切除法（experimental ablation method）这一重要方法。这一方法被用来研究动物的大脑功能，特别是确定特定脑区对于不同行为和功能的贡献。弗洛伦斯的实验性切除法是通过切除动物大脑的特定区域来观察其行为和功能的变化。他在实验中使用了小鸟和其他动物作为研究对象，并通过手术切除动物的大脑部分，然后观察切除前后动物的行为表现。通过实验性切除法，弗洛伦斯发现了一些重要的脑区与特定行为和功能之间的关系。例如，他发现小鸟的飞行能力与大脑中一部分受损有关，而另一部分受损则会影响其平衡和协调能力。这些发现为后来神经解剖学和神经生理学的发展提供了重要的线索，加深了人们对大脑功能定位的理解。

　　1831 年，意大利神经科学家卡米罗·戈尔焦提出了神经元学说，即神经系统的基本单位是神经元，神经元之间通过突触相互连接。1855 年，法国解剖学家克洛德·贝尔南（Claude Bernard）提出了"生理学实验法"的概念，这为后来神经生理学的发展奠定了基础。

约瑟夫·加洛瓦

　　1861 年，法国解剖学家保罗·布洛卡通过仔细研究一个因脑损伤而失去语言能力的患者的大脑，发现了损伤处附近的一部分大脑组织与语言功能有关，该区域被称为布洛卡区（Broca's area），后来被证实是大脑皮质的一个特定区域，与语言的运用和产生密切相关。布洛卡的研究为大脑功能定位理论提供了重要的实验支持，奠定了现代神经科学中关于大脑功能分布的基础。这一发现也开启了对大脑功能定位的研究，为后来神经学和神经解剖学的发展做出了重要贡献。

　　1873 年，意大利生理学家 Camillo Golgi 通过发明 Golgi 染色法观察到神经元的基本结构，并提出了神经元的连续性理论，即神经元之间通过连续的细胞质交流而连接在一起。

　　1888 年，西班牙解剖学家圣地亚哥·拉马尔·伊卡赫特（Santiago Ramón y Cajal）出版了《人类神经系统结构和功能》一书，这本书系统描述了人类神经系统的解剖学结构，并提出了"神经间通信"理论，即神经元通过突触传递信号。

　　1921 年，德国神经科学家奥托·洛伊维希和亚尔格·斯托马奇等进行了一系列实验，证实了神经元之间的信号传递是通过化学物质在突触间传递的。斯托马奇还提出了神经递质的概念，并在 1936 年与洛伊维希共同获得了诺贝尔生理学或医学奖，以表彰他们对神经递质的发现和研究。这些实验为突触传递的概念奠定了基础，并开启了神经科学领域对神经递质及其作用的进一步研究。这一发现也为理解神经系统的功能和疾病提供了重要的启示。

框 1-2 神经递质的发现

德国神经科学家奥托·洛伊维希（Otto Loewi，1873—1861）的关键实验是通过在两只青蛙的心脏上刺激迷走神经，引起心脏减慢的反应。然后，他将液体从一只心脏的充血冠状动脉收集起来，并将其转移到另一只心脏的充血冠状动脉中。结果，第二只心脏也显示了相同的减慢反应。洛伊维希将这种液体命名为"Vagusstoff"（迷走神经物质），后来被称为乙酰胆碱（acetylcholine）。这一实验结果证实了神经递质的概念，即化学物质在突触间传递神经信号。亚尔格·斯托马奇也独立地进行了类似的实验，研究了神经递质的作用。他发现，像肾上腺素这样的化学物质也可以在神经元之间传递信号。

这些里程碑事件标志着神经科学从解剖学、生理学到分子生物学等多个层面的发展，并奠定了现代神经科学的基础。

1. **现代神经科学的研究层面** 现代神经科学结合了各种先进技术手段，如光学显微镜技术、脑成像技术、基因编辑技术及神经标记示踪和操控技术，使研究人员能够更深入地理解神经系统的组织结构、信号转导机制、神经调控网络以及与认知和行为相关的神经机制。现代神经科学作为一个跨学科的科学领域，涵盖了广泛的层面和领域，包括分子神经科学、细胞神经科学、系统神经科学及认知神经科学等。这些不同层面的研究相互交织，共同构成了对神经系统结构和功能的全面理解。本节将对这些不同层面的研究进行综合概述，以便读者对现代神经科学的发展有一个全面的认识。

（1）分子神经科学：研究神经系统中的分子机制，探索神经元和突触等结构的分子组成和功能。该领域的研究涵盖了神经细胞的基因表达、蛋白质合成和信号转导等多个方面。现代分子生物学和生物化学技术的发展，如基因编辑技术和蛋白质结晶技术等，为分子神经科学研究提供了强大的工具和方法。

（2）细胞神经科学：研究神经系统中单个神经元的结构和功能。该领域的研究关注神经元的形态、突触连接、离子通道和神经递质等方面。通过光学显微镜技术及电生理技术等，研究人员可以观察和记录神经元的活动，深入探索神经元的基本生理特性。

（3）系统神经科学：研究神经系统中不同脑区的功能和相互作用。该领域的研究涉及神经环路的解剖结构、神经网络的信号转导及脑区的功能分区等方面。脑成像技术，如功能性磁共振成像（fMRI）及脑电图（EEG）等，使研究人员能够观察大脑在执行不同任务时的活动，从而揭示不同脑区的功能特点。

（4）认知神经科学：研究大脑与认知功能（如学习、记忆、感知和决策等）之间的关系。该领域的研究探索了大脑在执行认知任务时的活动模式、神经机制以及与行为表现之间的关联。通过脑成像技术和神经调控技术，研究人员可以直接观察大脑在执行认知任务时的活动，深入理解认知功能的神经基础。

2. **神经科学的特点和趋势** 神经科学作为一个跨学科的领域，在当代正处于迅速发展的阶段。以下是神经科学现在的一些特点和趋势。

（1）高度互联性：神经科学与许多其他学科交叉融合，包括生物学、心理学、计算机科学和工程学等。这种跨学科的合作促进了知识的交流和创新，推动了神经科学领域的发展。

（2）多学科整合：现代神经科学倾向于从多个角度研究神经系统，包括从分子水平到系统水平、从基础研究到临床应用等多个层面。这种整合性的研究有助于人们更全面地理解神经系统的结构和功能。

（3）技术进步：现代神经科学受益于各种先进技术的发展，如脑成像技术（如 MRI、fMRI

和 PET 等）、电生理技术、光学显微镜技术、基因编辑技术等。这些技术的进步为研究人员提供了更精确、更灵活的工具，使他们能够深入探索神经系统的结构和功能。

（4）大数据和计算神经科学：随着数据科学和计算机科学的发展，神经科学正日益重视大数据分析和计算建模在研究中的应用。利用大规模数据和先进的计算方法，研究人员能够从更全面、更系统的角度理解神经系统的运作方式。

（5）临床转化：神经科学研究不仅关注基础科学，还致力于将研究成果转化为临床应用，改善人们的健康和生活质量。在精神疾病、神经退行性疾病和神经系统损伤等方面，神经科学的临床研究正为诊断、治疗和康复提供新的方法和工具。

神经科学在当代呈现出多样化、前沿性和跨学科的特点，吸引着越来越多的科学家和研究机构投入到这一领域，共同探索人类大脑和神经系统的奥秘。

（二）"脑十年"及相关脑计划对神经科学发展的推动作用

当代神经科学发展中的重大事件是 1990—2000 年的"脑十年"及 2013 年启动的"脑计划"，这些计划的启动和实施将大大推动神经科学发展及神经科学的地位。

1. 20 世纪的"脑十年"和 21 世纪的"脑计划"　"脑十年"（1990—2000）是指在 20 世纪 90 年代，各国政府、科学机构和学术界将神经科学和大脑研究列为重要发展领域，加大对该领域的投资和支持，以推动大脑科学的发展和创新。这段时间内，许多国家都宣布了"脑十年"计划，旨在促进对神经科学和大脑研究的关注和投资。

（1）美国的"脑十年"：乔治·布什总统于 1989 年 7 月 25 日签署了一项总统声明，宣布将 20 世纪 90 年代定为"脑十年"（Decade of the Brain）。这项声明的目的是推动大脑科学研究，并提高公众对脑功能和神经系统疾病的认识。这项声明呼吁美国政府和社会各界开展一系列活动，以加强对大脑科学的研究和认识。这项声明的签署使得 20 世纪 90 年代成为了一个重要的阶段，专注于推动大脑科学研究和神经系统健康的发展。在这个十年里，开展了大量的研究，涵盖了从基础神经科学到神经系统疾病治疗的各个方面。这个十年的努力对于人们理解大脑的功能和神经系统疾病的治疗都起到了积极的推动作用。

（2）欧盟的"欧洲脑计划"：1991 年，欧洲联盟（European Union，EU）启动了"欧洲脑计划"（European Brain Project），旨在促进欧洲各国在大脑科学领域的合作和创新。该计划的目标是通过跨国合作推动神经科学和大脑研究的发展，以加深对大脑结构和功能的理解，提高对神经系统疾病的诊断和治疗水平，以及推动脑科学技术的创新。"欧洲脑计划"为欧洲的大脑科学研究提供了重要的支持和推动作用，加强了欧洲在大脑科学领域的国际竞争力，也为解决大脑相关疾病和提升大脑健康水平做出了积极的贡献。

（3）"日本脑十年"：1997 年，日本政府宣布了"日本脑十年"（Japan Brain Decade）计划，旨在加强日本在神经科学和大脑研究领域的投资和支持，以推动大脑科学的发展和创新。该计划是基于国际上推动大脑科学研究的趋势，并致力于提升日本在这一领域的国际地位和影响力，为解决大脑相关疾病、提升大脑健康水平和推动科学技术创新做出贡献。

（4）中国的"国家脑基础研究计划"：1999 年，中国启动了"国家脑基础研究计划"，旨在推动对大脑基础科学的研究，探索人类脑的结构和功能。"国家脑基础研究计划"是我国政府在国家科技发展战略中的一部分。

通过"国家脑基础研究计划"的实施，致力于推动大脑科学领域的研究和创新，提升中国在该领域的国际地位和影响力，为解决大脑相关疾病、提升大脑健康水平和推动科学技术创新做出贡献。

2. 21 世纪各国脑计划的启动及推进　随着科学技术的进步与人类对自身认知的不断深入，解析人类大脑的奥秘逐渐成为全球科学研究的重点方向。为了攻克这一复杂课题，各国纷纷启动了大规模的脑计划，借助先进的技术和多学科的协作，试图揭示大脑的结构和功能，从而推进神经科学的发展。这些计划不仅促进了科学技术的进步，也为神经疾病的诊治和人工智能的发展带来了新的契机。

（1）瑞士"蓝脑计划"（Blue Brain Project，BBP）：BBP 于 2005 年由瑞士洛桑联邦理工学院（EPFL）的 Henry Markram 教授发起，旨在通过分子层级的逆向工程，借助 IBM "蓝色基因"超级计算机，精细重建并模拟啮齿类动物的大脑。该项目在 2015 年宣布成功用计算机模拟含有 207 种亚型、约 31 000 个神经元的大鼠神经网络，并在 2018 年发布了首张数字 3D 小鼠脑细胞图谱。蓝脑计划未来将致力于重建和模拟更大规模的神经环路，希望通过超大规模计算和详细的神经模拟，为科学家提供实验平台，揭示人类大脑的奥秘。

（2）欧盟"人类大脑计划"（Human Brain Project，HBP）：由欧洲联盟资助的 HBP 于 2013 年启动，旨在促进对人类大脑结构和功能的全面理解，涉及神经科学、计算机科学、医学和生物学等多个领域。HBP 分为"快速启动""正式运作"和"稳定实施"三个阶段，目前已建立神经信息学、大脑仿真、神经计算、神经形态计算、人工智能机器人和医疗大数据平台。该计划的目标是在稳定实施阶段，设计可模拟人脑运作的超级计算机，以加速对人脑疾病研究及创新治疗方案的进展。

（3）美国"创新性神经技术大脑研究计划"（Brain Research through Advancing Innovative Neurotechnologies，BRAIN）：BRAIN 由美国国立卫生研究院（NIH）领导，于 2013 年由时任总统奥巴马启动，旨在开发新技术，生成大脑动态图像，揭示脑细胞和复杂神经环路的相互作用机制。该计划的七项优先目标包括绘制多尺度神经图谱、开发大规模监测神经元活动的方法，以及探究大脑活动与行为的因果关系。2021 年，项目公布了哺乳动物初级运动皮质的分子特征图，2022 年启动"BRAIN2.0"，进一步目标包括构建全面的人类大脑细胞图谱及完整的哺乳动物大脑微连接图谱。

（4）日本"综合神经技术用于疾病研究的脑图谱计划"（Brain Mapping by Integrated Neurotechnologies for Disease Studies，BRAIN/MINDS）：由日本文部科学省（MEXT）及日本医学研究与发展委员会于 2014 年发起的 Brain/MINDS 计划，致力于揭示大脑与疾病的联系。研究通过狨猴神经环路的研究来解读复杂的人类大脑。2018 年成功绘制出狨猴大脑的 3D 图谱，随后启动"Brain/Mind Beyond"计划。在神经疾病研究中，该计划发现了精神分裂症、躁郁症、自闭症谱系障碍和重度抑郁症患者的胼胝体白质结构的相似改变，为疾病分类提供了新理论支持。

（5）中国"脑计划"（科技创新 2030：脑科学与类脑科学）：面对全球脑科学研究的激烈竞争与合作，2014 年，中国学者在香山科学会议上讨论了中国脑科学计划的目标和可行性。2016 年 3 月，我国在"十三五"规划纲要中将"脑科学与类脑研究"列为国家重大科技项目，标志着"中国脑计划"的启动。2018 年，北京和上海先后成立脑科学与类脑研究中心。2021 年 9 月，随着科技部发布《科技创新 2030—"脑科学与类脑研究"重大项目 2021 年度项目申报指南》，中国"脑计划"正式启动。

中国"脑计划"虽启动较晚，但确立了以"脑认知功能解析"为核心的"一体两翼"发展战略。"一体"指解析大脑认知功能原理，"两翼"分别指认知障碍相关脑疾病诊治和类脑计算/脑机智能发展。计划通过多尺度研究促进脑疾病机制解析，强调猕猴疾病动物模型的应用，加速了解高级认知功能和脑疾病病理机制。

科技部 2021 年指南指出，中国"脑计划"涉及脑认知原理、重大脑疾病、类脑计算与脑机智能、脑智发育研究和技术平台建设五大方面，共 59 个研究方向，如神经细胞起源、无创脑机接口、儿童社会情绪脑机制等。任务通过竞标选拔团队，并专设交叉学科和青年人才项目。中国脑计划的启动为国内脑科学研究提供了充足的平台和资金支持，助推中国脑科学研究迈向世界前沿。

各国脑计划极大推动了神经科学和脑研究的发展，但由于大脑的复杂性，要全面理解和解析大脑功能仍需长期努力。

在这一时期，脑科学领域取得了许多重要进展和突破，包括：

神经影像学技术的发展：20 世纪 90 年代见证了神经影像学技术的迅速发展，包括功能性磁共振成像（fMRI）、正电子发射断层扫描（PET）、脑磁图（MEG）等。这些技术使研究人员能够非侵入性地观察大脑活动，从而深入了解大脑的结构和功能。

分子神经科学的兴起：20 世纪 90 年代是分子神经科学兴起的时期，研究人员着眼于神经元内部的分子机制，包括神经递质的合成和释放、离子通道的活性、突触可塑性等。这些研究为人们理解大脑功能的分子基础奠定了基础。

认知神经科学的崛起：20 世纪 90 年代也标志着认知神经科学的崛起，即研究大脑如何支持认知功能和行为。通过结合神经影像学技术、行为学实验和计算建模等方法，研究人员深入探索了大脑在学习、记忆、语言、决策等认知过程中的作用机制。

大规模合作项目的展开：在"脑十年"期间，许多国际性的大规模合作项目在神经科学领域展开，如美国的人类连接组计划（Human Connectome Project）、欧洲的"欧洲脑计划"（European Brain Project）等。这些项目旨在整合跨学科的研究资源，加速神经科学的进步。

总体而言，"脑十年"（1990—2000）是神经科学和大脑研究领域迅速发展的重要时期，为深入理解大脑结构、功能和行为奠定了坚实的基础，并为未来的研究和应用提供了重要的指导和启示。这些"脑十年"计划的实施促进了各国在神经科学和大脑研究领域的合作和交流，推动了大脑科学的发展和创新。这些计划不仅加强了对神经科学和大脑研究的投资和支持，也为推动脑科学的应用和转化提供了重要的平台。

二、神经科学的研究内容

神经科学是一个涉及广泛的跨学科领域，研究内容涵盖神经系统的结构、功能、发育和疾病等多个方面。以下是神经科学的一些主要研究内容。

1. 神经元结构和功能 神经科学研究从单个神经元的层面开始，探索神经元的形态、结构和功能。这包括了神经元的细胞器构造、突触连接、离子通道活动和神经递质释放等方面。

2. 神经系统的发育与塑性 神经科学关注神经系统的发育过程，研究神经元的生成、迁移、成熟和连接形成。此外，神经科学还研究神经系统的塑性，包括突触可塑性、学习和记忆的神经基础等。

3. 脑区功能和脑网络 神经科学研究大脑的各个区域在不同功能和任务执行中的作用。通过脑成像技术和神经网络分析，研究人员可以揭示大脑不同区域之间的连接和交互关系，从而理解脑区功能和脑网络的组织结构。

4. 感知与认知神经科学 感知与认知神经科学研究大脑是如何处理感知信息和进行认知活动的。这包括视觉、听觉和触觉等感知系统的神经机制，以及学习、记忆和决策等认知功能的神经基础。

5. 精神疾病和神经系统疾病 神经科学研究神经系统相关的疾病，如精神分裂症、抑郁症、帕金森病和阿尔茨海默病等的发病机制、诊断方法和治疗策略。

6. 神经工程学和脑 - 机接口 神经工程学结合了工程学和神经科学，研究利用技术手段改善神经系统功能、治疗神经系统疾病的方法。脑 - 机接口研究探索人类大脑与外部设备之间的直接交互途径，为脑 - 机接口技术的发展提供理论基础和实践应用。

7. 计算神经科学和大数据分析 计算神经科学利用计算模型和大数据分析方法来模拟和解释神经系统的复杂活动。通过整合大规模数据和建立复杂模型，研究人员可以更深入地理解神经系统的结构和功能。

综上所述，神经科学的研究内容涉及神经系统的各个层面和方面，旨在全面理解大脑和神经系统的结构、功能、发育和疾病机制，以及开发新的治疗和康复方法。

三、神经科学的研究方法

神经科学研究方法涵盖了多个层面和技术，以下是一些常用的神经科学研究方法。

1. 电生理学 电生理学是研究神经元电活动的方法。它包括单个神经元的电生理记录，如细胞内和细胞外记录，以及大脑区域的电生理活动记录，如脑电图（EEG）和脑磁图（MEG）等。

2. 光遗传学 光遗传学利用光敏感蛋白质的基因编辑和表达技术，使得神经元的活动可以通过光刺激来控制。这项技术允许研究人员精确地控制神经元的活动，并在特定时间和空间范围内观察其影响。

3. 脑成像技术 脑成像技术包括结构性成像（如 MRI、CT）和功能性成像（如 fMRI、PET、SPECT），可以帮助研究人员观察大脑结构和功能，并研究不同脑区在执行特定任务时的活动模式。

4. 分子生物学技术 分子生物学技术用于研究神经元和突触的分子机制，包括基因表达分析、蛋白质组学、基因编辑技术（如 CRISPR-Cas9）和免疫组织化学等。

5. 行为学方法 行为学方法用于观察和记录动物或人类在不同行为任务下的行为表现。这些方法包括经典条件反射、追踪学习和行为观察等。

6. 计算建模 计算建模是利用计算机模拟神经系统的活动，以帮助理解神经系统的复杂性和动态性。这种方法包括生物学模型、神经网络模型和神经元网络模型等。

7. 药理学方法 药理学方法用于研究神经系统的药物对神经元和脑区的影响，以及药物在治疗神经系统相关疾病中的作用机制。

8. 神经解剖学 神经解剖学是研究大脑和神经系统解剖结构的方法，包括光镜解剖和电子显微镜解剖等。

以上是一些常见的神经科学研究方法，研究人员通常会根据研究问题和目的选择适合的方法或组合使用多种方法来探索神经系统的结构和功能。

四、神经科学在医学中的地位

神经科学在医学中扮演着非常重要的角色，其地位体现在以下几个方面。

1. 神经系统疾病的研究和治疗 神经科学研究了神经系统相关的各种疾病，包括神经退行性疾病（如阿尔茨海默病和帕金森病）、精神疾病（如精神分裂症和抑郁症）、脑血管疾病（如脑卒中）和神经肌肉疾病（如肌萎缩侧索硬化症）等。神经科学为这些疾病的发病机制、诊断方法和治疗策略提供了重要的理论和实践基础，有助于提高诊疗水平和改善患者的生活质量。

2. 神经解剖学和神经外科手术 神经科学对神经系统的解剖结构和功能有深入的了解，为神经外科手术提供了重要的指导和支持。神经科学的发展使得神经外科手术在治疗颅内肿瘤、脑出血和脊髓损伤等疾病方面取得了巨大进步。

3. 神经影像学技术的应用 神经科学在神经影像学技术的发展和应用方面发挥了关键作用。神经影像学技术（如 MRI、CT 和 fMRI 等）可以帮助医生观察和诊断神经系统的病变和功能异常，为神经系统疾病的早期诊断和治疗提供了重要的辅助手段。

4. 神经药理学和神经调控技术的研究 神经科学研究了神经系统的药物作用机制，开发了许多用于治疗神经系统疾病的药物。此外，神经调控技术（如脑电刺激和深部脑刺激等）也被广泛应用于神经系统疾病的治疗和康复。

5. 神经工程学的发展 神经工程学结合了工程学和神经科学，致力于研发用于治疗神经系统疾病和改善神经功能的新技术和方法。神经工程学的发展为医学提供了新的治疗手段和康复方法，有助于改善患者的生活质量。

综上所述，神经科学在医学中的地位至关重要，其研究成果和应用技术对于神经系统疾病的预防、诊断和治疗具有重要意义，为提高患者的生活质量和健康水平做出了重要贡献。

五、神经科学未来发展趋势和展望

神经科学是一个快速发展的跨学科领域，涵盖了从分子和细胞水平到系统和认知水平的研究。未来发展趋势和展望包括但不限于以下几个方面。

1. 脑连接组学 随着神经影像学和连接组学技术的发展，人们对大脑中不同区域之间的连接方式和功能性网络的理解将进一步深化。这将有助于人们理解认知功能、情绪调节和神经系统疾病的机制。

2. 脑-机接口和神经可塑性 脑-机接口技术的发展将为失能人士提供更好的康复和辅助工具，同时也将推动对神经可塑性的理解。神经科学家将进一步研究如何通过刺激神经系统来促进康复和学习。

3. 神经干细胞和再生医学 神经干细胞的研究和应用将为神经系统损伤和疾病的治疗提供新的途径。通过控制干细胞的分化和增殖，可以尝试修复受损的神经回路或组织。

4. 神经调控和干预技术的进步 随着对神经系统的深入理解，将能够更好地开发神经调控和干预技术，如脑电刺激、深部脑刺激和光遗传学等用于治疗精神疾病、神经退行性疾病以及其他神经系统相关的疾病。

5. 神经影像学和神经解码技术的进步 神经影像学技术的发展将使人们能够更详细地观察和理解大脑的结构和功能，包括高分辨率的功能性磁共振成像（fMRI）、脑电图（EEG）和脑磁图（MEG）等。同时，神经解码技术将使人们能够更精确地解读大脑活动的模式，为认知和行为的神经机制提供更深入的理解。

6. 基因编辑技术在神经科学中的应用 随着 CRISPR 基因编辑技术的不断发展，人们可以期待在神经科学领域看到更多关于基因与神经系统功能之间关系的研究，以及利用基因编辑技术来治疗神经系统相关的遗传性疾病的突破。

7. 人工智能和计算神经科学 人工智能技术将与神经科学相结合，推动脑功能模型的建立和理解。计算神经科学的发展将帮助人们模拟和理解大脑的复杂活动，从而为人工智能系统提供更好的灵感。

8. 计算神经科学和大数据分析 大数据分析和计算模型在神经科学中的应用将成为未来的趋势。通过整合大规模数据、建立复杂的计算模型，可以更好地理解神经系统的复杂性和动态性，从而揭示神经系统的功能和行为之间的关联。

9. 精准医学和个体化治疗 随着对神经系统疾病遗传和分子机制的深入理解，精准医学将为个体化治疗提供更多可能性。个性化的药物治疗和神经调节技术将更好地满足不同患者的需要。

综上所述，神经科学的未来将会是一个充满机遇和挑战的领域，随着技术的进步和跨学科合作的深化，神经科学将继续在理解大脑和神经系统功能方面取得重大进展，并为神经系统疾病的治疗和康复提供新的机会。

（王　韵　鲁友明）

第二节 神经系统的构成

　　神经系统有别于其他各系统，是人体中结构和功能最复杂、起主导作用的调节系统，控制和调节其他各系统器官的功能活动，使人体成为一个有机的整体。神经系统既能使机体感受到内、外环境的变化，也能调节机体内、外环境的相互关系，使机体能及时地做出适当的反应，以保证生命活动的正常进行。

一、神经系统的区分

　　神经系统在结构和功能上是一个不可分割的整体，为了方便叙述，将其分为中枢神经系统（central nervous system）和周围神经系统（peripheral nervous system）（图 1-1），前者包括位于颅腔内的脑（brain）和位于椎管内的脊髓（spinal cord），后者包括与脑相连的脑神经（cranial nerve）和与脊髓相连的脊神经（spinal nerve）。

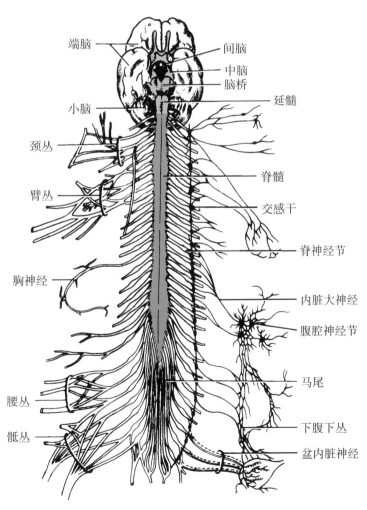

　　端脑　　　　　　　　　间脑
　　　　　　　　　　　　　中脑
　　　　　　　　　　　　　脑桥
　　小脑　　　　　　　　　延髓
　　颈丛
　　臂丛
　　　　　　　　　　　　　脊髓
　　　　　　　　　　　　　交感干
　　　　　　　　　　　　　脊神经节
　　胸神经
　　　　　　　　　　　　　内脏大神经
　　　　　　　　　　　　　腹腔神经节
　　　　　　　　　　　　　马尾
　　腰丛
　　　　　　　　　　　　　下腹下丛
　　骶丛
　　　　　　　　　　　　　盆内脏神经

图 1-1　神经系统概况

　　成人的脑重约为 1 400 g，其外形与颅腔的形状大小一致。分为端脑、间脑、中脑、脑桥、延髓和小脑。通常又将中脑、脑桥和延髓合称为脑干；端脑和间脑合称为大脑，大脑位于前方，小脑居于后方，大脑横裂（fissura transversa cerebri）将大脑与小脑隔开。大脑纵裂（fissura longitudinalis cerebri）将大脑分为左、右大脑半球。中枢神经系统中的脊髓、脑干、小脑、间脑和端脑的外形和内部结构等详见第四章"中枢神经系统"。

周围神经系统又依据其在各器官、系统中的分布不同分为分布于体表、黏膜、骨、关节和骨骼肌的躯体神经（somatic nerve）及分布于内脏、心血管、平滑肌和腺体的内脏神经（visceral nerve）。根据其功能不同又分为感觉神经（sensory nerve）和运动神经（motor nerve）。感觉神经将神经冲动自感受器传向中枢，故又称传入神经（afferent nerve）；运动神经将神经冲动自中枢传向周围，故又称传出神经（efferent nerve）。内脏神经中的传出纤维即内脏运动神经（visceral motor nerve），支配心肌、平滑肌和腺体的活动，因其不受人的主观意志控制，故又称自主神经系统（autonomic nervous system）或植物神经系统（vegetative nervous system），它们又可分为交感神经和副交感神经。周围神经系统中的脊神经、脑神经和内脏神经的走行、分支分部和损伤后的表现等详见第三章"周围神经系统"。

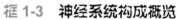

框 1-3 神经系统构成概览

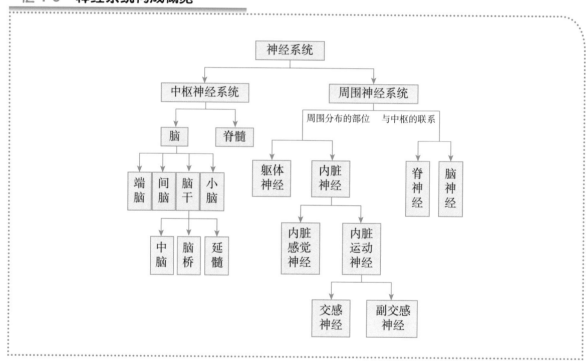

二、神经系统的组成

神经系统主要由神经组织构成，神经组织有两种主要的细胞成分，即神经细胞（nerve cell）（或神经元，neuron）和神经胶质细胞（neuroglial cell）（或神经胶质，neuroglia）。

（一）神经元

1. **神经元的结构** 神经元是一种高度特化的细胞，是神经系统结构和功能的基本单位，具有感受刺激和传导神经冲动的功能。神经元的形态和大小差异较大，胞体有锥体形、梭形和圆形等。尽管神经元的形态各异，但均由胞体和突起两部分构成（图 1-2）。胞体是营养和代谢中心，细胞核大而圆，核仁明显。胞质内含有神经细胞所特有的尼氏体（Nissl body）、神经原纤维（neurofibril），以及发达的高尔基复合体（Golgi complex）和丰富的线粒体。尼氏体仅见于胞体和树突中。电镜下可见尼氏体来源于粗面内质网和游离核糖体。神经原纤维可能就是微丝和微管的凝聚产物，有支持作用，并与神经元内物质的运输有关。

突起是神经元胞体向外突起的部分，按照其形态又分为树突（dendrite）和轴突（axon）（图1-2）。树突较短，多位于胞体附近，为胞体向外伸出的树枝状突起，通常有多个。树突是接受其他神经元传来冲动的主要部位。轴突是从胞体发出的一条细长的突起，其粗细全长均匀一致，有的可以呈直角发出侧支。轴突是主要传导装置，将神经元发出的冲动向外传递。不同类型神经元轴突的长度相差悬殊，最长可达 1 m 以上。轴突的起始处有一特化区，称轴丘。轴突远端发出许多终末分支，其末端称轴突终末（axon terminal），可与其他细胞构成突触。轴突内的细胞质称轴浆（axoplasm）。

2. 神经元的分类

（1）依据神经元突起的数目可分为以下 3 类（图 1-3）。

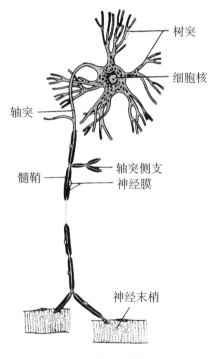

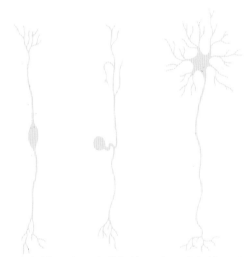

A. 双极神经元 B. 假单极神经元 C. 多极神经元

图 1-2　神经元模式图　　　　　　　　图 1-3　神经元按突起数目的分类

1）假单极神经元（pseudounipolar neuron）：从胞体仅发出一个突起，但随即呈"T"形分叉成为 2 支，一支至周围的感受器，称周围突；另一支进入脑或脊髓，称中枢突。脑、脊神经节中的一级感觉神经元多属此类（如脊神经节细胞）。

2）双极神经元（bipolar neuron）：自胞体的两端各发出一个突起，一支为周围突，终止于感受器；另一支为中枢突，进入中枢部。如视网膜内的双极细胞即属于此类。

3）多极神经元（multipolar neuron）：具有多个树突和一条轴突，中枢部的神经元多属于此类。

（2）依据功能和传导方向神经元也可分为以下 3 类。

1）感觉神经元（sensory neuron）或传入神经元（afferent neuron）：是将内、外环境的各种信息从周围部传向中枢部，主要指假单极神经元和双极神经元。

2）运动神经元（motor neuron）或传出神经元（efferent neuron）：是将冲动自中枢部传出至周围部，支配骨骼肌或控制平滑肌和腺体等，属多极神经元，如脊髓前角运动神经元和脑神经运动核。

3）联络神经元（association neuron）或中间神经元（intermediate neuron）：分布于中枢神经系统中，属多极神经元，位于感觉和运动神经元之间，起联络作用。

此外，还可依据神经元轴突的长短分为长轴突的 Golgi Ⅰ 型神经元和短轴突的 Golgi Ⅱ 型神经元；也可依据神经元合成和释放的神经递质不同分为胆碱能神经元、单胺能神经元、氨基酸能神经元和肽能神经元等。

3. 神经纤维　神经元较长的突起被髓鞘（myelin sheath）和神经膜所包裹，称为神经纤维（nerve fiber），若被髓鞘和神经膜共同包裹，则称有髓纤维（myelinated fiber），仅为神经膜所包裹则为无髓纤维（nonmyelinated fiber）。周围神经的髓鞘是由施万细胞（Schwann cell）环绕所形成的多层同心圆板层，而神经膜是施万细胞包被在轴突表面的一层质膜。在中枢神经系统内，髓鞘和神经膜由少突胶质细胞形成。髓鞘呈节段状包绕在轴突外面，直至神经末梢之前，在相邻两髓鞘间的区域称郎飞结（Ranvier node），该处轴突裸露。神经冲动在有髓纤维中以跳跃的方式传导。神经纤维的传导速度与髓鞘的厚度和神经纤维的粗细成正比，即神经纤维越粗、髓鞘越厚，其传导电信号的速度就越快。

4. 突触　神经元与神经元之间、神经元与效应器之间或感受器细胞与神经元之间特化的接触区域称为突触（synapse）。突触是神经系统细胞与细胞之间信息传递的基础。根据接触部位不同可分为：轴 - 树突触、轴 - 体突触、轴 - 轴突触、树 - 树突触和体 - 体突触。一个神经元可以和一个或多个神经元发生突触，甚至一个神经元自身的突起间也可以发生自突触（autapse）；根据传递方式可分为化学突触和电突触。

（二）神经胶质

神经胶质（neuroglia）或称胶质细胞（glial cell），是中枢神经系统的间质细胞，其数量远多于神经细胞。胶质细胞占全部脑细胞的比例随着生物进化程度的升高而增高。在果蝇，胶质细胞约占脑细胞的 25%，在人类则约占 90%，提示其对脑高级功能可能具有重要作用。神经胶质除了对神经元起支持、营养、保护和修复等作用外，还通过其所具有的多种神经递质的受体和离子通道，对神经元的功能活动起着重要的调节作用。另外，作为脑内主要的免疫细胞，小胶质细胞在中枢神经系统炎症过程中发挥着重要的作用。有关胶质细胞与神经元相互作用及其对各种神经功能的影响，已成为近年来的研究热点之一。

神经胶质一般分为以下两大类（图 1-4）。

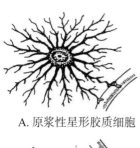
A. 原浆性星形胶质细胞

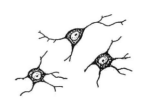
B. 少突胶质细胞

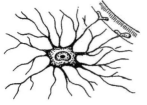
C. 纤维性星形胶质细胞

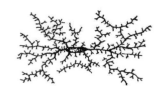
D. 小胶质细胞

图 1-4　神经胶质细胞

1. 大胶质细胞（macroglia） 包括中枢部的星形胶质细胞（astrocyte）和少突胶质细胞，以及周围部的施万细胞。星形胶质细胞又分为原浆性和纤维性，其数量最多，功能最复杂，参与中枢内多种递质的代谢和离子平衡。少突胶质细胞在中枢部形成髓鞘，而施万细胞在周围部形成髓鞘。

2. 小胶质细胞（microglia） 是神经系统的巨噬细胞，在神经系统病变时增多。此外，神经胶质还包括周围部神经节中的卫星细胞（satellite cell）及衬附于脑室腔面和脊髓中央管内面的室管膜细胞（ependymal cell）和脉络丛上皮细胞（choroidal epithelium）。

三、神经系统的常用术语

在中枢和周围神经系统中，神经元胞体或轴突的集聚，因在不同部位的组合和编排方式不同而具有不同的术语名称。

在中枢神经系统中，灰质（gray matter）泛指神经元胞体及其树突的集聚部位，在新鲜标本中呈暗灰色，如脊髓灰质。白质（white matter）泛指神经纤维的集聚部位，在标本中髓鞘色泽明亮，呈亮白色，如脊髓白质。位于脑表面的灰质称为皮质（cortex），如大、小脑皮质。在皮质以外，形态和功能相似的神经元胞体聚成团或柱，称为神经核（nucleus）。大、小脑皮质深部的白质又称髓质（medulla）。在白质中，起止、行程和功能基本相同的神经纤维聚集在一起称纤维束（fasciculus）。

在周围神经系统中，神经元胞体集聚部位称为神经节（ganglion）。神经节有感觉神经节和内脏运动神经节。神经纤维在周围神经系统中聚集为粗细不等的神经（nerve）。每条神经纤维由称为神经内膜（endoneurium）的结缔组织包绕，若干条神经纤维聚集为一条神经束（nerve tract），包被神经束的结缔组织称神经束膜（perineurium），由神经束汇聚成一条神经，包裹在神经外面的结缔组织称神经外膜（epineurium）。一条神经内的若干神经束在行程中常相互反复编排、重新组合。了解神经内神经束的编排组合，在周围神经的显微外科中具有重要的临床意义。

框 1-4 神经系统常用术语概览

	中枢	周围
神经元胞体	灰质（皮质）	神经节
	神经核	
神经元轴突	白质（髓质）	神经
	纤维束	

神经管的发育和分化

（栾丽菊）

第三节 神经突触传递和神经反射

案例 1-2

男，65 岁。3 个月前起间断出现双眼睑下垂，晨轻暮重，活动后加重。2 周前劳累后出现言语不清、吞咽困难，活动后加重。无明显肢体无力，无胸闷、气促。体格检查：体温 36.5 ℃，心率 76 次 / 分，血压 125/68 mmHg。神清，言语不清，双侧眼睑下垂，双侧瞳孔等大正圆，直径 3 mm，光反射灵敏，眼球活动大致正常，面纹对称，咽反射存在，伸舌居中，舌肌无明显萎缩。躯干和四肢感觉正常，腱反射正常。化验结果：血清抗乙酰胆碱受体抗体（AChR-Ab）阳性。

问题：

1. 血清抗乙酰胆碱受体抗体阳性提示哪种疾病？
2. 抗乙酰胆碱受体抗体阳性为何会导致上述临床症状？
3. 可能的治疗策略是什么？

最新的研究显示，人脑大约有 860 亿个神经元，这些神经元相互连接，形成神经环路（neural circuit）以及更为复杂的神经网络，从而完成特定的脑功能。1897 年，英国生理学家 Charles Sherrington 将神经元间相互"接触"并传递信息的部位命名为突触（synapse）。由突触传递信号的过程称为突触传递（synaptic transmission）。本节将介绍突触传递的基本过程、相关分子以及神经环路的神经反射（neural reflex）。

一、突触传递

突触是神经元与神经元之间或神经元与效应细胞之间的功能结构单元，突触传递是神经系统执行各项生理功能的基础。根据信号传递方式，突触可以分成两种基本类型：电突触（electrical synapse）和化学突触（chemical synapse）。电突触是以电流为信息传递媒介的突触传递，其结构基础是细胞之间形成缝隙连接（gap junction），通过"电→电"模式直接进行信息传递。化学突触是神经元释放的化学物质为信息媒介的突触类型，突触前膜释放的化学物质作用于突触后膜的特异受体，直接引起突触后膜产生电位变化或激活突触后膜内的信号转导通路，通过"电→化学→电"模式间接引起突触后膜电位的变化。

（一）电突触传递

电突触普遍存在于无脊椎动物的神经系统中，在逃避反射中参与介导感觉神经元与运动神经元之间的信号传递，参与快速逃避反射。在成年哺乳动物，电突触主要分布于那些需要高度同步化活动的神经细胞之间，如视网膜、大脑皮质星形胶质细胞和小脑的篮状细胞等。电突触的结构基础是缝隙连接（图 1-5）。两侧细胞膜上各有由 6 个连接蛋白

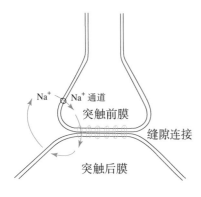

图 1-5 电突触传递示意图

(connexin）亚单位构成的连接子（connexon），它们相互对接形成中间有孔的水相通道。该通道允许分子量小于 1000 ~ 1500 Da 或直径小于 1.0 nm 的带电离子自由通过。

电突触允许离子电流顺浓度梯度从一个细胞直接流入另一个细胞，无方向区分，因此电突触无突触前、后之分，同时电信号在细胞间快速传播，几乎不存在延搁。由于电势梯度是瞬间产生的，电突触的电导又较大，因此电突触传递一般具有双向性和快速性等特点。正常情况下，电突触保持开放状态，但增加胞内 Ca^{2+} 水平或降低胞内 pH 会引起通道的关闭。

（二）化学突触传递

化学突触是以神经元所释放的化学物质为信息传递媒质（即神经递质）的突触，是最多见的类型。它们多由一个神经元的轴突末梢与另一个神经元或效应细胞相接触而形成，因此轴突末梢通常被认作突触前成分，靶神经元或效应细胞则被视为突触后成分。

1. 化学突触的分类

（1）根据突触前、后两部分之间有无紧密的解剖学关系，可将化学突触分为定向突触（targeted synapse）和非定向突触（non-targeted synapse）。

经典的定向突触由突触前膜（presynaptic membrane）、突触间隙（synaptic cleft）和突触后膜（postsynaptic membrane）构成（图 1-6）。其中，突触前膜由轴突末梢的膨大结构形成，突触后膜可以是神经元任意的结构成分，如胞体、树突和轴突，也可以是效应细胞的细胞膜。突触前膜和后膜区域的细胞膜稍增厚，约 7.5 nm。突触间隙为 20 ~ 50 nm，其间有黏多糖和糖蛋白。突触前神经元的轴突末梢膨大成球形，称为突触小体（synaptic knob）。突触前膜含有大量直径为 20 ~ 80 nm 的囊泡，称为突触小泡

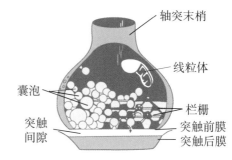

图 1-6　经典化学突触结构示意图

（synaptic vesicle）。突触前膜内侧有致密突起，致密突起和网格形成囊泡栏栅，其间隙正好容纳一个囊泡。栏栅结构具有引导囊泡与突触前膜接触，以释放囊泡内递质的作用。

非定向突触不具有经典突触的结构，其突触前末梢释放的递质可扩散至距离较远和范围较广的突触后成分。非定向突触在中枢神经系统中主要发生于单胺能（肾上腺素能、多巴胺能及 5- 羟色胺能）神经元的纤维末梢部位，在周围神经系统的典型例子是自主神经节后纤维（主要是交感神经节后纤维）与效应细胞之间的接头。如在交感神经节后纤维的众多轴突末梢分支上，每隔约 5 μm 出现一个内有大量突触囊泡的膨大结构，称为曲张体（varicosity）。曲张体在一个神经元上可多达 20 000 个，它并不与突触后效应细胞形成经典的突触联系，而是随分支抵达效应细胞的近旁。当神经冲动传到曲张体时，递质从曲张体中的囊泡释放出来并向周围扩散，结合在表达相应受体的效应细胞。通过这种形式的突触传递，少量神经纤维即能支配许多其他神经元或效应细胞。与定向突触传递相比，非定向突触传递有其特点：①无特定的突触后成分，因而作用部位较分散；②无固定的突触间隙，因而递质扩散的距离远近不等，时间长短不一，曲张体与效应器之间的距离一般大于 20 nm，有的甚至超过 400 nm；③释放的递质能否产生信息传递效应，取决于靶细胞上有无相应的受体。

（2）根据突触小泡的形态、大小和内容物不同，一般可将其分为三类：①小而清亮透明的小泡，内含乙酰胆碱、甘氨酸、γ- 氨基丁酸或谷氨酸等神经递质；②小而具有致密中心的小泡，内含儿茶酚胺类神经递质；③大而具有致密中心的小泡，称为大致密核心囊泡（large dense-core vesicle，LDCV），内含神经肽类物质。前两种囊泡分布在轴浆内靠近突触前膜的部位，在活性带部位发生膜融合，快速释放其所含的递质，第三种囊泡则均匀分布在突触前轴突末梢内，可从突触前膜的所有部位通过胞吐作用释放其所含的递质。

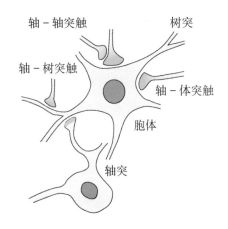

轴-轴突触　　树突

轴-树突触

轴-体突触

胞体

轴突

图 1-7　突触根据发生部位的不同进行的分类

（3）根据发生的部位不同，突触可分为三类：①轴→体（轴突→胞体）型突触，即一个神经元的轴突末梢与另一个神经元的胞体形成突触连接；②轴→树（轴突→树突）型突触，即一个神经元的轴突末梢与另一个神经元的树突形成突触连接；③轴→轴（轴突→轴突）型突触，即一个神经元的轴突末梢与另一个神经元的轴突形成突触连接（图1-7）。其中，轴→轴型突触是构成突触调节即突触前易化和突触前抑制的结构基础。

（4）根据对下一级神经元的效应不同，突触可分为两类——兴奋性突触（excitatory synapse）和抑制性突触（inhibitory synapse），二者又分别被称为 Gray Ⅰ 型和 Gray Ⅱ 型突触，前者引起突触后膜去极化，突触后神经元兴奋；后者介导的突触传递引起突触后膜超极化，导致突触后神经元发生抑制。兴奋性突触通常在树突棘形成，即轴→树型突触，大量存在的树突棘保证了神经元可以接受广泛和丰富的信息传入。抑制性突触通常在胞体或树突干形成，利于对胞体兴奋发挥抑制作用。

2. 化学突触的传递过程　化学突触传递通常是指经典的定向突触的信息传递过程，即由突触前神经元的兴奋性电信号（如动作电位）诱发突触前末梢释放神经递质（本质是化学物质），扩散过突触间隙后结合在突触后膜相应的受体上，引起突触后神经元的电活动，所以化学突触传递是"电→化学→电"的信号传递过程。当动作电位扩布到突触前神经元的轴突末梢时，突触前膜去极化，电压门控钙通道（voltage-gated calcium channel，VGCC）开放，细胞外的 Ca^{2+} 进入神经末梢内；神经末梢 Ca^{2+} 升高，触发突触小泡和突触前膜融合，以出胞或胞吐（exocytosis）的方式释放神经递质至突触间隙。活性带是突触前膜向内突出的锥形区域，该锥形区是神经递质释放的部位。这些神经递质与突触后膜受体结合，可直接或通过 G 蛋白介导，开启或关闭突触后膜递质门控离子通道，产生突触后电位。

（1）神经递质释放的分子机制：神经元在静息状态时，胞内 Ca^{2+} 的浓度很低。一旦轴突末梢去极化，VGCC 开放，Ca^{2+} 大量涌入，突触前活性带的钙微区中 Ca^{2+} 瞬间达到很高的浓度，促发突触小泡向突触前膜的活性带移动，并与活性带处（active zone）的突触前膜融合，以胞吐的方式将内容物释放至突触间隙。胞吐是一个非常快速的过程，可在 Ca^{2+} 进入末梢后 0.2 ms 内发生。

囊泡释放要经历动员（mobilization）、转运（trafficking）、栓系（tethering）、锚定（docking）、启动（priming）和膜融合（fusion）等几个过程（图1-8）。静息状态下，突触小泡由突触蛋白锚定在细胞骨架上，当 Ca^{2+} 升高，Ca^{2+} 与钙调蛋白（calmodulin，CaM）结合形成 Ca^{2+}-CaM 复合物，进而激活 Ca^{2+}/CaM 依赖的蛋白激酶Ⅱ（Ca^{2+}/calmodulin dependent kinase Ⅱ，CaMK Ⅱ），磷酸化的突触蛋白或突触素（synapsin）使突触小泡与细胞骨架的结合力减弱，从骨架丝上游离下来，这一过程称为动员。继而突触小泡被转运到前膜活性带附近，松散地附着于靶膜上，这一过程称为栓系。栓系后的囊泡进一步靠近靶膜，两层膜之间的距离缩小为 5～10 nm，使突触小泡在与突触前膜融合之前固定在前膜上，这一过程称为锚定。囊泡锚定后，随即启动可溶性 *N*-乙基顺丁烯二酰亚胺敏感因子附着蛋白的受体蛋白（soluble *N*-ethylmaleimidesensitive factor attachment protein receptor，SNARE）复合体的形成，进而触发膜融合。

SNARE 复合体是介导囊泡膜融合的核心分子。突触小泡膜上的突触小泡蛋白 v（vesicle）-SNARE 即囊泡相关膜蛋白（vesicle-associated membrane protein 2，VAMP2 或 synaptobrevin）与突触前膜上的 t（target）-SNARE 蛋白即突触融合蛋白-1（syntaxin-1）和突触相关蛋白-25（synapsomal-associated protein-25，SNAP-25），以 1：1：1 的比例形成反式 SNARE 复合体。核

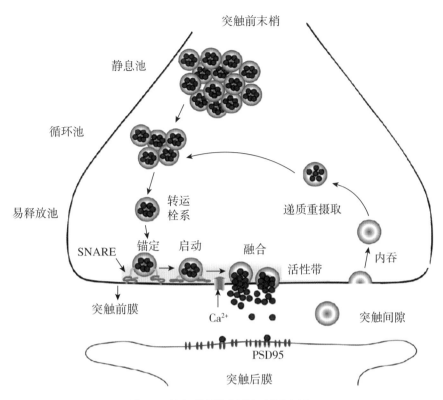

图 1-8　神经递质的释放机制示意图

引自 Bridi J C，Hirth F. Front Neurosci，2018，12：80.

心 SNARE 卷曲螺旋区由 4 个 α 螺旋组成，其中 syntaxin-1 和 VAMP2 分别提供 1 个 α 螺旋，而 SNAP-25 提供 2 个 α 螺旋。该螺旋卷曲结构域像一个拉链，通过将囊泡膜和突触前膜锚定拉近的方式诱导膜融合。突触前膜胞内蛋白 Munc18 蛋白分子形状呈弓形，弓形结构一侧的空腔可以与闭合构象的 syntaxin-1 结合并使后者保持闭合构象，从而抑制 SNARE 复合物的聚集形成。Munc13 是参与囊泡激活的主要因子，其 MUN 结构域通过与 syntaxin-1 的连接区域的相互作用促进 Munc18 与 syntaxin-1 复合物构象改变，使 syntaxin-1 从闭合构象打开而暴露其 SNARE 基序，然后与 SNAP-25 结合，再与 VAMP-2 结合，形成 SNARE 核心复合体。

突触小泡膜上分布有一种 Ca^{2+} 敏感蛋白突触结合蛋白（synaptotagmin，Syt），其 C 端含有 C2 结构域 C2A 和 C2B（图 1-9）。C2 结构域具有磷脂依赖性的 Ca^{2+} 结合位点，C2A 可以结合 3 个 Ca^{2+}，C2B 结合 2 个 Ca^{2+}。在高 Ca^{2+} 的条件下，Syt 发生变构，促进突触小泡膜与突触前膜融合，形成融合孔，并且融合孔径迅速由 1 nm 扩大到 50 nm，递质从囊泡释放到突触间隙。

在囊泡与质膜融合后，反式 SNARE 复合物变成顺式 SNARE 复合物。顺式 SNARE 复合体可以被 NSF 和 SNAP 解聚，释放 SNARE 复合物的各种成分供再次形成反式 SNARE 复合物使用。同时，胞吐过程中融合到突触前膜上的突触小泡膜，可通过内吞（endocytosis）被重新利用。内吞的囊泡膜重摄取（refilling）填充神经递质后可进入新一轮的囊泡循环中（图 1-8）。

SNARE 复合体是一些神经毒素的作用靶点，如破伤风毒素（tetanus toxin，TeNT）和肉毒杆菌毒素（botulinum toxin，BoNT），单个毒素分子就可以阻断整个轴突末梢的递质释放。构成 SNARE 复合体的 3 个组分——VAMP2、突触融合蛋白 -1 和 SNAP-25——上均存在 TeNT 和 BoNT 的特异性水解位点。BoNT 是目前已知毒力最强的神经毒素，0.1 μg 就可以使人致死，但极低剂量 BoNT 作用于神经 - 肌肉接头处，可阻断乙酰胆碱递质的释放，造成肌肉松弛性麻痹，从而用于美容去皱。

（2）量子释放理论：神经递质释放的量子假说（quantal hypothesis of neurotransmitter release）

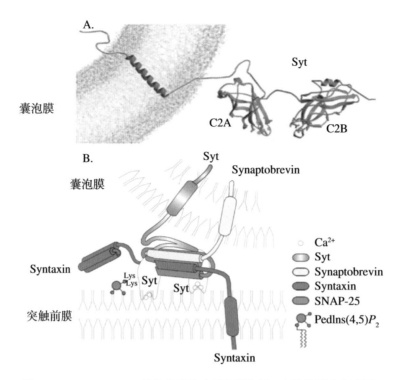

图 1-9 Synaptotagmin 的结构及其介导的囊泡膜 - 突触前膜融合过程

提出单个囊泡包含的神经递质的量为递质释放的基本单位。神经递质释放总量为一批囊泡释放递质量的总和。

20 世纪 50 年代，Bernard Katz 等应用胞内记录技术进行神经 - 肌肉接头处突触传递的研究。他们发现在青蛙的神经 - 肌肉接头处，即使不对神经元进行电刺激，肌纤维内仍然会产生一些小的终板电位（end-plate potential），称为微小终板电位（miniature end-plate potential，mEPP）。这些 mEPP 呈现出一个显著的特点：在任意一个神经 - 肌肉接头处记录的 mEPP 有一个固定的、单一的强度，偶尔会出现这个固定值整数倍大小的信号（图 1-10）。Katz 等推测 mEPP 是由运动神经元自发释放的乙酰胆碱引起的。降低细胞外 Ca^{2+} 浓度会降低 mEPP 的诱发概率，但不会引起 mEPP 强度的减小。这种现象表明，mEPP 是神经元受到刺激后，通过突触传递诱发的 EPP 的基本单位。通常情况下，EPP 是几百个同时发生的 mEPP 的总和。

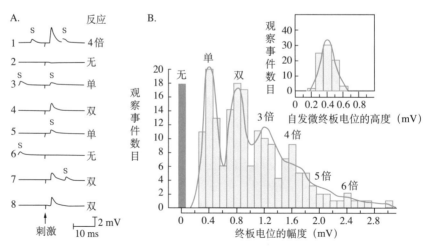

图 1-10 终板电位幅度的频率分布统计图和高斯分布的拟合曲线。插图所示的自发终板电位也符合正态（高斯）分布

随后在 20 世纪 90 年代，Katz 和膜片钳创始人 Bert Sakmann 等通过膜片钳技术证明，要产生一个数值为 0.5 ~ 1 mV 的 mEPP，大约要有 1000 个通道被打开，而这需要大约 2 000 个乙酰胆碱分子到达终板膜与受体结合。如果合并考虑胆碱酯酶的降解作用和递质的弥散，突触前膜要释放 5 000 ~ 10 000 个乙酰胆碱分子。而应用微电泳方法将乙酰胆碱直接注入终板区的实验表明，引起一个 mEPP 大约需要 10 000 个乙酰胆碱分子的同时释放，这个数量恰好相当于一个囊泡中所含乙酰胆碱分子的数量。包含在一个囊泡中的乙酰胆碱的数量称为量子，以囊泡为单位进行的释放称为量子释放。每个量子的递质产生一个相对恒定幅度的突触后电位，总的突触后电位的幅度基本等于每个量子单位的幅度乘以量子数目。

（3）突触后电位：神经递质使突触后神经元的膜电位发生短暂的电位变化，称为突触后电位（post-synaptic potential，PSP）。根据局部电位变化的时程，PSP 可分为快突触后电位（fast postsynaptic potential）和慢突触后电位（slow postsynaptic potential）两种，取决于突触后受体的类型。根据突触后膜去极化或超极化，PSP 又可分为兴奋性突触后电位（excitatory postsynaptic potential，EPSP）和抑制性突触后电位（inhibitory postsynaptic potential，IPSP）。

1）快突触后电位

A．快 EPSP：突触前膜释放的兴奋性递质如谷氨酸，与突触后膜的离子型受体结合后，Na^+ 内流或 K^+ 外流，引起突触后膜去极化，产生 EPSP。当 EPSP 幅值增大到阈电位水平时，可使突触后神经元兴奋，产生动作电位。

B．快 IPSP：突触前膜释放抑制性递质如 γ- 氨基丁酸（γ-aminobutyric acid，GABA）和甘氨酸，与突触后膜的离子型受体结合，Cl^- 内流或 K^+ 外流，导致突触后膜发生超极化而产生 IPSP。IPSP 使神经细胞不易发生兴奋，从而产生抑制效应。

2）慢突触后电位：在交感神经节后神经元和大脑皮质神经元内进行电位记录时，除了能观察到上述快 EPSP 和快 IPSP 以外，还可观察到慢突触后电位，包括慢 EPSP 和慢 IPSP，它们的潜伏期为 100 ~ 500 ms，持续时间可达几秒。慢突触后电位并非是突触前膜释放的递质与突触后受体结合后直接引起离子通道开放所产生的，而是通过促使细胞产生第二信使（如 cAMP），引起细胞内蛋白质磷酸化和去磷酸化，进而调节一些离子通道开启的数量和速度，改变突触后神经元的兴奋性，或作为调控蛋白，控制神经递质的释放量和释放速度。

（4）化学突触传递的功能特征

1）单向传递（unidirectional conduction）：神经递质由突触前膜释放后，作用于突触后膜的受体，引起突触后神经元兴奋或抑制性反应，因此，化学突触传递是由突触前神经元传向突触后神经元的单向传递过程。

2）突触延搁（synaptic delay）：兴奋由突触前神经元释放递质开始到引起突触后神经元的兴奋至少需要 0.3 ~ 0.5 ms，通常在 1 ~ 5 ms，这一现象称为突触延搁。这一延搁主要发生在递质释放、通过突触间隙以及与突触后受体结合并发挥效应上。神经反射过程中通过的突触越多，突触延搁造成的反射行为延迟时间就越长，因此突触延搁是造成中枢延搁的主要原因。所以，中枢延搁的本质就是突触延搁。对于一些多突触接替的反射，中枢延搁可达 10 ~ 20 ms，而在那些和大脑皮质活动相联系的反射，中枢延搁可长达 500 ms。

3）突触整合（synaptic integration）：一个神经元上可以有上万个突触，因此接受大量的兴奋性或抑制性信息输入。这些兴奋性或抑制性输入对神经元活性的最终效应，取决于兴奋性和抑制性输入的相对强弱，也就是说，突触后神经元综合其离子通道和受体激活后的离子及化学信号，决定是否输出动作电位，这一过程称为突触整合。

PSP 的总和（summation）是突触整合的基础。EPSP 和 IPSP 均属于局部电位，可以发生时间总和（temporal summation）和空间总和（spacial summation）。但突触整合不是 PSP 数值的简单相加。突触所在部位、距轴突起始段的距离、突触的几何形状及其可塑性等，均影响某处突触介导的信息输入对神经元兴奋的影响。

4）突触可塑性（synaptic plasticity）：突触传递受到很多因素的影响，包括大脑外环境因素的影响，如缺氧、CO_2浓度和麻醉剂等，还受到抗抑郁药、抗精神病药、镇静催眠药等药物的影响，均可作用于突触传递过程，影响神经递质的合成、释放、代谢或回收等过程。此外，突触传递过程会受到之前突触传递活动的影响而产生较长时间的增强或者抑制。将不同刺激下突触水平的结构和功能发生的适应性改变，称为突触可塑性。

突触可塑性参与了神经系统发育、学习和记忆以及脑的认知等高级神经活动过程，包括形态学的变化和功能学的变化。前者表现为神经元树突分支数量的改变、树突棘形态的改变，如细的棘、短而粗的棘和蘑菇状的棘、突触前活性带的改变和突触数量或密度的改变等，后者体现在突触传递效能的改变。当突触前膜接受一串高频电刺激时，突触后记录到的 PSP 随电刺激逐渐增强，并且这种增强的效应会持续至刺激停止后一段时间，这种现象称为强直后增强（posttetanic potentiation）。当突触前膜受到多次短时间的高频电刺激后，在突触后膜上可以记录到持续时间更长的 PSP 增强，这种现象可以持续数小时，甚至数日，称为长时程增强（long-term potentiation，LTP）。LTP 现象可以在脑内很多脑区中记录到，特别是在海马、皮质等与学习和记忆密切相关的脑区。此外，这些脑区还存在相反的长时程抑制（long-term depression，LTD）过程。LTP 和 LTD 被认为是学习和记忆的细胞基础，其机制涉及突触前和（或）突触后的变化，前者包括神经递质的合成、储存和释放等过程的变化以及突触后释放的逆行信使如一氧化氮（nitric oxide，NO）、内源性大麻素 [花生四烯酸乙醇胺（即大麻素）和 2- 花生四烯酸甘油酯] 对突触前的影响等，后者包括突触后受体数量和活性以及胞内信号通路的变化等。

（三）电突触和化学突触传递的区别

电突触和化学突触在突触结构、信息传递方式和传递特征上有着显著的区别，总结如表 1-1。

表 1-1　电突触与化学突触的结构和功能比较

特征	电突触	化学性突触
突触前后膜之间的距离	3.5 nm	20 ～ 50 nm
突触前后细胞之间胞质的连续性	有	无
结构特征	缝隙连接通道	突触小泡与突触前活性带，突触后受体
传递介质	离子流	神经递质
突触延搁	基本无	明显，通常 0.3 ～ 0.5 ms
传递方向	双向	单向

二、神经递质

在化学突触传递过程中起信息传递作用的化学物质称为神经递质（neurotransmitter）。一个化学物质被确认为神经递质，一般应具备以下几个特征：①突触前神经元存在合成递质的前体和酶系统，并能合成该递质；②递质贮存于突触小泡中，当神经冲动抵达末梢时，囊泡内递质能释放入突触间隙；③递质释放后经突触间隙作用于突触后膜上的特异性受体发挥其生理效应，外源给予该物质可引起突触后神经元产生类似的反应；④有特异性的受体激动剂和拮抗剂存在，可增强或阻断刺激突触前神经元或外源给予该物质引起的突触传递效应；⑤存在使该物质消除的机制，释放至突触间隙的递质通过重摄取（reuptake）或酶促降解，快速终止作用。但也有些神经递质不完全符合上述判定标准，如一氧化氮（NO）、一氧化碳（CO）、硫化氢（H_2S）、前列腺素等。

除神经递质外，神经系统内还存在一类化学物质，对突触信息传递起调节作用，被称为神经调质（neuromodulator），如种类繁多的神经肽（表 1-2）。它可由神经元或突触周围其他细胞释放进入突触间隙，但不直接参与突触传递，而是通过增强或减弱神经递质介导的突触传递效应起作用。一般认为，神经递质作用在突触后膜的受体上，而神经调质可作用于突触后受体，也可结合于突触前受体。某些物质在某突触中起到神经递质的作用，而对于另外的突触起到调质的作用，因此，神经递质和调质并无严格界限。

表 1-2　神经肽的分类和种类

类别	名称
速激肽	P 物质（substance P，SP）
	神经激肽 A（neurokinin A，NKA）
	神经激肽 B（neurokinin B，NKB）
	神经肽 K（neuropeptide K，NPK）
	神经肽 γ（neuropeptide γ，NPγ）
下丘脑神经肽	促皮质激素释放激素（corticotropin releasing hormone，CRH）
	生长激素释放激素（growth hormone releasing hormone，GHRH，GRH）
	生长抑素（somatostatin，SS）
	促性腺激素释放激素（gonadotropin releasing hormone，GnRH）
	促甲状腺激素释放激素（thyrotropin releasing hormone，TRH）
垂体后叶激素	血管加压素（vasopressin，VP），又称为抗利尿激素（antidiuretic hormone，ADH）
	催产素（oxytocin，OT）
内阿片肽	甲硫脑啡肽（met-enkephalin，M-Enk）
	亮脑啡肽（leu-enkephalin，L-Enk）
	α- 内啡肽（α endorphin，α-EP）
	β- 内啡肽（β endorphin，β-EP）
	强啡肽 A（dynorphin A，Dyn A）
	强啡肽 B（dynorphin B，Dyn B）
	α- 新内啡肽（α-neo-endorphin）
	内吗啡肽（endomorphin，EM）
神经肽 Y 基因家族	神经肽 Y（neuropeptide Y，NPY）
	胰多肽（pancreatic polypeptide-related peptide，PP）
高血糖素相关肽	胰高血糖素（glucagon，G）
	血管活性肠肽（vasoactive instestinal peptide，VIP）
	组异肽（peptide histidine isoleucine，PHI）
	组甲肽（peptide histidine methionine，PHM）
	垂体腺苷酸环化酶激活肽（pituitary adenylate cyclase activating polypeptide，PACAP）
内皮素家族	内皮素 -1（endothelin-1，ET-1）
	内皮素 -2（endothelin-2，ET-2）
	内皮素 -3（endothelin-3，ET-3）

续表

类别	名称
心房肽家族	心房肽（atrial natriuretic peptide，ANP），又称为心房钠尿肽、心钠素
	脑钠素（brain natriuretic factor，BNF），又称为脑钠尿肽
	C 型钠尿肽（C-type natriuretic peptide，CNP）
铃蟾样肽家族	铃蟾肽（bombesin，Bn），又称为蛙皮素
	胃泌素释放肽（gastrin releasing peptide，GRP）
	neuromedin B（NMB）
其他神经肽	缓激肽（bradykinin，BK）
	缩胆囊素（cholecystokinin，CCK），又称为胆囊收缩素
	神经降压肽（neurotensin，NT）
	血管紧张素（angiotensin，Ang）
	甘丙肽（galanin，Gal）

（一）神经递质的分类

1. 根据化学结构分类　目前发现的神经递质达 100 多种，根据其化学结构，神经递质可以分为以下几种类型：①胆碱类，如乙酰胆碱（acetylcholine）；②氨基酸类，如谷氨酸（glutamate）、甘氨酸（glycine）、γ- 氨基丁酸（γ-aminobutyric acid，GABA）；③单胺（monoamine）类，其在分子结构上均带有一个乙氨基，如去甲肾上腺素（norepinephrine，NE）、多巴胺（dopamine，DA）、5- 羟色胺（5-hydroxytryptamine，5-HT）和组胺（histamine），其中，NE 和 DA 因在其苯环的 3、4 碳位上有羟基，即含有 β- 苯乙胺的基本结构，被称为儿茶酚胺（catecholamine），连同胆碱类和氨基酸类属于经典神经递质；④神经肽（neuropeptide）类，如内啡肽、血管活性肠肽等；⑤其他，如嘌呤类（如腺苷和 ATP）和气体分子类（如 NO、CO）。

2. 根据分子量分类　可将神经递质分为小分子神经递质和大分子神经递质。①小分子神经递质，又称经典神经递质，都是相对分子量 100 或数百的小分子物质，包括胆碱类、氨基酸类和单胺类的神经递质；在脑内，氨基酸类递质最为丰富，谷氨酸在大鼠脑内的含量约为 14 μmol/g，在人的大脑皮质为 9 ~ 11 μmol/g，而乙酰胆碱与单胺类递质的含量只有氨基酸类递质的千分之一。经典神经递质合成主要在轴突末梢完成。②大分子神经递质，主要是神经肽。与经典神经递质不同，神经肽属于大分子的蛋白肽链，其合成不能在轴突末梢完成，而需要在胞体合成并经过内质网和高尔基复合体等细胞器完成翻译后修饰，再通过轴浆运输至轴突末梢。在释放条件上，低频刺激即可诱导小囊泡中神经递质的释放，而大囊泡中所含的神经肽类物质通常要在神经元高频放电，胞内 Ca^{2+} 浓度显著升高的情况下才会释放（图 1-11）。在代谢方面，神经肽缺乏特异性酶促降解和重摄取机制，因此在其释放之后，可以进行短距离弥散，影响范围更广，并在较长时间内发挥作用。神经肽作用的持续时间通常长于小分子神经递质的作用时间。

（二）递质共存

1935 年，Henry Dale 提出，一个神经元的所有末梢均释放同一种递质。1957 年，John Carew Eccles 将其概括为"一个神经元释放一种递质"的 Dale 原则。这一观点曾被广泛接受，但是，1979 年瑞典化学家 Tomas Hokfelt 等发现，在交感神经节内可同时检测到经典神经递质去甲肾上腺素（NE）和神经肽生长抑素（SS）。这一发现对 Dale 原则提出了重大挑战。随后的研究陆续发现，脑、脊髓和外周神经组织中都有经典神经递质和神经肽共存的现象。

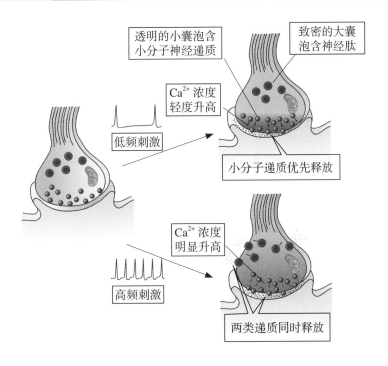

图 1-11 经典神经递质与神经肽的释放

递质共存（neurotransmitter coexistence）的现象普遍存在，共存方式多种多样，可以是经典神经递质与经典神经递质的共存，如在中脑腹侧被盖区（ventral tegmental area，VTA）存在谷氨酸和 GABA 递质共存的现象，也可以是经典神经递质和神经肽的共存，如交感神经节神经元可同时释放 NE 和神经肽 Y（NPY），还可以是神经肽与神经肽的共存，如背根神经节的初级感觉神经元可同时表达 P 物质和降钙素基因相关肽（CGRP）。递质共存的生理意义目前尚未清楚，可能两种递质在同时释放后起着不同的生理作用，有利于精细调节突触传递作用。

（三）神经递质受体

1. 概念 大部分神经递质都不能通过细胞膜脂质双分子层直接进入细胞内，需要经过细胞膜上某些特殊的蛋白介导，才能将信号传递到细胞内。这种感知细胞外第一信使（包括神经递质、神经肽、细胞因子和激素），并将信号传递至细胞内的跨膜蛋白称为受体（receptor）。一种递质的不同受体或同一受体的不同亚型，其跨膜信号转导机制及其介导的生物学效应不尽相同。

神经递质受体多数位于胞膜上，这些受体有两个共同的特征：①能够识别并结合内源性和（或）外源性配体；②能够启动细胞的信号转导，并引发相应的生物学效应。

作为配体的神经递质与其受体的结合具有如下特点：①特异性：配体只能在与相应受体结合后才能产生生物学效应，但这种特异性结合是相对的，而非是绝对的；②饱和性：分布于细胞膜上的受体数量是有限的，因此它能结合的配体数量也是有限的；③可逆性：配体与受体的结合是可逆的，但解离常数差别很大，有些拮抗剂与受体结合后很难解离。

2. 分类

（1）离子型受体（ionotropic receptor）：这类受体本质上是配体门控的离子通道，谷氨酸受体——N- 甲基 -D- 天冬氨酸（N-methyl-D-aspartate，NMDA）受体和 α- 氨基 -3- 羟基 -5- 甲基 -4- 异唑丙炔酸（α-anino-3-hydroxy-5-methyl-4-ioxazole propionic acid，AMPA）受体、N 型胆碱受体、γ- 氨基丁酸 A 受体（GABA$_A$ 受体）和甘氨酸受体都属于此类。这类受体的分子结构特征是：①受体蛋白含有 4 ~ 5 个亚基，这些亚基聚合形成了中央具有水相孔洞的离子通道；②每个亚基具有由 4 个 α 螺旋构成的跨膜区，其中第 2 个跨膜螺旋形成通道的内壁；③每个亚基都有一个大的细胞外 N 末端，其上携带有配体结合位点。离子型受体的激活表现为，在配体控制下离子通道的"开放"以及由此形成的离子跨膜流动，因此这类受体显著的功能特征是介导细胞兴奋或抑制的快速效应。

（2）代谢型受体（metabotropic receptor）：这类受体本质上是 G 蛋白耦联受体（G protein-coupled receptor，GPCR），代谢型谷氨酸受体、M 型胆碱受体、α 和 β 肾上腺素受体及 $GABA_B$ 受体都属于此类。这类受体的分子结构特征是：①受体蛋白含有 7 个疏水性的 α 跨膜螺旋，因此此类受体也被称为 7 次跨膜受体；②受体的 N 末端、3 个胞外环和 7 个跨膜区均参与配体的结合，其中，小分子配体主要结合到跨膜区围成的囊袋中，神经肽如中等大小的肽类结合到细胞外环和跨膜区上，大分子肽或蛋白结合到 N 末端、细胞外环以及跨膜区上；③胞内区与受体对鸟苷酸结合蛋白（G 蛋白）的识别和激活有关。这种受体需要通过 G 蛋白介导信号转导，因此其发挥效应的时程较离子型受体更长，但由于 G 蛋白介导的信号传递具有逐级放大的特性，这类受体激活介导的效应广泛而持久。

目前已知神经肽作用的受体均为 GPCR，因此神经肽发挥作用的时程较晚，其功能类似于神经递质的慢速突触传导作用。神经肽受体被配体激活后，激活 G 蛋白，再通过第二信使如环磷腺苷（cyclic adenosine monophosphate，cAMP）、环磷鸟苷（cyclic guanosine monophosphate，cGMP）、肌醇三磷酸（inositol triphosphate，IP_3）、二酰甘油（diacylglycerol，DAG）等引起细胞功能状态的变化。但是心房肽（也称为心钠素或心房钠尿肽）的受体本身就是细胞膜上的鸟苷酸环化酶，受体激活可直接引起鸟苷酸环化酶活化，胞内 cGMP 水平升高，无需 G 蛋白的介导。

（3）酪氨酸激酶受体（receptor tyrosine kinase，RTK）：神经胶质细胞和神经元之间存在密切的信息交流。胶质细胞可以释放丰富的神经营养因子、细胞因子等，作用于神经元上的相应受体，如神经营养因子（nerve growth factor，NGF）受体 TrkA、BDNF 受体 TrkB、粒细胞集落刺激因子（granulocyte colony stimulating factor，G-CSF）受体 G-CSFR 和粒 / 巨噬细胞集落刺激因子（granulocyte-macrophage colony stimulating factor，GM-CSF）受体 GM-CSFR 等，它们均属于 RTK。该类型受体的胞外区具有配体结合位点，跨膜区是由 22 ～ 26 个氨基酸组成的一段保守的疏水片段，胞内区是高度保守的具有酶活性的片段，含有 ATP 结合位点、底物结合位点以及其他蛋白激酶的作用位点。当胞外信号与受体胞外区的配体识别位点结合后，胞内段可发生自身磷酸化，继而引起底物蛋白的相应氨基酸残基磷酸化，产生相应的生物学效应。

3. 突触前受体 分泌到突触间隙的神经递质不仅可以结合到位于突触后膜的受体起到神经递质的作用，也可以结合到位于突触前膜的受体，称为突触前受体（presynaptic receptor），起到神经调质的作用。以神经元自身释放的递质作为配体的突触前受体称为自身受体（autoreceptor）。自身受体一般都是 GPCR。这类受体的主要功能是反馈调节神经递质的释放，主要是负反馈调节。儿茶酚胺和 5- 羟色胺能神经元的突触前自身受体还可以调节递质的合成。以其他神经元自身的递质作为配体的突触前受体称为异源受体（heteroceptor）。这类受体也具有调节递质释放的功能，如谷氨酸能突触的突触前异源 GABA 受体可以抑制谷氨酸递质释放。

以下按照神经递质的合成和储存、释放和清除、受体及其生理功能的模块对各类经典神经递质分别进行简要介绍。

（四）乙酰胆碱

1. 乙酰胆碱的合成和储存 乙酰胆碱（acetylcholine，ACh）由乙酰辅酶 A（acetyl coenzyme A，acetyl-CoA）和胆碱在胆碱乙酰化酶（choline acetylase，ChAC）或胆碱乙酰基转移酶（choline acetyltransferase，ChAT）的催化下在神经末梢合成。ChAT 分子中的咪唑环可结合 acetyl-CoA 上的乙酰基（$CH_3CO—$），胆碱则结合在 ChAT 上的阴离子结合部位，然后胆碱转移至乙酰基上形成 ACh。

$$(CH_3)_3N^+CH_2CH_2OH + \text{acetyl-CoA} \xrightarrow{\text{ChAT}} (CH_3)_3N^+CH_2CH_2OCOCH_3 + CoA$$

胆碱   乙酰胆碱

胆碱含量是 ACh 生成的限速步骤。神经元自身不能合成胆碱，血液中的胆碱也不易透过血脑屏障，因此合成 ACh 所需的胆碱 50% ~ 85% 来自突触前膜的重摄取，其余部分来自肝磷脂酰胆碱（卵磷脂）和脑组织中磷脂酰乙醇胺（脑磷脂）的分解。轴突末梢对胆碱的重摄取主要依赖于胆碱高亲和力转运载体（K_m=1 ~ 5 μmol/L）。该转运载体将细胞外胆碱逆浓度差地主动转运入胞质，转运过程消耗 ATP，同时依赖于细胞外 Na^+ 和细胞膜电位，当膜去极化时可抑制转运。在 ACh 合成过程中，胆碱的浓度受胆碱高亲和力载体转运能力的限制，因此该载体是 ACh 合成的限速因子，而胆碱是其合成的限速底物。当神经冲动到达神经末梢时，Ca^{2+} 内流，胞质内 Ca^{2+} 浓度升高可以增加丙酮酸脱氢酶系的活性，促进乙酰 CoA 生成，加速 ACh 的合成。除了受到底物胆碱和乙酰 CoA 含量的影响，ACh 合成还受其浓度的影响。ACh 浓度降低时，末梢对胆碱的转运增加，ACh 合成随即加速。相反，胞内胆碱和乙酰 CoA 含量降低或终产物 ACh 浓度增高时，ACh 合成减少。

ChAT 在神经元胞体合成后经轴浆运输至末梢。ChAT 是 ACh 合成的关键酶，可以作为胆碱能神经元的标志酶，用以显示 ACh 能神经元。

ACh 合成后在乙酰胆碱转运体囊泡乙酰胆碱转运体（vesicle acetylcholine transporter，VAChT）/SLC18A3 的协助下，与带负电荷的 ATP 一起结合在囊泡蛋白上，储存在囊泡中。VAChT 转运 ACh 的功能依赖于囊泡内的 H^+ 浓度。囊泡膜上的质子泵将 H^+ 逆浓度梯度泵入囊泡，VAChT 转运一分子 ACh 及 ATP 伴随囊泡内相应数量的 H^+ 流出。囊泡中高 H^+ 浓度保证 ACh 囊泡转运过程的顺利完成。

奥托勒维的"梦"——
乙酰胆碱递质的发现

2. 乙酰胆碱的释放与清除 在静息状态下，ACh 囊泡存在少量的自发性释放。当神经冲动到达神经末梢时，胞内 Ca^{2+} 水平升高，靠近突触前膜的活动囊泡（内含 ACh 储存量的 85%）移向突触前膜并与之融合，释放 ACh。突触前膜回收后形成的新囊泡又迅速从胞质中摄取新合成的 ACh 加以补充，形成回收囊泡（recycling vesicle）。还有一些储存 ACh 的囊泡远离突触前膜，称为储存囊泡（reserve vesicle），储存剩余的 15% ACh。

药物可以影响囊泡的储存和释放。Vesamicol 是 ACh 囊泡转运体的特异性阻断剂，可以抑制 VAChT 对 ACh 的转运，从而抑制 ACh 递质释放。黑寡妇蜘蛛毒（latrotoxin）能够阻止囊泡膜与突触前膜的分离，使 ACh 从囊泡中大量释放，导致 ACh 递质耗竭，甚至使胆碱能末梢无囊泡存在。

释放到突触间隙的 ACh 主要由乙酰胆碱酯酶（acetylecholinesterase，AChE）水解失活。AChE 有两种，一种是真性或特异性 AChE，在神经组织中含量丰富，通常以膜结合方式分布在突触后膜邻近 ACh 受体处，可迅速灭活 ACh。另一种是丁酰 AChE，又称假性或非特异性 AChE，主要在肝组织合成，在非神经组织（血浆、肝）和神经胶质细胞均有分布，具有较弱的水解 ACh 的作用。突触间隙内的 ACh 主要由真性 AChE 水解，末梢释放的 ACh 在 2 ms 内即被水解而终止其效应。AChE 的高效灭活作用保证了胆碱能神经元突触传递的精确性。ACh 水解产物胆碱 30% ~ 50% 被神经末梢重摄取，循环利用于 ACh 合成。

$$(CH_3)_3N^+CH_2CH_2OCOCH_3 + H_2O \xrightarrow{\text{AChE}} (CH_3)_3N^+CH_2CH_2OH + CH_3COOH$$

乙酰胆碱   胆碱   乙酸

农药中的有机磷可抑制 AChE 活性，导致 ACh 在突触间隙堆积，引起中毒症状。新斯的明和二氟磷酸盐等 AChE 抑制剂可以减缓 ACh 在突触间隙中的降解，从而延长其作用时间。

3. 乙酰胆碱受体 ACh 通过作用于突触后膜上的胆碱受体而发挥生物学效应。根据特异性配体的不同，将胆碱受体分为毒蕈碱受体（muscarinic receptor，M-AChR）和烟碱受体（nicotinic receptor，N-AChR）。这两种受体在中枢神经系统和外周神经系统及其支配的效应器中均有分布。

（1）M 受体：因其可以被毒蕈碱（muscarine）激活而得名。M 受体属于 GPCR，分为 $M_1 \sim M_5$ 五种亚型。其中，M_1、M_3、M_5 受体具有相似的化学结构，受体激活后与 $G_{q/11}$ 蛋白耦联，活化磷脂酶 C（phospholipase C，PLC），激活 IP_3 和蛋白激酶 C（protein kinase C，PKC）信号通路。而 M_2、M_4 受体激活时与 $G_{i/o}$ 蛋白耦联，降低 cAMP 水平和蛋白激酶 A（protein kinase A，PKA）活性。

在中枢神经系统中，各种 M 受体亚型都有，以 M_1 受体最为丰富。在突触前，M_2 和 M_5 受体可作为自身受体，M_2 受体激活，负反馈调节 ACh 的释放，M_5 自身受体激活，ACh 释放增加。在突触后，M_1、M_3 受体激活，抑制 K^+ 通道，K^+ 外流减少，同时少量 Na^+ 内流，引起缓慢的去极化，产生慢 EPSP。相反，M_2 受体激活促进 K^+ 通道开放和 K^+ 外流，引起缓慢的超极化，产生慢 IPSP。

（2）N 受体：因其可以被烟碱（尼古丁，nicotine）激活而得名。N 受体属于离子型受体，是由多个（一般是 5 个）亚基围成的配体门控离子通道。目前已克隆 16 种 N 受体亚基（$\alpha1 \sim \alpha9$、$\beta1 \sim \beta4$、γ、δ、ε），同一种亚基（同源性）或不同种亚基（异源性）可聚合形成功能 N 受体。神经元的 N 受体是由异源性亚基形成的五聚体，只有 α 和 β 两种亚基，其中 α 亚基是 ACh 的结合位点。与多数离子型受体一样，每个亚基有 4 个跨膜区（图 1-12）。

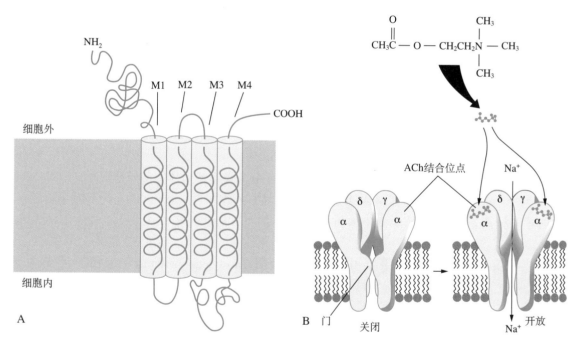

图 1-12 A. N 胆碱受体亚基结构示意图；B. ACh 激活 N 胆碱受体模式图

中枢神经系统中 N 受体激活，一方面由于其对 Ca^{2+} 的通透性高，另一方面可引起邻近电压门控 Ca^{2+} 通道 VGCC 激活，最终导致大量 Ca^{2+} 内流，影响一系列 Ca^{2+} 介导的生物学效应。神经元 N 受体分布在突触前和突触后，突触前 N 受体作为自身受体，正反馈调节 ACh 的释放。在脑内，突触前 N-AChR 主要作为异源受体，增加 NE、DA、谷氨酸和 GABA 的释放。海马和感觉皮质的突触前和突触后 N-AChR 起着增强兴奋性突触传递的作用，有利于神经系统结构和功能发生长时程的变化，如感觉皮质的发育、学习记忆功能的建立，N-AChR 也可以增加 VTA 区 DA 释放，增强多巴胺神经元兴奋和多巴胺奖赏系统的活动。

筒箭毒（curare）是 N 胆碱受体的竞争性拮抗剂，可以降低 ACh 引起的通道开放的频率。α-银环蛇毒（α-bungarotoxin）和芋螺毒素也是其竞争性拮抗剂，与 ACh 结合位点的亲和力很高。普鲁卡因及其衍生物是 AChR 通道的阻断剂，通过与通道壁上某些结构的特异性结合起到阻断效应。

4. 乙酰胆碱的生理功能 在外周，乙酰胆碱作为神经 - 肌肉接头处的神经递质，作用于运动终板上的 N_2 受体，引起骨骼肌兴奋 - 收缩耦联。在交感和副交感神经节、副交感节后纤维和部分交感节后纤维，均以乙酰胆碱作为神经递质（图 1-13）。在中枢，海马胆碱能神经元参与学习记忆功能；上行网状激活系统（ascending reticular activating system，ARAS）的胆碱能神经元通过向皮质输入感觉传入信息，维持觉醒状态；纹状体胆碱能神经元功能增强，与帕金森病的发生有关。此外，胆碱能神经元还参与情绪情感调节。

（五）去甲肾上腺素

1. 去甲肾上腺素的合成和储存 在儿茶酚胺能神经元中，食物摄取的酪氨酸在胞质中酪氨酸羟化酶（tyrosine hydroxylase，TH）的作用下，苯环第 3 位被羟化生成多巴，后者进一步在多巴脱羧酶（dopa decarboxylase，DDC）的作用下，脱去羧基形成多巴胺。在去甲肾上腺素能神经元中，合成的多巴胺很快被摄入囊泡中，在囊泡多巴胺 -β- 羟化酶（dopamine-β-hydroxylase，DβH）的作用下，形成去甲肾上腺素（NE），因此，NE 主要在大囊泡中合成（图 1-14）。TH 活性是 NE 合成过程中的限速步骤。

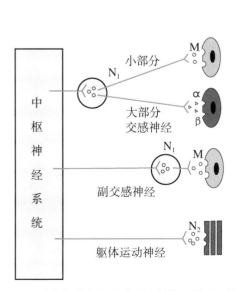

图 1-13 胆碱能纤维和肾上腺素能纤维及其受体的分布

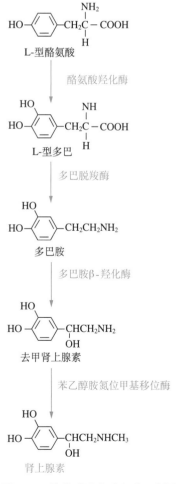

图 1-14 儿茶酚胺递质合成示意图

NE 在囊泡内合成后就地储存。带正电的 NE 与带负电的 ATP 和嗜铬颗粒蛋白结合，形成大分子复合物，储存在囊泡内。囊泡内 NE 的浓度为 0.1 ~ 0.2 mol/L，是胞质内浓度的 10^4 ~ 10^6 倍，这种浓度梯度的维持依赖于囊泡膜上的跨膜蛋白——囊泡单胺转运体（vesicular monoamine transporter，VMAT）。这些转运体一方面阻止单胺类递质从囊泡内的溢出，另一方面可以主动摄取胞质内游离的 NE，避免其被线粒体膜上的单胺氧化酶（monoamine oxidase，MAO）所降解。

2. 去甲肾上腺素的释放和清除 作为经典的神经递质，NE 的释放将伴随 ATP 的释放，释放至突触间隙的 ATP 可协同递质发挥作用。当 NE 释放过多导致突触间隙 NE 的浓度过高时，可以通过作用于位于突触前膜的 NE 自身受体——α_2 肾上腺素受体，负反馈调节抑制突触前膜 NE 的进一步释放。

突触间隙的 NE 主要通过以下四种方式代谢：①被突触前膜 NE 转运体重摄取（reuptake），这是 NE 作用被终止的主要方式。②被突触后膜摄取。③在突触间隙内被儿茶酚氧位甲基转位酶（catechol-O-methyl transferase，COMT）和 MAO 降解（图 1-15）。COMT 主要分布于非神经组织，如平滑肌、内皮细胞、胶质细胞上。④经血循环带到肝被破坏。其中除重摄取进入突触前膜的一部分 NE 可以被囊泡再摄入循环利用外，其余大部分被降解，并最终经肾代谢排出体外。

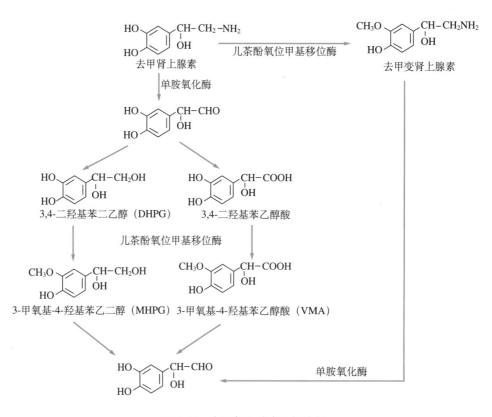

图 1-15 去甲肾上腺素降解途径

3. 去甲肾上腺素受体 去甲肾上腺素受体均为 GPCR，分为三类：α_1、α_2 和 β 受体。其中，α_1 受体与 $G_{q/11}$ 耦联，可激活 PLC，水解磷脂酰肌醇（phosphotidyl inositol，PI）生成 IP_3 和 DAG。IP_3 能够促进细胞内非线粒体钙库释放 Ca^{2+}，使细胞内 Ca^{2+} 浓度升高，DAG 则激活 PKC 信号通路，调控细胞功能。α_2 受体与 $G_{i/o}$ 耦联，被激活后可以抑制腺苷酸环化酶（adenylate cyclase，AC）的活性，减少 cAMP 的生成，抑制 PKA 活性，激活内向整流 K^+ 通道，增加 K^+ 电流，降低 Ca^{2+} 电流，抑制细胞活性。β 肾上腺素受体和 G_s 耦联，被激活后可以增加 AC 的活性，促进 cAMP 的合成和 PKA 的活化，引起与上述相反的效应。

4. 去甲肾上腺素的生理功能　在外周，NE 介导了多数交感节后纤维的功能。交感神经支配了心脏、腺体、平滑肌和血管，因此 NE 可影响这些效应器的活动。α_1 受体激活具有散瞳、收缩血管和促进糖原分解的作用。α_2 受体位于突触前膜，可负反馈调节 NE 的释放。β_1 受体分布于心脏等部位，其激活可引起心率增加、传导加快和心肌收缩力增强，以及脂肪分解加速和肾素释放增加。β_2 受体分布于支气管平滑肌、血管平滑肌和心肌等部位，其激活可引起支气管扩张和血管扩张。因此，在临床对哮喘患者使用 β 受体阻滞剂时，需考虑到对其气道可能产生的不良影响。

脑内 NE 受体的分布非常广泛，NE 几乎参与了所有脑功能的调节，包括注意力、睡眠 - 觉醒周期、警觉、学习和记忆、焦虑和疼痛、情绪以及神经内分泌等。蓝斑核是脑内 NE 能神经元胞体的聚集分布部位，其可以向海马和杏仁核等部位发出纤维投射，这可能是 NE 参与情绪调节的结构基础。MAO 抑制剂和三环类抗抑郁药分别通过抑制 NE 降解和阻断突触前膜对 NE 的重摄取，达到增加突触间隙 NE 浓度的作用，发挥抗抑郁效果。

（六）多巴胺

1. 多巴胺的合成和储存　如前所述，在去甲肾上腺素能神经元中，DA 是 NE 合成过程的中间产物。而在多巴胺能神经元中，由于囊泡内缺乏 DβH，因此胞质中合成的 DA 被囊泡摄取后即被储存。由于 DA 合成中的两个关键酶——TH 和 DDC——需在神经元胞体合成，因此，这两种分子可被用作多巴胺能神经元鉴定的标志物。

多巴胺能神经元末梢含有储存单胺类递质的特征性致密中心囊泡。约 75% DA 储存在囊泡中，其向囊泡内的摄取同样依赖于 VMAT。虽然 DA 囊泡对 NE 也具有一定的摄取能力，且对左旋体和右旋体 NE 的摄取无显著差别，但 NE 囊泡摄取左旋体 NE 的能力较强，因此被 DA 囊泡摄取的少量 NE 为右旋体 NE。

2. 多巴胺的释放和清除　DA 的释放受到突触前自身受体（一般为 D_2 受体）的负反馈调节，从而抑制 DA 的进一步释放。此外，神经末梢及效应器释放的前列腺素可作用于多巴胺能神经元突触前膜上的前列腺素受体，抑制 DA 释放。相反，神经冲动的刺激能够增加 TH 活性和 DA 的合成，使得神经元内 DA 浓度保持相对稳定。

突触间隙的 DA 主要通过以下四种方式代谢：①被突触前膜上的多巴胺转运体（dopamine transporter，DAT）重摄取（约占 1/3），这是 NE 作用被终止的主要方式。DAT 对 DA 的摄取是主动转运过程，每转运 1 分子 DA，协同转运 1 分子 Cl^- 和 2 分子 Na^+。DAT 可以识别包括 DA 在内的多种底物或神经毒素，结合后发生构象改变，将底物从胞膜外侧摄入并在胞膜内侧释放。毒品如可卡因（cocaine）、安非他命（amphetamine）可抑制 DAT 活性，从而导致突触间隙 DA 水平异常升高。②被突触后膜摄取。③在突触间隙内被 MAO 降解。DA 通过 MAO 氧化脱氨基变成醛基，后者进一步氧化变成酸或醇（氨基修饰），也可以通过 COMT 在 3- 氧位甲基化修饰，或氧位与硫酸或葡糖醛酸结合形成复合物（儿茶酚胺侧链修饰）。④经血循环带到肝被破坏。与 NE 相似，除进入突触前膜的一部分 DA 可以被 DA 囊泡再摄取循环利用外，其余大部分被降解，并最终经肾代谢排出体外。

3. 多巴胺受体　DA 受体为 GPCR，分为 D_1 和 D_2 受体两个亚家族，其中 D_1 受体亚家族包括 D_1 和 D_5 受体，D_2 受体亚家族包括 D_2、D_3 和 D_4 受体。其中 D_2 受体根据氨基酸序列的长短又分为长型（D_{2L}）和短型（D_{2S}）两种，D_{2L} 比 D_{2S} 多 29 个氨基酸残基。D_1 受体亚家族与 G_s 蛋白耦联，可以激活 AC → cAMP → PKA 信号通路，磷酸化底物蛋白质，引起细胞功能改变。相反，D_2 受体亚家族与 G_i 蛋白耦联，抑制 AC → cAMP → PKA 信号通路，激活 K^+ 通道，使 K^+ 外流引起细胞膜超极化，并抑制 Ca^{2+} 内流。

4. 多巴胺的生理功能　在外周，DA 对心血管、肾、肾上腺等器官功能均有调节作用。D_1

受体分布于内脏血管平滑肌和肾小管上皮细胞，D_2 受体分布在躯体部位的血管平滑肌、肾上腺皮质和髓质。例如，肾血管 D_1 受体激活可引起血管扩张，肾上腺髓质 D_2 受体激活可以抑制去甲肾上腺素释放。

在中枢，DA 主要影响机体的运动、情绪和神经内分泌等活动。黑质是大脑多巴胺能神经元聚集的一个脑区。黑质 - 纹状体通路的 DA 通过作用于 D_1 受体激活直接通路即"皮质 - 新纹状体（尾、壳核）- 苍白球（内侧部）- 丘脑 - 皮质"通路，同时通过 D_2 受体抑制间接通路即"皮质 - 新纹状体（尾、壳核）- 苍白球（外）- 底丘脑核 - 苍白球（内）- 丘脑 - 皮质"通路，引起运动功能的增强，是产生好奇、觅食、探索等活动的基础。中脑 VTA 是多巴胺能神经元胞体聚集的另一个区域，也是构成奖赏通路的关键核团。VTA 向伏隔核（nucleus accumbens，NAc）、皮质和海马的投射通路，与成瘾行为以及个体的情绪和精神活动密切相关。DA 受体是抗精神病药的重要作用靶点。此外，下丘脑 - 垂体的多巴胺能通路还可以通过作用于 D_2 受体，调节垂体内分泌功能。

（七）5- 羟色胺

1. 5- 羟色胺的合成和储存 5-HT 的合成以色氨酸为前体，在色氨酸羟化酶（tryptophan hydroxylase，TPH）的作用下，其苯环上的 5 位被羟基化，生成 5- 羟色氨酸（5-hydroxytryptophan，5-HTP），接着在 5- 羟色氨酸脱羧酶（5-hydroxytryptophan decarboxylase，5-HTPDC）的作用下脱羧，形成 5-HT（图 1-16）。TPH 是 5-HT 合成的限速酶，其在 5- 羟色胺能神经元的胞体合成，经轴浆运输到达轴突末梢。血液中的色氨酸可通过特异性转运体透过血脑屏障和神经元的细胞膜，因此提高脑内色氨酸含量可以增加 TPH 的底物浓度。生理条件下，脑内 TPH 未被色氨酸饱和，因此转入 5- 羟色胺能神经元中的色氨酸数量越多，5-HT 的合成速度就越快。

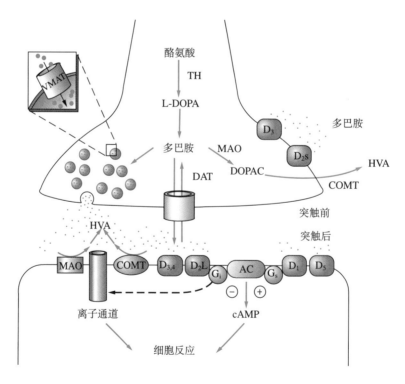

图 1-16 5- 羟色胺的合成和代谢

5-HT 储存于 5- 羟色胺能神经末梢的致密中心囊泡内，与 NE 和 DA 的囊泡储存基本相似。胞质中合成的 5-HT 在囊泡膜上 VMAT 的作用下，进入囊泡。5-HT 囊泡内有特异的 5-HT 结合蛋白（serotonin-binding protein，SBP），5-HT 一旦进入囊泡即与 SBP 结合形成大分子复合物，利于 5-HT 在囊泡内的储存。

2. 5-羟色胺的释放和清除 神经冲动引起突触末梢的 5-HT 以胞吐的形式释放。5-HT 自身受体可调节其释放，5-羟色胺能神经元胞体上的 5-HT$_{1A}$ 受体和末梢上的 5-HT$_{1B/1D}$ 受体是其自身受体，与 G$_{i/o}$ 蛋白耦联，激活后可抑制 AC-cAMP-PKA 信号通路，进而抑制 5-HT 的释放。

突触间隙的 5-HT 主要通过以下两种方式代谢：①被突触前膜上特异性的跨膜转运体——5-HT 转运体（serotonin transporter，SERT）重摄取。SERT 对 5-HT 有选择性地摄取，该转运体与 NE 转运体、DA 转运体同属 Na$^+$/Cl$^-$ 依赖型转运体，摄取过程需要 Na$^+$ 和 Cl$^-$ 的同向共转运，同时 K$^+$ 或 H$^+$ 被反向转运，Na$^+$/K$^+$-ATP 为维持离子梯度提供能量。阻断 SERT 的功能即可阻断 5-HT 的重摄取，如三环类抗抑郁药（tricyclic antidepressant，TCA）和新型抗抑郁药——选择性 5-HT 重摄取抑制剂（selective serotonin reuptake inhibitor，SSRI）。②在突触间隙内被 MAO 降解。MAO 可使 5-HT 氧化脱氨成为 5-羟吲哚乙醛，接着经醛脱氢酶快速氧化生成 5-羟吲哚乙酸（5-hydroxyindole acetic acid，5-HIAA）。5-HIAA 作为 5-HT 的代谢产物，可以通过检测其在脑脊液、血和尿液中的含量来推断患者 5-HT 的功能。COMT 也可以代谢 5-HT，生成少量 5-甲氧基色胺（5-methoxytryptamine）。

3. 5-羟色胺受体 5-HT 受体家族庞大，迄今为止已经克隆出 14 种不同的亚型。根据其功能和结构不同，分为 5-HT$_{1～7}$ 七大亚家族，具体包括 5-HT$_{1A, 1B, 1D, 1E, 1F}$、5-HT$_{2A～2C}$、5-HT$_{3A～3E}$、5-HT$_4$、5-HT$_{5A}$、5-HT$_6$ 和 5-HT$_7$。除 5-HT$_3$ 为离子型受体外，其余均为 GPCR，其中 5-HT$_1$ 和 5-HT$_5$ 与 G$_i$ 耦联，抑制 PKA 信号通路，5-HT$_2$ 与 G$_{q/11}$ 耦联，激活 IP$_3$ 和 PKC 信号通路，5-HT$_4$、5-HT$_6$ 和 5-HT$_7$ 受体与 G$_s$ 耦联，激活 PKA 信号通路（表 1-3）。由于 5-HT 受体亚型种类繁多，还未能开发特异性地针对每个亚型的选择性激动剂和拮抗剂。

表 1-3 5-羟色胺受体分类及其信号转导通路

亚型	类型	作用机制	效应
5-HT$_1$	GPCR	降低胞内 cAMP 水平	抑制
5-HT$_2$	GPCR	升高胞内 IP$_3$ 和 DAG 水平	兴奋
5-HT$_3$	配体门控阳离子通道	阳离子内流，细胞去极化	兴奋
5-HT$_4$	GPCR	升高 cAMP 水平	兴奋
5-HT$_5$	GPCR	降低胞内 cAMP 水平	抑制
5-HT$_6$	GPCR	升高 cAMP 水平	兴奋
5-HT$_7$	GPCR	升高 cAMP 水平	兴奋

4. 5-羟色胺的生理功能 人体中约有 90% 的 5-HT 存在于消化道黏膜嗜铬细胞中，8%～10% 在血小板中，1%～2% 在中枢神经系统中，一小部分存在于肥大细胞。由于血脑屏障的存在，血液中的 5-HT 很难进入中枢神经系统，因此外周和中枢 5-HT 基本属于两个独立的系统。在此主要介绍 5-HT 的中枢功能。

中枢神经系统中的 5-HT 能神经元集中分布在脑干中缝核群，向颞叶皮质、下丘脑、新皮质、基底节、海马、丘脑和小脑发出广泛的纤维投射，称为 5-HT 弥散性调节系统（diffuse modulatory system）。5-HT 的作用十分广泛，对摄食、体温、情绪、物质成瘾、睡眠-觉醒、性取向和疼痛等均有调节作用。目前临床上广泛使用的 SSRI 类抗抑郁药则是通过提高突触间隙 5-HT 水平，增强 5-HT 能系统功能，发挥抗抑郁作用。激活 5-HT$_{1A}$ 受体可缓解焦虑症状，促进摄食。麦角酰二乙胺（lysergic acid diethylamide，LSD）通过激动 5-HT$_{1A}$ 受体引起幻觉，即具有致幻效应。丁螺酮（buspirone）也是 5-HT$_{1A}$ 受体激动剂，是临床较为理想的抗焦虑药。5-HT$_{2A}$ 受体可作为异源受体，调节 ACh、DA 和谷氨酸等递质的释放。

在疼痛调节方面，源于延髓头端腹内侧部（rostral ventromedial medulla，RVM）的中缝大核（nucleus raphe magnus，NRM）和中脑背缝核（dorsal raphe nucleus，DRN）向脊髓发出的 5-HT 能下行投射纤维是痛觉下行调制系统的重要组成部分。下行 5-HT 能系统既可以发挥对痛觉传递的易化作用，也可以发挥抑制作用，取决于受其调控的靶细胞上表达的受体类型。如果抑制了参与痛觉传递的兴奋性神经元或投射神经元的活动，则可以发挥镇痛作用。相反，如果抑制了对痛觉传递发挥门控作用的抑制性神经元的功能，则可以对痛觉传递发挥易化作用，加重痛觉。

（八）兴奋性氨基酸

酸性氨基酸——谷氨酸（glutamate，Glu）和天门冬氨酸（aspartate，Asp）对大脑皮质神经元具有普遍而强烈的兴奋作用，因此被称为兴奋性氨基酸。星形胶质细胞在细胞肿胀或毒物刺激下，可释放 D- 天门冬氨酸，但谷氨酸是中枢神经系统中含量最高的一种氨基酸，在此仅介绍谷氨酸的代谢过程和生理功能。

1. 谷氨酸的合成和储存 谷氨酸是一种不能透过血脑屏障的非必需氨基酸，不能通过血液供给大脑，常需要神经元自身合成。脑中主要有两种途径合成谷氨酸：①谷氨酰胺（glutamine，Gln）在谷氨酰胺酶的作用下脱氨基生成谷氨酸。该过程与星形胶质细胞和神经元之间的"谷氨酸 - 谷氨酰胺"循环（glutamate-glutamine cycle）密切相关（图 1-17）。在突触间隙中，谷氨酸可被邻近的星形胶质细胞膜上高亲和性的兴奋性氨基酸转运体（excitatory amino acid transporter，EAAT）特异性识别回收，并在胶质细胞中经谷氨酰胺合成酶作用转化回谷氨酰胺。谷氨酰胺经膜通道分别运出胶质细胞和递送回突触前神经元内，在神经元中，谷氨酰胺在谷氨酰胺酶的催化下生成谷氨酸，参与下一个"谷氨酸 - 谷氨酰胺循环"，这是作为神经递质的谷氨酸合成的主要途径。②作为三羧酸循环的一个分支，可以由 α- 酮戊二酸（α-keto glutarate）在转氨酶的作用下脱水形成，此过程需要维生素 B$_6$ 作为催化剂。这一途径合成所需的时间较长，并且由于三羧酸循环主要存在于线粒体中，是代谢性谷氨酸合成的主要补充方式。

谷氨酸能神经元合成的 Glu 在囊泡膜上低亲和性的囊泡谷氨酸转运体（vesicular glutamate transporter，VGluT）协助下，储存在小而清亮的囊泡中。囊泡内谷氨酸浓度可达到 100 mmol/L。VGluT 每向囊泡内转运 1 分子谷氨酸，就伴随着 3 个 Na$^+$ 和 1 个 H$^+$ 进入胞内，以及 1 个 K$^+$ 运出胞外，因此伴随谷氨酸的摄取有内向电流的产生。进入囊泡中的谷氨酸再经过囊泡释放进入突触间隙发挥作用。

2. 谷氨酸的释放和清除 谷氨酸是中枢神经系统最为丰富的一种神经递质，其释放过程与其他神经递质的释放类似。释放到突触间隙的谷氨酸主要以重摄取的方式被清除。采用同位素标记放射自显影的结果显示，海马区约有 80% 的 ^{3}H-Glu 被重摄入神经元，其余则主要被周围的星形胶质细胞摄取。上述重摄取过程是由神经元和星形胶质细胞膜上的高亲和性 GluT（K_m = 2 ~ 20 μmol/L）完成的。因此静息状态下，胞外谷氨酸含量维持在 1 μmol/L，胞质谷氨酸浓度为 10 μmol/L。胶质细胞对谷氨酸的摄取防止了过量谷氨酸在突触间隙或突触外堆积，引起神经元的过度兴奋。

3. 谷氨酸受体 谷氨酸受体包括离子型谷氨酸受体（ionotropic glutamate receptor，iGluR）和代谢型谷氨酸受体（metabotropic glutamate receptor，mGluR）两个大家族。iGluR 是递质门控离子通道，根据激动剂和功能特性的不同分为三种亚型：N- 甲基 -D- 天冬氨酸（N-methyl-D-aspartate，NMDA）受体、α- 氨基 -3- 羟基 -5- 甲基 -4- 异噁唑丙炔酸（α-anino-3-hydroxy-5-methyl-4-ioxazole propionic acid，AMPA）受体和海人藻酸（kainic acid，KA）受体。mGluR 属于 GPCR，与 G 蛋白偶联，通过激活 G 蛋白进行信息传递。

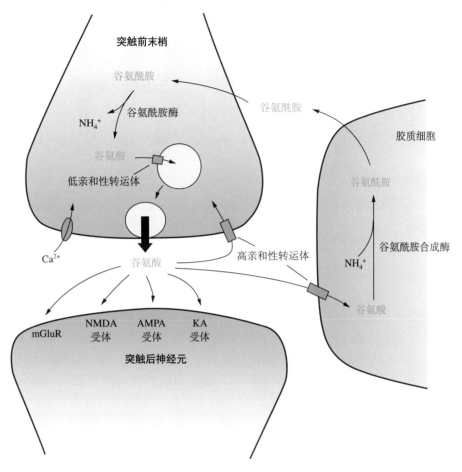

图 1-17　谷氨酸的释放和摄取、神经元和胶质细胞之间的"谷氨酸 - 谷氨酰胺循环"

（1）NMDA 受体：NMDA 受体是一种配体和电压双门控的阳离子通道。NMDA 受体的激活不仅需要谷氨酸与谷氨酸结合位点的结合，还需要甘氨酸作为协同激动剂（co-agonist）结合于甘氨酸结合位点。同时，NMDA 受体的 Mg^{2+} 作用位点对受体起到电压依赖性阻滞作用（图 1-18）。谷氨酸递质释放后，需要首先作用于 AMPA 受体，Na^+ 内流细胞去极化，才能去除 Mg^{2+} 对 NMDA 受体的阻滞作用，NMDA 受体激活，Na^+ 和 Ca^{2+} 内流，K^+ 外流，突触后膜去极化，产生慢时程 EPSP。Ca^{2+} 是重要的第二信使，能活化钙调蛋白（calmodulin）和多条信号通路如 PKC、CaMK Ⅱ 等，完成各种复杂的生物学过程。但 NMDA 受体过度激活，可导致细胞内 Ca^{2+} 超载，对神经元也会产生毒性作用，称为兴奋性毒性，其已被证明参与了脑缺血、脑外伤、癫痫和神经退行性疾病等多种疾病的病理过程。

NMDA 受体广泛分布于中枢神经系统中，在海马和皮质最多，纹状体次之。NMDA 受体的亚基有 GluN1、GluN2 和 GluN3 亚基。GluN1 亚基存在 8 种不同的功能剪接形式，GluN2 亚基包括四种亚型，即 GluN2A、GluN2B、GluN2C 和 GluN2D，GluN3 亚基包括 GluN3A 和 GluN3B。一般情况下，NMDA 受体是由 2 个 GluN1 亚基和 2 个 GluN2 亚基组成的异四聚体，其中 GluN1 是功能亚基，GluN2 是调节亚基。只有当 GluN1 和 GluN2 共表达时，才能构成有功能的 NMDA 受体。不同类型的 GluN2 亚基组成的 NMDA 受体的功能特性和表达模式显著不同。大脑发育阶段，GluN2B 型 NMDA 受体发挥主要作用，随发育过程，GluN2A 亚基的表达逐渐上调。到成年阶段，突触部位主要表达 GluN2A 型 NMDA 受体，其激活可促进细胞存活，而 GluN2B 型 NMDA 受体主要在突触外表达，其激活可导致细胞损伤和死亡，是引起兴奋性毒性的关键分子。GluN3 亚基被认为对 NMDA 受体发挥负性调控作用。

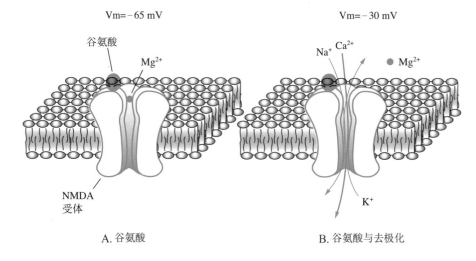

图 1-18 NMDA 受体的双重门控特性：谷氨酸递质结合和细胞去极化

（2）AMPA 受体和 KA 受体：二者属于配体门控离子通道型受体。与 NMDA 受体不同的是，AMPA 受体和 KA 受体通透 Na^+ 和 K^+，通常情况下对 Ca^{2+} 是不通透的。组成 AMPA 受体的亚基包括 GluR1 ～ 4。其中，GluR2 亚基具有 Q/R 位点编辑的特性，即未经编辑的 GluR2 相应位点为谷氨酰胺（glutamine，Q），经 RNA 编辑的 GluR2 该位点变为精氨酸（arginine，R）。如果 AMPA 受体不含 GluR2 亚基或者含有未编辑的 GluR2 亚基，受体则会表现出 Ca^{2+} 通透性。相应地，如果 AMPA 受体含有经 Q/R 位点编辑的 GluR2 亚基，其对 Ca^{2+} 不具有通透性。组成 KA 受体的亚基包括 GluR5、GluR6、GluR7、KA1 和 KA2。

（3）代谢型谷氨酸受体：mGluR 是一类 GPCR。mGluR 亚基的 N 末端结构呈 V 形，与谷氨酸的特异性结合有关，而第二胞内环则决定了耦联 G 蛋白（鸟苷酸结合蛋白）的特异性。这与其他 GPCR 通过其 C 端或第三胞内环结合 G 蛋白有着显著的不同。目前，已经克隆到 mGluR 的 8 个亚型（mGluR1 ～ mGluR8）。根据氨基酸序列同源性及其耦联的信号转导通路的不同，mGluR 可分为三组：I 组包括 mGluR1 和 mGluR5；II 组包括 mGluR2 和 mGluR3；III 组包括 mGluR4、mGluR6、mGluR7 和 mGluR8。其中，I 组 mGluR 与 G_q 耦联，激活 PLC 介导的下游信号通路；II 组和III 组 mGluR 主要通过 G_i 抑制 AC-cAMP-PKA 通路。mGluR 分布于离子型谷氨酸受体周围，启动缓慢，但作用持久，在调节突触传递和突触可塑性中发挥重要作用。

4. 谷氨酸的生理功能　谷氨酸作为中枢神经系统中含量最丰富的氨基酸类神经递质，参与许多重要的生理过程，包括兴奋性突触传递、神经发育、突触可塑性等。在突触部位，谷氨酸递质首先与 AMPA 受体结合，Na^+ 内流，产生快速 EPSP。在此基础上，谷氨酸递质激活 NMDA 受体，Ca^{2+} 内流，产生慢速 EPSP，神经元进一步去极化，并通过 Ca^{2+} 引起一系列信号转导通路的激活。NMDA 受体被认为是介导突触可塑性的核心分子，受其激活的 PKA、PKC 和 CaMK II 信号通路可直接或间接促进 AMPA 受体的膜表达，这是构成 LTP 的分子基础。相反地，AMPA 受体的内吞被认为是引起 LTD 的分子基础。mGluR1 和 mGluR5 分别在小脑和海马 LTD 的发生中发挥关键作用。

NMDA 受体还被证明参与脑缺血、脑外伤、癫痫和神经退行性疾病等多种疾病的病理过程。在脑缺血、颅脑损伤等疾病过程中，由于能量代谢障碍，导致细胞膜 Na^+-K^+ 泵功能障碍，Na^+ 和 K^+ 的浓度梯度被破坏，神经元去极化，引起谷氨酸递质的过度释放，产生神经元兴奋性毒性损伤。NMDA 受体拮抗剂或其下游信号通路的阻断剂具有神经保护作用。此外，NMDA 受体拮抗剂——美金刚（memantine）已被用于阿尔茨海默病的治疗。另一种 NMDA 受体拮抗剂——氯胺酮（ketamine）由于显示出快速抗抑郁的特性，临床应用前景良好。

（九）抑制性氨基酸

γ- 氨基丁酸（GABA）和甘氨酸（glycine）对发育成熟的神经元活性具有抑制作用，因此被称为抑制性氨基酸（inhibitory amino acid）。γ- 氨基丁酸是成年中枢神经系统中含量最高的一种抑制性氨基酸，在此仅介绍 γ- 氨基丁酸的代谢过程和生理功能。

1. γ- 氨基丁酸的合成和储存 GABA 是谷氨酸在谷氨酸脱羧酶（glutamine acid decarboxylase，GAD）的作用下脱羧形成的。该反应以磷酸吡哆醛（pyridoxal 5′ -phosphate，PLP，亦称为维生素 B_6）为辅酶。GAD 有两种同工酶 GAD65 和 GAD67，前者以膜结合形式与突触小泡紧密连在一起，后者以游离形式存在于胞质。脑内的 GABA 主要由 GAD67 催化合成，而 GAD65 能够快速合成 GABA，填补突触小泡，以备释放之用。

$$COOHCHCH_2CH_2COOH \xrightarrow[PLP]{GAD} HCHCH_2CH_2COOH + CO_2$$

（左侧结构上方为 NH_2，右侧结构上方为 NH_2，下方为 GABA）

合成的 GABA 依靠囊泡 GABA 转运体（vesicular GABA transporter，VGAT）的主动运输，被摄入囊泡并储存。与圆形的谷氨酸囊泡不同，GABA 储存囊泡呈椭圆形或扁平状。VGAT 除了可以转运 GABA 外，还可以转运甘氨酸。GAD 和 VGAT 通常被用作 GABA 能神经元和抑制性神经元的分子标志物。

2. γ- 氨基丁酸的释放和清除 GABA 从囊泡中释放后，作用于突触后膜或突触前膜上的相应受体。细胞外的 GABA 主要通过依赖于 Na^+、Cl^- 的高亲和力 GABA 转运体（GAT）被转运至 GABA 能神经元和胶质细胞中，以维持细胞外 GABA 处于微摩尔级的低浓度水平。GAT 逆化学梯度将 GABA 跨膜转运至细胞内，通常转运 1 分子 GABA 需要 2 分子 Na^+ 和 1 分子 Cl^-。此外，在一定生理、病理调节下，受离子梯度和膜电位的影响，GAT 也可以反向释放 GABA。目前已经克隆获得的小鼠 GABA 转运体有 4 种：GAT-1、GAT-2、GAT-3 和 GAT-4。GAT-1 主要存在于神经元上，少量在胶质细胞上；GAT-2 在神经元和胶质细胞上均有分布；GAT-3 和 GAT-4 则表达较为广泛，以胶质细胞和非神经元细胞为主。

被摄入神经末梢或胶质细胞内的 GABA 被进一步分解代谢。先由 γ- 氨基丁酸转氨酶去除氨基，生成琥珀酸半醛（succinic semialdehyde，SSA）。与 GABA 的合成过程类似，此过程以 PLP 或维生素 B_6 为辅酶。脱去的氨基主要被 α- 酮戊二酸接受，重新生成谷氨酸。SSA 经琥珀酸半醛脱氢酶（succinylsemialdehyde dehydrogenase，SSADH）氧化生成琥珀酸（succinic acid，SA），然后进入三羧酸循环，产生 α- 酮戊二酸，后者氨基化后成为 GABA 的前体谷氨酸，该路径称为 GABA 旁路；或者 SSA 经琥珀酸半醛还原酶（succinic semialdehyde reductase，SSAR）还原成 GABA。

3. γ- 氨基丁酸受体 GABA 受体可分为三类：$GABA_A$、$GABA_B$ 和 $GABA_C$（图 1-19）。

（1）$GABA_A$ 受体：$GABA_A$ 受体属于配体门控氯离子通道。受体激活时 Cl^- 通道开放，细胞外 Cl^- 内流，引起突触后膜超极化，由此产生 IPSP。$GABA_A$ 受体的组成多样，其中 α 亚基有 6 种（α1 ~ 6），β 亚基有 3 种（β1 ~ 3），γ 亚基有 3 种（γ1 ~ 3），此外还有 δ、ε、θ 和 π 亚基。$GABA_A$ 受体的典型结构由 2 个 α（α1 或 α2）、2 个 β（β1 或 β2）和 1 个 γ2 亚基组成。但由于 $GABA_A$ 受体亚基数量众多，这些亚基可以形成多种不同的组合，并表现出不同的细胞定位和功能。例如，$\alpha_1\beta\gamma$、$\alpha_2\beta\gamma$ 和 $\alpha_3\beta\gamma$ 这些亚基组成的 $GABA_A$ 受体定位于突触部位，介导时相性抑制（phasic inhibition），而由 $\alpha_4\beta\delta$、$\alpha_5\beta\gamma$ 和 $\alpha_3\beta\delta$ 亚基组成的 $GABA_A$ 受体主要位于突触外，介导紧张性抑制（tonic inhibition）。GABA 与 $GABA_A$ 受体的结合位点位于 β 亚基。苯二氮䓬类和巴比妥

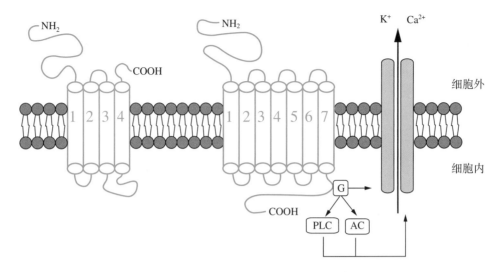

图 1-19 $GABA_{A/C}$ 和 $GABA_B$ 受体结构及其下游信号通路

类镇静催眠药都是临床常用的 $GABA_A$ 受体的选择性激动剂。前者与 $GABA_A$ 受体的结合位点在 α 和 γ 亚基相互作用的界面（interface）上，其通过变构作用增强 GABA 与识别位点的结合，增加 $GABA_A$ 受体通道开放的频率，减少关闭时间。后者也可以增加通道的开放时间。

需要指出，$GABA_A$ 受体激活不一定是抑制性效应。未成熟神经元胞内处于高 Cl^- 状态，$GABA_A$ 受体激活引起 Cl^- 外流，细胞去极化。此外，感觉神经元、交感神经节细胞由于高表达 Na^+-K^+-$2Cl^-$ 同向转运体（Na^+-K^+-$2Cl^-$ cotransporter，NKCC）和 Cl^--HCO_3^- 交换体，胞内亦处于高 Cl^- 状态，因此这些神经元中 $GABA_A$ 受体激活亦表现出激活效应。

（2）$GABA_B$ 受体：$GABA_B$ 受体属于 GPCR，与 $G_{i/o}$ 蛋白耦联。$GABA_B$ 受体是由 $GABA_{B1}$ 和 $GABA_{B2}$ 亚基组成的异源二聚体。突触前膜 $GABA_B$ 受体通过抑制 Ca^{2+} 通道来减少递质的释放，突触后膜 $GABA_B$ 受体通过激活内向整流 K^+ 通道，使突触后神经元超极化。

（3）$GABA_C$ 受体：$GABA_C$ 受体结构与 $GABA_A$ 受体类似，也是通过打开 Cl^- 通道产生抑制效应。$GABA_C$ 与 $GABA_A$ 的不同在于：① $GABA_C$ 受体对 GABA 的亲和力更高，$GABA_C$ 受体比 $GABA_A$ 受体敏感 7 ~ 40 倍；② $GABA_C$ 受体使 Cl^- 通道开放缓慢而持久；③ $GABA_C$ 受体不易脱敏。$GABA_C$ 受体主要存在于视网膜和视觉通路中，参与视觉功能的调节。

4. γ-氨基丁酸的生理功能   GABA 在神经系统有着广泛的作用，在中枢兴奋-抑制平衡和感觉门控、运动调节等过程中发挥重要作用。精神神经疾病如癫痫、孤独症、精神分裂症、抑郁症和双相情感障碍等的发生都被证明与兴奋-抑制失衡有关。通过调节 GABA 突触传递效能，恢复兴奋-抑制平衡，是治疗这些疾病的基本策略之一。此外，慢性痛的发生也涉及兴奋-抑制失衡，GABA 类似物加巴喷丁（gabapentin）已被广泛用于难治性神经病理痛的治疗。

$GABA_A$ 受体是镇静催眠药、抗焦虑药的作用靶点。突触前膜的 $GABA_B$ 受体激活会抑制多种神经递质，包括谷氨酸、GABA、DA 和 5-HT 等的释放。通过减少突触前 GABA 的释放，使得突触后膜上 $GABA_A$ 和 $GABA_B$ 受体激发的 IPSP 减小，从而产生负反馈效应，以活动依赖性方式调节 GABA 能突触的抑制作用。但是最新研究表明，$GABA_B$ 受体激活也可发挥兴奋作用。巴氯芬激活内侧缰（medial habenula）胆碱能神经元的 $GABA_B$ 受体，可促进这些神经元介导的兴奋性突触传递，减轻恐惧记忆。

三、神经反射

神经反射是指在中枢神经系统的参与下，人体对内外环境刺激所做出的有规律性的反应。它是神经系统最基本的功能特征。神经回路（neural circuit）是反射功能的结构基础，而实现反射功能的基本单位是反射弧（reflex arc）。反射弧是指从接受刺激到发生反应的整个神经传导通路，包括感受器、传入神经、神经中枢、传出神经及效应器五部分（图1-20）。在感觉、运动系统以及自主神经系统内均存在着不同形式的神经反射现象。

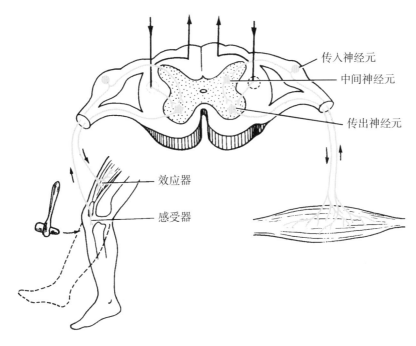

传入神经元

中间神经元

传出神经元

效应器

感受器

图 1-20　反射弧示意图

（一）反射的分类

反射根据反射通路突触数量和传导途径的不同分为单突触反射（monosynaptic reflex）和多突触反射（multisynaptic or polysynaptic reflex）。前者是指传入和传出神经元之间只有一个突触，如膝腱反射（knee-jerk reflex）中前侧股四头肌的反射。后者的反射中枢范围广，有一个或多个中间神经元参与，如防御反射。多突触反射既有初级水平，也有高级水平的整合，在经过多级水平的整合后，反射活动更具有复杂性和适应性。

反射还可以根据形成条件的不同分为非条件反射（unconditioned reflex）和条件反射（conditioned reflex）。前者是指在出生后先天具有的反射，如防御反射、膝腱反射和咳嗽反射等，使机体初步适应环境，对个体生存与种系维持具有重要意义。后者是指在出生后通过训练而形成的反射，可以建立，也能消退，数量可以不断增加。条件反射的建立扩大了机体的反应范围，当生活环境改变时，条件反射也随之改变。因此，条件反射较非条件反射有更大的灵活性，使机体更能适应复杂变化的生存环境。

（二）反射中枢

反射活动是在中枢神经系统的参与下完成的。反射弧中的神经中枢可以是单突触连接，也可以是中间神经元介导的多突触连接，它的作用是将传入信号进行整合，因此又称为整合中枢

（integrating center）。单突触反射如膝腱反射，其反射中枢位于腰髓；体温调节的反射中枢位于下丘脑；心血管调节的反射中枢位于延髓；呼吸运动调节的反射中枢位于延髓、脑桥、下丘脑以及大脑皮质等部位。这些不同形式的整合中枢接受传入神经的冲动，经过分析整合，再把调节信息经传出神经传至效应器，引起调节反应。

（三）中枢神经元的联系方式

神经回路是由一系列以突触相连接的神经元构成的。神经系统中，神经元之间的连接方式可分为以下几种（图 1-21）。

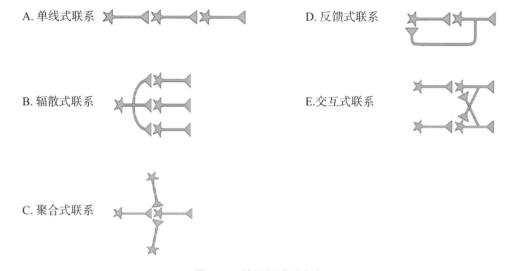

A. 单线式联系　　　　　D. 反馈式联系

B. 辐散式联系　　　　　E. 交互式联系

C. 聚合式联系

图 1-21　神经元联系方式

1. 单线式联系（single line connection）　是指一个突触前神经元仅和一个突触后神经元发生突触联系。这种连接方式可保证信息的精准传递，但仅在少数部位存在，如视觉敏感度最高的视网膜中央凹区域，感光细胞与双极细胞及其下游的神经节细胞形成一对一的单线式连接。

2. 辐散式联系（divergent connection）　一个神经元可通过其轴突末梢分支与多个神经元形成突触联系，从而使与之相连的多个神经元同时兴奋或抑制。这种连接方式在感觉传入通路中较多见。通过这种联系方式，传入神经的信息可扩布到许多神经元，使这些神经元同时兴奋或抑制。

3. 聚合式联系（convergent connection）　一个神经元接受来自许多神经元轴突末梢的传入，因而来源于不同神经元的兴奋和抑制效应有可能在同一神经元上发生整合，导致后者兴奋或抑制。这种连接方式多见于运动传出通路，是中枢总和功能的结构基础。在脊髓前角运动神经元上可有 2 000 个左右突触，通过这种聚合式联系，使许多神经元的作用都影响同一突触后神经元的活动，使得来自不同神经元的兴奋或抑制作用在同一神经元发生整合。

4. 反馈式联系（feedback connection）　一个神经元与中间神经元发生突触联系，中间神经元反过来直接或间接地再作用到该神经元。兴奋性信息通过反馈联系通路时，能否继续向下传递，取决于中间神经元的性质及其数量。如果发挥连接作用的中间神经元是兴奋性中间神经元，或抑制性神经元之间形成了相互抑制，那么兴奋会得到加强和延续，属于正反馈作用。正反馈连接通路的激活是产生后放（after discharge）的结构基础。后放指的是在一反射活动中，当刺激停止后，传出神经仍可在一定时间内发放神经冲动。

如果发挥连接作用的中间神经元是抑制性中间神经元，那么它与其下游的神经元构成抑制性突触，将减弱或阻断兴奋性信息的传递，最终使原来神经元的活动减弱或者中止，属于负反馈作用。

5. 交互式联系（reciprocal connection） 中间神经元在扩布冲动的同时，通过其发出的侧支直接或间接地将冲动扩布到其他神经元。这种交互联系可以是兴奋性的，使兴奋性信息在空间上发生扩布，也可以是抑制性的，构成交互抑制。

（四）中枢抑制

中枢内除有兴奋活动及其扩布外，还存在抑制活动。兴奋和抑制相辅相成，保证各种反射活动按一定次序和强度协调进行。根据产生部位和机制的不同，中枢抑制（central inhibition）分为突触前抑制（presynaptic inhibition）和突触后抑制（postsynaptic inhibition）两类。

1. 突触后抑制 突触后抑制是中枢抑制的主要形式，是由抑制性中间神经元引起的一种抑制。当抑制性中间神经元兴奋时，其末梢释放抑制性递质如 GABA 和甘氨酸，使其下游神经元的突触后膜产生 IPSP，出现突触后膜的超极化。如将微电极插入屈肌运动神经元的胞体内，并刺激伸肌肌梭的传入神经，使屈肌运动神经元发生抑制，则可观察到其胞体的突触后膜产生 IPSP，即出现超极化现象。由于这种抑制使突触后膜出现 IPSP，因此称为突触后抑制。根据如前所述神经元之间连接方式的不同，突触后抑制可分为回返性抑制和传入侧支抑制两种。

（1）回返性抑制（recurrent inhibition）：即反馈抑制（feedback inhibition），指某一中枢的神经元兴奋时，其传出冲动沿轴突传至末梢，同时又经其轴突侧支兴奋另一抑制性中间神经元，该抑制性中间神经元兴奋后反过来抑制原先发动兴奋的神经元及同一中枢的其他神经元（图 1-22）。脊髓前角支配骨骼肌的 α 运动神经元兴奋时，传出冲动一方面沿轴突末梢传至效应器，另一方面则通过其侧支传至中枢内闰绍细胞（Renshaw cell）使其兴奋。闰绍细胞属抑制性神经元，其末梢释放抑制性递质甘氨酸，以负反馈方式作用于 α 运动神经元，使 α 运动神经元放电频率减慢或停止，是典型的负反馈调节。它能使神经元的活动及时终止，也促使同一中枢内许多神经元之间的活动步调一致。闰绍细胞的作用能被士的宁（strychnine，番木鳖碱）和破伤风毒素（tetanus toxin）所破坏，当其功能受损后可出现肌肉的强直收缩，造成痉挛。除脊髓外，丘脑和海马内也存在这种调节机制，因此许多神经元的活动得以同步化。

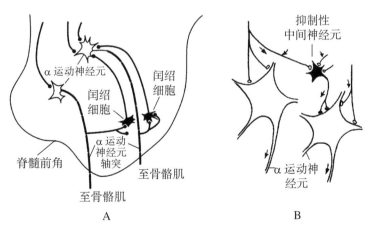

图 1-22 突触后抑制的两种形式

（2）传入侧支抑制（afferent collateral inhibition）：即交互抑制（reciprocal inhibition），指传入纤维除兴奋某一中枢神经元外，还发出侧支兴奋另一抑制性中间神经元，此中间神经元转而抑制另一中枢神经元，其结构基础是神经元之间的交互联系。当某一中枢兴奋时，在功能上与之相拮抗的中枢便发生抑制，从而保证反射活动协调有序地进行。如在牵张反射过程中，当伸肌的肌梭受到刺激发生兴奋后，其传入冲动进入脊髓，除直接兴奋伸肌的 α 运动神经元外，同时发出侧支兴奋抑制性中间神经元，其末梢释放抑制性递质，抑制屈肌 α 运动神经元。最终的效应表现为伸肌兴奋，发生收缩，而屈肌受到抑制，发生舒张。这种形式的抑制现象在脊髓及脑内均可观察到。这种抑制形式使不同中枢之间的反射活动得以协调进行。

2. 突触前抑制　突触前抑制（presynaptic inhibition）是通过两个神经元的"轴突 - 轴突"突触的结构介导的。当传入神经受到与其构成"轴突 - 轴突"突触的另一轴突末梢作用时，使传入神经所释放的兴奋性递质减少，从而使与其构成"轴突 - 胞体"突触的神经元产生的 EPSP 减小，以致不容易或不能产生动作电位，呈现抑制效应。如图 1-23 所示：轴突 1 与轴突 2 构成"轴突 - 轴突"突触，轴突 1 没有直接对神经元 3 产生作用，但由于轴突 2 与神经元 3 构成"轴突 - 胞体"突触，它可以通过对轴突 2 的作用来影响神经元 3 的递质释放。假设当刺激轴突 2 时可使神经元 3 产生约 10 mV 的 EPSP，刺激轴突 1 则神经元 3 不发生反应。如在轴突 2 受刺激兴奋之前，先刺激轴突 1，一定时间后再刺激轴突 2，可使得轴突 2 的神经递质释放减少，从而在神经元 3 产生较小的 EPSP，这种抑制作用被称为突触前抑制。

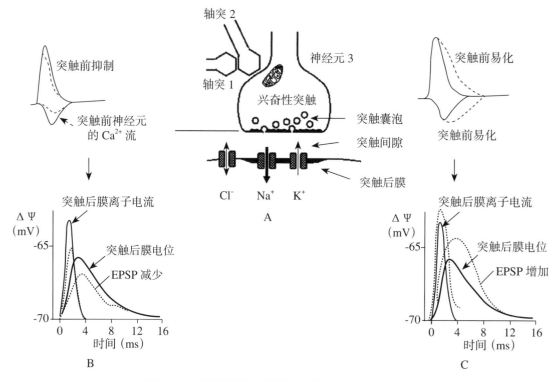

图 1-23　突触前抑制（易化）的结构基础及其机制
图中实线为正常对照，虚线为变化

当轴突 1 兴奋时，其末梢释放抑制性神经递质 γ- 氨基丁酸（GABA），后者作用于轴突 2 末梢上的 $GABA_A$ 型受体，引起轴突 2 末梢 Cl^- 外流（此处外流是由于这种抑制形式通常发生在感觉传入通路，轴突 2 代表的感觉传入纤维胞内处于高 Cl^- 水平，通道开放，Cl^- 顺浓度梯度发生外流），继而轴突 2 末梢发生去极化，使得膜电位部分去极化。如随后轴突 2 的兴奋到达末梢，所产生的动作电位幅度将减小，时程将缩短，导致轴突 2 细胞膜上的电压门控 Ca^{2+} 通道开放减少，进入轴突 2 末梢的 Ca^{2+} 减少，最终轴突 2 释放的兴奋性递质减少，神经元 3 细胞膜上产生的 EPSP 也随之减小，神经元 3 不容易甚至不能发生兴奋，呈现抑制效应。由于这种抑制是由突触前神经元的轴突末梢去极化引起的，因此又称为去极化抑制（depolarized inhibition）。

突触前抑制在中枢神经系统内广泛存在，多见于感觉传入通路中，对调节感觉传入活动起重要作用。如最新的研究表明触觉传入纤维可引发 $GABA_A$ 受体依赖的对同类型触觉传入纤维的抑制作用，而痛觉传入纤维可引发 NMDA 受体依赖的对触觉传入纤维的抑制作用。如果阻断这些受体介导的突触前抑制作用，小鼠无一例外地出现触觉超敏现象。由于突触前抑制的潜伏期较长，因此人们推测感觉传入神经纤维需经过两个以上中间神经元的多突触接替后，才能激活轴突 - 轴突型突触介导的对其他感觉传入纤维的抑制作用。突触前抑制一般约在刺激传入神经后 20 ms 出现最大化，而后其抑制作用逐渐减弱，整个抑制过程可持续 100 ～ 200 ms。

3. 突触易化　　与抑制作用相反，突触易化（synaptic facilitation）作用是使突触的兴奋变得更容易。突触易化也分为突触后易化和突触前易化两种情况。突触前易化与突触前抑制有类似的结构基础（图 1-23）。如果轴突 2 末梢的动作电位时程延长，则 Ca^{2+} 通道开放时间延长，因此进入轴突 2 的 Ca^{2+} 量增多，轴突 2 末梢释放的兴奋性递质增多，最终使感觉神经元的 EPSP 增大，即产生突触前易化。例如敏化或条件反射的学习记忆相关通路中，5-HT 能轴突末梢发挥如前所述轴突 1 的作用，其兴奋释放 5-HT 递质，激活位于轴突 2 的突触后 5-HT 受体，进而活化 PKA 和 PKC 信号通路。PKA 磷酸化 K^+ 通道，使其关闭，动作电位复极化延缓，动作电位时程延长，因此 Ca^{2+} 内流增多，轴突 2 末梢递质释放增加。同时 PKC 磷酸化囊泡蛋白，直接促进囊泡内递质的释放，从而产生突触前易化。

突触后易化表现为 EPSP 的总和。由于突触后膜的去极化，使膜电位接近阈电位水平，如果在此基础上再接受一个新的刺激，后膜更容易达到阈电位水平而爆发动作电位。

（田　波　张　瑛）

第四节　神经发生与突触形成

案例 1-3

　　某医院小儿骨科收治了一位 2 岁小女孩。据了解她曾是一名被遗弃的女婴。一位中年妇女经过一个垃圾站旁时遇到了奄奄一息的她，把她抱回家后发现其后背腰部有一个丑陋可怕的"肉疙瘩"。2 年过去了，小女孩的情况依然很严重，她腰部以下截瘫，二便失禁，双下肢粗细不等、肿胀，双脚掌外翻，骶尾部压疮鲜血淋淋。

　　问题：

　　1. 根据小女孩的临床表现判断她最有可能患哪种疾病？

　　2. 小女孩所患疾病的典型症状有哪些？

案例 1-3 解析

　　神经系统是人体发育与分化最早的系统，起源于外胚层。人胚第 3 周初，受其下方脊索诱导，外胚层中线区域分化为神经外胚层。神经外胚层随后演化为神经管和神经嵴。其中，神经管主要分化为脑、脊髓、神经垂体、松果体和视网膜等结构；神经嵴主要分化为神经节和周围神经，此外，还有少量神经嵴细胞可以迁移到肾上腺、甲状腺或皮肤等处分别分化为肾上腺髓质细胞、滤泡旁细胞或黑色素细胞及毛囊干细胞等。

一、神经发生

（一）神经管和神经嵴的发生

神经系统的发育是在脊索的诱导下启动的。脊索是三胚层早期形成的一个细胞索，位于中胚层中央，可分泌 HNF3β 和 Shh 等细胞因子，诱导其背侧中线区域的外胚层分化并增厚为神经外胚层。此后，其余部位的外胚层改称为表面外胚层，后者将分化为表皮结构及其附属器。神经外胚层逐渐增厚演化为神经上皮，整体观为头端宽、尾端窄的神经板（neural plate）。神经板中线处逐渐凹陷而成为神经沟（neural groove），外侧边缘向上隆起形成神经褶（neural fold）。随着发育，神经褶逐渐从两侧向中线靠近，于胚胎第 22 ~ 27 天期间愈合成神经管（neural tube），并与表面外胚层分离，深埋于周围的间充质组织内。神经管闭合起始于第 4 ~ 6 体节水平，以后分别向头尾侧延伸。头尾侧神经管闭合前暂时敞开的孔分别称前神经孔（anterior pore）和后神经孔（posterior pore）。正常情况下，它们分别于胚胎第 25 天和第 27 天闭合。在神经管闭合过程中，神经褶边缘的部分细胞向外下方迁移，在神经管背外侧形成 2 条纵行的细胞索，称神经嵴（neural crest）（图 1-24，图 1-25）。神经孔闭合可能因失去脊索的诱导或受到致畸因子的影响而发生障碍。若是前神经孔未闭，则会形成无脑畸形；若是后神经孔未闭，则会形成脊髓裂，脊髓裂常伴有脊柱裂。

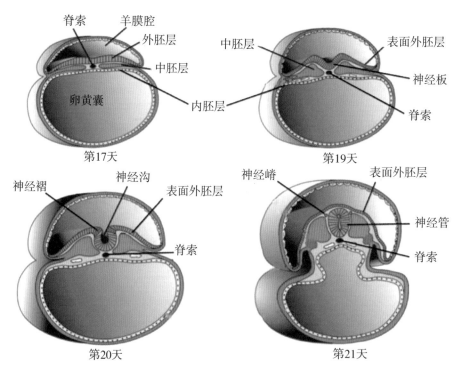

图 1-24　外胚层早期分化及神经管示意图

改编自 Sadler T W. Langman's Medical Embryology. 13th edition. Figure 6.8.

（二）神经管的早期分化

最初的神经外胚层是由单层柱状上皮构成，但在神经管形成过程逐渐演变为假复层柱状上皮样的神经上皮。神经上皮中的细胞分裂增殖后部分细胞向外迁移，最后留在原位的神经上皮演变为一层立方形或矮柱状细胞，称为室管膜层（ependymal layer）。而迁移至室管膜层外侧的细胞

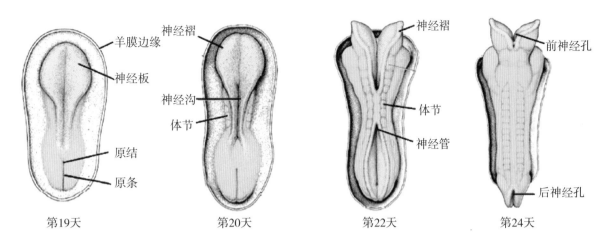

图 1-25 神经管形成的立体示意图

改编自 Sadler T W. Langman's Medical Embryology. 13th edition. Figure 6.2 & 6.3.

构成新的细胞层，称套层（mantle layer）。进入套层的神经上皮细胞具有神经干细胞的性质，能增殖分化为成神经细胞（neuroblast）和成神经胶质细胞（glioblast）。成神经细胞起初为圆形无突起，称无极成神经细胞。随后向内外侧各发出一个突起，成为双极成神经细胞。内侧的突起朝向室管膜层，很快就退化消失，成为单极成神经细胞。而伸向外侧的突起迅速增长，并伸向套层外周形成一层新的结构，称边缘层（marginal layer）。单极成神经细胞胞体伸入边缘层的突起逐渐演化为原始轴突，其胞体又发出若干短突起，形成原始树突，成为多极成神经细胞，最终分化成熟为多极神经元（图 1-26）。

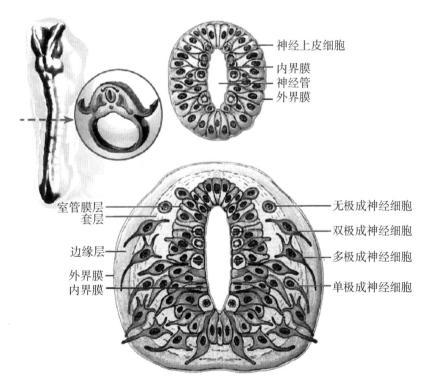

图 1-26 神经管上皮早期分化示意图

随着成神经细胞的分化，套层中的成胶质细胞分化为成星形胶质细胞和成少突胶质细胞。前者将分化为原浆性星形胶质细胞和纤维性星形胶质细胞，后者分化为少突胶质细胞。部分胶质细胞会迁移到边缘层内。小胶质细胞的发生较晚，来源于血液单核细胞（图 1-27）。

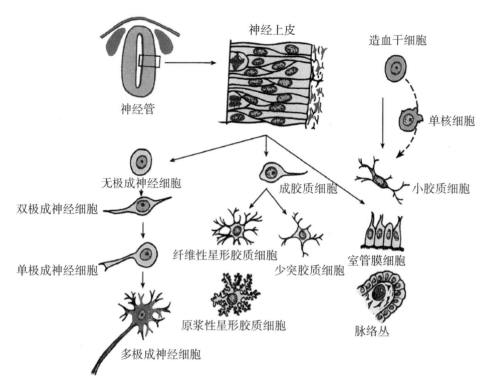

图 1-27 神经元和神经胶质细胞早期分化示意图

（三）脊髓的发生

随着胚体的弯曲生长，神经管头段出现向腹侧的 2 个弯曲，即头曲和颈曲。颈曲之前的神经管扩大演变为脑的原基——脑泡；颈曲之后的神经管演变为脊髓，其管腔演变变成脊髓中央管。神经管的室管膜层、套层和边缘层分别分化为脊髓的室管膜、灰质和白质。随着进入套层的成神经细胞和成神经胶质细胞数量增多且分布不均匀，神经管套层腹侧份形成左、右基板（basal plate），背侧份形成左、右翼板（alar plate）。基板和翼板间的神经管内表面出现了左、右 2 条纵沟，称界沟（sulcus limitans）。顶壁和底壁相对薄而窄，分别形成底板（floor plate）和顶板（roof plate）。随着脊髓的进一步发育，左、右基板向腹侧突出，致使脊髓的腹侧正中形成一纵沟，称前正中裂。同时左、右翼板也增大并向内侧推移，使顶板形成一隔膜，称后正中隔。基板最终将演化为脊髓灰质的前角，其中的成神经细胞分化为躯体运动神经元。翼板演化为脊髓灰质的后角，其中的成神经细胞分化为中间神经元。在胸 1～腰 3 节段，少量成神经细胞聚集在基板和翼板之间形成脊髓灰质的侧角，其中的成神经细胞将分化为内脏运动神经元。随着灰质内神经元的轴突长入和神经胶质细胞的增加，神经管边缘层逐渐增厚而演变为脊髓白质。另外，神经嵴发育演变为脑神经节和脊神经节后，其中的假单极神经元轴突的中枢突也伸入脊髓白质内，使其中的轴突数量不断增加（图 1-28）。

脊髓的节段性在胚胎早期就已经形成，每个节段可发出一对脊神经从相应节段的椎间孔穿出。胚胎第 3 个月之前，脊髓与脊柱等长，其下端可达脊柱的尾骨。此时，脊髓每个节段及其发出的脊神经根均与相应的椎间孔处于同一平面。第 3 个月后，脊柱的增长快于脊髓的生长速度，导致脊髓的相对位置上移。至出生前，脊髓下端与第 3 腰椎平齐，成年时脊髓下端与第 1 腰椎平齐，仅以终丝相连于尾骨。当脊髓相对位置上移后，颈段以下的脊神经根便斜向尾侧，而腰、骶和尾段的脊神经根则在椎管内垂直下行，与终丝共同组成马尾（图 1-29）。

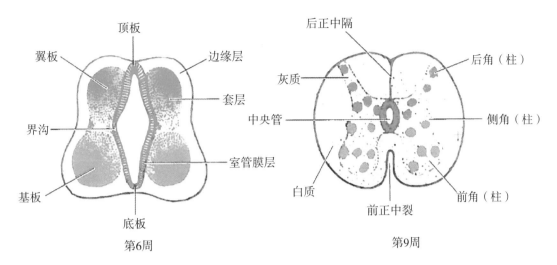

图 1-28　脊髓发生示意图

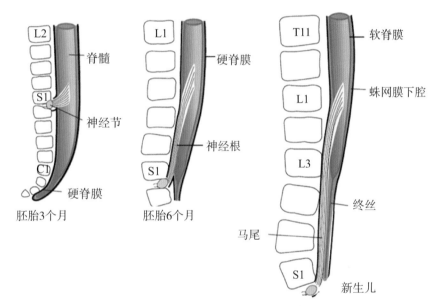

图 1-29　胚胎发育阶段脊髓与脊柱的位置关系示意图
改编自 Sadler T W. Langman's Medical Embryology. 13th edition. Figure18.13.

（四）脑的发生

1. 脑泡的形成和演变　胚胎第 4 周末，颈曲之前的神经管扩大演变形成 3 个膨大的脑泡（brain vesicle），即前脑泡、中脑泡和菱脑泡。至第 5 周，前脑泡的头端向两侧膨大形成左、右端脑，后将演变为左、右大脑半球。前脑泡的尾端则演变为间脑，中脑泡演变为中脑。菱脑泡演变为后脑和末脑，其中后脑将演变为脑桥和小脑，末脑演变为延髓。随着脑泡的形成和演变，神经管的管腔随之演变为各个脑室。前脑泡腔演变为左、右侧脑室和第三脑室；中脑泡腔形成中脑导水管；菱脑泡腔演变为第四脑室（图 1-30，图 1-31）。

脑壁的演化与脊髓相似。其神经管神经上皮细胞增生向外侧迁移，分化为成神经细胞和成神经胶质细胞，形成套层。套层在增厚的同时，也形成翼板和基板。端脑和间脑的套层大部分形成翼板，基板甚小。端脑套层中的大部分细胞都迁至边缘层的外表面，形成大脑皮质；小部分未向外迁移的细胞聚集成团，演化为神经核。中脑、后脑和末脑中的套层细胞多聚集成团或柱状，形成各种神经核。翼板中的神经核多为感觉中继核，基板中的神经核多为运动核。

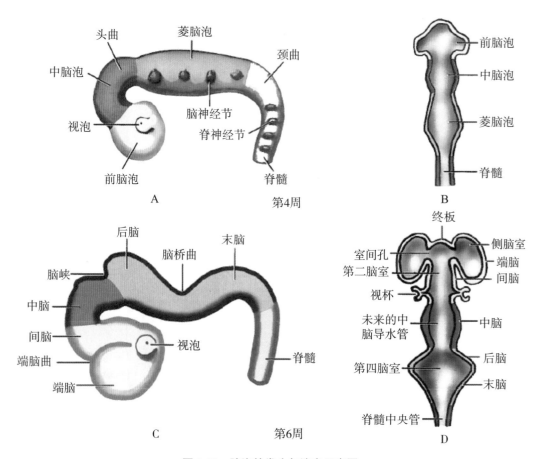

图 1-30　脑泡的发生与演变示意图

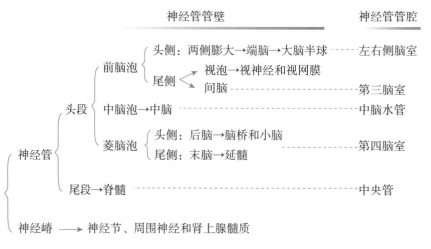

图 1-31　神经管与神经嵴各部演变图

2. 大脑皮质的组织发生　人类大脑皮质的发生过程重演了脑皮质的种系发生过程，其发生分为 3 个阶段，依次为古皮质、旧皮质和新皮质。海马和齿状回是最早出现的皮质结构，相当于古皮质（archicortex）。胚胎第 7 周时，大量成神经细胞在纹状体的外侧聚集并分化，形成梨状皮质（pyriform cortex），相当于旧皮质（paleocortex）。之后不久，神经上皮细胞增殖，分期分批地迁移至边缘层表层并分化为神经元，形成面积最大的新皮质（neocortex）（图 1-32）。因成神经细胞是分期分批地产生和迁移，因而皮质中的神经元呈层状排列。先产生的成神经细胞迁移至边

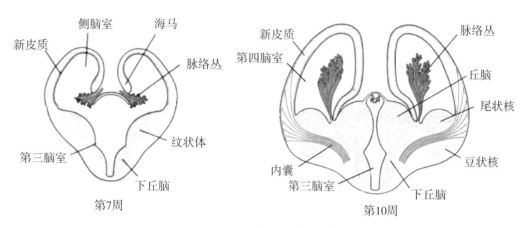

图 1-32　大脑皮质发生示意图

改编自 Sadler T W. Langman's Medical Embryology. 13th edition. Figure18.24 & 18.28.

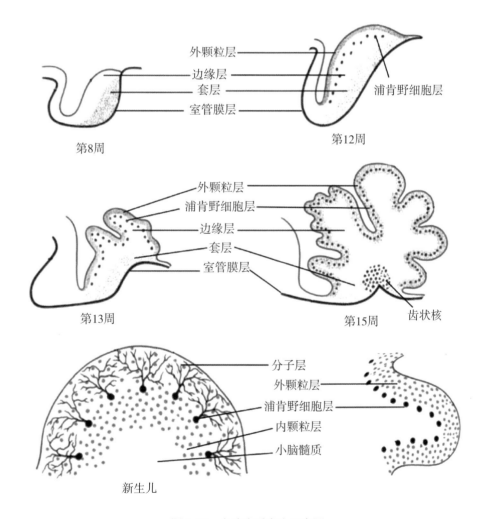

图 1-33　小脑皮质发生示意图

改编自 Sadler T W. Langman's Medical Embryology. 13th edition，Figure 18.21 & 18.22.

缘层表面，后产生的细胞依次迁移到前一层细胞的表面，所以越后产生和迁移的细胞越靠近皮质表层。胎儿出生时，新皮质 6 层结构已形成。古皮质和旧皮质的分层无一定规律，有的分层不明显，有的分为 3 层。

3. 小脑皮质的组织发生 胚胎第 6 周末，后脑翼板卷曲成菱唇，随后两侧菱唇愈合增厚形成小脑板（cerebellar plate），为小脑发生的原基。第 12 周时，小脑板外侧部膨大，形成小脑半球；小脑板的中部变细形成小脑蚓。第 4 月末，小脑表面首先出现后外侧裂，此裂划分了小脑蚓上方的小结和小脑半球的绒球，两者构成的绒球小结叶是小脑进化上最早出现的部分，称为原小脑。其表面再演化出现具有横裂等成体特征的新小脑。小脑板也是由室管膜层、套层和边缘层组成。胚胎第 10 ～ 11 周，室管膜层的细胞增殖并迁移跨过套层至边缘层表面，形成外颗粒层。该层细胞可继续分裂增殖，使小脑表面迅速扩大并产生皱褶，形成小脑叶片。至第 6 个月，套层外侧的成神经细胞分化为浦肯野细胞和高尔基细胞，构成浦肯野细胞层；套层内侧的成神经细胞则聚集成团，分化为小脑白质中的核团。外颗粒层细胞开始分化出不同类型的神经元，其中大部分神经元向内迁移至浦肯野细胞层内侧，构成内颗粒层。留在外颗粒层的少量成神经细胞分化为篮状细胞和星形细胞，浦肯野细胞的树突和内颗粒层神经元的轴突也伸入其间，共同形成分子层。此时原内颗粒层则改称为颗粒层（图 1-33）。

（五）神经节和周围神经的发生

1. 神经节的发生 伴随神经管的闭合，神经褶边缘的部分细胞迁移至神经管两侧形成神经嵴。神经嵴细胞进一步向背外侧迁移并聚集成团，随后分化为脑神经节和脊神经节。神经嵴细胞首先分化为成神经细胞和卫星细胞，成神经细胞再分化为感觉神经元。感觉神经元分化过程，先从胞体发出 2 个突起形成双极神经元，随后 2 个突起的起始部逐渐靠拢并融合而变为假单极神经元。卫星细胞包绕在神经元胞体周围。另外，神经嵴的胸段部分细胞迁移至主动脉背外侧，形成节段性排列的 2 列神经节，即交感神经节或椎旁神经节。这些神经节通过神经纤维彼此相连，形成 2 条纵行的交感链。神经节内的部分细胞还会进一步迁移至主动脉腹侧，形成主动脉前交感神经节。交感神经节中的成神经细胞分化为多极神经元（图 1-34），为内脏运动神经元。副交感神经节的起源尚有争议，有人认为来自神经管，也有人认为来自脑神经节。

2. 周围神经的发生 周围神经内含感觉神经纤维和运动神经纤维，神经纤维由神经元的突起和施万细胞构成。施万细胞也由神经嵴细胞分化而成，并随神经元轴突的延长而增殖和迁移。在有髓神经纤维中，施万细胞的细胞膜可以极度延伸并紧密包绕在轴突外周可多达十几层乃至几十层的致密髓鞘（图 1-34）。在无髓神经纤维，一个施万细胞可形成多条深沟包裹许多细小轴突，但不形成髓鞘。

二、突触形成

神经系统的主要功能细胞是神经元，人脑内约有 860 亿个神经元。每个神经元都不能单独进行功能活动，而是要和其他神经元或效应细胞借助突触进行电信号的传导，并形成神经环路。只有这样，神经系统才能调控机体各系统和器官的活动，对体内外各种刺激做出合适的反应。突触由突触前成分、突触间隙和突触后成分 3 部分组成，其中突触前成分属于提供电信号神经元的轴突末端，而突触后成分一般是接收电信号的效应细胞的胞体或神经元的胞体、树突或树突棘。发育过程中，突触形成与神经元的生长锥形成和延伸，以及轴突和树突的生长发育密切相关。

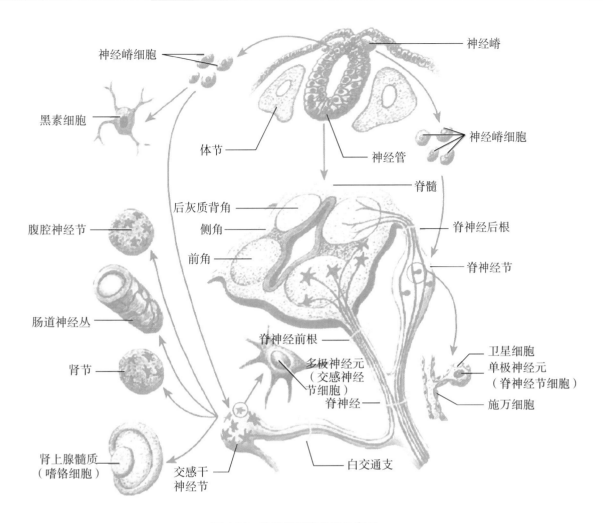

图 1-34 神经嵴细胞分化示意图

（一）神经元生长锥的形成与延伸

成神经细胞分化为神经元首先要经历形态上的改变，细胞从圆形或卵圆形到有突起。神经元最初的突起统称为神经突（neurite），后来神经突进一步分化为轴突（axon）和树突（dendrite）。神经突发育和再生时末端有一个呈扇形的膨大结构，称为生长锥（growth cone）。生长锥有利于神经突的生长、途径的选择以及对靶细胞的识别。生长锥是神经突生长最活跃的部位，包括中心区（central core）、片状伪足（lamellipodia）和丝状伪足（filopodia）等结构，微管、微丝及其相关蛋白在生长锥的形成和运动过程中发挥关键作用。生长锥遇到具有化学吸引功能的导向分子（guidance cues）时，其前部的肌动蛋白聚集引起生长锥的延伸；而生长锥遇到具有化学排斥功能的导向分子时，其前部的肌动蛋白解聚引起生长锥的缩回。这些导向分子对于生长锥朝向其正确方向行进起关键作用，它包括细胞外基质、细胞粘连分子及生长因子和靶细胞释放的可溶性物质。上述分子通过与生长锥表面的相应受体结合，触发生长锥内第二信使；第二信使通过调控细胞骨架的重构来影响生长锥的生长（图 1-35）。例如，吸引生长锥内 F-actin 位置的变动和调节对生长锥生长方向起重要作用。促进生长锥向前生长的信号与 F-actin 在前沿的积聚有关，而排斥信号可使生长锥前沿的 F-actin 消失。生长锥内的第二信使系统包括受体或非受体的酪氨酸激酶（RTX 和 NRTX）、酪氨酸磷酸化酶（RTP 和 NRTP）、钙及钙调蛋白（calmodulin，CaM）、cAMP、G 蛋白、三磷酸肌醇（IP_3）、NO、蛋白激酶 C、二酰甘油（DAG）、生长相关蛋白 -43（GAP-43）和 GTP 酶等。

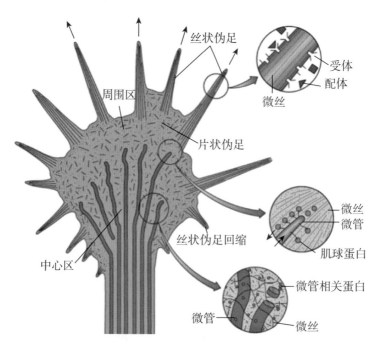

图 1-35 生长锥结构示意图

改编自 Sanes D H，Reh. T，Harris W A. Development of the nervous system. 3th edition. Figure 5.12.

（二）轴突的生长发育

每个神经元只有一条轴突，但是不同神经元的轴突在相伴延伸过程中存在形成束状结构的现象，称为集束化（fasciculation）。集束化可以提高轴突朝着正确方向生长的准确率。轴突的生长发育高度依赖生长锥，生长锥在导向因子的诱导下沿着特定的路线向前推进，将轴突延伸到与它发生突触联系的靶细胞。介导轴突和生长锥生长延伸的机制主要包括以下几点：①接触介导吸引（contact-mediated attraction）作用，如生长锥表面整合素与其周围组织的细胞粘连分子（cell adhesion molecule，CAM）的吸引作用，它可以介导生长锥黏附在细胞外基质中的胶原和层粘连蛋白上，依靠调节生长锥内第二信使水平来转换跨膜信号，并直接与生长锥的细胞骨架蛋白相互作用。钙黏合素能促进神经突起的生长；当轴突表面的神经钙黏合素（neural cadherin，N-CAD）与靶细胞表面的 N-CAD 亲和并相互作用，可能会出现突触连接的形成；或轴突之间表面的 N-CAD 互相亲和，则介导轴突互相靠近，形成小的神经束。②化学吸引（chemoattraction），如靶组织和胶质细胞释放神经生长因子等可溶性物质对生长锥吸引的作用。网蛋白（netrin）引导神经元轴突生长具有双重作用，一方面是化学吸引分子，另一方面又是化学排斥分子。③接触介导排斥（contact-mediated repulsion）或抑制作用，如中枢神经系统和外周神经系统的轴突之间的排斥作用及鼻侧视网膜节细胞和颞侧视网膜节细胞的轴突之间的排斥作用。④化学排斥（chemorepulsion）或抑制作用，如在体外培养时，胶质原蛋白有抑制或排斥轴突生长的作用，导向蛋白 semaphorin 在神经系统的发育中，一般对神经元的轴突生长起排斥作用，调控它们的生长方向，防止轴突误入非支配区。一些导向分子是位于生长锥行进道路上其他细胞膜或细胞外基质的蛋白质，它们能提供吸引或排斥的接触性引导，称为短程导向分子（short range cues）；另外一些导向分子是远处扩散而来的可溶性蛋白质，同样具有吸引或排斥生长锥的作用，称为长程导向分子（long range cues）。这些导向分子与轴突生长锥相互作用以保证轴突能到达正确的靶组织。

（三）树突的生长发育

树突及其发出的树突棘主要执行整合传入信息功能的作用，也是突触后成分分布的主要部位。树突发育晚于轴突，轴突从支配的靶区中逆行运输一些化学信息（如神经营养因子等）到神经元胞体，启动树突的生长。随后树突上还会发出许多树突棘，可以增加其形成突触、接受刺激的范围。神经元发育早期会出现过多的树突分支和树突棘，后来通过"修剪"（pruning）过程，清除与功能不相适应的树突分支或树突棘。神经元树突多少、长短和分支的复杂程度受到多种因素影响，包括传入纤维支配的多寡、刺激和剥夺刺激及神经递质等。树突发育异常与众多神经和精神疾病相关，包括孤独症（autism spectrum disorder，ASD）、Rett 综合征（Rett syndrome）、精神分裂症（schizophrenia）、X 脆性综合征（fragile X syndrome）、唐氏综合征（Down syndrome）、阿尔茨海默病（Alzheimer disease）、焦虑与应激（stress and anxiety）等。

框 1-5　孤独症

　　孤独症又称为自闭症，是大脑发育异常所致。孤独症儿童经常被形容为"来自星星的孩子"。孤独症的具体病因和发病机制尚不明确，由多种因素导致，其中遗传因素和环境因素被公认为最重要的两个原因。孤独症的孩子一般有以下表征或症状。

　　（1）对外界的反应异常："充耳不闻""视而不见"是孤独症孩子典型的特征。他们有时候对声音非常不敏感，对一些让大人都吓一跳的声响，他们却能表现得十分淡定，完全沉浸在自己的世界里。与此相反，他们对有的刺激又会产生过度强烈的反应，例如有些患者对某些气味、色彩、形状、质感等会产生过度兴奋或恐惧。

　　（2）人际交往障碍：他们不喜欢与别的孩子沟通，对团体游戏不感兴趣，更喜欢自己玩。

　　（3）刻板行为：可能会有固执的小怪癖或者刻板行为。有的孩子对于物品的分类和摆放方式十分执着，会说固定的话，做固定的动作，不会因人、因时、因地而有所变化。

　　（4）语言发育障碍：往往会有"贵人语迟"的情况，说话后语速快，无法控制音调和音量。不善使用眼神传达信息或感情，或用表情、身体语言与其他人交流。

（四）突触的形成过程

　　突触是指神经元之间连接和通信的特殊结构，可分为两大类，即化学突触和电突触。电突触通过间隙连接（gap junction）形成，电突触连接的两个神经元之间是相通的，神经元之间的信号和物质传递都非常迅速。电突触可出现在低等动物的神经元之间，但是人类神经元之间出现的概率极其低下。化学突触由突触前膜、突触后膜和突触间隙组成，突触前神经元通过囊泡与突触前膜融合释放神经递质，神经递质经过突触间隙与突触后膜上的受体结合，之后神经递质会被特异的位于突触前神经元或者包围突触的星形胶质细胞上的转运体重新回收和利用。人类神经元之间的信息传递主要依赖化学突触，所以一般所说的突触都是指化学突触。化学突触的形成主要分为接触形成、伙伴选择和功能激活 3 个步骤。

　　1. 接触形成（contact formation）　两个神经元之间的接触是突触形成的第一个必要步骤。然而，在接触发生之前，神经元需要分化并形成特定的轴突和树突结构。神经元的结构和功能都是有极性的，轴突负责将电信号向外传送，树突负责接收电信号并向胞体传送。这种极性的建立不依赖于与其他神经元的接触，因为神经元之间尚未发生相互作用的情况下轴突和树突就已经形成。但是，在精确位置形成不同类型的突触后神经元的不同亚细胞区域还会进一步特化。一般来说，兴奋性突触大多是轴突与树突或树突棘之间形成，而抑制性突触主要形成于轴突与细胞体或树突之间。兴奋性突触和抑制性突触的形成过程也有所不同。

　　关于发育过程中兴奋性突触的形成尚有不同观点，然而，目前大家普遍认可的是丝状伪足模式。丝状伪足是树突发出的动态小突起，在探测局部微环境和寻找突触伙伴过程中起主要作用。丝状伪足与轴突接触后可以发育成树突棘或新的树突分支。当然，树突棘的形成并不完全依赖于丝状伪足，它们也可以直接从树突长出，但是这种情况在发育阶段不常见，主要出现在成年脑组织中的树突形成。

通过活细胞成像技术发现，丝状伪足是一种非常灵活的结构，其出现、生长和收缩都非常迅速，平均半衰期只有几分钟。丝状伪足在微环境中寻找可能的轴突作为其突触伙伴，从而启动两者的接触。不过大多数接触仅维持短暂的几秒到几分钟后就消失了，只有少量接触会稳定下来并触发轴突形成功能性突触前成分。尽管树突的丝状伪足选择与哪些轴突形成连接，但轴突在突触形成中也起着重要作用。即使在还没有与树突接触的情况下，轴突也会在不同位置发出许多突触前终末结构。树突的丝状伪足会沿着目标轴突滑动来寻找这些区域。也就是说，轴突可以引导丝状伪足的定位以及突触形成。有实验证明这种接触形成与突触前成分的神经递质释放无关，因为阻断嗜离子性谷氨酸受体不会改变树突丝状伪足与轴突接触的半衰期或稳定性。与谷氨酸能兴奋性突触的形成不同，在发育过程中丝状伪足并不参与γ-氨基丁酸（GABA）能抑制性突触的形成。抑制性突触是轴突先与树突或神经元胞体发生接触，然后轴突在接触部位形成突触前钮扣样终末，进而诱发突触形成（图 1-36）。

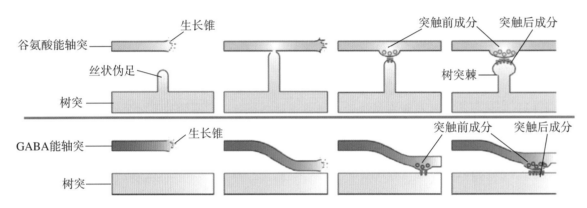

图 1-36　突触发育早期的接触形成示意图

改编自 Pickel V，Segal M. The synapse：structure and function.

2. 伙伴选择（partner selection）　并不是树突和轴突之间的每一次接触都会形成突触，只有少量接触被保留下来并发育为突触，而大部分接触很快就退化了。这是因为接触形成后迅速进入伙伴选择的阶段。伙伴选择与接触轴突的性质和树突的钙瞬变密切相关，当丝状伪足接触到合适的突触伙伴时，局部树突在 1 分钟内会发生钙瞬变，然后有选择地维持这个接触点使之继续发育为突触。没有发生钙瞬变的接触点就会退化。因为丝状伪足与 GABA 能轴突的接触不会引发钙瞬变，因此它们之间的接触点都会退化。因此，丝状伪足处的局部树突发生钙瞬变也就表明形成了正确的接触（图 1-37）。鉴于 GABA 能抑制性突触形成不依赖于丝状伪足，伙伴选择的机制也可能存在差异，然而目前对这个问题还不太清楚。

3. 功能激活（onset of function）　在接触形成和伙伴选择之后，突触前成分和突触后成分还需要招募大量的突触相关蛋白并完成正确的定位，这样才能在电信号的刺激下激活突触结构的功能。谷氨酸能突触的突触前成分的功能激活早于突触后成分。突触前成分在初次接触后仅 30 分钟就能完全功能激活，突触后成分的功能激活需要 35 ～ 45 分钟。

突触前成分的功能激活与活性区蛋白和突触囊泡蛋白分别被募集到突触前末端密切相关。含有活性区蛋白的囊泡被称为短笛 - 巴松运输囊泡（Piccolo-Bassoon transport vesicle，PTV），是一种 80 nm 的致密核粒状囊泡，内含突触融合蛋白（syntaxin）、神经钙黏合素（N-cadherin）、

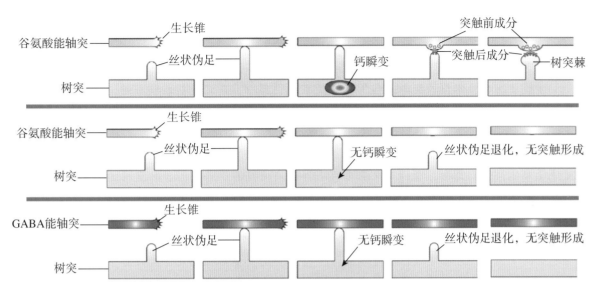

图 1-37 钙瞬变调控伙伴选择在突触形成中的作用示意图

改编自 Pickel V，Segal M. The synapse：structure and function.

突触体相关蛋白 25 kD（synaptosomal-associated protein 25 kD，SNAP-25）和嗜铬粒蛋白 B（chromogranin-B）等。当 2 ~ 3 个 PTV 插入突触前膜后，这个区域迅速成为活性区。突触囊泡蛋白，如囊泡相关膜蛋白（vesicle-associated membrane protein，VAMP/synaptobrevin）、突触结合蛋白（synaptotagmin）、突触素（synaptophysin）和突触蛋白（synapsin）等均不包含在 PTV 中，它们分布在活性区附近，但不在活性区内。囊泡相关膜蛋白和突触结合蛋白共同在一种被称为突触囊泡蛋白运输囊泡（synaptic vesicle protein transport vesicle，STV）中沿轴突运输到达突触前成分。PTV 和 STV 的募集是协调的，这对于突触前成分的快速功能化非常重要。突触素和突触蛋白的聚集只发生在与树突接触时。

突触后成分的功能化与突触前成分不同。突触后致密区是通过蛋白质募集与聚集而逐渐形成的。通过延时成像技术可以显示，突触后致密蛋白 95（postsynaptic density protein 95 kD，PSD-95）在突触发生早期被募集，20 分钟之内基本完成。随后 N- 甲基 -D- 天冬氨酸受体（N-methyl-D-aspartate receptor，NMDAR）、Shank2 和 Shank3 等突触后膜相关功能蛋白在 30 ~ 40 分钟内被逐渐募集到突触后致密区，这几种蛋白招募的速度基本一致。当各种突触相关蛋白都被招募到突触前或突触后成分的正确位置后，有一定的神经活动激发的电刺激和神经递质释放就能促进突触的成熟和神经环路的完善。至此，突触形成基本完成（图 1-38）。

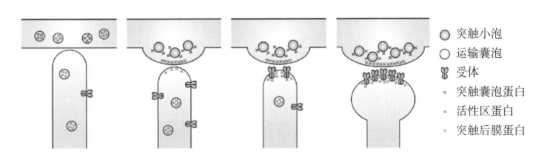

○ 突触小泡
○ 运输囊泡
受体
突触囊泡蛋白
活性区蛋白
突触后膜蛋白

图 1-38 突触相关蛋白在发育早期突触募集示意图

改编自 Pickel V，Segal M. The synapse：structure and function.

（郭家松 张 勇）

小　结

　　神经系统包括中枢神经系统和周围神经系统两部分，前者包括脑和脊髓，后者包括脊神经和脑神经。神经系统由神经细胞和神经胶质细胞组成。神经元由胞体、轴突和树突构成，根据突起数目不同可分为假单极、双极和多极神经元三类；根据功能和传导方向可分为感觉、运动和联络神经元三类。神经胶质细胞包括星形胶质细胞、少突胶质细胞和小胶质细胞，除对神经元起支持、营养、保护和修复等作用外，还通过其所具有的多种神经递质的受体和离子通道，对神经元的功能活动起着重要的调节作用。

　　突触是神经元信息传递的基本结构和功能单位。由神经递质介导的化学突触传递是神经元信息传递的主要方式。SNARE 复合体是介导神经递质囊泡向突触前膜移动的核心分子。神经递质以"量子"为基本单位进行释放。神经递质使突触后神经元产生兴奋性或抑制性突触后电位。经典神经递质包括乙酰胆碱、去甲肾上腺素、多巴胺、5-羟色胺、谷氨酸和 γ-氨基丁酸。神经递质释放后通过酶促降解或重摄取被终止作用。神经反射根据反射通路突触数量分为单突触和多突触反射，或根据形成条件不同分为非条件和条件反射。神经元之间的连接方式可以是单线式、辐散式、聚合式、反馈式和交互式联系。中枢内除有兴奋活动外，还存在抑制活动即中枢抑制，分为突触前抑制和突触后抑制。

　　神经系统起源于神经外胚层演化而来的神经管和神经嵴，神经管主要分化为脑和脊髓，神经嵴主要分化为神经节和周围神经。神经管早期分化为室管膜层、套层和边缘层。进入套层的神经上皮细胞具有神经干细胞的性质，能增殖分化为成神经细胞和成神经胶质细胞，它们后来分别分化为各类神经元和神经胶质细胞。随着胚体的弯曲生长，胚胎早期神经管头段出现 2 个弯曲，即头曲和颈曲。颈曲之前的神经管扩大演变为大脑、小脑、中脑、间脑、脑干等，颈曲之后的神经管演变为脊髓。神经元必须要和其他神经元或效应细胞借助突触进行电信号的传导，并形成神经环路。突触包括突触前成分、突触间隙和突触后成分，其中，突触前成分属于提供电信号神经元的轴突末端，而突触后成分一般是接收信号的效应细胞的胞体或神经元的胞体、树突或树突棘。发育过程中，突触形成与神经元的生长锥形成与延伸，以及轴突和树突的生长发育密切相关。突触形成主要分为树突与轴突之间的接触形成、伙伴选择和功能激活 3 个步骤。

整合思考题

　　1. 从古代到现代再到未来的展望，描述神经科学的发展历程。探讨不同历史时期对神经科学研究的影响，并预测未来神经科学的发展趋势。

　　2. 简述神经系统的分部。

　　3. 区分神经纤维、神经和纤维束的不同。

　　4. 什么是递质的量子释放学说？请列举相关证据。

　　5. 最新研究发现外周触觉感受细胞 Merkel 细胞通过释放去甲肾上腺素向触觉传入纤维传递信息。可以通过哪些实验证明去甲肾上腺素递质介导了从 Merkel 细胞到触觉传入纤维的信息传递？

　　6. 中枢神经系统中，乙酰胆碱递质对神经元发挥兴奋性还是抑制性效应？其机制是什么？

　　7. 中枢神经系统最主要的抑制性氨基酸是什么？其对突触前、后神经元活性可能产生的影响及其机制是什么？

整合思考题参考答案

8．抑郁症发生的机制之一是与脑内 5-HT 递质水平的降低有关。请根据 5-HT 合成和降解代谢途径，提出可能用于抑郁症治疗的策略。

9．请设计实验证明两个神经元之间存在反馈联系。

10．简述神经外胚层的形成及早期分化。

11．简述脊髓的发生过程。

12．简述生长锥的生长与延伸。

13．简述突触形成的主要步骤。

第二章　感受器与感觉

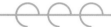

通过本章内容的学习，学生应能够：

※ **基本目标**

1. 说出感受器的定义，并说明其分类。
2. 解释感受器发挥的主要功能及其特性，以及感受器换能的分子机制。
3. 总结眼球壁的各层结构及其功能。
4. 分析眼球屈光系统的构成及晶状体的调节作用。
5. 总结房水循环的过程，并分析眼外肌的作用。
6. 说明感光细胞的分类及其功能特征，并解释其感受器电位产生的分子机制。
7. 分析色觉及色盲的产生机制。
8. 总结中耳鼓室的六壁及毗邻交通情况，并说明内耳的位置和分部。
9. 总结声波的传导途径，说明中耳在声音传递过程中的功能特性。
10. 分析毛细胞感受器电位的形成机制，以及外毛细胞的主要功能。
11. 说明声音频率和声音强度编码的外周机制。
12. 解释人体平衡觉的调节机制。
13. 总结嗅觉和味觉感受细胞的换能方式。

※ **发展目标**

1. 通过对不同类型感受器的结构和功能特性的比较，说出对感受器核心结构和功能的认识。
2. 根据视觉信号在视网膜不同细胞层次的信号处理过程，提出可能用于感光细胞功能障碍导致视觉受损疾病的治疗策略。
3. 阐述螺旋器的结构及听力损伤过程中毛细胞的再生机制。
4. 根据嗅、味觉感受细胞对不同嗅、味觉信息的外周编码机制，说明感觉信息外周编码的一般规律。

第一节　感受器概述

案例 2-1 解析

○ 案例 2-1

　　女，55 岁。2 年前因"腰椎间盘突出症"于当地医院行"腰椎内固定术"外科治疗。术后 1 个月自觉左下肢外侧、后侧及左足背外侧疼痛，呈间歇性、阵发性、过电样或针刺样疼痛。每日发作 3 ~ 5 次，每次持续 30 分钟至数小时不等，有自发痛、夜间痛，无明显诱发因素。1 年前于外院将内固定物取出，后多次行理疗、针灸、康复等治疗，疼痛缓解不明显。临床诊断：腰椎术后疼痛综合征。

　　问题：

　　1. 该患者的疼痛部位和性质有何特点？

　　2. 患者感知疼痛的神经传导通路是什么？

　　3. 对该类型疼痛可采用的镇痛药物有哪些类型？

　　感觉（sensation）是生物体赖以生存的基本功能之一，通过不同感觉信号和感觉通路的相互作用，使机体能够迅速准确地对瞬时或持续的、有害或有利的环境做出反应，以更好地适应环境变化。

　　感觉系统是神经系统的一部分，包括感受内、外环境刺激的感受器（sensory receptor）、将信息从感受器传向脊髓和脑的感觉传导通路以及对信息进行初步处理的大脑特定区域。感觉信息的处理始于感受器将所接受到的不同形式的刺激能量刺激转换为分级电位，即感受器电位（receptor potential），之后再变成传入神经的动作电位。感觉系统处理的信息不一定都能引起意识活动。无论信息是否引起意识活动，均称为"感觉信息"。如果感觉信息引起了意识活动，则称为感觉，如果人能理解感觉的含义，则称为知觉（perception）。感觉和知觉的产生需要中枢神经系统对感觉信息的修饰和处理，因此，感觉是客观物质世界在人主观意识中的反映，是人和动物机体为适应内、外环境的变化，保持内环境的相对稳定所必需的一种功能。

　　人的感觉系统包含了多种不同的感觉模态，包括：①由视、听、嗅、味、平衡觉构成的特殊感觉（special sense）；②由触、压、痛、温（冷和热）觉构成的躯体感觉（somatic sensation）；③由位置觉、运动觉和振动觉构成的本体感觉（proprioception）；④内脏感觉（visceral sense），主要是痛觉，还有一些机械感觉，如胃肠收缩和膀胱充盈等；⑤对血氧、血液酸度、血浆渗透压和血浆葡萄糖浓度等感知形成的化学感觉（chemical sense）。感觉的产生是从感受器的激活开始的。感受器是分布在体表或组织内部的一些专门感受机体内、外环境改变的结构或装置。有多少种感觉模态就对应多少种感受器。需要指出的是，并不是所有的感觉都能引起明确的主观印象，有些感觉只有当传入冲动比较强烈时才会上升到意识水平，如胃发生强烈收缩时，可伴有饥饿感，直肠、膀胱充盈到一定程度时，可引起便意、尿意。此外，人们对上述各种化学感觉并不会产生主观意识，只有当其显著影响机体的稳态时，才会引起一些反射性调节行为，如加快呼吸、促进饮水和进食等。这些感受器的激活只是向中枢神经系统提供内、外环境变化的信息，引起机体的各种调节性反应，以维持稳态。

　　感受器的组成形式多种多样，有些感受器就是神经末梢本身，如体表或组织内部与痛觉和温度感受有关的游离神经末梢；有的感受器是神经末梢周围再包绕一些特殊的、由结缔组织构成的被膜样结构，如触觉小体和环层小体。但是对于一些与机体生存密切相关的感觉来说，体内存在着一些结构和功能上都高度分化了的感受细胞，它们以类似突触的形式直接或间接地同感觉神经末梢相联系，如视网膜中的视杆细胞和视锥细胞是光感受细胞，耳蜗螺旋器（Corti 器）中的毛细胞是声波感受细胞，椭圆囊和球囊中的毛细胞是直线加速度运动的感受细胞。这些感受细胞连同它们的非神经性附属结构（如眼的屈光系统、耳的集音装置），构成了各种复杂的感觉器官如眼、耳等。高等动物中最重要的感觉器官，如眼、前庭、鼻、舌等器官，因具有特化的感受细胞，因而被称为特殊感官。

机体众多的感受器有不同的分类方法。如根据感受器的分布部位，可分为内感受器和外感受器；根据感受器所接受刺激的性质，可分为光感受器、机械感受器、温度感受器、化学感受器和伤害性感受器等。根据前述不同的感觉类型，对应有不同的感受器，如表 2-1 所示。

表 2-1 不同的感觉模态及其感受器

分类	感觉模态	感受器
特殊感觉	视觉	视杆和视锥细胞
	听觉	毛细胞
	嗅觉	嗅觉感受细胞
	味觉	味觉感受细胞
	旋转加速度	毛细胞（半规管）
	直线加速度	毛细胞（椭圆囊和球囊）
躯体感觉	触 - 压觉	触觉小体、环层小体、默克尔（Merkel）盘
	温觉	游离神经末梢
	冷觉	游离神经末梢
	痛觉	游离神经末梢
本体感觉	关节位置和运动觉	神经末梢
	肌肉长度	肌梭
	肌肉张力	腱器官
机械感觉	动脉血压	颈动脉窦和主动脉弓（神经末梢）
	肺扩张	神经末梢
化学感觉	头部血液温度	下丘脑视前区
	动脉氧分压	颈动脉和主动脉化学感受器
	脑脊液 pH	延髓腹外侧区感受器
	血浆葡萄糖	下丘脑腹内侧核
	血浆渗透压	下丘脑视上核及周围区

一、感受器的一般生理特性

（一）感受器的换能作用

感受器是一种换能（transduction）装置，把各种形式的刺激能量（机械能、热能、光能和化学能）转换为电信号，并以神经冲动的形式经传入神经纤维，到达神经系统各个部位，因此，感受器本质上是一种生物换能器。

感受器在换能过程中，不是直接把刺激能量转变为神经冲动，而是先在感受器细胞或传入神经末梢产生过渡性的局部膜电位变化。这种膜电位变化，对于需要将信息进一步传递至传入神经末梢的感受器细胞而言称为感受器电位（receptor potential），而对于传入神经末梢型感受器则称为发生器电位（generator potential），直接促发触发动作电位的产生。感受器电位的形式绝大多数是去极化的，但也有超极化的（如感光细胞的感受器电位）。感受器电位或发生器电位是过渡性的等级电位，故具有局部兴奋的基本特性（非"全或无"、可以总和、电紧张性扩布），它们可以通过幅度、持续时间和波动方向的变化，如实地反映和转换外界刺激信号所携带的信息（如听觉毛细胞的感受器电位）。感受器电位或发生器电位的产生并非是感受器功能的完成，只有当它们触发了传入神经纤维的动作电位（有些是降低传入神经动作电位的频率），才标志着感受器或感觉器官换能作用的完成。

多数情况下，换能发生在感受器细胞的某一特化部位，如味觉感受细胞的微绒毛、嗅觉感受细胞的纤毛、感光细胞特殊的细胞内膜或细胞器——膜盘、皮肤和内脏的游离神经末梢或埋在特殊结构如肌梭中的神经末梢。但某些化学感受器，如对血中氧分压敏感的感受器，整个细胞就是感受器。

感受器换能主要是通过以下两种分子机制完成。一是直接引起离子通道开放状态的改变，在听觉、痛觉、温度觉和平衡觉感受中可见。如声波振动的感受与螺旋器毛细胞顶部机械门控 K^+ 通道的开放和关闭有关。这些通道的开放或关闭，使毛细胞出现与声波振动相一致的感受器电位，即微音器电位。此外，痛、温觉感受器的游离神经末梢上，分布有温度敏感的受体——瞬时受体电位（transient receptor potential，TRP）家族、机械敏感的离子通道 Piezo、酸敏感离子通道 3（acid-sensing ion channel 3，ASIC3）等，这些通道在受到其敏感的刺激作用后，通道开放，离子流动，从而产生跨膜的电位变化，即感受器电位。二是通过 G 蛋白介导的信号转导影响离子的运动，由不同的 G 蛋白耦联受体介导，在视觉、嗅觉和味觉感受中可见。如视杆和视锥细胞外段的膜盘（membranous disk）上存在受体蛋白（如视紫红质）。它们在吸收光子后，通过 G 蛋白——转导素（transducin）激活效应酶——磷酸二酯酶，引起光感受器细胞外段胞浆中 cGMP 的分解，cGMP 门控 Na^+ 通道关闭，从而使外段膜出现超极化的感受器电位。由此可见，所有神经末梢性感受器或特化的感受器细胞出现电位变化，就是通过跨膜信号转换，把不同能量形式的外界刺激都转换成跨膜的电位变化。

（二）感受器的编码功能

感受器在把外界刺激转换为传入神经动作电位时，不仅发生了能量的转换，也把刺激所包含的环境变化信息转移到了动作电位的频率和序列中，起到了信息的转移作用，此即感受器的编码（coding）功能。中枢根据这些经过编码的信号获得对刺激的性质和强度的主观认识。

不同性质的刺激是如何被编码的呢？事实上，不同感受器所产生的传入神经冲动，都是一些在波形和产生原理上十分相似的动作电位，并无本质上的差别。因此，不同性质的外界刺激不可能通过动作电位的幅度大小或波形特征来编码。许多实验和临床经验都证明，不同种类刺激引起的感觉，不但取决于刺激的性质和被刺激的感受器类型，也取决于传入冲动投射到的大脑皮质的特定部位。19 世纪 30 年代，德国生理学家缪勒（Johannes Peter Müller）提出，各种感觉神经的质互不相同，每种感觉神经都具有特殊的能量，其激活只能产生一种感觉，而不能产生另外其他的感觉。例如，临床上因肿瘤或炎症等病变，使听神经受到刺激时，会产生耳鸣的症状；与痛觉有关的传入通路或中枢发生病变时，常会引起身体一定部位的疼痛；电刺激患者的视神经或枕叶皮质，都会引起光感。这些事实都说明，感觉的性质取决于传入冲动所到达高级中枢的部位，而不是由动作电位的波形或序列差异所致。换言之，不同性质感觉的产生，与传输感觉信号的传入通路密切相关，即经由某一专用线路（labeled line）将信号传至特定终端部位时，可引起某种性质的主观感觉。由于感受器细胞在进化过程中高度分化，这就使得某一感受器细胞选择性地只对某种特定性质的刺激发生反应，由此而产生的传入冲动又只能沿着特定的途径到达特定的高级中枢，产生特定的感觉。

不同强度的刺激是如何被编码的呢？刺激强度可通过单个神经纤维感受器电位的幅度、神经冲动频率的高低和参与该信息传输的神经纤维的数目多少来编码。刺激强度越大，单个神经纤维所记录到的感受器电位的幅度就越大（图 2-1）。一旦这种感受器电位达到神经元兴奋的阈电位（threshold potential），就可以促发神经冲动的发放，并且随着刺激强度的增大，冲动的发放频率的增高，参与该信息传输的神经纤维数目也增多。

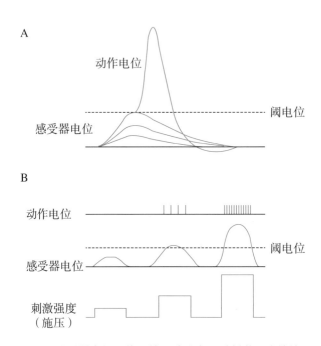

图 2-1　感受器电位和传入神经动作电位对刺激强度的编码

事实上，感觉信号的编码并不仅仅发生在感受器部位，传入信息在中枢神经网络的传输和处理过程中，不断地进行加工和编码，使信息得到不断的处理和整合。这种整合包括自下而上（bottom-up）的、从外周向中枢的上行传递通路中的整合，如由抑制性神经元介导的侧向抑制（lateral inhibition）。这种抑制机制在躯体感觉、视觉和听觉传导通路中均可见到，是造成感觉系统对比增强（contrast enhancement）的生物学基础。传入信息整合还包括了自上而下（top-down）的、从大脑皮质和中脑网状结构等高级中枢发出的下行调节通路，可以是加强信息传递的，也可以是减弱信息传递的，如痛觉传递中的下行易化通路和下行抑制通路。

（三）感受器的适宜刺激

各种感受器的一个共同功能特点是它们各有自己最敏感、最容易被激活的刺激形式，也就是说，用某种能量形式的刺激作用于某种感受器时，只需要极小的强度（即感觉阈值）就能引起相应的感觉。这一刺激形式或种类就称为该感受器的适宜刺激（adequate stimulus），如一定波长的电磁波是视网膜光感受细胞的适宜刺激，一定频率的机械振动是耳蜗毛细胞的适宜刺激等。但是，适宜刺激对感受器来说不是唯一刺激，某些非适宜刺激也可引起感受器一定的反应，但所需的刺激强度通常要比适宜刺激大得多。对大多数感受器来说，电刺激一般都能成为有效刺激，这是由于电刺激直接促发了动作电位的产生。

由于每种感受器都有其相应的适宜刺激，因此机体内、外环境中所发生的各种形式的变化，总是先作用于和它们相对应的该种感受器。这是因为动物在长期进化过程中，逐步形成了具有各种特殊结构和功能的感受器以及相应的附属结构，使得它们有可能对内、外环境中有意义的变化信息进行灵敏的感受和精确的分析。但是，由于不同动物所处的生活环境和条件不同，这就使得一些动物的感受器在进化中，形成了一些有别于人体的特殊功能。研究这些特殊的感受装置，不仅对理解感受器活动的一般规律有帮助，而且有很大的仿生学意义。

（四）感受器的适应现象

当某一恒定强度的刺激作用于一个感受器时，感觉神经纤维上动作电位的频率却逐渐降低，这一现象称为感受器的适应（adaptation）。适应是所有感受器的一个功能特点，但它出现的快慢在不同感受器有很大的差别，据此可以将感受器分为快适应和慢适应两类感受器。

快适应感受器以皮肤触觉感受器为代表，当它们受到刺激时，只在刺激开始后的短时间内有传入冲动发放，之后虽然刺激仍然存在，但传入冲动频率可以逐渐降低到零。该类感受器适应很快，不能用于传递持续性信号，但对于刺激的变化十分灵敏，适于传递快速变化的信息，有利于机体探索新异的物体质地，使感受器和中枢再接受新的刺激，如触觉小体、环层小体和温度感受器。慢适应感受器以肌梭、主动脉窦压力感受器、痛觉感受器为代表。它们在刺激持续作用时，一般只是在刺激开始以后不久出现一些冲动频率的下降，但可以较长时间维持在这一水平，直至刺激解除为止（图 2-2）。这类感受器适应很慢且不完全，经长时间刺激后感受器电位和冲动频率仍能维持在相当高的水平。该类感受器有利于机体对某些功能状态进行长时间的持续性监测，并根据其变化引起反射活动，以随时调整机体的活动，维持稳态。适应并非疲劳，因为对某一刺激产生适应之后，如增加该刺激的强度，又可以引起传入冲动的增加。有些感受器如痛觉感受器在伤害性刺激的长期作用下，不仅不会发生适应，有时甚至会发生敏化（sensitization），表现出感受器激活阈值的下降，以及对同一伤害性刺激反应程度的加大。

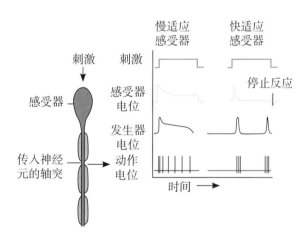

图 2-2 慢适应感受器和快适应感受器在接受同样刺激时表现出不同的电位变化特征

感受器产生适应的机制比较复杂，与感受器的换能、离子通道的功能状态，以及感受器细胞与感觉神经纤维之间的突触传递特性等因素有关。适应也与感受器的附属结构有关。环层小体的快适应与其环层结缔组织包囊有关。结缔组织的包囊具有弹性，当突然施压刺激时，包囊内的黏液将压力传递至轴心纤维，引起感受器电位；但在几毫秒至几十毫秒之内，小体内的液体重新分布，使整个小体内的压力又变得均匀，感受器电位立即消失，不再触发传入纤维的动作电位（适应）。剔除环层小体的环层结构，感受器电位不易消失（不易适应）。

在人体的主观感受方面，也常常体验到类似"入芝兰室，久而不闻其香"的感觉适应现象。

感觉适应的产生机制可能更为复杂，只部分地与感受器的适应有关，因为适应的产生与传导途径中的突触传递和感觉中枢的某些功能改变有关。

二、躯体感觉感受器

躯体感觉包括机械刺激引起的感觉、温度刺激引起的温度觉和伤害性刺激引起的痛觉。以下就这些感觉的感受器分别进行介绍。

（一）触压觉感受器

对皮肤施以机械性触、压刺激所引起的感觉，分别称为触觉（touch sense）和压觉（pressure sense），由于两者在性质上类似，故统称为触压觉。无毛皮肤区（glabrous skin）的触压觉感受器有四种，包括环层小体（lamellar corpuscle）、迈斯纳小体（Meissner corpuscle）、鲁菲尼小体（Ruffini corpuscle）和默克尔盘（Merkel disk）（图 2-3）。有毛皮肤区（hairy skin）的感受器也有四种，除毛囊感受器（hair follicle receptor）代替迈斯纳小体发挥功能外，其余三种感受器与无毛皮肤区大致相同。相对于感知伤害性刺激的高阈值机械感受器（high-threshold mechanoreceptor，HTMR）而言，这些感受器属低阈值机械感受器（low-threshold mechanoreceptor，LTMR）。其中，迈斯纳小体和环层小体分别属于快适应Ⅰ型（rapidly adapting type Ⅰ，RA Ⅰ）和快适应Ⅱ型（RA Ⅱ）感受器，默克尔盘和鲁菲尼小体分别属于慢适应Ⅰ型（slowly adapting type Ⅰ，SA Ⅰ）和慢适应Ⅱ型（SA Ⅱ）感受器。在位置分布上，RA Ⅰ型和 SA Ⅰ型较 RA Ⅱ型和 SA Ⅱ型更接近表皮。形成这些不同感受器的神经纤维可以是有髓 Aβ 或 Aδ 纤维，也可以是无髓 C 纤维即 C-LTMR，而感受器的附属结构可能是决定它们适应快慢的原因。总体上讲，A 类 LTMR 主要负责物体的鉴别，而 C 类 LTMR 介导触觉相关的情感成分的产生，如表达 MrgprB4（mas-related G-protein coupled receptor member B4）的 C-LTMR 激活可产生令人愉悦的按摩样抚触感。

框 2-1 触觉传入纤维

低阈值机械感受器（LTMR）是对一组介导皮肤触觉感受的神经元的统称。根据髓鞘化和动作电位传导速度的不同，LTMR 分为 Aβ-、Aδ- 和 C-LTMR。其中，Aβ-LTMR 动作电位传导速度快（30 ~ 100 m/s，平均为 60 m/s），具有较大的胞体和较粗的轴突直径，并且高度髓鞘化；Aδ-LTMR 的传导速度较慢（4 ~ 30 m/s，平均为 12 m/s），胞体和轴突直径居中，髓鞘较薄；C-LTMR 的传导缓慢（< 2.5 m/s，平均为 0.6 ~ 1 m/s），细胞体和轴突直径小，无髓鞘。LTMR 的胞体位于背根神经节（dorsal root ganglion，DRG）或三叉神经节（trigeminal ganglion）内。这些神经元的形态为假单极神经元，一个轴突分支延伸到外周，并与皮肤机械感受器相关联，另一个分支传递至脊髓，与背角神经元形成突触。

传统上，人们认为 C 纤维与痛觉传导相关，但近年来在动物和人体实验中都证实了 C-LTMR 能够介导传递愉悦类型的触感。在小鼠上，MrgprB4 可标记 C-LTMR，化学遗传介导的激活可促进条件性位置偏好的形成，表明 C-LTMR 激活可产生积极的情感体验。在人体，缓慢移动的爱抚类型的触摸对 C-LTMR 是一种有效的刺激，其响应的最佳运动速度在 1 ~ 10 cm/s，对速度更慢或更快的运动刺激响应较弱，并且 C-LTMR 传入冲动的发放频率与个体愉悦体验程度呈正相关，因此 C-LTMR 的激活被认为介导了抚触带来的愉悦感受。

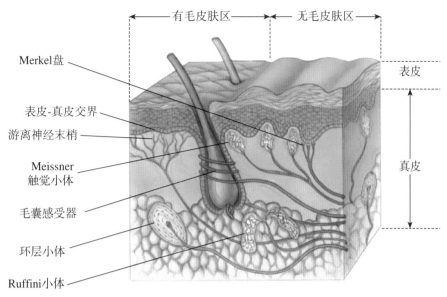

图 2-3　皮肤机械感受器

　　机械刺激是触压觉感受器的适宜刺激。机械刺激引起感受器变形，导致机械门控 Na^+ 通道开放和 Na^+ 内流，产生感受器电位，并触发神经纤维产生动作电位，完成换能。但不同感受器对机械刺激的反应形式及换能过程存在一定的差异。

　　1. 环层小体　环层小体是一个直径约 1 mm 的洋葱样多层囊样的结构，位于真皮深处，插入囊内的神经纤维是真正的感受器结构，主要感知快速振动和深部压力，感受野范围较大。当机械刺激引起囊的外层变形时，位于轴心的神经末梢也随之变形，产生去极化的感受器电位，进而引起神经纤维产生动作电位。如果一个刺激缓慢作用于或离开环层小体，小体外周的结缔组织包囊将发生适应性变化，其中的神经末梢也不再继续变形，因此无论多么强的刺激，也只是在刺激开始时产生少数动作电位。如果刺激是波动性的，每一次波动将引起环层小体快速变形并传递到小体中心，使神经末梢出现与刺激频率一致的动作电位。波动性刺激的频率在 50 ~ 500 Hz 范围内均可有效激活环层小体，其中最佳频率为 250 Hz。因此，环层小体主要编码的是刺激的频率，而不是强度。但刺激强度不同时，每一次波动变形所产生的动作电位数量可以不同，此外，被兴奋的环层小体数目也不同，从而体现出不同的编码。

　　2. 迈斯纳（Meissner）小体　Meissner 小体位于皮肤的表皮下，也是一个小囊，伸入其中的神经纤维末梢是真正的感受器结构。当小体上方皮肤的小区域变形时，就可受到刺激，故其感受野小而且边界清楚。当刺激持续作用时，其动作电位的频率明显变慢，故属于快适应感受器。Meissner 小体主要感知刺激强度的变化速度。当两个最终强度相同但强度增加速度不同的刺激作用于这一感受器时，速度增加快的引起传入神经的动作电位频率高，增加慢的引起传入神经的动作电位频率低。因而，这一感受器用于对物体的质地（texture）进行编码。当用手指抚摸粗糙物体时，皮肤发生快速变形，这时 Meissner 小体被显著激活。这种感知物体质地的意义在盲文识别中可被充分体现。Meissner 小体也可感受低频机械刺激（最佳范围为 30 ~ 40 Hz），引起颤动感觉。

　　3. 默克尔（Merkel）盘　Merkel 盘位于表皮内，是皮肤中唯一不是由神经末梢形成的机械感受器。它由一群含有囊泡的特化感受器细胞组成，并与一根感觉神经纤维末梢的分支构成突触联系。Merkel 盘可感受持续的触压觉刺激，负责精细的质地辨别。一个 Merkel 盘的直径约为 0.25 mm，只有当刺激作用到其上面的皮肤表面时才能被觉察到，因而感受野范围很小，参与两点辨别觉的产生。在触觉敏感度高的区域，如指尖、动物的胡须毛囊和触觉圆顶（touch dome）区域，Merkel 盘高度聚集分布。

　　4. 鲁菲尼（Ruffini）小体　Ruffini 小体位于真皮底部，是一个充满胶质丝状物的小囊，伸入其中并与胶质丝状物相接触的神经末梢是真正的感受器结构。皮肤受到的任何变形或牵拉均可引起 Ruffini 小体神经末梢去极化，产生动作电位，其感受野范围较大。

5. **毛囊感受器** 近年来，人们对有毛区域毛囊感受器的特性也有了进一步的认识。其中，Guard 毛发最长，但含量最少（1% ~ 2%），有圆周形（circumferential）和披针形（lanceolate）分支的 Aβ 纤维分布。相反地，呈现弯曲形状的 Zigzag 毛发最细，但数量最多（约 70%），有圆周形分支的 Aδ 和 C 纤维分布。此外，Awl/auchene 毛发大约组成躯干部毛发的 25%，有 Aβ、Aδ 和 C 三种纤维分布。

外周感受器所产生的触压觉信息主要通过背柱（Aβ-LTMR）和脊颈束（Aδ-LTMR 和 C-LTMR），途经内侧丘系，最终到达皮质感觉区。在皮质信息处理的早期阶段，皮质神经元的反应与外周感受器类似，即忠实于皮肤感受器所接受的刺激特征。但在信息处理的后期，信息的整合和皮质神经元对信息的加工越来越凸显。皮质需要将各感受器接受的触压信息进行整合才能识别物体的大小、形状和运动状态，以及引发适当的感觉 - 运动整合行为。

6. **触压觉感受的分子机制** 上述躯体感觉感受器均属于机械感受器类型，那这些感受器是如何感受机械刺激的？近年来，人们发现 Piezo 蛋白是响应这种机械刺激的分子基础。敲低 *Piezo* 可使细胞内机械刺激诱发的内向电流大大减少，而在通常不响应机械刺激的细胞中表达 Piezo1 或 Piezo2，可使其产生机械刺激诱发的内向电流。Piezo 蛋白是一种机械门控非选择性阳离子通道，翻转电位在 0 mV 附近。Piezo1 三聚体呈三叶螺旋桨状结构，其单体呈现由 9 个重复性的、以 4 次跨膜区为基础的跨膜螺旋单元（THU）所组成的 38 次跨膜区结构。Merkel 细胞和初级感觉神经元中表达 Piezo2 亚型，若选择性敲除背根神经节（dorsal root ganglion，DRG）神经元 *Piezo2*，可显著减轻神经元对弱机械刺激的反应，但对强机械刺激的反应不受影响；若选择性敲除 Merkel 细胞的 *Piezo2*，可使 SA Ⅰ 纤维不能持续发放冲动，但不影响其初始反应。这些研究表明 *Piezo2* 对于轻触觉感知和 Merkel 盘的持续激活是必需的。

框 2-2 机械感受器与 Piezo 通道

机械感受器是体内分布最为广泛的感受器类型。各种触压觉感受器、本体觉感受器、压力感受器、牵张感受器等均属于机械感受器的范畴。而长期以来困扰科学家的一个问题是，这些感受器如何获得对机械刺激的敏感性，或它们对机械刺激做出响应的物质基础是什么？科学家们试图从线虫、果蝇等模式生物中寻找答案。基于突变技术，科学家们发现四蛋白复合体（Mec2、Mec4、Mec6 和 Mec10）是线虫进行机械力感知所必需的，其中 Mec2 和 Mec6 是辅助蛋白，Mec4 和 Mec10 属于上皮 Na^+ 通道（epithelial sodium channel，ENaC）家族。同时，科学家们还发现 *Nompc*（no mechanoreceptor potential C）基因是果蝇幼虫体壁感觉神经元进行轻触觉感知所必需的，其在线虫的同源蛋白是 TRP4（transient receptor potential 4）通道。遗憾的是，在哺乳动物体内并未找到相关的同源蛋白。

2014 年，美国斯克里普斯（Scripps）研究所的阿登·帕塔普蒂安（Ardem Patapoutian）教授团队通过膜片钳记录技术，筛选出对机械力有响应的小鼠神经母细胞瘤 Neuro2A 细胞系。随后应用 siRNA 技术，对细胞中高表达的离子通道基因逐一进行敲减，最终找到了介导机械敏感的离子电流的基因——*Fam38A*，并将其命名为 *Piezo1*，其在希腊语（"piesi"）中是压力的意思。*Piezo* 在不同物种间保守性很高，脊椎动物 Piezo 受体家族有两个亚型——Piezo1 和 Piezo2。随后的研究发现，Piezo1 与心肌细胞收缩、骨的生成和重塑、肿瘤细胞迁移等密切相关，而 Piezo2 受体在哺乳动物的皮肤 Merkel 细胞和外周感觉神经元中有表达，并参与触觉、本体感觉和内脏的机械力感知。

来源：中国疼痛医学杂志，2021，27（10）：731-732.

7．触压觉敏感性的指标——触觉阈和两点辨别阈 用点状触压刺激皮肤，只有某些点被触及时才引起触觉，这些点称为触点（touch spot）。在触点上引起触觉的最小压陷深度，称为触觉阈（touch threshold）。触觉阈可随身体部位的不同而不同，手指和舌的触觉阈最低，背部的触觉阈最高。触觉阈的高低与皮肤中触觉感受器的密度和感受器的神经支配密度有关。

两点辨别阈（threshold of two-point discrimination）是指如果将两个点状刺激同时或相继触及皮肤时，人体能分辨出这两个刺激点的最小距离。该阈值也可随身体部位的不同而不同，其中，手指、脚趾和头面部的阈值最低，躯干部（背部和腹部）的阈值最高。这种现象也与皮肤中触觉感受器的密度和感受器的神经支配密度有关。

（二）温度感受器

在人类的皮肤上有专门的"热点"和"冷点"，用冷和热刺激这些点能分别引起热觉和冷觉，这两种感觉合称为温度觉。其中冷点密度高于热点。在人手的皮肤上，冷点为 $1 \sim 5$ 个 $/cm^2$，热点仅 0.4 个 $/cm^2$。在热点和冷点中存在热感受器（warm receptor）和冷感受器（cold receptor）。

1．温度感受器的结构、分布和神经支配 热和冷感受器均是游离神经末梢，前者分布于皮肤表面下 $0.3 \sim 0.6$ mm 处，由无髓 C 纤维支配；后者分布于皮肤表面下 $0.15 \sim 0.17$ mm 处，由有髓 Aδ 纤维支配。

2．温度感受器的适宜刺激及反应特点 热感受器选择性地对 $32 \sim 45$ ℃的热刺激发生反应。在这个范围内，感受器的放电频率随皮肤温度的升高而逐渐增加，所引起的热感觉也随之增强。冷感受器选择性地对 $10 \sim 40$ ℃的冷刺激发生反应。如果皮肤温度逐步降低到 30 ℃以下，冷感受器的放电频率逐渐增加，冷感觉也逐渐增强。某些化学物质（如薄荷）作用于皮肤也能激活冷感受器，从而引起冷感觉。

皮肤中还存在一些对温度敏感的伤害性感受器（nociceptor）。当皮肤温度超过 45 ℃，由热感受器感受的热感觉会突然消失，代之出现热痛觉。这是因为温度超过 45 ℃时，伤害性感受器被激活，从而产生了该感受器介导的热痛觉。

3．温度感受可能的分子机制 目前发现一类瞬时电位阳离子通道家族（transient receptor potential，TPR）28 个成员中的多个成员可以感受温和热觉刺激，如 TRPV1 ～ 4 和 TRPM3，TRPA1 和 TRPM8 可以感受冷觉刺激，这些分子统称为温度敏感的 TRP（thermoTPR）。它们可以感受从 10℃至 53℃的温度觉刺激，这些通道所感受的温度范围如图 2-4 所示。由此可见，thermoTPRs 的激活温度很好地覆盖了整个生理学的温度范围。目前，TRPV1 和 TRPM8 已被广泛用作热感受和冷感受神经元的分子标记物。

除 TRP 通道之外，其他一些通道也表现出温度敏感特性。如机械和温度门控的双孔钾通道 TREK-1（TWIK-related K⁺ channel 1），又 称 为 KCNK2（potassium two pore domain channel subfamily K member 2），当温度从 22 ℃升高到 42 ℃时，通道活性增加约 20 倍。在温度为 $32 \sim 37$ ℃时，TREK-1

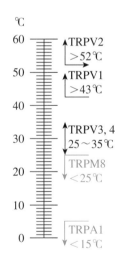

图 2-4 TRP 通道的温度感受范围

对温度的敏感性最高，而温度一旦超过 42 ℃，通道活性反而降低，因此在哺乳动物正常的体温范围内，TREK-1 激活并控制细胞膜电位的能力接近最佳。类似地，同家族 TRAAK（TWIK-related arachidonic acid activated K⁺ channel）通道，当温度从 17 ℃升高到 40 ℃时，通道活性增加 $12 \sim 20$ 倍。当温度为 $37 \sim 42$ ℃时，TRAAK 通道活性最高。TREK-1 和 TRAAK 已被证明参与感觉神经元的热和冷感受。此外，钙激活氯通道 Anoctamin 1（ANO1，又被称为 TMEM16A）在温度大于 44 ℃时，被显著激活，并且 ANO1 主要表达在小直径感觉神经元中，其已被证明参与伤害性热痛的产生。

（三）伤害性感受器

根据国际疼痛研究组织（International Association for the Study of Pain，IASP）提出的最新定义，疼痛（pain）是一种与实际或潜在的组织损伤相关的不愉快的感觉和情绪体验，或与此相似的经历。痛觉感受器不存在特定形式的适宜刺激，任何形式（机械、温度和化学）的刺激只要达到对机体伤害的程度，均可使痛觉感受器兴奋，因而痛觉感受器又称伤害性感受器（nociceptor）。伤害性感受器不易发生适应，在伤害性刺激的反复作用下，甚至可以发生敏化，因而痛觉可成为机体遭遇伤害性刺激的警报信号，对机体具有保护意义。

1. 伤害性感受器的分类及其特征　根据传入纤维的不同，伤害性感受器分为由纤细的薄髓 Aδ 纤维形成的 Aδ 伤害性感受器和由无髓 C 纤维形成的 C 伤害性感受器（图 2-5）。Aδ 纤维传导速度较快，为 3 ~ 30 m/s，介导第一痛（first pain）或快痛（fast pain），这种疼痛的性质是锐痛或刺痛（sharp pain），其特点是感觉敏锐、定位明确、痛感觉发生和消失都快、一般不伴有明显的情绪反应。相反，C 纤维传导速度较慢，为 0.5 ~ 2 m/s，介导第二痛（second pain）或慢痛（slow pain），这种疼痛的性质是钝痛（dull pain）或灼痛（burning pain），其特点是定位模糊、痛觉发生和消退均比较缓慢、往往伴有明显的情绪反应。因此，人体先感受到的是 Aδ 纤维兴奋介导的快痛，随后到来的是 C 纤维兴奋介导的慢痛。

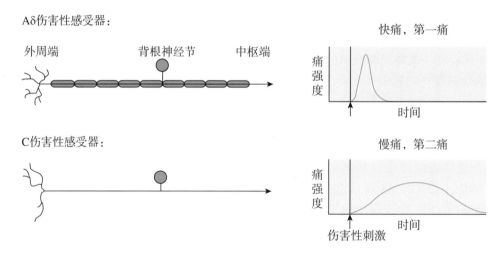

图 2-5　伤害性感受器的分类及其介导疼痛的特点

根据激活其反应的刺激性质的不同，伤害性感受器可分为三类：①机械伤害性感受器（mechanical nociceptor），又称高阈值机械感受器。它们只对强的机械刺激起反应，尤其对针尖刺激特别敏感。这类感受器属 Aδ 和 C 传入纤维。②机械温度伤害性感受器（mechanothermal nociceptor）：对机械刺激产生中等程度的反应，同时也对 40 ~ 51 ℃的温热刺激（45 ℃为热刺激引起痛反应的阈值）有反应，且反应的幅度随温度的升高而逐渐增强。此类感受器属 Aδ 类传入纤维。③多觉型伤害性感受器（polymodal nociceptor）：对多种不同的伤害性刺激均发生反应，包括机械、热和化学等伤害性刺激，数量较多，遍布于皮肤、骨骼肌、关节和内脏等器官。这类感受器本质上为脱去髓鞘的游离神经末梢，即无髓 C 纤维的游离神经末梢，可以直接接受伤害性刺激或致痛化学物质的刺激。

2. 致痛物质的来源及其作用　能引起疼痛的外源性和内源性化学物质，统称为致痛物质。

组织损伤或发生炎症时，由受损组织或细胞释出的引起痛觉的物质称为内源性致痛物质，包括：①直接从损伤组织或细胞中溢出的物质，如 K^+、H^+、腺苷三磷酸、乙酰胆碱、组胺和 5-HT 等；②在损伤区酶促合成的物质，如细胞膜降解产物花生四烯酸（arachidonic acid，AA）在环氧化酶作用下合成的前列腺素（prostaglandin，PG）、血浆激肽原在激肽释放酶作用下释放的缓激肽（bradykinin，BK）等；③由伤害性感受器本身释放，如 P 物质（substance P，SP）和降钙素基因相关肽（calcitonin gene related peptide，CGRP）；④ 神经胶质细胞及免疫细胞释放的细胞因子，如神经营养因子（nerve growth factor，NFG）、白细胞介素（interleukin，IL）-1 和 IL-6，以及肿瘤坏死因子 α（tumor necrosis factor α，TNF-α）等（图 2-6）。

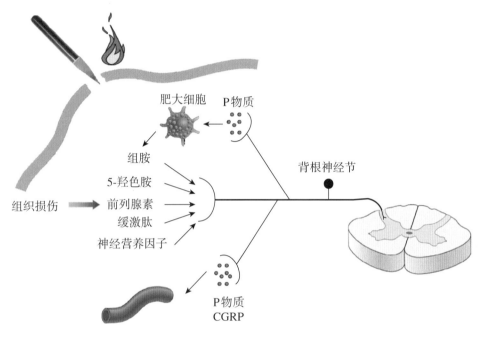

图 2-6　激活伤害性感受器的致痛物质的来源及其作用

以上致痛物质或直接激活伤害性感受器，引起神经末梢去极化，促发动作电位的产生，如 K^+、H^+、ATP 等，因而被称为伤害性感受器激活剂（nociceptor activator）；或使伤害性感受器的激活阈值下降，使神经末梢更容易去极化，如 BK、NGF、脑源性神经营养因子（brain-derived neurotrophic factor，BDNF）、PGE_2 等，因而被称为伤害性感受器敏化剂（nociceptor sensitizer）。这些致痛物质除直接作用于伤害性感受器末梢外，还可发挥间接和协同作用，如 SP 可引起血管舒张和组织水肿，增加致痛物质的积累，还可促使肥大细胞释放组胺，促进血小板释放 5-HT，增加其他致痛物质的释放。在损伤局部会有大量的炎症介质、神经肽和细胞因子等聚集，受损或未受损的神经纤维及其末梢就浸润在这样一个所谓的"炎症汤"（inflammatory soup）内，通过激活相应的受体和受体后信号转导途径，引起伤害性感受器的激活以及敏化。

（张　瑛　韩芸耘）

第二节 感受器的结构和功能

案例 2-2 解析

案例 2-2

男，60 岁。因右眼视力下降、视物变形 1 周就诊。既往体健，无高血压及糖尿病史。左眼视力 1.0，右眼视力 0.2。眼压左眼 16 mmHg，右眼 17 mmHg。球结膜无充血，角膜透明，晶状体透明，玻璃体清。右眼眼底视盘边界清晰，颜色正常，黄斑区可见灰黄病灶，中心凹光反射不见。右眼光学相干断层成像（OCT）检查结果：脉络膜新生血管。眼底荧光血管造影（FFA）检查结果：双眼老年性黄斑变性（右眼渗出性）。

问题：

1. 年龄相关性黄斑变性（age-related macular degeneration，AMD）是出现不可逆性视力损伤的重要原因之一，也是全球老年人致盲的首要疾病之一。据统计，AMD 是目前欧美等发达国家老年人群（≥ 60 岁）的首位致盲性眼病，其中 65 岁以上人群患病率约为 11%，80 岁以上人群患病率约为 64%。根据 AMD 视网膜病变的发生部位，可以推测该患者视力缺损有何特点？

2. 该疾病的病理分型有哪些？

3. 临床可采用哪一类药物治疗该疾病？

一、视器

视器（visual organ）是重要的感觉器官，可以把外界的光刺激转换为神经冲动，经由视觉传导通路传至大脑视觉中枢，进而产生视觉。人体有 70% ～ 80% 的信息来自视觉，大脑皮质中约有一半结构参与视觉信息处理。波长 380 ～ 760 nm 的电磁波是可见光范围，可以被人感知。视器由眼球和眼副器组成。眼球具有屈光和换能的作用。眼的折光系统由无血管分布的透明组织——角膜、房水、晶状体和玻璃体共同组成。折光系统对光的折射能力及其调节是外界物体在视网膜上清晰成像的基础。眼的感光换能系统即视网膜，在完成感光换能作用的同时，会对图像信息进行编码加工，从而形成对比增强等视觉现象。眼副器位于眼球周围，对其具有保护、支持和运动等功能，包括眼睑、结膜、泪器、眼球外肌、眶筋膜和眶脂体等。

（一）眼球的结构

眼球（eyeball）位于眶内，是视器的主要部分。眼球大致为球形（图 2-7），前面的正中点称前极，后面的正中点称后极。通过前、后极的连线称眼轴（ocular axis）。由瞳孔的中央至视网膜中央凹的连线，与视线方向一致，称视轴（optic axis）。眼轴与视轴呈锐角交叉。在眼球表面，眼球前、后极中点的圆周线为赤道，也称中纬线。

眼球由眼球壁和眼球内容物两部分构成。

1. **眼球壁** 眼球壁分为三层，由外向内依次为眼球纤维膜、血管膜和视网膜（图 2-7）。

（1）眼球纤维膜：纤维膜也称为外膜，具有保护和支持作用。分为角膜和巩膜两部分。

1）角膜（cornea）：占眼球纤维膜的前 1/6，无色透明，有屈光作用。角膜无血管，其营养主要来源于房水和角膜周围的毛细血管。角膜有丰富的感觉神经末梢，其感觉十分敏锐，受刺激后可发生角膜反射。

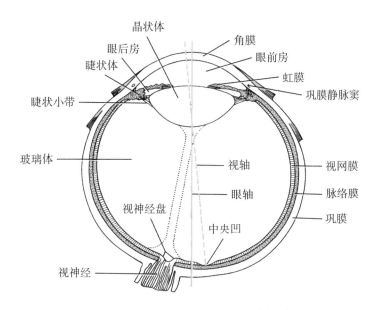

图 2-7　眼球的水平切面模式图（右侧）

角膜的组织结构层次分明，由前向后依次为角膜上皮、前界膜、角膜基质、后界膜和角膜内皮 5 层（图 2-8）。角膜上皮（corneal epithelium）是未角化的复层扁平上皮，由 5 ～ 6 层排列整齐的细胞组成。表层细胞扁平光滑，有许多短小的微绒毛，浸于薄层的泪液膜中，细胞之间由桥粒相连；基底面平坦，基底层细胞呈柱状，不含色素，且再生能力很强，损伤后易修复。角膜上皮边缘逐渐增厚，与球结膜的复层扁平上皮相延续。

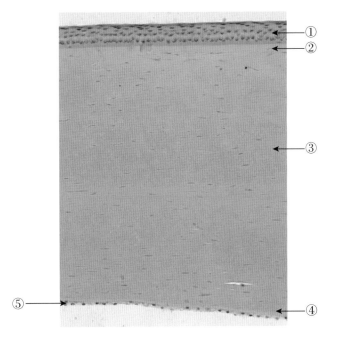

图 2-8　人角膜光镜像
①角膜上皮；②前界膜；③角膜基质；④后界膜；⑤角膜内皮

前界膜（anterior limiting lamina）是厚 10 ～ 16 μm 的均质透明膜，由较细的胶原原纤维和基质构成，损伤后不能再生。

角膜基质（corneal stroma）又称为固有层，其厚度约占角膜全层的 90%，为致密结缔组织，由大量胶原原纤维排列形成的胶原板层构成，同一胶原板层内的纤维互相平行，相邻板层的纤维互相垂直，这种排列方式使角膜基质具有高度抗损伤及抗变形能力。板层之间有少量扁平的角膜细胞分布，为成纤维细胞，参与角膜创伤的修复。角膜基质中还含有硫酸软骨素、硫酸角质素、透明质酸和水等成分，起到黏合和维持水分恒定的作用。

后界膜（posterior limiting lamina）是厚 5 ~ 10 μm 均质透明膜，略薄于前界膜，由胶原原纤维和基质构成，韧性较强，损伤后可由角膜内皮再生。

角膜内皮（corneal endothelium）又称为后上皮，为单层扁平上皮，能合成、分泌蛋白质，参与后界膜的形成和更新。

2）巩膜（sclera）：角膜之外 5/6 的外膜部分属于巩膜，质地坚韧、不透明，呈乳白色。巩膜由致密结缔组织构成，粗大的胶原纤维呈不规则排列，内含少量血管、神经及成纤维细胞和色素细胞。

角膜与巩膜交界处称为角膜缘（corneal limbus），此处血管丰富。角膜的营养也由此处的血管和房水供应。在巩膜与角膜的移行处内侧，巩膜稍向内侧突出，形成一环形隆起的峰，称为巩膜距（scleral spur）。巩膜距的前外侧有一环形管，管壁由内皮、不连续的基膜和薄层结缔组织构成，其内充满房水，称为巩膜静脉窦（sinus venous sclerae），又称为 Schlemm 管（图 2-9）。在巩膜静脉窦的内侧为小梁网（trabecular meshwork），它是由角膜基质纤维、后界层和角膜内皮向后扩展而成，其后方止于巩膜距。小梁网由小梁和小梁间隙组成（图 2-9）。小梁以胶原纤维为轴心，表面被覆有内皮细胞，小梁相互交织成网，小梁间隙相互通连。小梁网的内皮细胞及迁入的巨噬细胞均有吞噬功能，因此小梁网具有过滤和净化房水的作用。

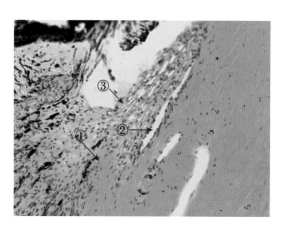

图 2-9 巩膜静脉窦和小梁网光镜像
①巩膜距；②巩膜静脉窦；③小梁网

（2）眼球血管膜：眼球血管膜也称中膜，含丰富的血管和色素，呈棕黑色，故又称色素膜。此膜自前向后可分为虹膜、睫状体和脉络膜三部分。

1）虹膜（iris）（图 2-7，图 2-8）：位于眼球血管膜的最前部，呈圆盘状，其中央的圆形小孔称为瞳孔（pupil），可随光线强弱和视物距离而缩小或扩大，类似于照相机的光圈，能够调节进入眼的光通量。透过角膜可见虹膜和瞳孔。虹膜的颜色有人种差异，黄种人的虹膜多为棕黑色。在同一人种，颜色的深浅也有个体差异，通常是由所含色素的多寡而定。

虹膜与角膜缘之间的夹角为前房角（anterior chamber angle），又称为虹膜角膜角（iridocorneal angle）。在眼球的矢状切面上，可见此角是角膜、巩膜和虹膜三者相连的夹角。房水由此处进入小梁网和巩膜静脉窦。

虹膜的组织结构自前向后分为三层（图 2-10）：①前缘层：表面不平，由一层不连续的成纤维细胞和色素细胞构成，与角膜内皮相延续；②虹膜基质：为富含血管和色素细胞的疏松结缔组织，其中色素细胞的数量和色素颗粒的多少可决定虹膜的颜色；③色素上皮层：为虹膜后表面的两层色素上皮细胞，前层上皮细胞特化为肌上皮细胞，形成瞳孔括约肌和瞳孔开大肌，后层色素上皮细胞为立方形或矮柱状，胞浆内充满较大的色素颗粒。

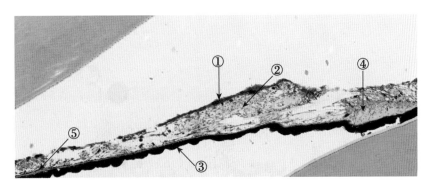

图 2-10　虹膜光镜像
①前缘层；②虹膜基质；③色素上皮层；④瞳孔括约肌；⑤瞳孔开大肌

虹膜内有两种排列方向不同的平滑肌：环绕瞳孔呈环行排列的称瞳孔括约肌，受副交感神经支配；瞳孔周围呈放射状排列的称瞳孔开大肌，受交感神经支配，二者分别缩小和张大瞳孔。在弱光下或视远物时瞳孔张大，在强光下或看近物体时瞳孔缩小。

2）睫状体（ciliary body）：呈环形，位于巩膜与角膜移行处的内面、虹膜与脉络膜之间，在眼球矢状切面上呈三角形，其前部较厚，放射状伸出 60 ～ 70 个突起，称为睫状突，是眼球血管膜的最肥厚部分。睫状突表面有由胶原纤维形成的睫状小带（或称为晶状体悬韧带）与晶状体相连（图 2-11）。睫状体的后部较平坦，称为睫状环，终止于锯齿缘。睫状体的组织结构自外向内由睫状肌、基质和上皮层组成：①睫状肌层：为三种走行的平滑肌，分布在睫状体的外 2/3，外侧纵行肌前端附着于巩膜距，后端止于脉络膜；中间呈放射状，前端也附着于巩膜距，后端呈放射状伸入睫状体内；内侧为环行肌。睫状肌受副交感神经支配，该肌的收缩与舒张，可使睫状小带松弛与紧张，从而调节晶状体的曲度。②睫状体基质：又称血管层，由富含血管的疏松结缔组织构成。③睫状上皮层：由两层细胞组成，外层为立方形的色素上皮细胞，内含粗大的色素颗粒，内层为立方形非色素上皮细胞，具有分泌房水、形成玻璃体和睫状小带的功能。因此，睫状体也是房水产生的主要部位。

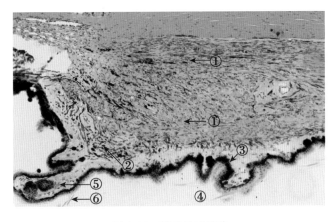

图 2-11　睫状体光镜像
①睫状肌；②血管层；③色素细胞；④立方上皮；⑤睫状突；⑥睫状小带

3）脉络膜（choroid）：是由疏松结缔组织形成的透明薄膜，内含大量的血管和多突起的色素细胞（图 2-12），占据血管膜的后 2/3 部分，衬于巩膜内面。脉络膜内面紧贴视网膜的色素层，含有密集的毛细血管网，为视网膜的外侧份供应营养。脉络膜与视网膜之间有一层均质的薄膜，称为玻璃膜。脉络膜对于眼压的调节发挥重要作用，还可以吸收分散光线，以免扰乱视觉。

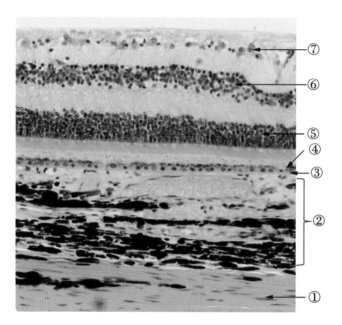

图 2-12 脉络膜和视网膜光镜像
①巩膜；②脉络膜；③玻璃膜；④色素细胞层；⑤感光细胞层；⑥双极细胞层；⑦节细胞层

（3）视网膜：视网膜（retina）位于眼球血管膜的内面，根据部位可将视网膜分为虹膜部、睫状体部和脉络膜部。视网膜虹膜部和睫状体部分别贴附于虹膜和睫状体的内表面，无感光作用，合称为视网膜盲部。视网膜脉络膜部贴附在脉络膜的内面，为视器的感光部分，又称为视网膜视部。两部在锯齿缘相移行（图 2-13）。视网膜视部即通常所指的视网膜。视部的后部亦称眼底，可用检眼镜观察（图 2-14）。

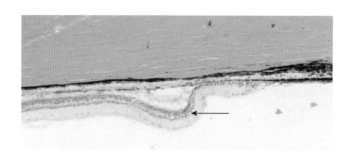

图 2-13 锯齿缘光镜像（箭头所示为锯齿缘）

在视神经的起始处有乳白色圆形隆起，称视神经盘（optic disc，或称视神经乳头），是视网膜中央动、静脉穿行部位，也是视神经纤维汇集穿出眼球的部位，此处无感光细胞，成为视野中的盲点（blind spot）。正常时，由于用双眼视物，一侧眼视野中的盲点可被对侧眼的视野所补偿，因而人们并不会感觉到视野中有盲点的存在。在视神经盘颞侧的稍下方 3 ～ 4 mm 处有一淡黄色区域，称黄斑（macula lutea）（图 2-15），其中央有一凹陷，称中央凹（fovea centralis），中央凹处视网膜最薄，只有色素上皮质和视锥细胞，是视网膜感光细胞最密集的部位。

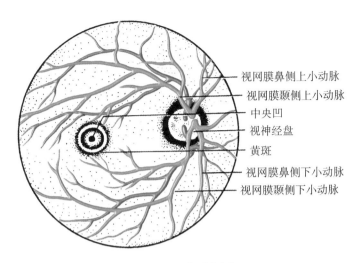

图 2-14 眼底（右侧）

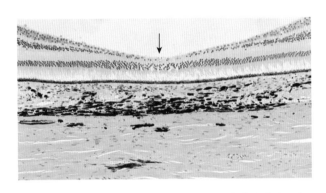

图 2-15 视网膜黄斑光镜像（箭头所示为黄斑中央凹）

框 2-3 眼底

　　眼底通常指全部可见的眼球后部结构（图 2-4），包括视网膜、黄斑、视神经盘和视网膜中央动静脉。许多全身性疾病，如老年性黄斑变性、糖尿病视网膜病变以及如动脉硬化、高血压、妊娠毒血症以及颅内压增高循环系统有关疾病等，都会出现眼底的改变。正常眼底中央动脉颜色紫红、血管较粗且弯曲，反光带较暗。视网膜动静脉的直径比例为 2 ∶ 3；动静脉可以交叉但不会出现中断压迫的现象。检眼镜检查眼底时应注意：① 屈光物质是否正常，有无浑浊；② 视神经盘的大小、形状、边缘、颜色、有无隆起和凹陷；③ 视网膜中央动脉、静脉的管径粗细比例、弯曲度和管壁情况及动脉、静脉有无交叉压迫现象；④ 黄斑有无水肿、渗出物、出血或者色素等；⑤ 视网膜有无局部炎症病灶或者肿瘤、渗出物和出血等。

　　视网膜主要由 4 层细胞组成，自外向内依次为色素上皮细胞层、感光细胞层、双极细胞层和节细胞层（图 2-12，图 2-17）。与双极细胞位于同一层的还有水平细胞、无长突细胞和网间细胞三种中间神经元，起到视觉调节作用。视网膜的神经胶质细胞中，有一种放射状胶质细胞，呈细长不规则形状，也称为 Müller 细胞，具有支持、保护、营养和绝缘等作用。

Note

1）色素上皮细胞（pigment epithelial cell）：位于视网膜的最外层，为单层立方或矮柱状细胞，基底部紧贴在玻璃膜上，基部有发达的质膜内褶，顶部有许多细长突起，伸入感光细胞之间。

2）感光细胞（photoreceptor cell）：是一种高度分化的感觉神经元，能将光的刺激转换成神经冲动。感光细胞由胞体和内、外侧突构成，其外侧突由较细的外段（outer segment）和稍膨大的内段（inner segment）组成。外段为感光部分，外段基部一侧细胞膜内陷折叠形成许多平行排列的膜盘（membranous disk）；内段中含有许多线粒体以及粗面内质网、核糖体和高尔基复合体等，是合成感光物质和供能的部分。内段与外段之间有细茎相连。根据外段形状的不同，感光细胞分为视杆细胞和视锥细胞（图 2-16）。

视杆细胞（rod cell）的细胞体较小，细胞核呈圆形，染色较深，其内侧突末梢膨大呈球形，与双极细胞的树突形成突触。其外侧突呈细杆状，称为视杆，嵌入色素上皮之间。视杆外节的膜盘除基部少数膜盘仍与细胞膜相连外，其余大部分均在边缘处与细胞膜脱离，成为独立的膜盘。膜盘上镶嵌有感光物质视紫红质（rhodopsin）。膜盘的更新是由外节基部不断产生，其顶端不断被色素上皮细胞所吞噬。

视锥细胞（cone cell）的细胞核大而着色浅，其外侧突为锥体形，内侧突末梢膨大如足状，可与一个或多个双极细胞形成突触。

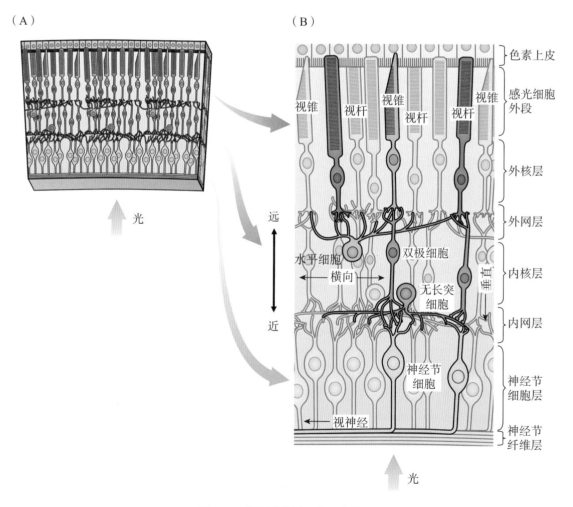

图 2-16　视网膜分层结构示意图

改编自：Neuroscience by Deale Purves. 3rd edition. 2004，p235.

3）双极细胞：双极细胞为视网膜的第二级神经元，是连接感光细胞和节细胞的中间神经元。

4）节细胞：节细胞为视网膜的第三级神经元，位于视网膜的最内层，是较大的多极神经元。节细胞的体积较大，细胞核大而着色浅，轴突很长，在视网膜内集中于眼球后极，形成视神经盘并穿过巩膜筛板出眼球，构成视神经。

视网膜的4层细胞有序排列形成了光镜下可见的10层结构，由外向内依次是：①色素上皮层：由色素上皮细胞构成；②视锥视杆层：由视锥视杆组成；③外界膜：由Müller细胞的外侧突穿插在感光细胞之间，并与内节形成的连接复合体组成；④外核层：由视细胞含核的胞体部分组成；⑤外网层：由感光细胞的内侧突、双极细胞的树突及水平细胞的突起组成；⑥内核层：由双极细胞、水平细胞、无长突细胞、网间细胞及Müller细胞的胞体共同组成；⑦内网层：由双极细胞的轴突、节细胞的树突及无长突细胞和网间细胞的突起组成；⑧节细胞层：由节细胞的胞体组成；⑨视神经纤维层：由节细胞的轴突组成；⑩内界膜：由Müller细胞的内侧突相互连接而成（图2-17）。

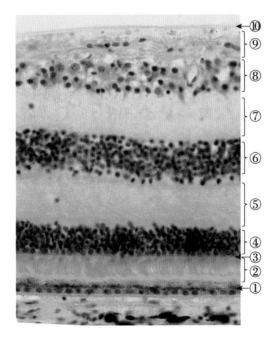

图2-17 人视网膜10层结构光镜像

①色素上皮层；②视锥视杆层；③外界膜；④外核层；⑤外网层；⑥内核层；⑦内网层；⑧节细胞层；⑨视神经纤维层；⑩内界膜

2. 眼球内容物

案例 2-3

女，60岁。左眼间断胀痛1年，在过度劳累或休息不好时加重，休息后可缓解。1周前，出现左眼剧烈胀痛，视物模糊，遂来就诊。检查：左眼充血，角膜雾状水肿，前房浅，前房角闭塞，瞳孔呈竖椭圆形散大，对光反射消失。眼压：左眼45.22 mmHg，右眼20.01 mmHg。诊断：左眼原发性闭角型青光眼。

问题：

1. 正常情况下，房水的产生和循环途径是什么？

2. 分析患者出现视物模糊的原因。

案例2-3解析

眼球内容物包括房水、晶状体和玻璃体。这些结构透明而无血管分布，具有屈光作用。它们与角膜一起构成眼的屈光系统（见图 2-7）。

（1）眼房和房水

1）眼房（见图 2-7）：是位于角膜和玻璃体之间的腔隙，被虹膜分隔眼前房和眼后房，二者借瞳孔相通。在眼前房内，虹膜和角膜交界处的环形腔隙称为虹膜角膜角，又称前房角。

2）房水（aqueous humor）：是无色透明的液体，为充满前房及后房中的弱碱性水样液，其中含有少量蛋白质，是构成眼压的主要因素。房水由睫状体血管内的血液渗透及非色素上皮分泌，后自眼后房经瞳孔入眼前房，然后由虹膜角膜角处的小梁网入巩膜静脉窦，再经睫前静脉汇入眼静脉。房水除有屈光作用外，还具有营养角膜和晶状体以及维持眼内压的作用。正常情况下，房水的产生与排出总是保持恒定的动态平衡，在房水循环发生障碍时，则充滞于眼房中，引起眼内压增高，可致视力受损，临床上称为青光眼。

框 2-4　青光眼

青光眼是病理性眼压升高造成的视神经凹陷性萎缩和视野缺损的一组疾病，通常发生进行性视神经损害，最终造成视力损伤。是仅次于白内障之后的全球导致失明的第二大病因，是第一位不可逆致盲眼病。临床上青光眼分为原发性青光眼、继发性青光眼和儿童发育性青光眼。其中，原发性青光眼根据前房角是狭窄还者开放状态又可分为闭角型和开角型两种。青光眼病程中，房水循环不畅造成的房水滞留，导致眼压增高，当高眼压持续不降时，使视神经盘血流灌注不良，高眼压也压迫穿行于视神经盘的视神经轴突，引起视神经轴索机械性损伤和轴浆流中断，进而造成视神经纤维丢失和视神经节细胞死亡，影响视神经纤维的轴浆流，造最终成视神经萎缩，视力明显下降，以至于不可逆的视力丧失。

（2）晶状体：晶状体（lens）（见图 2-7）是眼屈光系统的一个重要组成部分，似无色透明的凸透镜，具有弹性。晶状体内无血管和神经，靠房水供给营养。晶状体紧靠虹膜后方，由睫状体所环绕，并以睫状小带与睫状体相连，后面较前面隆突。晶状体外表包覆具有高度弹性的透明薄膜，称晶状体囊。晶状体的周围部较软，称晶状体皮质；其中央部较硬，称晶状体核。晶状体若因疾病或创伤而变混浊，则称为白内障。

晶状体是眼球屈光系统的主要装置，类似变焦镜头。视近物时，睫状肌收缩，睫状环缩小，使睫状小带松弛，晶状体则由于本身的弹性回缩而变凸，特别是前面的曲度加大，屈光力加强，使物像能聚焦于视网膜上。视远物时，则与此相反。

框 2-5　白内障

构成晶状体大部分的细胞在生命早期会失去其内部的膜细胞器，因此变得完全透明，但它们会失去复制能力。保留分裂能力的唯一晶状体细胞位于晶状体表面，随着新晶状体的形成，较旧的晶状体会更深地位于晶状体内部。随着年龄的增长，晶状体的中央部分变得越来越密集和坚硬，并且可能会发生黄色或黑色的变色。随着年龄增长而发生的晶状体颜色的另一种变化是白内障，其表现为晶状体变为混浊不透明，这是最常见的眼部疾病之一。白内障与吸烟和糖尿病等疾病有关，也可能是长期暴露于紫外线下导致的，因此许多专家建议戴墨镜以延迟发作。晶状体颜色的早期变化不会干扰视力，但是随着过程的缓慢进行，视力会受到损害。不透明的晶状体可以通过手术摘除，并借助于植入的人工晶状体或补偿性矫正晶状体。尽管人工晶状体没有调节能力，但可以有效地恢复视力。

（3）玻璃体：玻璃体（vitreous body）是无色透明的胶状物质，99% 为水，含少量透明质酸、玻璃蛋白、胶原原纤维等。玻璃体充满于晶状体和视网膜之间，外包透明的薄膜，称为玻璃体膜。自视神经盘至晶状体后方有一个贯穿的小管，是胚胎时期玻璃体动脉的残迹，称为玻璃体导管，如果出生后还有血液通过，则产生飞蚊症。玻璃体除有屈光作用外，尚有支撑视网膜的作用，若支撑作用减弱，可导致视网膜剥离。

（二）眼的折光成像功能

1. 眼的折光成像原理——简化眼　眼的折光成像原理与物理学上凸透镜的成像原理相似，因此外界物体在视网膜的成像具有"上下颠倒、左右相反"的空间特性，并且这种空间特性在视觉通路的逐级投射中得到保持。但眼的折光系统不是一个简单的凸透镜，而是一个复杂的生物透镜光学系统。外界物体发出的光线，依次经过空气、角膜、房水、晶状体和玻璃体多种透明介质才能到达视网膜。由于光在上述介质中传播速度不同，光从一种透明介质进入另一种透明介质会发生折射现象，且折光能力除了与两种介质折光率的差值有关以外，还与折射面的曲率半径有关，曲率半径越大，其折光能力越小；曲率半径越小，折光能力越大。因此，光线在进入角膜时，发生的折射程度最大。晶状体是眼内唯一的具有可调节折光能力的结构，可以通过改变其曲率半径（变扁平或变凸起）而调节其对光线的折射能力，从而改变全眼的折光能力。

光线入眼后经过折光系统时，发生折射的实际路径十分复杂。为了简化眼视物时的成像分析和计算，德国数学家和物理学家 Johann Benedict Listing 根据人眼的光学特性，设计了与正常眼在视远物（6 m 以外）时折光效果相同的等效光学系统或模型，称为简化眼（reduced eye）。简化眼将光线射入眼后在视网膜上形成物像的过程，简单地近似为单个凸透镜成像过程，其效能为平行光线入眼经一次折射后聚焦在视网膜上。该模型假定眼球由一个前后径为 20 mm 的单球面折光体构成，其折光率为 1.33，外界光线由空气进入球形界面时发生一次折射，此球面的曲率半径为 5 mm，即节点（nodal point）（或称为光心）在球形界面后方 5 mm 的位置，后主焦点在节点后 15 mm 处，正好是简化眼的后极，相当于视网膜的位置（图 2-18）。

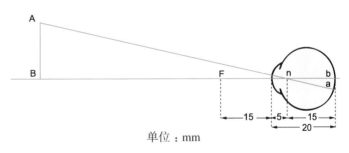

单位：mm

图 2-18　简化眼及其成像
n 为节点，AB 为物体，ab 为物像，F 为前焦点

假设眼的折光力不变，利用简化眼可以方便地计算出不同远近的物体在视网膜上所形成物像的大小。如图 2-19 所示，AnB 和 anb 是具有对顶角的两个相似三角形，因此可以得到如下数学关系。由于 nb 为 15 mm，若已知 AB 和 Bn，就可以算出视网膜上物像的大小 ab。如果 ab 小于 5 μm，即小于一个视锥细胞的直径，则无法被感光细胞区分开。

$$\frac{AB（物体的大小）}{Bn（物体至节点的距离）} = \frac{ab（物像的大小）}{nb（节点至视网膜的距离）}$$

人眼清晰成像的基础是物体每个点发出的光线经过眼折光系统后，在视网膜上对应位置聚焦为一点。在正常状态下，人眼折光系统的效能是使外来平行光线刚好聚焦在视网膜上。实际上，物体任何一点发出的光线都是发散而不是平行入眼的，因此不能聚焦在视网膜上；但是该点离眼球越远，其发出的发散光到达角膜时越近似于平行。对于人眼来说，来自 6 m 以外物体上各点发出的光线入眼后，折光系统已能使其聚焦在视物膜上并形成清晰物像，故可以认为 6 m 远的物体每点发出的光是平行光线。因此，生理学上将 6 m 以外的物体称为远物，6 m 以内的物体则被视为近物。

虽然视远物时，人眼无需进行任何调节就可使整个物像清晰呈现在视网膜上，但由于光线变弱以及感光细胞和视中枢的分辨能力下降等因素，人眼看远物的能力实际上是有限的。通常将人眼不做任何调节时所能看清物体的最远距离称为远点（far point）。

2. 视调节　人眼视近物时，来自近物上每个点的光线呈不同程度的辐射状，它们经过与视远物时同样的过程折射到视网膜时尚未聚焦（聚焦位置在视网膜之后），只能在视网膜上形成模糊的物像。此模糊物像的信息经视神经上传至视中枢并分析整合后，经传出神经发出指令引起眼的调节反射，通过增加进入眼的光亮和增大晶状体的曲度等调节活动，使物像在视网膜上清晰成像。人眼视近物时，所经历的上述一系列调节过程称为视调节（visual accommodation），其主要包括晶状体曲率增大、瞳孔缩小和双眼会聚。

（1）晶状体曲率增大：晶状体的曲率变化是眼折光系统中折光力唯一可调节的部分。人眼视近物时，晶状体变凸，使折光系统的折光能力加强，使原本应聚焦在视网膜后的物像前移到视网膜平面上而形成清晰的物像。在一定范围内，晶状体随入眼光线辐散程度的增加而凸度加大，加强其折光能力，从而使人眼能看清楚一定范围内不同距离的近物（图 2-19）。因此，晶状体曲率增大是视调节最重要的内容。

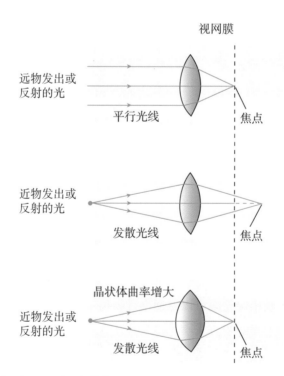

图 2-19　人眼视近物时晶状体变凸，以增加折光能力，使物像在视网膜清晰成像

晶状体通过睫状韧带附着于睫状体上。人眼视远物时，睫状肌松弛，睫状体后移，睫状韧带被拉紧，因此晶状体受牵拉，形状相对扁平，折光能力较弱。当视近物时，模糊物像信息经视神经传递至视觉中枢，发出皮质中脑束至中脑正中核，经中脑动眼神经缩瞳核（E.W. 核）至睫状

神经节（副交感神经节），发出睫状神经传至睫状肌（环行肌），引起睫状肌收缩，反射性地使睫状体向前内移动，睫状韧带松弛，晶状体受牵拉的力减小，晶状体由于自身的弹性回缩，凸度加大，尤其是向前凸。当晶状体回弹至自然状态时，其曲率达最大。故人眼看清近物的能力也有一定限度。

临床上常用近点（near point）来评价晶状体的调节能力。近点是指人眼在做最大能力的调节后所能看清物体的距离。近点越近，表示晶状体的弹性越好，看近物时晶状体可变凸的程度越强。例如，8 岁左右儿童眼的近点平均约为 8.6 cm，20 岁左右时平均约为 10.4 cm，而 60 岁时可远移至 83.3 cm。老年人由于晶状体弹性减低，看近物时无法变凸而致视物模糊，这种现象称为老视（presbyopia），即老花眼。因此，老人看近物时需戴上适度的凸透镜，使来自物体的光线先汇聚之后再进入眼，补偿晶状体折射能力的减弱，以使物体在视网膜上形成清晰的图像。

（2）瞳孔缩小：眼视近物时，反射性地引起瞳孔缩小的现象称为瞳孔近反射（near reflex of the pupil）。瞳孔缩小一方面可减少进入眼的光线量，从而减小球面像差和色像差，使所视物体更加清晰。正常人眼瞳孔的直径可随所视物体远近和光线强弱的不同而在 1.5 ～ 8.0 mm 变动。视近物时，模糊的物像或近物的强光刺激等信息经视神经传入中脑顶盖前区，然后到达动眼神经缩瞳核，再经动眼神经副交感纤维传出，引起瞳孔括约肌收缩，瞳孔缩小。

在强光照情况下，眼也可以出现瞳孔变小，此为瞳孔对光反射（pupillary light reflex）。瞳孔对光反射是重要的适应机制，其生理意义在于调节进入眼内的光线量，在强光下避免造成视网膜受损，在弱光下可增加进入眼的光量，以产生清晰视觉。瞳孔对光反射具有双侧效应，即一侧眼被强光照射时，除被照射眼的瞳孔缩小外，另一侧眼的瞳孔也缩小，这种现象称为间接对光反射，又称互感性对光反射。与之相对应，瞳孔对光反射又称为直接对光反射。瞳孔对光反射的中枢在中脑，临床上常把瞳孔对光反射作为判断中枢神经系统病变的部位、麻醉深度和病情危重程度的重要指标。瞳孔对光反射与瞳孔近反射的神经反射通路相似，但前者位于后者的背侧，因此可以出现前者丧失而后者完好的病例。

以上两种视调节过程中，均有动眼神经副交感纤维的参与。这些源于睫状神经节的副交感纤维不仅支配睫状肌，也支配瞳孔括约肌，因其末梢释放乙酰胆碱递质，因此，临床上可用 M 受体阻滞药——阿托品滴眼，阻断瞳孔括约肌的功能，以达到放大瞳孔的目的。

（3）双眼会聚：视近物时，反射性地引起两眼视轴同时向鼻侧会聚的现象，称为双眼会聚，又称为辐辏反射（convergence reflex）。双眼会聚可使看近物时物像落在两眼视网膜的对称点上，从而在两眼视物的情况下产生单一的清晰视觉，避免复视。视近物时，双眼视神经上传的信息达视觉中枢经分析整合后，使动眼神经中躯体运动纤维支配的两眼球内直肌收缩，两眼球向鼻侧会聚。

3. 眼的折光异常 正常人眼不需任何调节即可将来自 6 m 及以外的物体的平行光线聚焦于视网膜，也可通过调节将来自 6 m 以内的近物聚焦于视网膜，在视网膜上形成清晰的图像和产生清晰的视觉，此为正视眼（emmetropia）。若因眼的折光能力或眼球的形态异常而出现眼视物能力下降，则称为非正视眼或屈光不正，主要包括近视眼、远视眼和散光眼，这样的偏差可以通过镜片对屈光度进行矫正（图 2-20）。

（1）近视眼：近视眼（myopia）表现为视远物不清楚，只有当物体距离眼较近时才能被看清。近视眼的发生多数是由于眼球前后径过长或折光系统的折光能力过强。视远物时，来自物体各点的近似平行光线成像于视网膜前面，而非视网膜平面，故视远物时模糊不清；视近物时，来自物体各点的辐散光线，不需或只需较小的视调节，就可在视网膜上清晰成像，故近视眼的近点比正视眼近。近视眼的矫正办法是佩戴合适的凹透镜，在光线经过晶状体之前先发散一次来调整物体的聚焦平面，以便物像能够聚焦于视网膜上，形成清晰的物像。

（2）远视眼：远视眼（hyperopia）表现为视近物模糊不清，只有当物体较远时才能看清楚。

远视眼的发生多数是由于眼球的前后径过短或折光系统的折光能力太弱。视远物时，来自物体的平行光线成像于视网膜后方，必须经视调节增强折光系统的折光能力，才能使物像前移至视网膜上；视近物时，需要进行更大程度的调节，但眼做最大调节仍不能使远物物像聚焦在视网膜上，而致视近物模糊不清，故远视眼的近点比正视眼远。远视眼无论视近物还是视远物都需要调节，因此容易发生视物疲劳。远视眼的矫正办法是佩戴合适的凸透镜，增强折光以帮助看清近物。

（3）散光眼：散光眼（astigmatism）表现为无论视近物还是远物，均出现视物模糊不清或变形。其产生的主要原因是角膜的球面曲率半径不同，故折光面的不同方位折光能力不一致，使来自物体的光线进入眼内不能同时聚焦在视网膜上，而导致视物模糊。散光眼的矫正办法是佩戴合适的圆柱形透镜或角膜接触镜，使折光系统各方位不一致的曲率异常得到纠正。

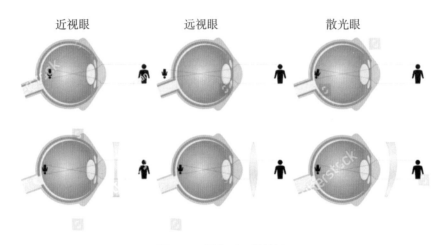

图 2-20　屈光不正及其矫正

4．视敏度和视野　（1）视敏度（visual acuity）：又称视力，是指人眼能够分辨物体上两点间最小距离的能力。物体上两点光线入眼，通过节点相交时所形成的夹角称为视角。正常人眼视物时，当两点形成的视角为 1′ 时（1/60°），在视网膜上所形成的两点物像之间的距离为 5 μm，稍大于一个视锥细胞的平均直径，此时两点间刚好隔着一个未被兴奋的视锥细胞，因此该信息会产生两点分开的感觉。如果物体在视网膜上的清晰成像两点间距离小于 5 μm，即使光照良好也不能引起清晰的视觉（图 2-21）。

受试者能分辨的最小两点间视角越小，视力越好。值得注意的是，视网膜上物像的大小和是否清晰还与折光系统的折光能力和眼球前后径密切相关，故根据此原理设计视力表以测量受试者的视力，并以此作为视力矫正的依据。国际视力表用视角的倒数，以小数值来记录视力，视角为 1′ 时的视力值定为 1.0，而视角为 10′ 时的视力值定为 0.1。我国缪天荣设计的对数视力表将视角为 1′ 时的视力值定为 5.0，而视角为 10′ 时的视力值定为 4.0。

（2）视野（visual field）：是指单眼固定注视前方一点不动时，该眼所能看到的空间范围。人两眼视野的重叠范围很大，因此盲点恰好被双眼视野所弥补。视野可反映视网膜的感光能力，还与视网膜中各类感光细胞的分布和感受不同颜色刺激的能力等有关。正常人颞侧视野大于鼻侧视野，下方视野大于上方视野。在同一光照条件下，以白色视野最大，其次是黄蓝色、红色，绿色视野最小。如前所述，视野检查可发现生理盲点的存在，还有助于诊断视网膜或视觉传导通路的病变。

（三）视网膜的结构和视觉信息处理

1．视网膜的组织结构　来自外界物体的光线，通过眼的折光系统在视网膜上所形成的物像

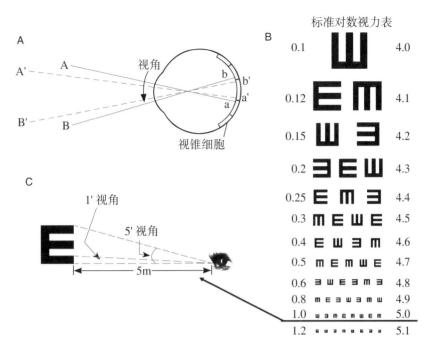

图 2-21 视敏度原理示意图

仅仅是一种物理范畴的像，该物像还要通过视觉系统（视网膜、视觉传导通路和大脑皮质）的作用才能转换成意识或心理范畴的主观映像。视网膜在这一过程中的作用是感光换能和视觉信息的编码。

（1）视网膜的分层结构特点：视网膜（retina）是位于眼球最内层的神经组织，仅有0.1～0.5 mm的厚度，但其结构却非常复杂（图2-16，图2-17）。视网膜按细胞层次，从外向内依次为色素细胞层、感光细胞层、双极细胞层和神经节细胞层，因此光线必须从玻璃体穿过神经节细胞和双极细胞，才能到达光感受器。由于光感受器上方的视网膜细胞相对透明，因此当光线穿过它们时，图像失真很小。

视网膜各细胞层次间形成纵向连接，是视觉信息流的直接传递通路，其路径为感光细胞→双极细胞（bipolar cell）→神经节细胞（ganglion cell）。除纵向层次的连接外，水平细胞（horizontal cell）和无长突细胞（amacrine cell）构成横向连接。水平细胞接受感光细胞的输入，并通过侧向轴突影响双极细胞和感光细胞的活动；无长突细胞接受双极细胞的输入，并通过侧向投射影响神经节细胞、双极细胞和其他无长突细胞的活动。需要注意的是，在视网膜神经环路中，感光细胞是唯一的光敏感细胞，神经节细胞是视网膜唯一的传出途径。神经节细胞能够对光刺激产生动作电位，这些神经脉冲通过视神经传向大脑视皮质而引起视觉。

（2）色素上皮层：色素上皮层不属于神经组织，其血液供应来自脉络膜一侧。色素上皮细胞含有能吸收光线的黑色素颗粒，具有防止强光对视觉影响和保护感光细胞的功能，表现在防止光线的反射和消除来自巩膜的散射光线；当强光照射视网膜时，细胞能伸出伪足样突起，包被感光细胞外段，避免后者受到过度的光刺激。色素上皮细胞为感光细胞提供来自脉络膜的营养，吞噬感光细胞外段脱落的膜盘和代谢产物，还含有丰富的维生素A，对于维持感光细胞视色素的正常代谢有重要意义。因此，许多视网膜疾病都与色素上皮功能失调有关。此外，由于色素上皮层与相邻视细胞层的组织学发生不同，色素上皮层和神经层之间有一潜在性间隙，容易分离，临床上常见的视网膜剥离就是发生在此层与神经上皮层之间。

（3）感光细胞层：感光细胞包括视杆细胞（rod cell）和视锥细胞（cone cell），两者均为特殊分化的神经上皮细胞。在形态上，视杆和视锥细胞由外向内依次为外段、内段、胞核和终足（突

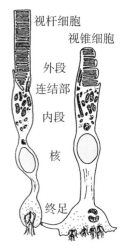

视杆细胞
视锥细胞
外段
连结部
内段
核
终足

图 2-22　视杆和视锥细胞示意图

触终末）（图 2-22）。其中，外段是视色素集中的部位，在感光换能中起重要作用。视杆细胞的外段呈圆柱状，有一些重叠、排列整齐的圆盘状结构，称为膜盘（membranous disk）；视锥细胞的外段呈圆锥状，胞内也有类似的膜盘结构。

膜盘是一些脂质双分子层构成的膜性扁平囊状物，在膜盘的膜上镶嵌着一些蛋白质，其中绝大多数的蛋白质是一些能够被光作用后产生光化学反应的视色素（visual pigment），这些视色素是产生视觉的物质基础。视杆细胞只有一种视色素，称为视紫红质（rhodopsin）。人的每个视杆细胞外段中重叠有近千个膜盘，而每个膜盘中约含 100 万个视紫红质分子。由于这两方面的结构特点，使得进入视网膜的光量子有很多机会碰到视紫红质分子。视杆细胞的外段比视锥细胞的外段长，所含的视色素较多，并且其视色素对光的敏感性极高，因而使得单个视杆细胞就可能对入射的光线起反应，使视网膜察觉出单个光量子的刺激强度。与视杆细胞只含一种视色素不同，人和绝大多数哺乳类动物的视锥细胞含有三种不同的视色素，统称为视锥色素，分别存在于三种不同的视锥细胞中，它们不仅是产生视觉，也是产生色觉的物质基础。但是，不论是视杆细胞还是视锥细胞，单个感光细胞中只含一种视色素。

两种感光细胞在视网膜中的分布很不均匀（图 2-23）。黄斑中央凹（macula fovea）是视敏度最高（对物体细节的分辨能力高）的部位，其中心只有视锥细胞，且密度最高，并且常见到一个视锥细胞仅连接一个双极细胞，而该双极细胞也只连接一个神经节细胞，三者形成一对一的"单线联系"，这是视网膜中央凹具有高视敏度的结构基础。从横截面看，中央凹就像视网膜上的一个凹坑，其坑状外观是由于光感受器上方的细胞横向移位，从而使光线可以不经过视网膜其他细胞层而直接照射到光感受器。这种结构上的特异性将可能散射光线和模糊图像的其他细胞挤到一边，从而最大限度地提高了中央凹处的视觉敏锐度。视网膜周边视锥细胞的分布逐渐减少，代之以视杆细胞分布的逐渐增多，并且形成多个视杆和视锥细胞通过双极细胞同时向一个神经节细胞汇聚的连接。这使外周视网膜在夜间能够发现微弱的星光，但是在白天分辨精细细节的能力相对较差。

2. 感光细胞的感光换能作用　光感受器将光能转换成膜电位的变化。在人类视网膜中，视杆细胞的数量是锥体的 20 倍。关于视杆细胞光传导的大部分知识已被证明同样适用于视锥细胞。

视杆系统（暗光觉系统）和视锥系统（亮光觉系统）存在于人和大多数脊椎动物的视网膜中。前者由视杆细胞及其连接的双极细胞和神经节细胞等组成，此系统光敏度高（能在暗环境中感受弱光刺激而引起暗视觉）、视敏感度低（对物体细节的分辨能力差）、无色觉；后者由视锥细胞及其相连接的双极细胞和神经节细胞等组成，此系统光敏感度低、视敏感度高、有色觉。视杆和视锥系统功能上的这种差异有其结构基础。首先，视杆和视锥细胞所含视色素有差异，视杆细胞中只有一种视色素（视紫红质），视锥细胞含有三种吸收光谱特性不同的视色素，导致两个感光系统在色觉上存在巨大差异；其次，如前所述，两种感光细胞在视网膜中的分布有差异，视网膜中央凹处只有视锥细胞，而中央凹以外的视网膜周边部主要是视杆细胞，造成中央视觉和周边视觉在视敏度、光敏度和色觉上的巨大差异；最后，两种感光细胞与下一级细胞的连接上有差异，视杆系统普遍存在会聚现象（在视网膜周边部可见多达 250 个视杆细胞经少数几个双极细胞会聚于一个神经节细胞），这有助于视杆系统对光刺激的反应发生总和，提高系统的对光敏感度，而视锥系统会聚少得多（在中央凹处可见一个视锥细胞通过一个双极细胞连接一个神经节细胞），这有助于提高系统的视觉敏感度。不同动物所含感光细胞不同，因此造成昼夜视觉活动的差异，如白昼活动的动物（如鸡、松鼠等），视网膜中的感光细胞以视锥细胞为主；而夜间活动的动物

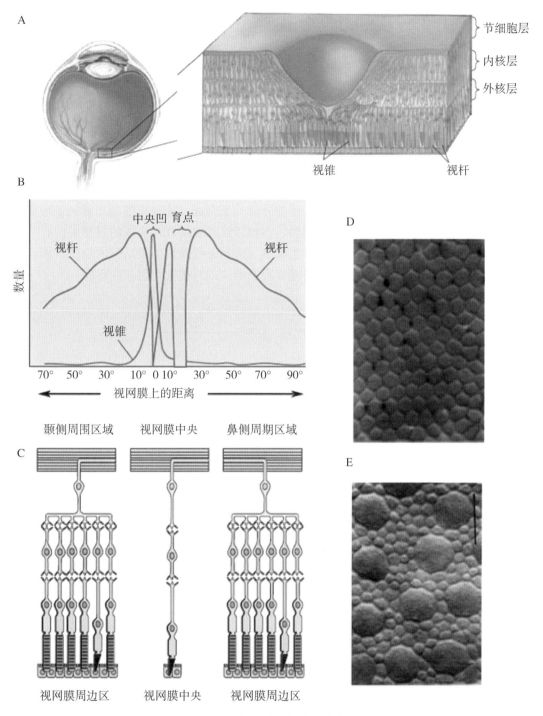

图 2-23 视网膜结构的区域差异

A．中央凹横切面。神经节细胞层和核内层向侧面移动，使光线直接照射到眼窝感光器上。B．视锥细胞主要存在于视网膜中央凹 10° 以内，视杆细胞不存在于中央凹，主要存在于视网膜周边区域。C．在视网膜中央凹附近，直接向神经节细胞提供信息的光感受器相对较少；而在视网膜周边，有许多光感受器向同一个神经节细胞提供信息。这种安排使视网膜周边区域更善于检测暗光，而中央视网膜则更善于获得高分辨率视觉。D．人类视网膜中央的放大横截面显示了视锥细胞的密集排列。E．在视网膜更靠近周边的位置，视锥细胞的内段较大，像岛屿一样散布在较小的视杆细胞内段之间

（如猫头鹰等），视网膜中只有视杆细胞。

（1）视杆细胞的感光换能机制

1）视紫红质的光化学反应：视紫红质是一种结合蛋白质，由 1 分子视蛋白（opsin）和 1 分

子视黄醛（retinene）组成。其中，视蛋白为 G 蛋白耦联受体，视黄醛为其配体，与视蛋白上的赖氨酸残基结合。当受到光照时，视黄醛从 11- 顺式构象转变为全反式构象，并且这种构象变化引起视蛋白的构象改变，形成一种称为转导素（transducin，Gt）的 G 蛋白的结合位点，激活下游效应酶，诱发视杆细胞产生感受器电位。视色素（视紫红质）在这一过程中会失去颜色，称为漂白（bleaching）。

视紫红质光化学反应的效率非常高，一个光子被其吸收后即可使 11- 顺式视黄醛变为全反式视黄醛，而且这种光化学反应是可逆的（图 2-24）。视紫红质在暗处可重新合成，反应的平衡点取决于光照强度。因此，在暗处视物时，视紫红质既有分解，也有合成，这是在暗处能不断视物的基础。总体上，在暗处，视紫红质的合成超过分解，视网膜中处于合成状态的视紫红质数量较多，使视网膜对弱光敏感；在亮处，视紫红质的分解大于合成，使视杆细胞几乎失去感受光刺激的能力，由视锥系统取代视杆系统感受光刺激。在视紫红质分解和再合成的过程中，有一部分视黄醛被消耗，需要食物进入血液循环中的维生素 A（为具有视黄醇生物活性的物质，相当部分储存于肝）来补充，如果长期维生素 A 摄入不足，会影响人的暗视觉，引起夜盲症。

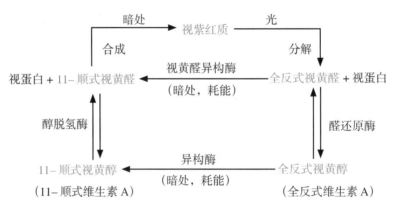

图 2-24　视紫红质的光化学反应

2）视杆细胞的静息电位和感受器电位：一般情况下，细胞具有超极化静息电位，受到刺激兴奋时产生去极化电位，但视杆细胞与此相反，静息电位为 –40 ～ –30 mV，处于低极化或部分去极化状态，光照时产生的感受器电位为超极化。在视杆细胞外段膜上特异性分布有 cGMP 门控 Na^+ 通道，暗处时，有相当数量的 Na^+ 通道在胞内 cGMP 的作用下处于开放状态，发生持续的 Na^+ 内流，称之为暗电流（dark current）（图 2-25A）；而进入细胞的 Na^+ 由内段膜上的 Na^+-K^+ 泵不断移出胞外，维持了细胞膜内外的 $[Na^+]$ 平衡。因此，视杆细胞在静息时处于去极化状态，其轴突末梢持续释放兴奋性递质——谷氨酸。光照时，外段膜盘的视紫红质发生光化学反应，引起膜盘上的 Gt 蛋白活化，激活磷酸二酯酶（phosphodiesterase，PDE），PDE 将细胞外段胞浆中的 cGMP 分解成 5′-GMP，cGMP 浓度降低，致使外段膜上 cGMP 门控 Na^+ 通道关闭，Na^+ 内流减少，胞膜超极化，因此视杆细胞具有超极化感受器电位（图 2-25B）。感受器电位电紧张性地扩散到细胞终足，引起谷氨酸释放量发生改变，其下游的双极细胞产生超极化或去极化电位改变，进一步引起神经节细胞放电频率发生变化，逐级传递至视皮质产生视觉。

这种 G 蛋白介导的光 - 电转换过程，具有显著的信号放大作用。据统计，1 个视紫红质分子激活后，至少能激活 500 个 Gt 蛋白，而 1 个被激活的 PDE 每秒可分解 2000 个 cGMP，这种生物放大作用使 1 个光子便足以关闭 2% 的 Na^+ 通道，产生 –1 mV 的感受器电位变化。

此外，Ca^{2+} 在保持光感受细胞对光敏感性中发挥重要作用。由于光照能使 cGMP 分解（随之引起 Na^+ 通道关闭），故持续光照可导致视杆细胞丧失对光产生反应的能力（即光感受器的"适

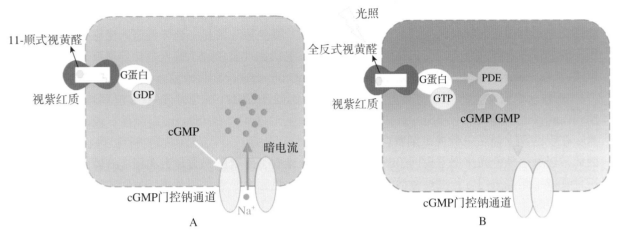

图 2-25 视杆细胞去极化静息电位的形成机制（A）与视杆细胞超极化感受器电位的形成机制（B）

应"现象）。但是，由于 cGMP 门控 Na$^+$ 通道也允许 Ca^{2+} 通过，而进入细胞的 Ca^{2+} 能降低鸟苷酸环化酶（guanylate cyclase，GC）的活性和增高 PDE 的活性，故光照在引起 Na$^+$ 通道关闭和减少 Na$^+$ 内流的同时，也可减少 Ca^{2+} 内流和降低细胞内的 Ca^{2+} 浓度，从而使鸟苷酸环化酶活性增强和 PDE 活性降低，结果使细胞内 cGMP 合成增加，恢复至原有水平，从而保持了视杆细胞对持续光照的敏感性。

3）暗适应与明适应：暗适应（dark adaptation）和明适应（light adaptation）现象主要由视网膜对光的敏感性改变引起，也与瞳孔调节入眼光线和视觉传导通路中各级神经细胞调节对光的敏感性有关。视网膜对光的敏感度取决于未被分解的感光色素（视色素在受到光照时发生分解，暗处合成）的量。

暗适应是指人长时间在明处而突然进入暗处时，最初看不见任何物体，需要等一定的时间后视觉功能才逐渐恢复的现象。暗适应的产生与视锥和视杆细胞的视色素有关，且主要取决于视杆细胞的视色素——视紫红质。人长时间处于明处时，视色素的量少，尤其是视紫红质含量极少，使视杆细胞对光的敏感性低。因此，刚进入暗处时，视力很差。随时间的延长，先出现视锥色素的合成增加，使进入暗处后数分钟内视力出现一次提高，随着在暗处时间的延长（约 20 min 后），视杆细胞中的视紫红质合成逐渐增多，视觉再次提高并稳定于某一水平，即暗视觉逐渐恢复。

明适应是指当人长时间在暗处而突然进入明处时，会产生耀眼的光感，暂时失去视物的能力，稍等片刻才能恢复视物的现象。明适应过程较快，约需 1 min 即可完成。人长时间在暗处时，视紫红质的含量很高，突然到亮处时，视紫红质迅速分解而产生炫目的光感。随后，对光相对不敏感的视锥细胞中的视色素感光，人眼得以看清物体。

（2）视锥细胞的感光换能和颜色视觉：视锥细胞的视色素（视锥色素）也是由视蛋白和视黄醛结合而成，只是视蛋白的组成不同。视锥细胞有 S（蓝色敏感）、M（绿色敏感）和 L（红色敏感）三种视蛋白（图 2-26），它们与视杆细胞视蛋白的氨基酸序列相似性约有 40%，M 和 L 视蛋白的序列相似性达 96%。差异序列均是一些带电氨基酸，定位在与视黄醛相互作用的跨膜结构域上。当光线作用于视锥细胞时，其外段膜也发生与视杆细胞类似的超极化型感受器电位。感受器电位可引起细胞终足递质释放的变化，通过双极细胞的转接引起神经节细胞放电频率的变化和视觉激发。

1）色觉和色觉形成理论：颜色视觉即色觉（color vision），是一种复杂的物理心理现象，其产生依赖于视网膜、视觉传导通路和视皮质的共同作用。在视网膜，视锥细胞是色觉感受细胞，它使得视网膜可以分辨波长为 380 ~ 760 nm 的约 150 种不同的颜色，通过视觉系统的作用，最后在脑中形成不同的主观色觉感知。每种颜色都与一定波长的光线相对应，在可见光谱的范围内，波长只要有 3 ～ 5 nm 的增减，就可被视觉系统分辨为不同的颜色。但是，视网膜中并不可能存在上百种对不同波长的光线起反应的视锥细胞或视色素。因此，视杆细胞的光感受机制不适用于解释视锥细胞的色光感受机制，也不能解释颜色视觉现象。关于颜色视觉的形成，有三原色学说（trichromatic theory）和对立色学说（opponent color theory）两种理论解释。

三原色学说最初由英国物理学家 Thomas Young（1802）提出，50 年后被德国生理学家 Hermann von Helmholtz（1851）加以发展，形成著名的 Young-Helmholtz 三原色学说。该学说认为：在视网膜上存在三种视锥细胞，分别含有对红、绿、蓝三种波长敏感的视色素（图 2-26A），因此，当某一种色光作用于视网膜时，兴奋对此色光敏感的视锥细胞，引起相应的颜色感受。当三种视锥细胞都被同等程度地激活时，引起白色的颜色感受。当三种色光以不同的比例混合作用于视网膜时，会使三种视锥细胞产生不同程度的兴奋，引起任何一种颜色的感受（图 2-26B）。

该学说已被许多实验所证实。最直接的证据是用小于单个视锥细胞直径的细小单色光束，逐个检查视锥细胞的光谱吸收曲线，发现视网膜上存在三类吸收光谱，峰值分别在 564 nm、534 nm 和 420 nm 处，相当于红、绿、蓝三种色光的波长。而且，用微电极记录单个视锥细胞的感受器电位，观察到不同单色光引起的超极化型感受器电位幅度在不同视锥细胞是不同的。

三原色学说虽能较圆满地解释许多色觉现象和色盲产生的原因，但不能解释颜色对比现象，也未考虑视觉传导通路和视皮质在色觉产生中的作用，故德国心理物理学家 Hering（1878）提出了与三原色学说不同的对立色学说，又称四色学说。这种学说认为视网膜上存在三对视色素，即白 - 黑、红 - 绿、黄 - 蓝，这些拮抗的颜色对在感知上是不相容的，既不存在带绿的红色，也不存在带蓝的黄色，故称为拮抗。视色素的代谢作用包括建设和破坏两种对立的过程。光刺激破坏白 - 黑视色素，引起神经冲动，产生白色感觉。无光刺激时，白 - 黑视色素便重新建设起来，所引起的神经冲动产生黑色感觉。对红 - 绿视色素，红光起破坏作用，绿光起建设作用。对黄 - 蓝视色素，黄光起破坏作用，蓝光起建设作用。因为每种颜色都有一定的明度，即含有白色成分，所以每一种颜色不仅影响其本身视色素的活动，而且也影响白 - 黑视色素的活动。

三原色学说和四色学说自 19 世纪以来一直处于对立的地位。事实上，这两种学说都只是对问题的一个方面获得了正确的认识，只有通过二者的相互补充才能对颜色视觉获得较为全面的认识。颜色视觉的机制很可能在视网膜感受器水平是三色的，符合三原色学说，而在视网膜感受器以上的视觉传导通路水平则是四色的，符合对立色学说。

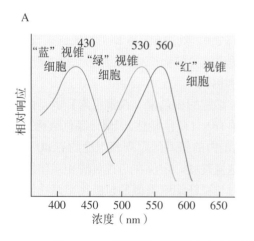
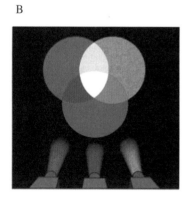

图 2-26 三种视锥细胞的视色素光谱敏感性（A）和三原色混色（B）

2）色觉障碍：色盲（color blindness）是对全部颜色或某些颜色缺乏分辨能力的色觉障碍，可分为全色盲和部分色盲，前者极为少见，表现为只能分辨光线的明暗，呈单色视觉，后者可分为红色盲、绿色盲及蓝色盲，其中以红色盲和绿色盲最为多见。

色盲属遗传性疾病，男性居多，女性少见。这是因为编码红敏色素和绿敏色素的基因位于 X 染色体（性染色体）上，而编码蓝敏色素的基因位于第 7 对常染色体上，因此，当男性后代从母亲那里得到的一条 X 染色体有缺陷时，就会导致不正常的红绿色觉，而女性后代只有在双亲的 X 染色体均有缺陷时才发生红绿色觉异常。大多数绿色盲者是由于绿敏色素基因丢失，或该基因被一杂合基因取代，即其起始区是绿敏色素基因，而其余部分则来自红敏色素基因；大多数红色盲者，其红敏色素基因被相应的杂合基因所取代。

色弱（color amblyopia）是另一种常见的色觉障碍，与色盲不同，通常由后天因素引起。患者并不缺乏某种视锥细胞，而是某种视锥细胞的反应能力较弱，使患者对某种颜色的识别能力较正常人稍差，即辨色能力不足。

3. 双极细胞的感受野及其对光反应特性　双极细胞的感受野呈现中心-周围相拮抗的同心圆构型。按照中心区对光反应的形式，可分为给光-中心细胞（ON-center cell）和撤光-中心细胞（OFF-center cell），或分别称为给光型和撤光型（图 2-27）。对给光-中心细胞，光照中心区引起细胞去极化，光照周边区引起细胞超极化，用弥散光同时照射中心和周围，它们的反应基本彼此抵消，以给光反应为主。撤光-中心细胞的对光反应与给光-中心细胞恰好相反，在弥散光照射时，以撤光反应为主。双极细胞同心圆状感受野的形成与其和感光细胞的连接方式有关，中心区的感光细胞直接与双极细胞形成连接，而周边区的感光细胞需通过水平细胞的中继，与双极细胞形成间接联系。水平细胞发挥抑制性中间神经元的作用，通过释放抑制性 GABA 神经递质，抑制感光细胞的活动，构成侧向抑制（lateral inhibition），这是造成双极细胞对其感受野中心去和周边区不同反应的结构基础。

给光型和撤光型双极细胞的形成是由于感光细胞以两种不同的方式与双极细胞及其下游的神经节细胞相互作用，分别称为"ON 通路"和"OFF 通路"（图 2-27）。在这两种途径中，光感受器在没有光的情况下都会去极化，从而导致神经递质谷氨酸释放到双极细胞上。光子到达感光细胞会使其超极化，从而减少释放到双极细胞上的谷氨酸。这两个途径的两个主要区别是：①在没有输入的情况下，ON 通路的双极细胞自发去极化，而在没有输入的情况下，OFF 通路的双极细胞超极化。② ON 途径双极细胞的谷氨酸受体是抑制性的（mGluR6），而 OFF 途径双极细胞的谷氨酸受体是兴奋性（AMPA、NMDA 和海人藻酸受体）。最终结果是，在存在和不存在光的情况下，这两个路径的响应恰好相反（图 2-27）。释放到 ON 通路双极细胞上的谷氨酸与代谢型受体结合，引起 cGMP 的酶促分解，cGMP 通过类似于光照射感光细胞时发生的机制使双极细胞超极化。当双极细胞超极化时，可以减少它们释放到其相关神经节细胞上的神经递质。因此，在没有光的情况下，ON 通路的神经节细胞不会被激发以产生动作电位。但是，当光照射到感光体时，这些过程会逆转：从感光体释放的谷氨酸减少，双极性 ON 细胞去极化，兴奋性神经递质被释放，神经节细胞被去极化，并且动作电位的频率增加传播到大脑。OFF 通路的双极细胞具有离子型谷氨酸受体，当谷氨酸结合时，双极细胞会去极化。这些双极细胞去极化会刺激它们将兴奋性神经递质释放到与其相关的神经节细胞上，从而刺激其激发动作电位。因此，OFF 通路在不存在光的情况下会产生动作电位，并且当光照射到感光细胞时，这些过程的逆转抑制了动作电位的产生。这些 ON 通路和 OFF 通路在视网膜每个区域中的共存，能够增强大脑感知边缘或边界处的对比度的能力，从而极大地提高了图像分辨率。

4. 视网膜节细胞的感受野及其对光反应特性　神经节细胞是视网膜唯一的输出细胞，只有视神经节细胞和少数无长突细胞可产生动作电位，而感光细胞、双极细胞和水平细胞只产生超极化或去极化局部电位变化，不产生动作电位。因此，视觉信息在到达神经节细胞之前，都是以等级电位的形式表达或编码的。光感受器电位产生后，通过影响感光细胞的递质释放，引起下游的双极细胞发生超极化或去极化等级电位。水平细胞和无长突细胞通过抑制性神经递质 GABA 实

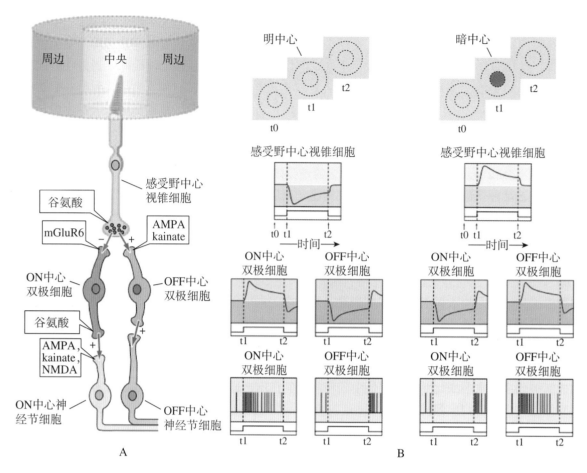

图 2-27 视网膜双极细胞和神经节细胞的感受野中心传导通路

A．感受野中心的视锥细胞输入神经节细胞感受野中心的功能解剖。加号表示功能保守的突触（"OFF"通路）；负号表示功能反转的突触（"ON"通路）。B．各种细胞类型对神经节细胞感受野中心的光斑呈现的反应。C．各种细胞类型对神经节细胞感受野中心暗点呈现的反应。来源：Dale Purves. Neuroscience. 3ed ed. Figure 10.15.

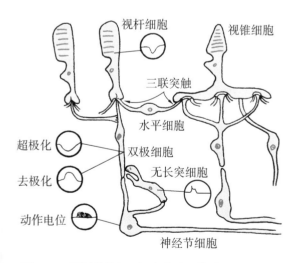

图 2-28 视网膜的主要细胞类型及其对光反应特性
只有神经节细胞能产生动作电位

现侧向的相互作用。因此，水平细胞上游的感光细胞受到光照刺激时，其产生超极化的等级电位（图 2-28）。无长突细胞产生的是去极化等级电位，并且是一种瞬变型反应，即在给光或撤光时出现去极化反应，在持续光照时，膜电位恢复至静息水平。这些细胞产生的等级电位随光强增加而反应幅度增大，但不出现"全或无"的动作电位。这种电位变化传递至神经节细胞，当其电位去极化至阈电位水平时，即可产生动作电位，这些动作电位作为视网膜的输出信号进一步向中枢传递。

神经节细胞也具有中心 - 周围拮抗同心圆状感受野，其对光反应形式与对其信号输入的双极细胞一致，分为给光 - 中心细胞和撤光 - 中心细胞。以撤光 - 中心神经节细胞为例，其放电频率最高是发生在其感受野中心区撤光时，而对其整个感受野撤光时，细胞的放电由于感受野周边区对中心区的拮抗作用而受到抑制，并且这种撤光型神经节细胞以撤光反应为主（图 2-27）。当用弥散光同时照射中心区和周边区，或当整个感受野都落在暗带或亮带时，细胞放电的变化并不显著，而当亮暗边界处于其感受野中心区和周边区的分界线上时，细胞的反应最大或最小，因此节细胞这种中心 - 周围拮抗型的感受野，在一定程度上改变了均匀背景的信息，而把有明暗对比部分的信息抽提出来，这种对比增强（contrast enhancement）效应是感觉信息处理采用的基本方式之一。视觉通路的神经元通过不同形式的感受野，提取有意义的信息，而抛弃某些不太重要的信息，逐级进行信息的加工和处理。

视觉系统具有对形状、颜色、运动等不同视觉信息进行并行处理的特征，这种平行处理从视网膜神经节细胞即开始。视网膜神经节细胞可分为三种类型：小细胞（parvo，P）型、大细胞（magno，M）型和非 M- 非 P 型。P 型是视网膜神经节细胞的主要类型，占 90%，后两种各占 5%。与 P 型细胞相比，M 型细胞的感受野更大，动作电位的传导更快，对低对比度的刺激更加敏感，并且 M 型细胞对刺激的反应是瞬时的簇发式放电，而 P 型细胞只要有刺激存在，就有持续放电。M 型细胞的低对比视觉敏感性显示了它们在暗视中的重要性，它们的快速瞬间反应使之适合于运动的监测。P 型细胞的小感受野和持续性的反应适合于对细小结构的辨别。此外，P 型和非 M- 非 P 型细胞具有颜色拮抗的特性，前者是红 - 绿拮抗，后者是黄 - 蓝拮抗，因此，这两种细胞参与色觉，而 M 型细胞不参与色觉。

（四）眼副器

眼副器包括眼睑、结膜、泪器、眼外肌以及眶内的筋膜和脂肪等，对眼球起保护、运动和支持作用。

1. 眼睑 眼睑（eyelid）（图 2-29）俗称"眼皮"，分为上睑和下睑，位于眼球前方，为保护眼球的屏障。

上、下睑之间的裂隙称睑裂。睑裂两侧的上、下睑结合处分别称眼内眦和眼外眦。睑的游离缘称睑缘，睑前缘生有睫毛。睫毛根部有睫毛腺，此腺的急性炎症即睑腺炎（俗称麦粒肿）。

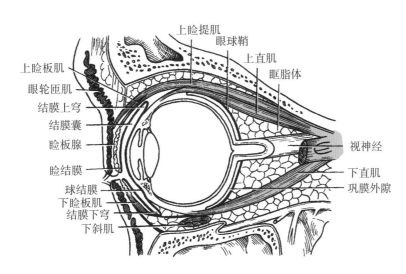

图 2-29 眼眶矢状断面示意图

眼睑由浅入深分为 5 层：皮肤、皮下组织、肌层、睑板和睑结膜（图 2-30）。眼睑的皮肤细薄，皮下组织疏松，故可因积水或出血而肿胀。肌层主要是眼轮匝肌的睑部，该肌收缩时可关闭睑裂。睑板（tarsus）由致密结缔组织构成（图 2-31），呈半月形。上、下睑板的内、外侧端各合成水平走行的结缔组织带，附着于眶的内、外侧缘，分别称为睑内侧韧带和睑外侧韧带。睑板内有许多睑板腺，与睑缘垂直排列，并开口于睑缘。睑板腺分泌油样液体，有润滑睑缘、防止泪液外溢的作用。睑板腺被阻塞时，形成睑板腺囊肿，亦称霰粒肿。

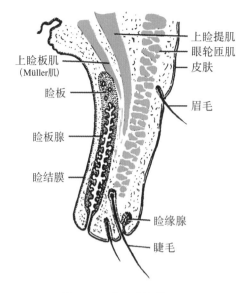

图 2-30 眼睑的结构

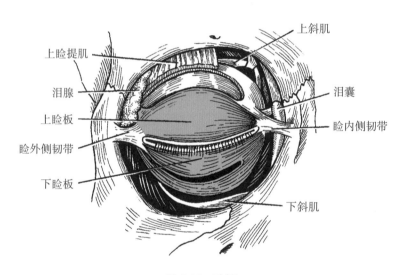

图 2-31 睑板

2. 结膜 结膜（conjunctiva）（图 2-29）是一层薄而透明的黏膜，覆盖在眼睑的后面和眼球的前面，富有血管。按其所在部位可分为 3 部分：①睑结膜，衬覆于上、下睑的内面，与睑板紧密相连，透明而光滑，可见其深面的血管与睑板腺。②球结膜，覆盖于眼球的前面，在角膜缘处移行为角膜上皮，除在角膜缘处与巩膜紧密相连外，其他部分连接疏松，易于移动，易发生结膜下水肿和结膜下出血。③结膜穹，位于睑结膜与球结膜的移行处，形成结膜上穹和结膜下穹，多皱襞，便于眼球移动。结膜围成的囊状腔隙称结膜囊，通过睑裂与外界相通。

3. 泪器 泪器（lacrimal apparatus）（图 2-32）由分泌泪液的泪腺和导流泪液的泪道组成。

（1）泪腺：泪腺（lacrimal gland）位于眶上壁外侧部的泪腺窝内，有 10 ～ 20 条排泄小管开口于结膜上穹的外侧部。泪腺分泌的泪液借瞬眼活动涂于眼球的表面，多余的泪液流向内眦处的泪湖，经泪点入泪小管。泪液可湿润眼球表面，防止角膜干燥，冲洗微尘。此外，泪液中含溶菌酶，有杀菌作用。

（2）泪道：泪道包括泪点、泪小管、泪囊和鼻泪管。

1）泪点（lacrimal punctum）：上、下睑的内侧端各有一乳头状突起，其中央的小孔称为泪点，是泪小管的开口。泪点位置的畸形可导致溢泪症。

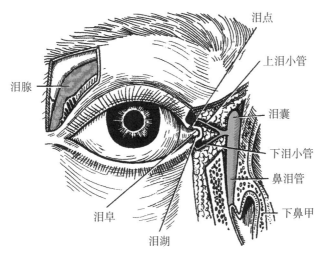

图 2-32 泪器

2）泪小管（lacrimal ductule）：为连接泪点与泪囊的小管，在眼睑的皮下，分为上、下泪小管。它们在与睑缘垂直的方向分别向上、向下走行，继而几乎成直角转向内侧汇聚，共同开口于泪囊上部。

3）泪囊（lacrimal sac）：位于眼眶内侧壁的泪囊窝内，为一膜性囊。上部为盲端，下部移行于鼻泪管。泪囊前面有睑内侧韧带和眼轮匝肌的肌纤维，眼轮匝肌有少量肌束跨过泪囊的深面。该肌收缩闭眼时，可同时牵拉扩大泪囊，囊内产生负压，促使泪液流入。

4）鼻泪管（nasolacrimal canal）：鼻泪管上部包埋于骨性鼻泪管中，与骨膜紧密结合；下部在鼻腔外侧壁黏膜深面，末端开口于下鼻道的外侧壁。

4．眼球外肌 眼球外肌（extraocular muscle）（图 2-33）有眼球肌和眼睑肌共 7 条骨骼肌，其中 6 条与运动眼球有关。

（1）上睑提肌：上睑提肌（levator palpebrae superioris）起自视神经管上方的眶壁，在上直肌上方前行，以宽阔的腱膜止于上睑。此肌收缩可上提上睑，开大睑裂，该肌瘫痪可导致上睑下垂。在上睑提肌下份的横纹肌纤维间含有平滑肌纤维，称 Müller 肌，又称上睑板肌，止于上睑板的上缘，由交感神经支配，助提上睑。

（2）上直肌、下直肌、内直肌和外直肌：运动眼球的各直肌共同起自视神经管周围的总腱环，向前至眼球中纬线前方，分别止于巩膜的上、下、内侧和外侧。上直肌位于上睑提肌的下方、眼球的上方，该肌收缩可使瞳孔转向上内侧。下直肌在眼球的下方，使瞳孔转向下内侧。内直肌在眼球的内侧，使瞳孔转向内侧。外直肌在眼球的外侧，使瞳孔转向外侧。

（3）上斜肌和下斜肌

1）上斜肌（superior oblique muscle）：位于上直肌和内直肌之间，起自蝶骨体，经细腱通过附于眶内侧壁前上方的纤维滑车，转向后外侧，在上直肌的下方止于眼球中纬线后方。上斜肌的滑车可视为"上斜肌的生理功能起点"。该肌收缩可使瞳孔转向下外侧。

2）下斜肌（inferior oblique muscle）：位于眶下壁与下直肌之间，起自眶下壁的内侧近前缘处，斜向后外侧，止于眼球下面中纬线之后方，该肌收缩可使瞳孔转向上外侧。

眼球的正常运动并非单一眼球外肌的收缩，而是两眼数条眼球外肌协同作用的结果。如仰视时，双眼上直肌和下斜肌同时收缩；俯视时，双眼下直肌和上斜肌同时收缩；侧视是一侧的外直肌和另一侧的内直肌同时收缩；两眼聚视中线（聚合）时，则必须两眼的内直肌同时收缩。当某一眼球部肌麻痹时，可出现斜视或复视现象。

5．眶脂体和眶筋膜 眼球、眼球外肌和泪器并未充满眶腔，其间隙由大量的脂肪组织所填

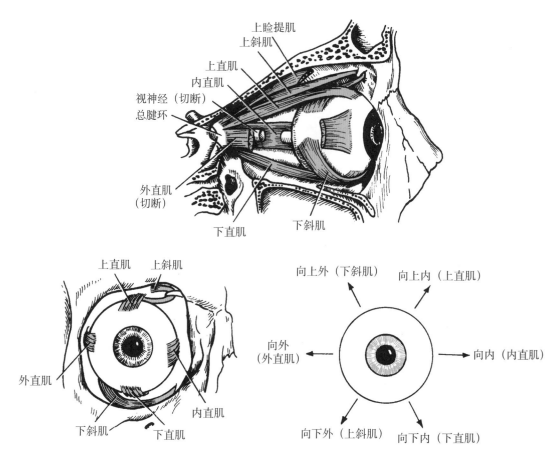

图 2-33　眼球外肌

充，称为眶脂体（图 2-29）。眶脂体可固定眶内各结构，对眼球、视神经、血管和泪器发挥弹性软垫样作用。眶内的筋膜组织总称为眶筋膜。眶脂体与眼球之间薄而致密的纤维膜，称为眼球筋膜鞘，又称眼球鞘，或称 Tenon 囊。眼球鞘内面光滑，其与眼球之间的间隙称为巩膜外隙，内充填有疏松结缔组织，眼球在囊内可灵活转动。包绕各眼外肌的鞘状筋膜称为眼肌筋膜鞘。

（五）眼的血管及神经

1. 动脉　眼动脉（ophthalmic artery）（图 2-34）是眼球的主要供血动脉。颈内动脉穿过海绵窦后，在前床突内侧发出眼动脉，其伴视神经经视神经管入眶。其先在视神经的外侧，然后在上直肌的下方越至眼眶的内侧前行，终于滑车上动脉。眼动脉在其行程中发出分支供应眼球、眼球外肌、泪腺和眼睑等。其最重要的分支为视网膜中央动脉。

视网膜中央动脉（central artery of retina）（图 2-14，图 2-34）是供应视网膜的唯一动脉。其在眼球后方穿入视神经，行于视神经中央，从视神经盘穿出，再分为 4 支，即视网膜鼻侧上、下和颞侧上、下小动脉，营养视网膜内层。临床上，可以用检眼镜直接观察这些结构，对于疾病的诊断和预后判断具有重要意义。黄斑中央凹 0.5 mm 范围内无血管分布。

视网膜中央动脉是终动脉，在视网膜内的分支之间无吻合，也不与脉络膜的血管吻合。视网膜中央动脉阻塞时可导致眼全盲。

2. 静脉　视网膜中央动脉及其分支全程有同名静脉伴行。视网膜中央静脉收纳视网膜的血液回流。视网膜中央静脉穿出视神经后注入眼上静脉。眶内血液通过眼上静脉和眼下静脉回流。前者起自眶的前内侧，向后经眶上裂注入海绵窦；后者起自眶下壁和内侧壁的静脉网，向后分为两支，一支经眶上裂注入眼上静脉，另一支经眶下裂注入翼静脉丛。

　　眼球内的静脉也汇入眼上、下静脉。眼静脉无瓣膜，向前与面静脉吻合，向后注入海绵窦，因此，面部感染可经此途径侵入颅内。

　　3. 神经　视器的神经分布较复杂。主要有如下神经。

　　（1）运动神经：眼球外肌中的上斜肌由滑车神经支配，外直肌由展神经支配，上、下、内直肌和下斜肌、上睑提肌均由动眼神经支配。眼球内肌中的睫状肌和瞳孔括约肌受副交感神经支配，而瞳孔开大肌受交感神经支配。

　　（2）感觉神经：其感觉神经来自三叉神经的眼神经及其分支，如鼻睫神经和泪腺神经。"角膜反射"即轻触角膜，通过眼球的感觉神经传入中枢，再经传出神经至眼轮匝肌，而引发闭眼反射。

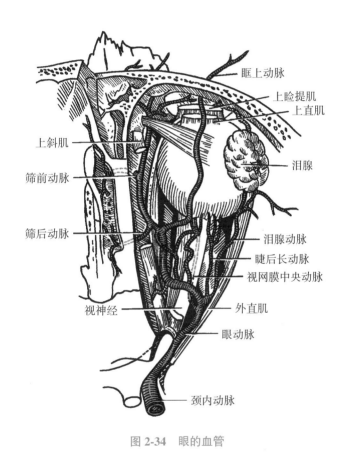

图 2-34　眼的血管

视觉小结

二、前庭蜗器

　　前庭蜗器（vestibulocochlear organ）主要由前庭器（vestibular organ）和蜗器（cochlear organ）两部分组成。前庭器主要是指感受头部位置变化的感受装置，也称位觉器。蜗器主要是指声波的传导和感受装置，也称听器。两者功能不同，但结构上密不可分，故通常合称为前庭蜗器或位听器。

　　前庭蜗器由外耳、中耳和内耳三部分构成（图 2-35）。外耳和中耳是声波的收集和传导装置，内耳又称迷路，位置觉和听觉感受器就位于内耳，是前庭蜗器的主体部分。

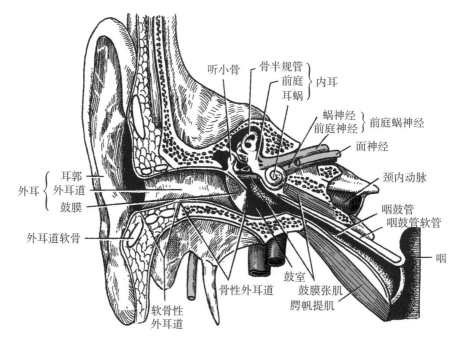

图 2-35　前庭蜗器模式图

（一）外耳的结构与功能

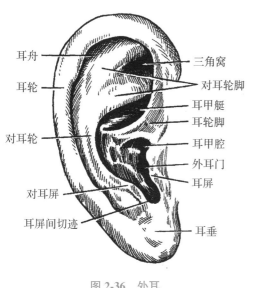

图 2-36　外耳

外耳（external ear）包括耳郭和外耳道。

1. 耳郭　耳郭（auricle）（图 2-36）位于头部两侧，主要以弹性软骨为基础，外覆皮肤，皮下组织少。而下 1/3 部皮下无软骨，主要由纤维结缔组织和脂肪所构成，血管丰富，称为耳垂（auricular lobule），是临床常用的采血部位。

耳郭的前外侧面高低不平，其卷曲的周缘称耳轮。耳轮前方有一与其平行的弓状隆起，称对耳轮，对耳轮的上端分叉，形成对耳轮上、下脚，两脚之间的三角形浅窝称三角窝。对耳轮前方的深窝称耳甲，耳甲腔向前通入外耳门。外耳门的外侧屏障称耳屏。耳郭形状犹如一个倒置的胎儿，其表面形态是耳针取穴的定位标志。

耳郭的外形有助于收集声波，还可用于声源的定位。有些动物的耳郭可以转动，与其在声源定位方面的强大能力有关。声波进入耳内有两种途径，一种是直接进入，另一种是通过耳郭反射后才进入，造成声波到达鼓膜的时间延后（图 2-37）。在垂直方向上，由于耳郭表面的皱褶，来自不同高度的声音将有不同的反射，因此会有不同的时间延迟。听觉系统利用这一时间差来进行垂直方向的声音定位。尽管人的耳朵较听觉灵敏的一些哺乳动物小很多，也不能转动，但仍然保持这种垂直方向的定位作用。

2. 外耳道（external acoustic meatus）　是从外耳门至鼓膜的管道，长 2.5～3.5 cm。其外侧 1/3 为软骨部，以耳郭软骨为基础；内侧 2/3 为骨部，是由颞骨鳞部和鼓部所围成的椭圆形短管，其表面被覆皮肤。两部交界处较狭窄。外耳道是一弯曲的管道，从外侧向内侧，方向是先向前上，继而转向后，然后再向前下。外耳道软骨部有可移动性，外耳道检查时，向后上方牵拉耳

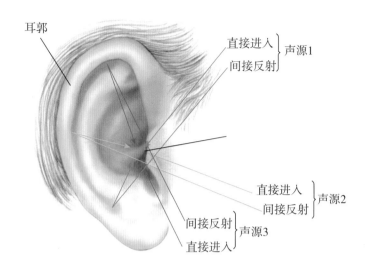

图 2-37　耳郭对声源在垂直方向上的定位作用

改编自：Bear M F. Neuroscience exploring the brain. 4th edition. p398. Figure 11.26.

郭，即可拉直外耳道，以便观察鼓膜。婴儿外耳道骨部和软骨部尚未发育完全，故外耳道短而狭窄，且鼓膜的位置接近水平位，检查鼓膜时，需将耳郭向后下方牵拉。

外耳道为一末端止于鼓膜的半封闭管道，是声波传导的通道。根据物理学原理，一端封闭的管道对波长为其 4 倍的声波能产生共振作用。人的外耳道长 20 ～ 30 mm，共振频率是 3 800 Hz，到达鼓膜处的声压比外耳道口处明显增强。

（二）中耳的结构与功能

中耳（middle ear）位于外耳和内耳之间，为颞骨内一系列含气的不规则腔道，由鼓膜、鼓室、咽鼓管、乳突窦和乳突小房组成。中耳是传导声波的主要部分。

1. 鼓膜　鼓膜（tympanic membrane）（图 2-38）位于鼓室和外耳道之间，为椭圆形半透明薄膜，与外耳道底成 45° ～ 50° 的倾斜角，其外侧面向前、向下、向外倾斜。因此，外耳道的前壁及下壁较长。鼓膜的边缘附着于颞骨上，其中心向内凹陷，称鼓膜脐（umbo of tympanic membrane），为锤骨柄末端附着处。鼓膜上 1/4 的三角区薄而松弛，称为松弛部，在活体呈淡红色；鼓膜下 3/4 坚实而紧张，称为紧张部，在活体呈灰白色，其前下方有一个三角形反光区，称光锥，鼓膜穿孔时光锥可消失。人的鼓膜呈椭圆形，面积为 50 ～ 90 mm²，厚度约为 0.1 mm。

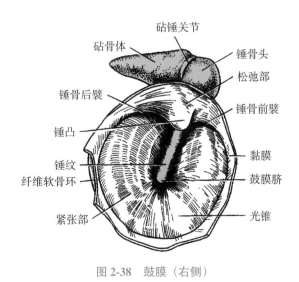

图 2-38　鼓膜（右侧）

2. 鼓室 鼓室（tympanic cavity）（图 2-39，图 2-40）是颞骨岩部内含气的不规则腔隙，内有听小骨、韧带、肌、血管和神经等。鼓室的内面及上述各结构的表面均覆有黏膜，此黏膜与咽鼓管、乳突窦和乳突小房的黏膜相延续。

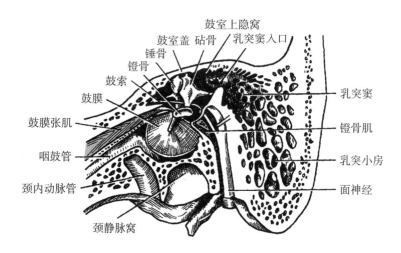

图 2-39 鼓室外侧壁

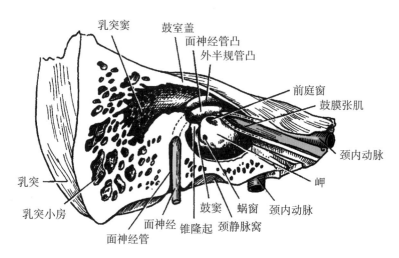

图 2-40 鼓室内侧壁

（1）鼓室的壁：鼓室为一不规则腔隙，由 6 个壁围成（图 2-39，图 2-40）。

1）上壁：为鼓室盖壁，由颞骨岩部前外侧面的 3 ~ 4 mm 的鼓室盖构成，为一块分隔鼓室与颅中窝的薄骨板，鼓室炎症可经此侵入颅内。

2）下壁：为颈静脉壁，为分隔鼓室和颈静脉窝的薄层骨板。

3）前壁：为颈动脉壁，即颈动脉管的后壁，此壁的上方有咽鼓管的鼓室口和鼓膜张肌半管。

4）后壁：为乳突壁，上部有乳突窦的开口，开口稍下方有一锥形突起，称锥隆起，内藏镫骨肌，该隆起为面神经水平段与垂直段的交界处的标志。

5）外侧壁：又称鼓膜壁，大部分由鼓膜构成，鼓膜上方是由颞骨鳞部骨质围成的鼓室上隐窝（图 2-39）。

6）内侧壁（图 2-40）：也称迷路壁，由内耳的外侧壁构成，此壁的中部隆凸，称岬（promontory），为耳蜗底突向鼓室所形成。岬的后上方有一卵圆形的孔，称前庭窗（或称卵圆窗），为镫骨底所封闭。岬的后下方有一圆形的孔，称蜗窗（或称圆窗），在活体有膜封闭，称第二鼓膜。在前庭窗的后上方有一弓形隆起，称面神经管凸，管内有面神经通过。面神经管凸的骨壁较薄，甚或缺如。在中耳炎或施行中耳内手术时易侵及面神经，引起面神经瘫。

（2）鼓室内的结构：鼓室内含有 3 块听小骨、2 条小肌肉和 1 根神经，分别是锤骨、砧骨和镫骨，鼓膜张肌和镫骨肌，面神经鼓索支。

鼓室内 3 块听小骨即锤骨、砧骨和镫骨依次连接，形成听小骨链（图 2-41），连于鼓膜和前庭窗之间。① 锤骨（malleus）：形似小锤，有一头、一柄和两个突起。柄细长，末端附着于鼓膜脐。鼓膜张肌附着于锤骨柄的上端。锤骨头与砧骨体形成关节，位于鼓室上隐窝，并以韧带与上壁相连。② 砧骨（incus）：形如砧，分为砧骨体和长、短两脚。砧骨体与锤骨头形成砧锤关节，砧骨长脚与镫骨头形成砧镫关节。③ 镫骨（stapes）：形似马镫，分为镫骨头、两脚和底共 4 个部分。镫骨头与砧骨长脚相连。镫骨底四周借韧带连于前庭窗周缘，镫骨底封闭前庭窗。

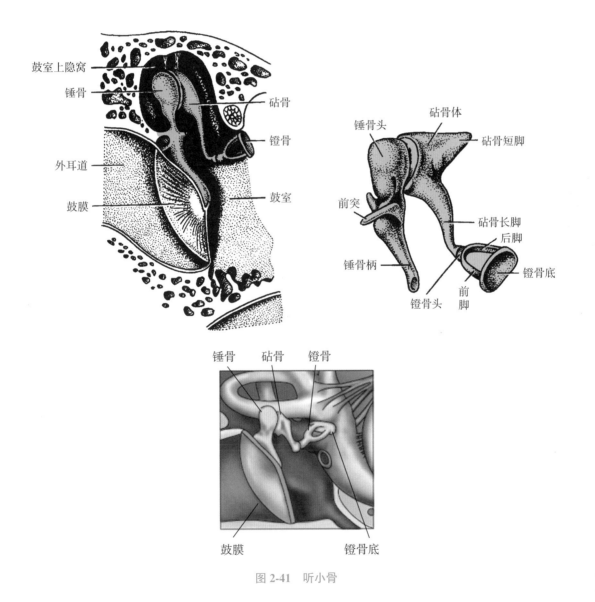

图 2-41　听小骨

锤骨借柄连于鼓膜，砧骨连于锤骨与镫骨之间，镫骨底封闭前庭窗，3 块听小骨以关节和韧带连接成听小骨链，形成曲轴杠杆系统。当声波振动鼓膜时，带动听小骨链，将声波转换成机械传感效应并加以放大，使镫骨底在前庭窗上来回摆动，从而将声波的振动传入内耳。

鼓室内有两块肌与听小骨的活动有关（图 2-40）。① 鼓膜张肌（tensor tympani）：位于咽鼓管上方的鼓膜张肌半管内，止于锤骨柄的上端，具有紧张鼓膜的作用，由三叉神经支配。② 镫骨肌（stapedius）：位于鼓室后壁的锥隆起内，肌腱入鼓室，止于镫骨，作用是向外侧牵拉镫骨底，调节声波对内耳的压力，该肌由面神经支配。

当空气压力波引起鼓膜振动使锤骨柄内移时，砧骨长突和镫骨脚板也发生相应的内移，引起前庭窗内、外淋巴的振动。压力波进一步经外淋巴液传播，引起蜗窗补偿性膨出。鼓膜的外移运动可使这些结构回转。可以看出，声波并非直接引起外淋巴的振动，主要有两个原因：其一，鼓膜接受的是气播声，而传至耳蜗的淋巴后，变为液播声，声波在气、液两种不同的介质中传播时所遇到的阻抗不同，若直接从气相介质传递到液相介质，能量损失很多（99.9%），因此，声波先作用于鼓膜，再经听骨链传至耳蜗，可使因阻抗不匹配导致的能量损失减少；其二，耳蜗淋巴不能压缩，因此驱动淋巴运动所需要的压力比声波在空气中传递所需的压力大得多，由于前庭窗的面积约为鼓膜面积的 1/20，而且通过听骨链的杠杆作用，进一步起到了压力放大的作用，因此到达前庭窗的单位面积压力大约是鼓膜的 25 倍。故声音可引起鼓膜振动约 0.01 nm 即可被人感知到。

框 2-6　声音的传导途径

　　声波传入内耳的感受器有两条途径，一是空气传导，二是骨传导。正常情况下以空气传导为主。

　　1. 空气传导　声波由耳郭收集，经外耳道传至鼓膜，引起鼓膜振动，继而引起中耳内 3 个听小骨构成的听小骨链随之振动，将声波引发的机械振动加以放大，经镫骨底传至前庭窗，引起前庭阶的外淋巴的波动。外淋巴的波动由前庭阶传向蜗孔，再经蜗孔传向鼓阶。最后，波动使得蜗窗的鼓膜外凸而波动消失。外淋巴的波动通过前庭膜引起内淋巴的波动，也可以直接使基底膜振动。总之，内淋巴的波动刺激螺旋器并产生神经冲动，经过蜗神经传入中枢，产生听觉。

　　2. 骨传导　是声波经过颅骨传入内耳的过程。声波的冲击和鼓膜的振动可由颅骨和骨迷路传入，使耳蜗内的淋巴产生波动，刺激基底膜上的螺旋器产生神经兴奋。

　　3. 咽鼓管　咽鼓管（auditory tube）（图 2-39）连通鼻咽部与鼓室，长 3.5 ~ 4.0 cm，可分为前内侧的软骨部和后外侧的骨部。咽鼓管骨部即咽鼓管半管，约占咽鼓管全长的 1/3，向后外侧借咽鼓管鼓室口开口于鼓室的前壁。软骨部约占咽鼓管全长的 2/3。两部交界处管腔最窄，仅 1 ~ 2 mm，称咽鼓管峡。咽鼓管作用是保持鼓膜内、外两侧压力平衡，以便鼓膜振动。咽鼓管咽口和软骨部平时处于关闭状态，仅在吞咽运动或尽力张口时才暂时开放，空气可进入鼓室。幼儿的咽鼓管较成人短而平，管径也较大，故咽部感染易沿咽鼓管侵入鼓室而致中耳炎症。

　　4. 乳突窦和乳突小房　乳突窦（mastoid antrum）（图 2-39）位于鼓室上隐窝的后方，向前开口于鼓室后壁的上部，向后下与乳突小房相通，为鼓室和乳突小房之间的交通要道。乳突小房（mastoid cell）（图 2-39）为颞骨乳突内众多互相通连的含气小腔，其大小可因年龄和发育状况而不同，乳突小房腔内覆盖的黏膜与乳突窦和鼓室的黏膜相延续，故中耳炎可经乳突窦蔓延至乳突小房而引起乳突炎。

（三）内耳的整体结构

内耳（internal ear）是听觉和位置觉感受器的主要部分，位于颞骨岩部的骨质内，鼓室的内侧壁和内耳道底之间。内耳由构造复杂的管道系统组成，又称为迷路（labyrinth），其可分为骨迷路和膜迷路两部分。骨迷路是颞骨岩部骨质中的不规则腔隙，膜迷路是套在骨迷路内封闭的膜性管道系统，听觉（耳蜗）和位置觉感受器（前庭器官）即位于膜迷路内。膜迷路管内充满内淋巴。膜迷路与骨迷路之间充满外淋巴，内、外淋巴互不相通

内耳道（internal acoustic meatus）位于颞骨岩部后面中部，从内耳门至内耳道底。内耳道邻近骨迷路的内侧壁，有很多孔，有前庭蜗神经、面神经和基底动脉发出的迷路动脉穿行。

1. 骨迷路　骨迷路（bony labyrinth）可分 3 个部分：耳蜗、前庭和骨半规管，沿颞骨岩部的长轴从前向后外侧依次排列（图 2-42）。

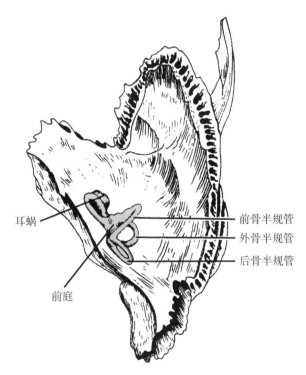

图 2-42　内耳在颞骨岩部的投影

（1）前庭：前庭（vestibule）是位于骨迷路中部的不规则椭圆形腔隙。前庭的后部有 5 个小孔与 3 个骨半规管相通，前部有一大孔，连通耳蜗。前庭的外侧壁即鼓室的内侧壁，有前庭窗和蜗窗。其内侧壁是内耳道的底，有前庭蜗神经穿行。

（2）骨半规管：骨半规管（bony semicircular canals）为 3 个 "C" 形的互成直角排列的小管，分别称为前、后和外骨半规管（图 2-43）。①外骨半规管凸向外方，呈水平位，故又称水平骨半规管；②前骨半规管凸向上方，与颞骨岩部的长轴垂直；③后骨半规管凸向后外侧，与颞骨岩部的长轴平行。每个骨半规管皆有两个骨脚连于前庭，一个骨脚膨大，称壶腹骨脚，膨大部称骨壶腹；另一骨脚细小，称单骨脚。因前、后骨半规管的两个单骨脚合成一个总骨脚，故 3 个骨半规管共有 5 个孔开口于前庭的后上壁。

2. 膜迷路　膜迷路（membranous labyrinth）（图 2-44）是套在骨迷路内封闭的膜性管道和囊，借纤维束固定于骨迷路。膜迷路由椭圆囊、球囊、膜半规管和蜗管组成。椭圆囊和球囊位于骨迷路的前庭内，膜半规管位于骨半规管内，蜗管位于耳蜗的蜗螺旋管内。它们之间相互连通，其内充满着内淋巴。

（1）椭圆囊和球囊：椭圆囊（utricle）和球囊（saccule）位于骨迷路的前庭部。椭圆囊位于前庭的后上方，球囊位于椭圆囊前下方。椭圆囊后壁有 5 个开口，连通 3 个膜半规管，椭圆囊前壁借椭圆球囊管与球囊相连，并由此管发出内淋巴管，穿经前庭内侧壁，至颞骨岩部后面，在

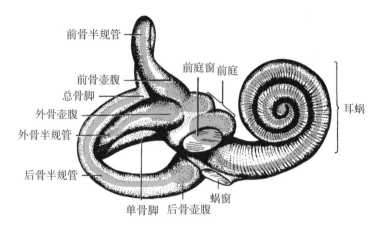

图 2-43　骨迷路

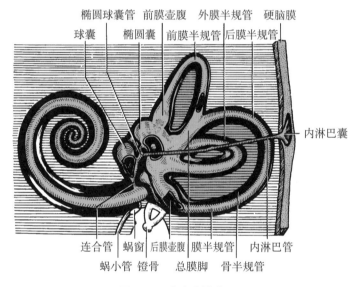

图 2-44　膜迷路模式图

硬脑膜下扩大为内淋巴囊，内淋巴可经此囊渗透到周围血管丛。球囊较小，其下端借连合管连于蜗管。

（2）膜半规管：膜半规管（semicircular duct）形态与骨半规管相似，是套在同名骨半规管内的一套膜性管道。直径仅为骨半规管的 1/3 或 1/4。在 3 个骨壶腹内的膜半规管亦有相应膨大的膜壶腹，在膜壶腹内壁上有隆起的壶腹嵴（crista ampullaris），属于位置觉感受器，能感受旋转运动的刺激。3 个壶腹嵴相互垂直，其毛细胞可将人体在三维空间中的运动变化转变成神经冲动，经前庭神经壶腹支传入中枢。

（3）蜗管：蜗管（cochlear duct）位于蜗螺旋管内，起端以连合管连于球囊，随蜗螺旋管绕蜗轴旋转两圈半，以盲端止于蜗顶。蜗管的横切面呈三角形，有上、下和外侧三个壁，上壁为前庭膜（vestibular membrane）（又称蜗管前庭壁），将前庭阶和蜗管隔开；外侧壁较厚，富含血管，与蜗螺旋管的骨膜相结合；下壁由骨螺旋板和螺旋膜（spiral membrane）（又称蜗管鼓壁）组成，并与鼓阶相隔。螺旋膜亦称基底膜（basilar membrane），其上有螺旋器（spiral organ，又称 Corti 器），是听觉感受器（见图 2-46）。

（四）耳蜗的结构和功能

耳蜗（cochlea）位于前庭的前方，形似蜗牛壳（图 2-45），蜗底朝向后内侧的内耳道底，蜗顶朝向前外侧。

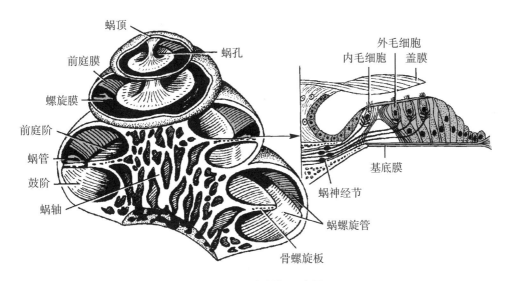

图 2-45　耳蜗纵切示意图

耳蜗分为蜗轴（cochlear axis）和蜗螺旋管（cochlear spiral canal）两部分。蜗轴为耳蜗的中央骨质，由骨松质构成，其间有螺旋神经节及其发出的纤维和血管穿过，由蜗顶至蜗底，蜗轴为一横置的圆锥体。蜗螺旋管（骨蜗管）起于前庭（图 2-46），环绕蜗轴旋转约两圈半，以盲端终于蜗顶，其底圈凸向鼓室内侧壁，构成岬的后部。自蜗轴向蜗螺旋管内发出骨螺旋板（osseous spiral lamina）突入蜗螺旋管。耳蜗外侧壁的骨膜增厚形成螺旋韧带（spiral ligament），其向骨螺旋板突出形成膜螺旋板（membranous spiral lamina），与骨螺旋板相连。

耳蜗的横断面显示有两分界膜，斜行的称为前庭膜，横行的称为基底膜（basilar membrane），从而将蜗管分为三个腔室，即上方的前庭阶（scala vestibuli）起自前庭，在前庭窗处为中耳的镫骨所封闭；中间的中阶（scale media），是膜性的蜗管，其尖端为盲端，终于蜗顶处；下方的鼓阶（scala tympani），终于蜗窗上的第二鼓膜（图 2-46）。前庭阶和鼓阶含外淋巴，在蜗顶处借蜗孔（helicotrema）彼此相通，中阶内淋巴与外淋巴不相通。外淋巴与脑脊液成分类似，低钾高钠（K^+ 7 mmol/L，Na^+ 140 mmol/L），而内淋巴与细胞内液类似，低钠高钾（K^+ 150 mmol/L，Na^+ 1 mmol/L），这是由蜗管外侧壁血管纹边缘细胞（marginal cell）膜上高活性的钠泵以及 Na^+-K^+-$2Cl^-$ 转运体所产生和维持的。血管纹对 Na^+ 有重吸收，并逆浓度梯度释放 K^+，这样使得内淋巴的电位比外淋巴高 80 mV，称为耳蜗内电位（endocochlear potential，EP）。血管纹细胞对缺氧和钠泵抑制药哇巴因（ouabain）非常敏感，临床上常用的利尿药依他尼酸（etacrynic acid）和呋塞米（furosemide）等具有抑制 Na^+-K^+-$2Cl^-$ 转运体的作用，因此可能引起内淋巴正电位不能维持，导致听力障碍。

耳蜗外淋巴的振动反向传导至前庭窗，跨过中耳再传向鼓膜，像扬声器一样产生耳声发射（otoacoustic emission，OAE）。耳声发射是耳蜗内耗能的主动性机械活动，被认为是正常耳蜗的一种重要功能，也是临床检查耳功能的依据之一。

1. 螺旋器的结构　在中阶底部的基底膜上有听觉感受细胞、听神经末梢等组成的声音感受器，称为螺旋器（spiral organ），又称 Corti 器，根据发现该结构的意大利解剖学家而命名。螺旋器由柱状的支持细胞和毛细胞组成，每个毛细胞顶端约有 100 根静纤毛（stereocilium），声波振动能够转变为神经电信号的关键就在于这些纤毛的弯曲（图 2-47）。毛细胞被夹在基底膜和称为网状板（reticular lamina）的薄层组织之间，Corti 杆为这两层结构提供了支撑。位于 Corti 杆和蜗轴之间的毛细胞称为内毛细胞（inner hair cell），约有 3 500 个，呈单行排列，同耳蜗螺旋神经节

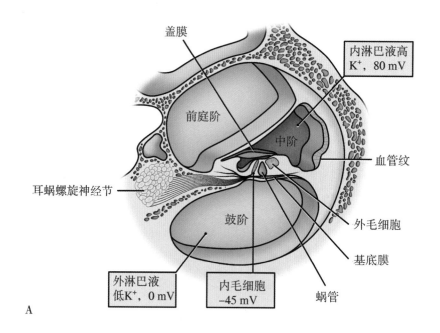

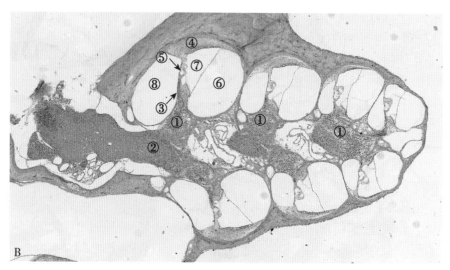

图 2-46　耳蜗结构示意图（A）与耳蜗纵切面光镜像（B）

A．内外淋巴液成分不同（改编自：Dale Purves. Neuroscience. 3rd edition. p.299. Figure 12.10）。B．①螺旋神经节；②蜗神经；③骨螺旋板；④螺旋韧带；⑤膜螺旋板；⑥前庭阶；⑦膜蜗管；⑧鼓室阶

（spiral ganglion）内的大双极细胞（Ⅰ型）发出的外周有髓纤维形成带状突触（ribbon synapse）。每个内毛细胞可与 10～20 个这样的神经纤维联系，形成高度的分散性传导（图 2-47）。位于 Corti 杆外侧的细胞称为外毛细胞（outer hair cell）约有 12 000 个，排列成 3 行，与螺旋神经节内小双极细胞（Ⅱ型）发出的外周无髓轴突形成突触，而且大约 10 个外毛细胞可与一根轴突形成突触，形成高度的汇聚性传导。听神经含有 24 000～50 000 根轴突，其中约 90% 分布到内毛细胞底部，只有 10% 分布到数量众多的外毛细胞，因此一个内毛细胞可接受多条传入纤维的支配，反过来，多个外毛细胞只接受一条传入纤维的支配。

　　骨性螺旋板的骨膜增厚，突向蜗管内形成螺旋缘，该缘表面的细胞分泌形成一个胶质性膜，称为盖膜（tectorial membrane），覆盖于螺旋器的上方。盖膜为含有黏多糖和蛋白质的凝胶状物质。当声波振动传来引起基底膜振动时，可引起盖膜的运动，从而使静纤毛发生向左或右的弯曲，改变机械敏感离子通道的开放状态，结果是使毛细胞发生周期性去极化或超极化反应，谷氨酸递质的分泌也产生相应的周期性变化。

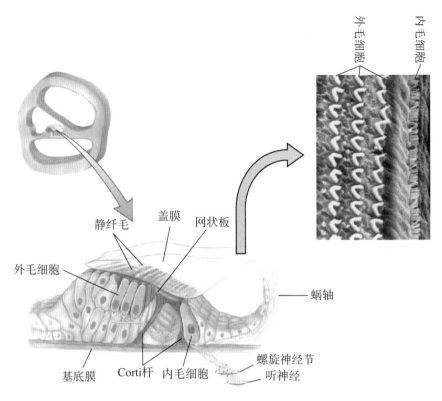

图 2-47A　螺旋器结构示意图

（改编自：Bear M F. Neuroscience exploring the brain. 4th edition. p.381. Figure 11.12）。右上方是听觉感受细胞的扫描电镜图，可见基底膜近蜗轴侧 1 排呈"一"字形排列的内毛细胞顶部的纤毛，以及外侧 3 排呈"V"字形排列的外毛细胞的纤毛

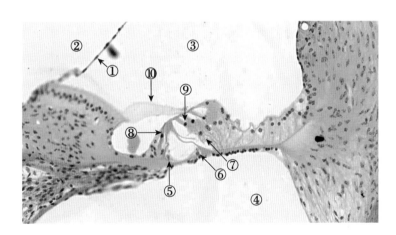

图 2-47B　螺旋器光镜像

①前庭膜；②前庭阶；③膜蜗管；④鼓室阶；⑤内柱细胞；⑥外柱细胞；⑦外指细胞；⑧内毛细胞；⑨外毛细胞

　　螺旋器上除毛细胞以外的支持细胞主要有两种。①柱细胞，位于螺旋器的中央，排成两行，靠蜗轴侧的为内柱细胞，远侧的为外柱细胞。内、外柱细胞的底部较宽，含细胞核，位于基膜上，中段较细，相互分离而形成一条三角形的内隧道。内、外柱细胞的顶部形成方形头板，互相镶嵌。柱细胞的细胞质内富含张力丝，起支持作用。②指细胞，分内指细胞和外指细胞两种。内指细胞为一列，位于内柱细胞的内侧。外指细胞为 3 ~ 4 列，位于外柱细胞的外侧。指细胞为高柱状，底部位于基膜上，顶部伸出指状突起，突起顶部相互连接形成网状膜。指细胞内也富含张

力丝，具有承托毛细胞的作用。

2. 毛细胞的感音换能作用　耳蜗的作用是把传到耳蜗的机械振动转变成听神经纤维的神经冲动。在这一转变过程中，基底膜的振动是一个关键因素。它的振动使位于它上面的毛细胞和上方的盖膜之间产生剪切力，引起耳蜗内发生各种过渡性的电变化，最后引起位于毛细胞底部的传入神经纤维产生动作电位。

毛细胞顶部纤毛随基底膜的振动而发生弯曲，是毛细胞将机械振动转变为生物电的原因。由于基底膜与盖膜的附着点不在同一个轴上，当基底膜振动时，基底膜与盖膜便沿不同的轴而上、下移动，使外毛细胞的纤毛受到剪切力作用而发生弯曲。内毛细胞纤毛短，不与盖膜接触，它的弯曲是由内淋巴的运动所引起的。

毛细胞的静息电位为 –80 ～ –70 mV。毛细胞顶部有机械门控性通道——类跨膜通道蛋白（transmembrane channel-like 1，Tmc1）和 Tmc2。当纤毛向一侧弯曲时，连接静纤毛之间的顶端连接（tip link）被拉长而张力增加，通道开放，K^+ 内流增大，细胞出现去极化的感受器电位（图 2-48）。当纤毛向相反的方向弯曲时，顶端连接张力释放，通道关闭，内向 K^+ 电流停止，膜超极化。当毛细胞处于静止状态时，有少部分通道因顶端连接的张力作用而开放，导致少量的 K^+ 内流。由于毛细胞顶端膜的一部分机械门控通道在静息时处于开放状态，使得细胞可以去极化和超极化交替的方式对刺激产生双相反应，故感受器电位变化如实地复制了声波的波形。研究表明，顶端连接由来自较高静纤毛的 CDH23（cadherin 23）和来自较低静纤毛的 PCDH15（protocadherin 15）通过 N 端相互结合形成。

机械门控K^+通道

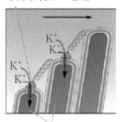

静纤毛

顶端连接

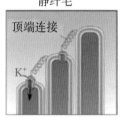

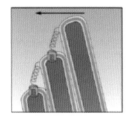

（B）

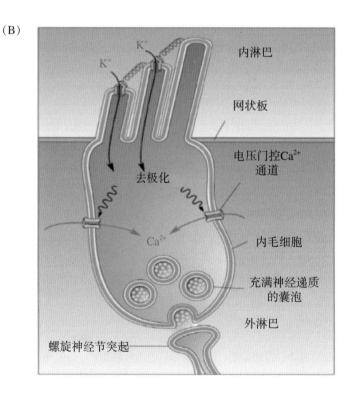

图 2-48　毛细胞感受器电位的产生机制
改编自：Bear M F. Neuroscience exploring the brain. 4th edition. p.385. Figure 11.15

大多数可兴奋细胞兴奋时是 Na^+ 内流而非 K^+ 内流，但毛细胞恰好相反。驱使 K^+ 内流的原因是内淋巴异乎寻常的高 K^+ 浓度，使得毛细胞的 K^+ 平衡电位为 0 mV（一般情况下，神经细胞的 K^+ 平衡电位为 –80 mV），此平衡电位在 K^+ 通透性通道开放时可驱使 K^+ 内流。内淋巴 80 mV 的正电位使毛细胞与内淋巴之间有 150 ~ 180 mV 的跨膜电位梯度，有利于通道开放时 K^+ 内流。毛细胞胞体的侧膜上有电压依赖性 Ca^{2+} 通道，去极化 / 超极化使通道开放 / 关闭，Ca^{2+} 内流量发生变化，毛细胞底部向突触间隙的递质释放发生改变，听神经纤维放电频率增高 / 降低，神经冲动进一步经听觉传导通路向中枢传递。

近年来在豚鼠的实验中发现，与外淋巴接触的毛细胞胞体侧膜上有去极化激活的背景 K^+ 通道和 Ca^{2+} 激活 K^+ 通道，两者的开放均与细胞内 Ca^{2+} 浓度的升高有关。因此，当 K^+ 内流使毛细胞去极化，激活胞体侧膜上电压依赖性 Ca^{2+} 通道，Ca^{2+} 内流促使毛细胞底部递质释放增多的同时，激活了细胞侧膜上的去极化激活背景 K^+ 通道和 Ca^{2+} 激活 K^+ 通道，两种通道开放，K^+ 外流增多，从而使毛细胞电位恢复到 K^+ 平衡电位，细胞底部递质释放减少，细胞顶部机械门控通道两侧的电化学驱动力恢复，使细胞由机械信号到电信号的转换可继续进行。

3. 外毛细胞作为耳蜗放大器 数量几倍于内毛细胞的外毛细胞主要通过自身的运动增加基底膜的振动，发挥耳蜗放大器（cochlear amplifier）的作用。外毛细胞的第一种运动形式源于其顶端的纤毛束（hair bundle）马达。同一毛细胞的静纤毛排成高度递增的一排，就像台阶一样。当纤毛束折向台阶上升的方向，机械敏感通道开启，打开的通道自身会产生同方向的力，刺激更多的通道开启，形成正反馈循环。外毛细胞的第二种运动形式源于细胞自身的改变。超极化时细胞沿长轴伸长，而去极化使之缩短，这种性质称为电能动性（eletromotility），其分子基础是 Prestin 蛋白。外毛细胞自身的运动传至基底膜，可增强其位移，从而形成另一个正反馈循环。若不存在外毛细胞的放大作用，基底膜的运动峰值将减小至约 1/100。当外毛细胞被链霉素、庆大霉素等抗生素选择性损毁后，耳蜗放大器的作用就消失，由此可以解释一些抗生素的致聋作用。

毛细胞再生

4. 声音强度和频率的编码机制 听觉神经系统以听神经元的放电频率和被兴奋的听神经元数量两种方式对声音强度编码，引起声强的感觉。声音加大，毛细胞感受器电位的变化也加大，听神经纤维以更高的频率发放动作电位，同时，基底膜的振动范围也加大，从而激活更多的毛细胞。

声音频率和基底膜产生最大振幅的位置具有一一对应的关系，也就是基底膜不同位置的毛细胞具有一定的频率特异性，从高频底端到低频顶端，形成了音调拓扑图（tonotopic map）。耳蜗底部基底膜窄（50 μm），但富于韧性，约为顶部的 100 倍；顶部基底膜宽，但韧性差。因此，进入内耳的声波以行波（traveling wave）的方式自基底膜底部向顶部传播时，振幅逐渐加大，而速度变慢，波长变短，到达某一位置，声波频率与共振频率达到一致时，振幅达最大，而后迅速变小直至消失（图 2-49）。高频声波引起底部基底膜较大程度的振动，大部分能量被耗散，因此传播距离较短，而低频振动可传向基底膜顶部（图 2-50）。以上称为基底膜振动的行波说（traveling wave theory）。在耳蜗核、听觉传导通路的中继核团和听皮质中也都有相应的频率对应性拓扑分布特征。

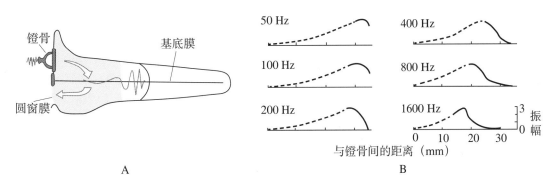

图 2-49 声波振动在基底膜传递的示意图

A. 声波引起的机械振动在基底膜的传播。假设耳蜗被拉直，镫骨向耳蜗内运动时，圆窗膜向外凸出，基底膜向下发生位移。B. 不同频率的纯音引起基底膜位移幅度的示意图。随着声波频率的增大，行波传播的距离越近

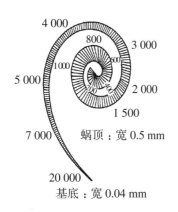

图 2-50　基底膜不同部位的频率响应性

耳蜗底部的基底膜较窄，韧性高，向顶部逐渐增宽，韧性低；对声音的感受由底部的高频向顶部的低频过渡

除音调拓扑（tonotopy）外，听神经元发放的锁相（phase locking）也可以对声音频率编码，从而引起声调的感觉。锁相指听神经元在对应于声波的一定相位处放电的现象。不同频率的声音引起听神经元发放冲动的频率不同，而冲动的频率是听觉中枢对声音频率进行分析的依据。实验证明声音频率低于 400 Hz 时，听神经大体能按声音的频率发放冲动，而当声音频率在 400 ~ 5 000 Hz 范围时，听神经中的纤维会分成若干个组发放，这一现象称为排放（volley）。总体上，低频、中频和高频声音分别通过锁相、锁相和音调拓扑结合以及音调拓扑的方式进行编码。

5．声源定位和声源位置辨别　声源定位和声源位置辨别在日常生活中有重要意义，是听觉系统的复杂功能。声源在垂直方向和水平方向的定位具有不同的机制。如前所述，耳郭对声源垂直方向的定位发挥关键作用。

脑干上橄榄核接受来自双侧耳蜗腹核的传入，因此可利用两耳间的时间差和强度差进行声音的水平方向定位，其精确度可达一个弧度。如果声音来自右侧，声波先到达右耳，在声波传播至左耳时，有一个显著的时间延迟；如果声音从正面传来，将没有两耳间的时间延迟；而声音从右前方或右面传来，将有 0.3 ms 或 0.6 ms 的时间延迟。频率在 20 ~ 2 000 Hz 的声音主要通过上述双耳时间差（interaural time difference）的方式判断声源位置，因为听神经元锁相带来的精确计时只在 < 2 000 Hz 的频率上有效。对于 2 000 ~ 20 000 Hz 的声音，主要通过双耳强度差（interaural level difference）的方式判断声源位置，因为高频声波更容易发生偏转，在反弹的过程中在两耳间形成音强差。如果声音来自右侧，头部对左耳形成一个声音屏蔽，因此到达左耳的声音强度较低，说明声音来自右方；如果声音来自正前方，虽然头对位于脑后部的声音形成屏蔽，但声音到达两耳的强度是相同的。如果声音从右前方传来，头对左耳形成部分屏蔽，因此左耳的声音强度较低。

（五）前庭器官的结构与功能

平衡感觉（static sense）是指测定头在空间的位置和运动的感觉，其感受器是位于内耳迷路的前庭器官。前庭迷路包含两种具有不同功能的结构，即检测直线加速度的耳石器官（otolith organ）和感觉角加速度的半规管。前庭器官、视觉器官和本体感受器的协同活动，维持着人体的正常姿势。

前庭迷路内充满了高钾低钠的内淋巴，具有 +80 mV 电位，而毛细胞的静息电位在 –60 mV，因此跨过毛细胞顶端的电位差达 140 mV。这种电位差促进 K^+ 向毛细胞内流动，使毛细胞具有极大的敏感性。

1．耳石器官　耳石器官主要负责头部相对于重力的平移和定向，由椭圆囊（utricle）和球囊（saccule）组成（图 2-51）。在球囊的前内侧壁和椭圆囊内侧壁的前上方，各有一个圆斑状黏膜增厚区，分别称为球囊斑（macula sacculi）和椭圆囊斑（macula utriculi），或称为位觉斑（图 2-52）。

（1）耳石器官的结构和功能：当头部直立向上时，椭圆囊斑的位置为水平，球囊斑呈垂直位，因此椭圆囊斑对水平方向（前后或左右）的直线加速度敏感，而球囊斑对垂直方向的加速度（如重力加速度）敏感。囊斑内有位于支持细胞之上的毛细胞，其顶端覆盖有胶状帽（gelatinous cap）。耳石器官的特性在于胶状帽表面分布有直径 1 ~ 5 μm 的微小碳酸钙结晶，称为耳石（otolith）（图 2-53）。耳石密度大于前庭内淋巴，具有较大的惯性。因此，当头部位置改变，或有加速度发生时，耳石发生相对于胶状帽的运动，引起胶状帽变形，纤毛弯曲，通过类似于听觉系统毛细胞的信号转导机制，引起去极化或超极化感受器电位的产生。囊斑上几乎每个毛细胞的排列方向都不完全相同，并呈规则性改变，这样每个囊斑中的毛细胞整体可以覆盖所有的方向。通过对这些毛细胞编码信息的分析，中枢神经系统就可以感受到任何方向的直线运动。

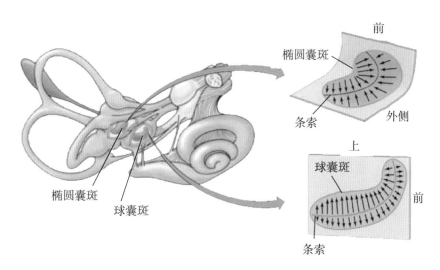

图 2-51　耳石器官和半规管的位置

在每个半规管底部，毛细胞束的方向是一致的。在囊泡和外耳道中，条索将毛细胞分成具有相反毛束极性的毛细胞群（改编自：Dale Purves. Neuroscience. 3rd edition. p.319. Figure 13.4c）

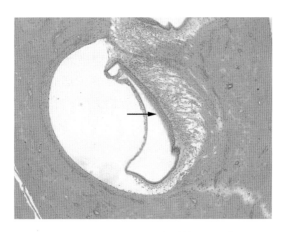

图 2-52　位觉斑光镜像（箭头所示）

　　（2）囊斑的感觉换能机制：囊斑内的感受细胞是毛细胞，其中有一条最长，位于细胞的一侧边缘处，称为动纤毛（kinocilium），其他的纤毛较短，但数量较多，为 40 ～ 100 根，呈阶梯状排列，称为静纤毛。静止状态时，毛细胞顶端仅有约 10% 的机械门控 K^+ 通道开放，产生小的去极化，以维持基本的初级传入活动。当外力使静纤毛朝向动纤毛一侧弯曲时，毛细胞发生去极化感受器电位，相反，当外力使静纤毛向背离动纤毛的一侧弯曲时，毛细胞的膜电位发生超极化。毛细胞对受力方向具有相当的敏感性，当外力与其偏好方向相垂直时，几乎不引起任何反应。毛细胞底部与前庭传入神经纤维形成突触样结构，电位的变化可直接影响递质释放量的改变，从而改变传入神经冲动频率。

　　头部两侧椭圆囊和球囊互为镜像，这就意味着当头部运动使一侧的毛细胞兴奋时，同时会导致身体另一侧相应部位毛细胞的抑制。因此，中枢需要对两侧毛细胞的传入信息进行同步分析，以准确地判断运动的方向性，同时协调相应躯干和四肢肌肉的紧张度，维持各种姿势和运动情况下身体的平衡。

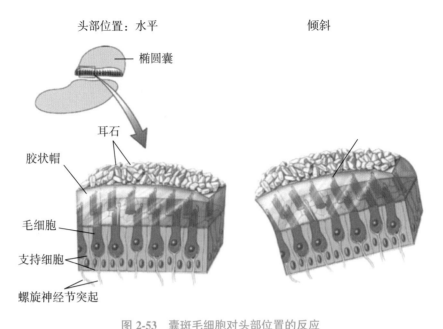

图 2-53　囊斑毛细胞对头部位置的反应

改编自：Bear M F. Neuroscience exploring the brain. 4th edition. p.405. Figure 11.29.

2．半规管　人的三个半规管在上、外、后三个方向上相互垂直，当头前倾 30° 时，外半规管与地面平行，又被称为水平半规管，其余两个半规管与其垂直，因此人体可以感受空间任何方向的角加速度。这种旋转可能是由自身运动引起的，也可能是由外力引起的头部角加速度。半规管底部的膨大部分，称为壶腹（ampulla），壶腹内隆起的结构称为壶腹嵴（crista ampullaris）。壶腹嵴上皮由支持细胞和毛细胞组成（图 2-54）。支持细胞呈高柱状，基部位于基膜上，游离面有微绒毛，胞质顶部有分泌颗粒，可分泌含糖蛋白的胶质物，形成一圆锥状的帽状结构，称壶腹帽（cupula）。毛细胞顶部的纤毛束埋植在凝胶状的壶腹帽之中，形成一个液体屏障，内淋巴无法通过该屏障循环（图 2-55A）。

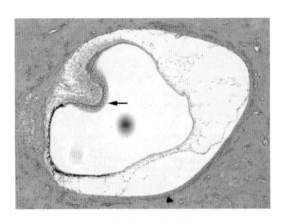

图 2-54　壶腹嵴光镜像（箭头所示）

因此，当头部在其中一个半圆孔的平面上转动时，内淋巴的惯性会产生一个穿过杯状突起的力，使杯状突起偏离头部运动的方向膨胀，并导致嵴内的毛束移位（图 2-55B）。与此相反，头部的线性加速度在杯状突两侧产生的力相等，因此纤毛束不会发生位移。

当人体直立并沿矢状轴旋转时，水平半规管受到的刺激最大，当以冠状轴为轴心进行旋转时，上和后半规管受到的刺激最大。内淋巴的惯性使得它的运动启动晚于半规管，因此当人体开始向左旋转时，左侧水平半规管中的内淋巴流向壶腹方向，使该侧毛细胞兴奋，传入冲动频率增

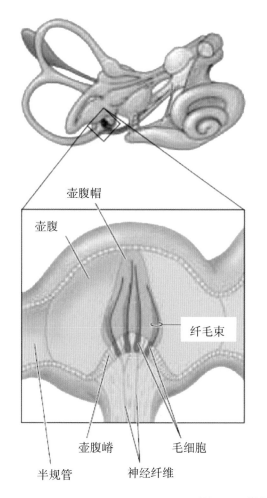

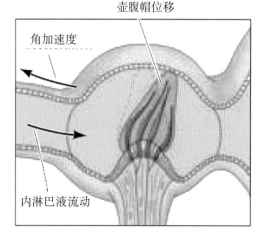

图 2-55 半规管底部的壶腹

当头部在膜管平面内旋转时（箭头在膜管外），内淋巴的惯性会产生一种力（箭头在膜管内），使壶腹帽移位（改编自：Dale Purves. Neuroscience. 3rd edition，pp.324-325. Figure 13.7，13.8b）

大，同时右侧水平半规管中的内淋巴向离开壶腹的方向流动，该侧毛细胞发生抑制，传入冲动频率降低。当达到匀速转动时，内淋巴与半规管的角速度一致，两侧壶腹的毛细胞不再受到刺激，处于基础活动水平。当转动终止时，两侧壶腹部毛细胞受到与之前相反的刺激，产生相反的电位变化。由于前庭传入纤维在静息时维持基础的冲动发放频率，因此可随旋转方向发生升高或降低的改变，并且两侧半规管的反向运动使中枢对何时开始转动和转动方向的判断达到最佳。

前庭蜗器小结

三、嗅觉和味觉感受器

嗅觉（olfaction）及味觉（gestation）的产生是由于特化的感觉细胞（嗅感受器或味感受器细胞）选择性地对某些小分子或化合物分子高度敏感并产生反应，然后将这些反应所提供的信息传递至大脑皮质的相关中枢进行处理，最后产生对这些小分子或化合物分子的感觉功能，二者统称为化学感觉。

（一）嗅觉感受器

与其他感觉信号类似，嗅觉信号也是逐级传递的，外周感受器接受嗅觉刺激后，经过多级神经元的传递将信号传给嗅觉中枢，在中枢形成对气味的识别和认知。

1. **嗅觉感受器的组织结构**　嗅觉感受器（olfactory receptor）在鼻腔的上部（图 2-56），即位于上鼻甲及其相对的鼻中隔后上部的嗅黏膜（嗅上皮）。嗅黏膜微具黄色，人的两侧嗅黏膜总面积约为 5 cm^2。嗅上皮含有 3 种细胞，即嗅感觉神经元（olfactory sensory neuron）、支持细胞（support cell）和基底细胞（basal cell）。嗅感觉神经元为双极细胞，细胞的远端有纤毛，其中枢突汇聚成嗅丝（约 20 条），穿过筛板的筛孔进入嗅球。嗅感觉神经元的纤毛受到存在于空气中的物质分子刺激时，产生神经冲动传向嗅球，继而传向更高级的嗅觉中枢，引起嗅觉。

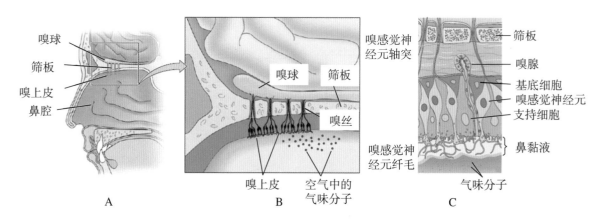

图 2-56　人类嗅觉系统的组织结构

A．初级嗅觉通路的外围和中央组成部分。B．A 图框内区域的放大图，显示嗅上皮（包含嗅觉感受器神经元）和嗅球（嗅觉感受器神经元的中心靶点）之间的关系。C．嗅上皮主要细胞类型示意图：嗅觉感受器神经元及其纤毛、支持细胞和基底细胞。无髓鞘轴突束和血管分布在黏膜的基底部分（改编自：Dale Purves. Neuroscience. 3rd edition. p.338，343. Figure 14.1，Figure 14.6a）

2. **嗅觉感受器的适宜刺激**　自然界能够引起嗅觉的气味物质可达 2 万余种，而人类能够明确辨别的气味有 2 000 ～ 4 000 种。目前认为，各种不同嗅觉的感受可能是由至少 7 种基本气味组合而形成的，这 7 种基本气味是樟脑味、麝香味、花草味、乙醚味、薄荷味、辛辣味和腐腥味。

3. **嗅觉感受器的感觉换能机制**　气味分子（odorant）被黏液吸收后扩散至纤毛，与膜上的受体蛋白相结合，从而激活第二信使系统。气味受体（odorant receptor）为 GPCR，G 蛋白为 G_s 蛋白（G_{olf} 蛋白），可激活腺苷酸环化酶 III，降解 ATP 生成 cAMP（图 2-57）。绝大多数气味受体与 cAMP 第二信使系统相关。结合一个气味分子可在 50 ms 内引起 cAMP 升高。cAMP 激活环核苷酸门控通道（cyclic nucleotide gate channel，CNG），这是一类非选择性阳离子通道，允许 Na^+、K^+ 和 Ca^{2+} 通过，Ca^{2+} 内流进一步打开 Ca^{2+} 门控 Cl^- 通道（Ca^{2+}-gated Cl^- channel），引起 Cl^- 外流，从而产生去极化感受器电位。感受器电位以电紧张形式从纤毛经树突扩布至胞体，在胞体中去极化触发动作电位，沿其轴突传导至第一个中继站——嗅球。但是，嗅觉不完全由嗅感觉神经元的活动所产生，呼吸区所包含的三叉神经游离末梢也对气味分子有反应。因此，即使嗅感觉神经元的轴突损伤，仍能在一定程度上保留嗅觉。

4. **气味受体及其信息编码**　气味受体在 1991 年由美国科学家 Linda Buck 和 Richard Axel 首次从小鼠中成功克隆，两位科学家因此共同获得 2004 年诺贝尔生理学或医学奖。气味受体是一种七次跨膜的 GPCR，N 端位于胞外，C 端位于胞内。每一跨膜区的氨基酸数目在 19 ～ 26 个。在这 7 个跨膜区域中，第 3、4 和 5 跨膜区是与气味分子结合的部位，也是氨基酸序列变化最多的部位。啮齿类动物的气味受体有 1 000 多种，人类气味受体的基因比较少，大约有 350 种。气味受体基因家族是目前已知的最大基因家族，约占基因总数的 1%。如此大量的遗传信息用于嗅觉信息处理可能反映了这一感觉系统对哺乳动物生存和繁殖的重要性。但是，每个嗅感觉神经元只表达一种气味受体，这一特性成为嗅觉信息编码的重要结构基础。

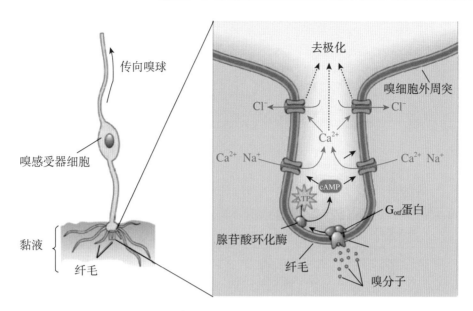

图 2-57 嗅感受器去极化细胞感受器的产生

改编自：Bear M F. Neuroscience exploring the brain. 4th edition. p.281. Figure 8.10.

嗅感觉神经元对嗅觉信息采取群体编码的策略。一个嗅感觉神经元虽然只表达一种气味受体，但它可以对多至 10 ～ 12 种不同的气味分子产生反应，只是其敏感度不同，显示出特有的反应谱。它可以对气味 A 有强烈反应，对气味 B 只有微弱的反应，对气味 C 则完全没有反应。显然，一种气味刺激将使许多嗅感觉神经元发生不同程度的兴奋，这种特殊的兴奋模式反映气味刺激的质，而兴奋的总体水平将反映刺激的量。嗅感觉神经元对持续性刺激或重复刺激显示持续的放电，适应得很慢，这和嗅知觉快速适应现象形成鲜明的对比。显然后者并非是由于感受器反应的减退，而是中枢嗅通路中神经回路抑制性相互作用的结果。

（二）味觉感受器

味觉是指食物在口腔内对味觉化学感受系统进行刺激所产生的一种感觉。动物能识别 5 种基本的味觉，即酸（sour）、甜（sweet）、苦（bitter）、咸（salty）和鲜（umami），它们是食物直接刺激味蕾产生的。在 5 种基本味觉中，人对咸味的感觉最快，对苦味的感觉最慢，但就人对味觉的敏感性来讲，苦味比其他味觉都敏感，更容易被察觉，其意义可能是由于苦味可以警示机体遇到了毒性物质或变质食物，并会诱发厌恶性反应。相比之下，甜味和鲜味提供的是关于食物的营养成分（如糖和氨基酸）的信息，通常是令人喜欢的，对其高敏感性的意义并不显著。

1. **味觉感受器的分布和结构** 味觉的感受器是味蕾（taste bud），主要分布于舌表面前 2/3 的菌状乳头（fungiform papilla）、后 1/3 的轮廓状乳头（circumvallate papilla）和舌后缘的叶状乳头（foliate papilla）（图 2-58），少数散在于软腭、会厌及咽等部上皮内。儿童味蕾较成人为多，老年时因萎缩而逐渐减少。分布在人的舌部的味蕾平均为 5 235 个。每一个味蕾都由味觉细胞（taste cell）、支持细胞（supporting cell）和基底细胞（basal cell）组成。数十个味觉细胞簇状聚集，顶端在味蕾表面形成一开口处，称为味孔（taste pore）。味觉细胞顶端有微绒毛（microvilli），由味孔伸出，是味觉感受的关键部位。基底细胞属未分化细胞，它将分化为新的味觉细胞。味觉细胞的更新率很高，平均每 10 天更新一次。

2. **味觉感受器的适宜刺激** 人类的味觉系统能够感受和区分多种味道。很久以前人们就知道，众多的味道都是由 4 种基本的味觉组合而成的，即酸、甜、苦和咸。最近还发现，除以上 4 种基本味觉以外，还有一种"鲜味"也被列为基本味觉，尽管目前对鲜味的认识远不如对其他 4 种基本味觉清楚，但它确实是一种独特的、能够清楚区分的味觉。不同物质的味道与它们的分

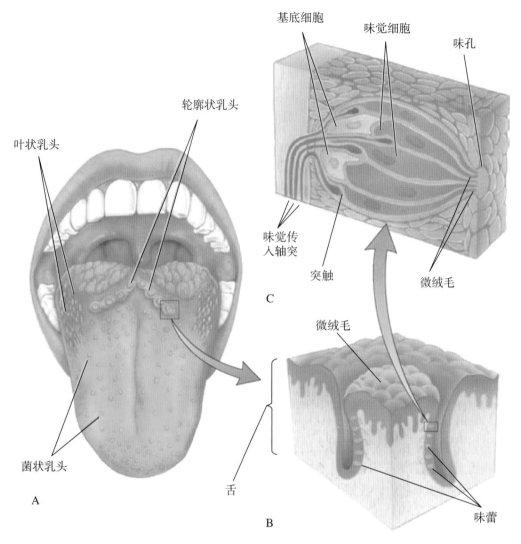

图 2-58　舌头、舌乳头和味蕾

A．舌乳头是味觉敏感结构。最大、最靠后的是轮廓状乳头。叶状乳头细长。蘑菇状乳头在舌后部相对较大，而在两侧和舌尖则小得多。B．轮廓状乳头的横截面图，显示味蕾的位置。C．味蕾由味觉细胞（感受细胞）、味觉传入轴突及其与味觉细胞和基底细胞的突触组成。味觉细胞顶端的微绒毛伸入味孔，这是溶解在唾液中的化学物质与味觉细胞直接发生作用的部位（改编自：Bear M F. Neuroscience exploring the brain. 3rd edition. p.254. Figure 8.2）

子结构有关，但也有例外。通常氯化钠能引起典型的咸味，H^+ 是引起酸味的关键因素，有机酸的味道也与它们带负电的酸根有关；甜味的引起与葡萄糖的主体结构有关；而奎宁和一些有毒植物的生物碱能引起典型的苦味。另外，即使是同一种味质，由于其浓度不同，所产生的味觉也不相同，如 0.01 ～ 0.03 mol/L 的氯化钠溶液呈微弱的甜味，只有当其浓度大于 0.04 mol/L 时才引起纯粹的咸味。

　　人舌不同部位的味蕾对味道的感受性不同。舌尖对甜味比较敏感，舌两侧的前部对咸味比较敏感，舌两侧对酸味比较敏感，舌根部和软腭对苦味比较敏感。味觉的敏感度往往受食物或刺激物温度的影响，在 20 ～ 30 ℃，味觉的敏感度最高。另外，味觉的分辨力和对某些食物的选择也受血液中化学成分的影响，例如肾上腺皮质功能低下的患者，由于血液中 Na^+ 减少，这种患者喜食咸味食物。动物实验证实，摘除肾上腺的大鼠辨别氯化钠溶液的敏感性显著提高。

　　3．味觉感受器的感觉换能机制　不同的基本味质（tastant）为不同的味觉感受器所察觉。在味觉细胞顶端的细胞膜上有识别五类味觉物质的受体。目前，已经成功克隆甜、苦和鲜味觉的受体基因。味觉物质与味觉受体结合后，导致味觉细胞膜的去极化和神经递质的释放，从而将味觉细胞感受到的化学信息转化为电信号并在神经系统中传递和加工（图 2-59），但不同味质引起味感受器反应的换能机制各不相同。按其作用特点可以分成两类：一类是离子型受体介导的换能，这类味觉受体本身就是离子通道，味觉物质与受体结合后直接打开离子通道，引起阳离子内流。如咸味质即能与上皮细胞 Na^+ 通道（epithelial Na^+ channel，ENaC）结合，Na^+ 经这些通道流入，直接改变味觉细胞的膜电位。酸味涉及 TRP 通道 PKD2L1（polycystic kidney disease 2-like 1）和 PKD1L3，对它们的命名是基于它们与多囊肾病（polycystic kidney disease）相关离子通道的相似性。另一类是代谢型受体即 GPCR 介导的换能，通过 G 蛋白的信号转导，活化肌醇三磷酸，也可能激活 cAMP 和 cGMP，从而触发胞内 Ca^{2+} 增加，导致递质释放。

近二十年来的研究发现，味觉细胞特异表达两种 N 端有大型胞外结构域的 GPCR，它们富集于味孔处。其中，T1R3 作为甜味和鲜味共用的协同受体，与 T1R2 一同可介导甜味，而与 T1R1

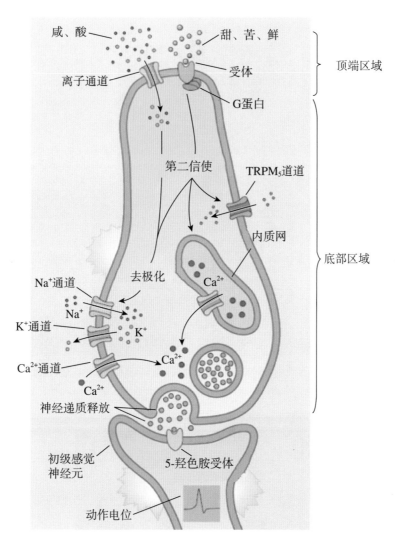

图 2-59　味觉细胞感觉传导的基本组成部分

味觉细胞是极化的上皮细胞，其顶端和基底侧域由紧密连接隔开。味觉敏感离子通道（咸味和酸味）和 G 蛋白耦联受体（甜味、氨基酸味和苦味）仅限于顶端结构域。与味觉受体分子（G 蛋白和各种第二信使相关分子）耦合的细胞内信号成分也富集在顶端结构域。电压调节的 Na^+、K^+ 和 Ca^{2+} 通道仅限于基底侧域，介导神经递质从细胞基底的突触前释放到外周感觉传入的末端。内质网也是如此，它也能调节细胞内 Ca^{2+} 浓度并促进神经递质的释放。促进 G 蛋白耦联受体介导的去极化的 $TRPM_5$ 通道也在味觉细胞中表达，其在顶端和基域的定位尚不清楚。5-HT 等神经递质存在于味觉细胞中，5-HT 受体存在于感觉传入纤维末端，在被味觉细胞释放的神经递质激活后，在感觉神经元中产生动作电位（改编自：Dale Purves. Neuroscience. 3rd edition. p.361. Figure 14.15）

一同可介导鲜味的感觉（图 2-60）。猫科动物由于 T1R2 基因突变而不能形成对甜味的感知。类似地，在大熊猫的基因组中，T1R1 成为假基因，因此熊猫缺乏对鲜味的感知。在苦味感知上，不通透细胞膜的苦味质通常与味觉细胞膜上的 GPCR 结合激活，而能通透细胞膜的苦味物质则不需要激活 G 蛋白，可直接进入细胞内，阻断味觉细胞顶端的 K^+ 通道。

味感受器电位的特点是广谱性，即通常对咸、甜、苦、酸和鲜味均有反应，只是幅度不同。目前已成功地用微电极在动物的单一味觉细胞上记录到感受器电位。实验证明，一个味感受器并不只对一种味质起反应，而是对酸甜苦咸鲜均有反应，只是反应的程度不同而已。中枢可能通过

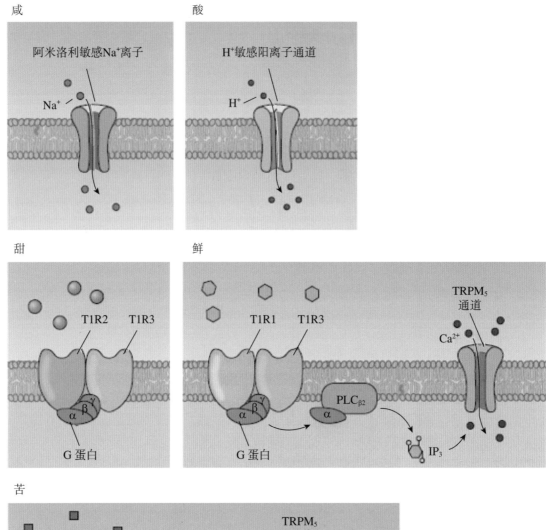

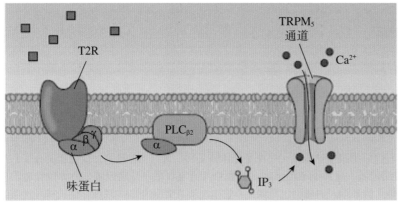

图 2-60　通过离子通道和 G 蛋白耦联受体进行味觉传导的受体组成和分子机制

改编自：Dale Purves. Neuroscience. 3rd edition. p.362. Figure 14.16.

来自传导 5 种基本味觉的专用线路上，不同组合的神经信号用以认知基本味觉以外的各种味觉。

（韩芸耘　张　瑛　王　君　于　宇）

小　结

　　人的感觉系统包括特殊感觉、躯体感觉、本体感觉、内脏感觉和化学感觉等多种不同的感觉模态。感觉信息的处理始于感受器电位的产生，之后引起传入神经的动作电位，即换能过程。换能由相应刺激直接作用于离子通道或通过 G 蛋白介导的信号转导，影响离子的运动；感受器还有编码的功能，每种感受器都有其相应的适宜刺激；感受器还有适应的特性，根据适应的快慢不同，分为快适应和慢适应感受器。

　　躯体感觉感受器主要包括环层小体、Meissner 触觉小体、Ruffini 小体和 Merkel 盘，以及作为温度感受器和伤害性感受器的游离神经末梢。伤害性感受器根据纤维类型不同，分为 Aδ 和 C 伤害性感受器；根据激活其反应的刺激性质不同，分为机械、机械温度和多觉型伤害性感受器。

整合思考题

　　1．感受器如何感受化学、机械或光刺激等多种形式的刺激？其生物学机制是什么？

　　2．人的躯体感觉、视觉、听觉等感受模态都表现出对所接受刺激信号的"差异"更为敏感的特性，试解释其背后的生物学机制。

　　3．影响视力的主要眼球结构有哪些？

　　4．滴眼药时为何口腔可以有苦涩感觉？

　　5．单眼外上斜视的原因是什么？

　　6．根据眼球壁的结构，分析光线是如何通过眼球形成视觉的。

　　7．根据角膜的结构组成，分析角膜透明的主要因素，以及当角膜损伤达到哪一层时会影响视力。

　　8．视网膜上视觉敏锐度最高的部位是哪里？为什么？

　　9．大多数哺乳动物的色觉并不好，比如狗和马，请解释这种现象发生的外周机制。

　　10．请比较分析昼行和夜行动物的视觉差异，并推测其可能的生物学机制。

　　11．维生素 A 在视网膜对光反应中发挥何种作用？其缺乏将导致哪些症状？

　　12．小儿为何容易患中耳炎？

　　13．声波的振动为什么能引起淋巴在骨性结构里波动？

　　14．声音刺激包括频率和强度信息，耳蜗如何对声音刺激信息进行编码？

L2-8u

整合思考题参考答案

第三章　周围神经系统

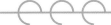

通过本章内容的学习，学生应能够：

※ **基本目标**

1. 描述脊神经的构成、区分和纤维成分。
2. 描述颈丛、臂丛、腰丛和骶丛的组成、位置和分支。
3. 总结胸神经前支的行程及其皮支分布的节段性分布规律。
4. 概括神经损伤后运动和感觉障碍的主要表现。
5. 描述 12 对脑神经的名称、顺序、连结的脑部、出入颅的部位。
6. 总结 12 对脑神经的纤维成分、性质、走行及主要分支分布及功能。
7. 概括脑神经中感觉神经节及副交感神经节的名称、位置、纤维联系及功能。

※ **发展目标**

1. 通过基本目标的学习，区分并理解脊神经的全身分布规律。
2. 根据患者临床表现，判断神经损伤的部位。
3. 分析解释每一对脑神经损伤后出现的感觉及运动异常。
4. 综合脑神经基础知识及损伤症状，对相应脑神经的具体损伤部位进行定位。

第一节　脊　神　经

案例 3-1

案例 3-1 解析

　　女，25 岁。因交通事故造成肱骨中段骨折，急诊就医。查体：未见明显的皮肤伤口，臂中部有明显的凸向外上方的成角畸形。患者伸腕障碍，"虎口"区皮肤感觉障碍。X 线片显示：肱骨干骨折。诊断：肱骨干骨折合并桡神经损伤。

　　试从解剖学角度分析：

　　1. 肱骨干骨折为何易损伤桡神经？

　　2. 桡神经损伤后的表现如何？

　　脊神经（spinal nerve）与脊髓相连，共 31 对。每对脊神经由前根（anterior root）和后根

（posterior root）在椎间孔处合成。前根由运动纤维组成，后根由感觉纤维组成，后根在椎间孔处有膨大的脊神经节（spinal ganglion）（图 3-1）。

31 对脊神经包括 8 对颈神经（cervical nerve）、12 对胸神经（thoracic nerve）、5 对腰神经（lumbar nerve）、5 对骶神经（sacral nerve）和 1 对尾神经（coccygeal nerve）。第 1 颈神经在枕骨与寰椎间穿出椎管，第 8 颈神经在第 7 颈椎和第 1 胸椎间的椎间孔穿出，以下的胸神经和腰神经均分别在同序数椎骨下方的椎间孔穿出。第 1 ~ 4 骶神经的分支分别穿出相应的骶前、后孔，第 5 骶神经和尾神经由骶管裂孔穿出。

每一对脊神经都是混合性的，感觉纤维传导来自躯体和内脏的感觉冲动，运动纤维分别控制骨骼肌和平滑肌、心肌的运动与腺体的分泌。脊神经含有以下 4 种纤维成分。

1. 躯体感觉纤维　分布于皮肤、骨骼肌和关节。

2. 内脏感觉纤维　分布于内脏、心血管和腺体。

3. 躯体运动纤维　支配骨骼肌的运动。

4. 内脏运动纤维　支配平滑肌、心肌的运动，控制腺体的分泌。

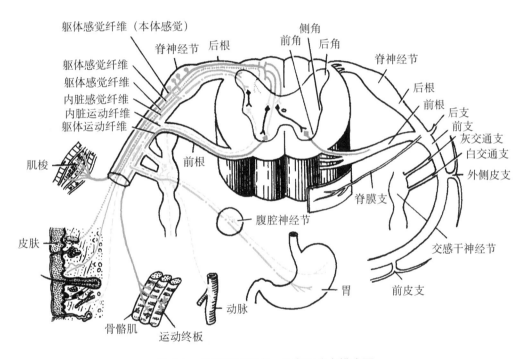

图 3-1　脊神经的组成、分支和分布模式图

脊神经出椎间孔后，立即分为前支、后支、脊膜支和交通支。前、后支均为混合性。

1. 前支（anterior branch）　粗大，支配颈、胸、腹（脊神经后支支配范围以外的）以及四肢的骨骼肌并分布相应区域的皮肤。前支除 $T_2 \sim T_{11}$ 外，其余各支分别组成神经丛，即颈丛、臂丛、腰丛和骶丛。

2. 后支（posterior branch）　细小，穿横突间（骶部的出骶后孔）后行，主要分布于项、背、腰、臀部的皮肤和项、背及腰骶部深层肌，分布有较明显的节段性。

3. 脊膜支（meningeal branch）　细小，经椎间孔返回椎管，分布于脊髓的被膜和椎骨的骨膜、韧带和椎间盘等。

4. 交通支（communicating branch）　连于脊神经与交感干之间的细支。每条脊神经均有灰交通支连于交感干，但 $T_1 \sim L_3$ 脊神经还有白交通支与交感干相连。

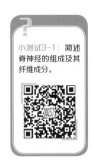

小测试3-1：简述脊神经的组成及其纤维成分。

一、颈丛

（一）颈丛的组成和位置

颈丛（cervical plexus）由第 1 ~ 4 颈神经的前支构成（图 3-2），位于胸锁乳突肌上部深面、中斜角肌和肩胛提肌起始处的前方。

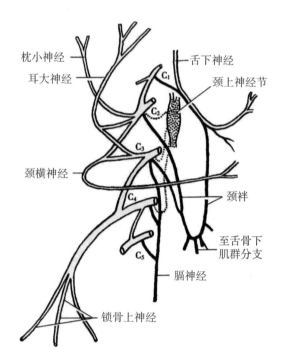

枕小神经　　舌下神经
耳大神经　　颈上神经节
C_1
C_2
C_3
颈横神经
颈袢
C_4
至舌骨下肌群分支
C_5
膈神经
锁骨上神经

图 3-2　颈丛的组成及颈袢示意图

（二）颈丛的分支

1．皮支　在胸锁乳突肌后缘中点附近浅出，由此向上分布于耳后和枕部皮肤，向前分布于颈部皮肤，向外下方分布至颈下部和肩部皮肤。故胸锁乳突肌后缘中点是颈部皮神经阻滞麻醉的部位。

皮支主要包括（图 3-3）：

（1）枕小神经（lesser occipital nerve；C_2）：沿胸锁乳突肌后缘行向后上，分布于枕部和耳郭背面的皮肤。

（2）耳大神经（great auricular nerve；$C_{2,3}$）：沿胸锁乳突肌表面向耳垂方向上行，分布于耳郭和腮腺咬肌区皮肤。

（3）颈横神经（transverse nerve of neck；$C_{2,3}$）：又称颈皮神经，横过胸锁乳突肌表面向前，分布于颈前区皮肤。

（4）锁骨上神经（supraclavicular nerves；$C_{3,4}$）：形成数支行向外下方，至颈外侧区、胸前壁上部和肩部皮肤。

2．肌支　主要支配颈部深层肌、舌骨下肌群、肩胛提肌。

（1）膈神经（phrenic nerve；$C_{3~5}$）（图 3-4）：为混合性神经，沿前斜角肌的前面下行，在锁骨下动、静脉之间经胸廓上口进入胸腔。在胸腔中，它与心包膈血管伴行，越过肺根的前方，在纵隔胸膜与心包间下行，在膈的中心腱附近入膈。膈神经中的运动纤维支配膈肌；感觉纤维中有

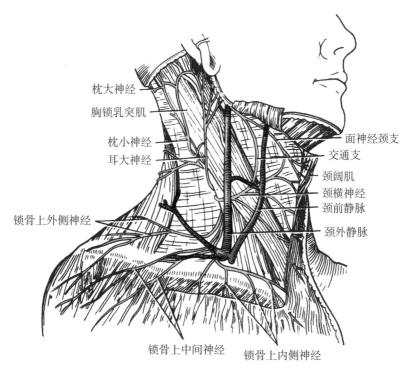

图 3-3 颈丛皮支

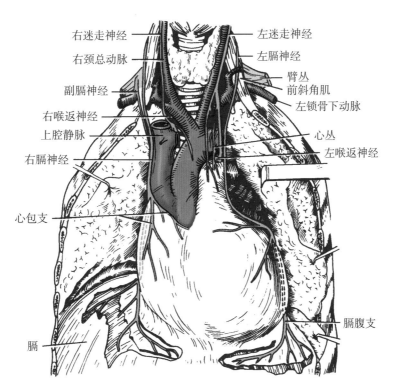

图 3-4 膈神经

些传导膈肌的本体感觉，多数是分布于覆盖膈中央部的胸膜和膈下腹膜，其他感觉纤维分布于纵隔胸膜和心包。另外，右膈神经的感觉纤维还分布到肝、胆囊和肝外胆道的浆膜。一侧膈神经损伤表现为伤侧半膈肌瘫痪，腹式呼吸减弱，严重时可有窒息感。

（2）颈袢（ansa cervicalis，又称舌下神经袢）（图 3-2）：为颈丛与舌下神经之间的交通联系。

第 1 颈神经前支的大部分纤维加入舌下神经，并与之同行，除部分纤维直接支配甲状舌骨肌和颏舌骨肌外，其余的纤维离开舌下神经，构成颈袢上根，与第 2、3 颈神经部分纤维构成的颈袢下根合成颈袢，其发出分支支配舌骨下肌群。

二、臂丛

（一）臂丛的组成和位置

臂丛（brachial plexus）由第 5～8 颈神经前支和第 1 胸神经前支的大部分组成。它们自斜角肌间隙穿出，经锁骨的后方进入腋腔。组成臂丛的各神经根出椎间孔后先合成上、中、下 3 个干，每个干再分成前、后股，各股入腋腔后形成外侧束、内侧束和后束 3 个束包绕腋动脉（图3-5）。臂丛在锁骨中点上方比较集中，且位置较浅，常作为上肢手术时进行臂丛神经阻滞麻醉的部位。在腋腔内臂丛集中包绕着腋动脉，也可在此进行臂丛神经阻滞麻醉。

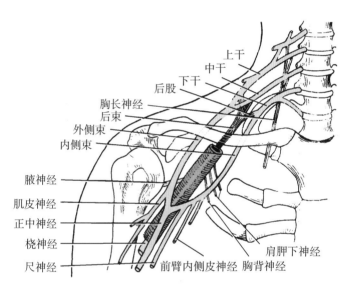

图 3-5 臂丛的组成模式图

（二）臂丛的分支

按发出部位，臂丛的分支可分为锁骨上、下两部分。

1. 锁骨上部的分支 发自臂丛的根和干，神经较短，分布于颈深肌、背部浅肌（斜方肌除外）、部分胸上肢肌和上肢带肌。

主要的分支有：

（1）肩胛背神经（dorsal scapular nerve；$C_{4,5}$）：穿中斜角肌向后，支配菱形肌和肩胛提肌。

（2）肩胛上神经（suprascapular nerve；$C_{5,6}$）：向后经肩胛上切迹入冈上窝，再绕肩胛颈至冈下窝，支配冈上、下肌和肩关节（图3-7，图3-8）。

（3）胸长神经（long thoracic nerve；$C_{5～7}$）：经臂丛后方进入腋窝，沿前锯肌的表面下降，支配此肌（图3-6）。

2. 锁骨下部的分支 都发自 3 个束，分支分布于肩部、臂、前臂和手的肌、关节和皮肤（图3-6，图3-7）。

（1）肩胛下神经（subscapular nerve；$C_{5\sim7}$）：起自后束，支配肩胛下肌和大圆肌。

（2）胸内侧神经（medial pectoral nerve）和胸外侧神经（lateral pectoral nerve；$C_5\sim T_1$）：起自内、外侧束，支配胸小肌和胸大肌。

（3）胸背神经（thoracodorsal nerve；$C_{6\sim8}$）：起自后束，沿肩胛骨外缘伴肩胛下血管下降，支配背阔肌。

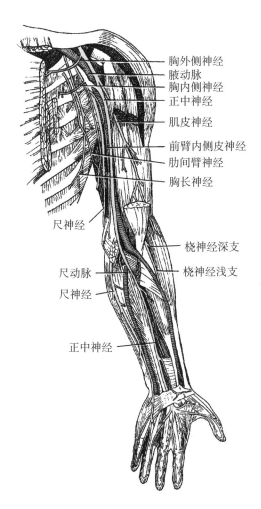

图 3-6　上肢前面的神经

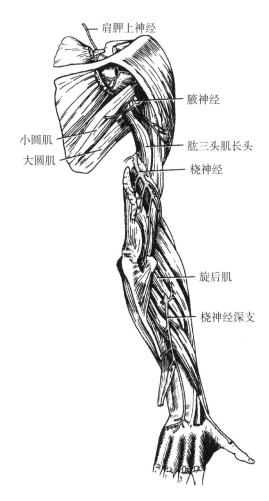

图 3-7　上肢后面的神经

（4）腋神经（axillary nerve；$C_{5,6}$）：发自后束，在腋窝紧贴肱骨外科颈向后穿四边孔，至三角肌深面。腋神经的分支：①肌支，支配三角肌和小圆肌；②皮支，在三角肌后缘浅出，分布于肩部、臂外侧上部的皮肤（图 3-7，图 3-8）。

（5）肌皮神经（musculocutaneous nerve；$C_{5\sim7}$）：自外侧束发出后，斜穿喙肱肌，在肱二头肌和肱肌之间下行，发出肌支支配这 3 块肌。终支在肘关节稍上方穿出深筋膜，沿前臂外侧下行，称前臂外侧皮神经（lateral antebrachial cutaneous nerve），分布于前臂外侧的皮肤（图 3-6）。

（6）桡神经（radial nerve；$C_5\sim T_1$）：发自后束，在肱动脉后方下行，伴肱深动脉入桡神经沟，至肱骨外上髁前上方，穿外侧肌间隔出肱桡肌和肱肌之间，分为浅、深两支。浅支在肱桡肌深面伴行于桡动脉的外侧，至前臂中、下 1/3 交界处离桡动脉转向背面，在肱桡肌后缘穿出深筋膜继续下行至腕和手背；深支穿旋后肌至前臂背面，行于浅、深层肌之间（图 3-7）。桡神经的分支：①肌支，自桡神经本干发出分支，支配肱三头肌、肱桡肌和桡侧腕长伸肌；桡神经深支支配前臂后群肌。②皮支，在腋窝处发出臂后皮神经，分布至上臂后面皮肤。在桡神经沟处发出前臂

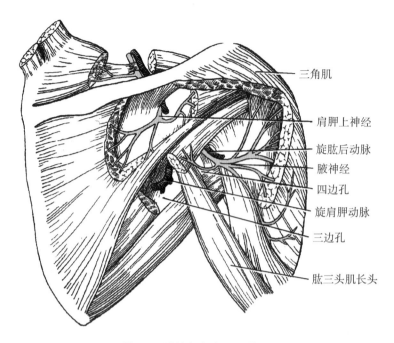

图 3-8 腋神经和肩胛上神经

后皮神经，分布于前臂背面的皮肤。桡神经浅支分布于手背桡侧半和桡侧 2 指半近节指背的皮肤（图 3-9）。

（7）正中神经（median nerve；$C_6 \sim T_1$）：以内侧根和外侧根分别起自内、外侧束，两根夹持腋动脉，向下合成一干，伴肱动脉沿肱二头肌内侧沟降至肘窝。从肘窝向下穿旋前圆肌，再向下行于指浅、深屈肌间达腕管，在桡侧腕屈肌腱和掌长肌腱间进入腕管，在掌腱膜的深面至手掌，分成终支，沿手指的相对缘至指尖（图 3-6，图 3-9）。正中神经在臂部无分支，在肘部、前臂和手掌均有分支。正中神经的分支可归为两类：①肌支，支配前臂前群肌（肱桡肌、尺侧屈腕肌和指深屈肌的尺侧半除外）、鱼际肌（拇收肌除外）和第 1、2 蚓状肌。支配鱼际肌的为一粗短的返支，从屈肌支持带下缘的桡侧发出，行于桡动脉掌浅支的外侧进入鱼际。②皮支，分布于掌心、鱼际、桡侧 3 个半指掌面及其中节和远节手指背面的皮肤。

（8）尺神经（ulnar nerve；$C_8 \sim T_1$）：发自内侧束，沿肱动脉的内侧、肱二头肌内侧沟下行，在臂下部向后下，穿内侧肌间隔至臂后面，向下经肱骨内上髁后方的尺神经沟，穿尺侧腕屈肌至前臂内侧，循指深屈肌和尺侧腕屈肌间，伴行尺动脉内侧下降，到前臂中、下 1/3 交界处分出手背支，本干经屈肌支持带的浅面入掌（图 3-6，图 3-9）。尺神经在尺神经沟处位置表浅，易于触摸到。尺神经的分支有：①肌支，支配尺侧腕屈肌和指深屈肌的尺侧半、小鱼际肌、拇收肌、骨间肌及第 3、4 蚓状肌；②皮支，手掌支分布于小鱼际、小指和环指尺侧半的皮肤，手背支分布于手背尺侧半及小指、环指和中指尺侧半近节指背的皮肤。

（三）臂丛的损伤

1. 臂丛神经干的损伤 臂丛的上干或下干损伤可分别产生上干征或下干征。上干征累及第 5、6 颈神经支配的三角肌、肱二头肌、肱肌、肱桡肌和旋后肌等，造成臂上举、外旋及前臂屈、旋后困难；感觉的丧失常仅限于三角肌区和臂外侧部。下干征主要累及由颈 8 和胸 1 神经支配的手部肌、掌长肌和屈指肌，主要影响手指和腕的运动；感觉障碍为臂部、前臂和手部的内侧。

2. 臂丛主要分支的损伤

（1）腋神经损伤：肱骨外科颈骨折常致腋神经损伤，导致三角肌瘫痪，不能高举或外展上肢，肩部骨突耸出，失去正常的丰满轮廓，称为"方形肩"。因邻近皮神经的重叠分布，感觉丧

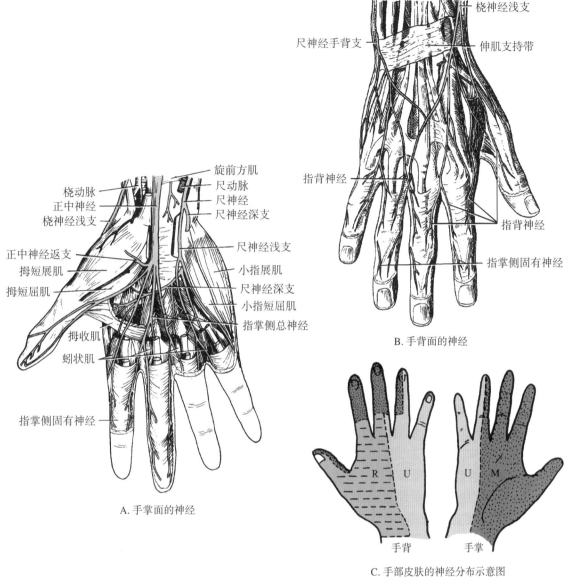

A. 手掌面的神经

B. 手背面的神经

C. 手部皮肤的神经分布示意图
M. 正中神经　U. 尺神经　R. 桡神经

图 3-9　手的神经分布示意图

失不明显。

（2）胸长神经损伤：乳腺癌手术等可致胸长神经损伤，出现前锯肌瘫痪，致病侧肩胛骨内侧缘和下角离开胸廓而耸起，形成"翼状肩"。

（3）桡神经损伤：若在臂中段损伤，导致不能伸肘、伸腕和伸指，抬前臂时呈"垂腕"姿态。感觉丧失区域以手背的"虎口"最为显著（图 3-10）。

（4）正中神经损伤：若臂部主干损伤，可累及全部分支，引起前臂屈腕能力明显减弱，不能旋前，鱼际肌萎缩，不能对掌，手显平坦，拇指、示指、中指不能屈曲，称为"猿手"。感觉障碍以拇指、示指、中指的指腹最为显著（图 3-11）。

（5）尺神经损伤：若肱骨内上髁的后方损伤尺神经，运动障碍表现为屈腕能力减弱，环指、小指的末节指骨不能屈，小鱼际肌萎缩，骨间肌萎缩，各指不能互相靠拢。拇指无法内收。由于拮抗肌占优势，呈现"爪形手"。感觉丧失的区域以小指尺侧最为显著（图 3-11）。

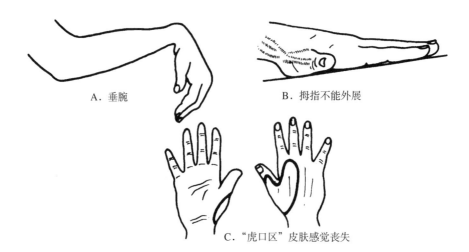

A．垂腕　　　　　　　　B．拇指不能外展

C．"虎口区"皮肤感觉丧失

图 3-10　桡神经损伤

小测试3-2：描述臂丛的组成、位置和主要分支。

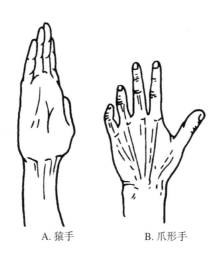

A．猿手　　　　　B．爪形手

图 3-11　"猿手"和"爪形手"

框 3-1　健侧颈神经移位术

据统计，中枢神经损伤是致残率最高的疾病之一。以脑卒中为例，我国现有400多万脑卒中幸存者，致残率高达75%，其中40%为严重残疾。这些患者出现躯体瘫痪，有的上肢同时失去相应功能，严重影响患者生活质量。经过数十年的研究，我国华山医院手外科团队找到了治疗中枢损伤性上肢偏瘫的方法：健侧颈 7 神经移位术。在外周建立了由健侧大脑半球到瘫痪肢体的"通道"，让健侧大脑控制左右两侧肢体，使瘫痪上肢重获新生。

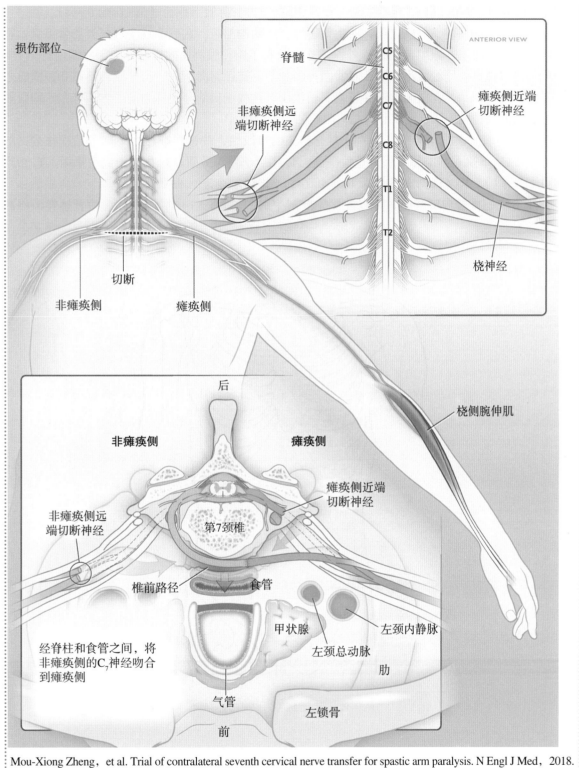

Mou-Xiong Zheng，et al. Trial of contralateral seventh cervical nerve transfer for spastic arm paralysis. N Engl J Med，2018.

三、胸神经前支

胸神经前支共 12 对，其中第 1～11 胸神经前支行于相应的肋间隙中，称肋间神经

（intercostal nerve），第 12 胸神经前支走行于第 12 肋下方，称肋下神经（subcostal nerve）。

肋间神经在肋间内、外肌之间，肋血管下方，沿肋沟前行。在腋前线附近离开肋骨下缘，行于肋间隙中，并在胸、腹壁侧面发出外侧皮支，分布于胸、腹侧面的皮肤。主干继续前行，上 6 对肋间神经到达胸骨侧缘浅出，下 5 对肋间神经和肋下神经斜向下内，行于腹内斜肌和腹横肌之间，并进入腹直肌鞘，在白线附近穿腹直肌鞘浅出，这些浅出的分支称为前皮支，分布于胸腹前壁的皮肤。肋间神经的肌支支配肋间肌、腹肌的前外侧群。

胸神经的前支在胸、腹壁皮肤的分布有明显的节段性，按神经顺序由上向下依次排列（图 3-12）。大致分布如下：T_2 相当于胸骨角平面，T_4 相当于乳头平面，T_6 相当于剑突平面，T_8 相当于肋弓下缘平面，T_{10} 相当于脐平面，T_{12} 分布于脐至耻骨联合连线的中点处。

临床上实施椎管内麻醉时，多以此测定麻醉平面的位置，亦可以体表标志检查感觉障碍的平面。

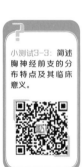

小测试3-3：简述胸神经前支的分布特点及其临床意义。

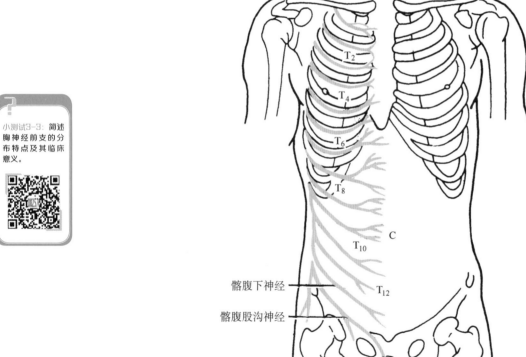

图 3-12　胸神经前支分布模式图

四、腰丛

（一）腰丛的组成和位置

腰丛（lumbar plexus）由第 12 胸神经前支的一部分、第 1 ~ 3 腰神经前支及第 4 腰神经前支的一部分组成。腰丛位于腰大肌深面，腰椎横突的前方（图 3-13）。

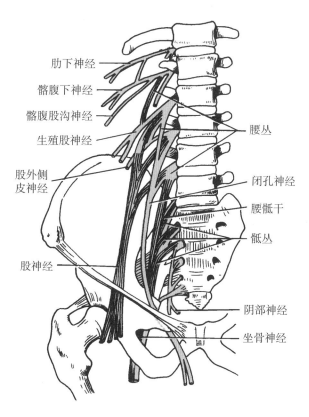

肋下神经
髂腹下神经
髂腹股沟神经
生殖股神经
股外侧皮神经
股神经

腰丛
闭孔神经
腰骶干
骶丛
阴部神经
坐骨神经

图 3-13 腰丛和骶丛的组成和分支

（二）腰丛的分支

腰丛除分支支配髂腰肌和腰方肌外，主要分支分布于腹股沟区及大腿的前部和内侧部。

1. 髂腹下神经（iliohypogastric nerve；$T_{12} \sim L_1$） 自腰大肌外缘穿出，在腰方肌的前面行向外下，在髂嵴上方，穿入腹内斜肌和腹横肌间前行，至髂前上棘内侧 2 ~ 3 cm 处行于腹外斜肌腱膜深面，约在腹股沟管浅环上方 2 cm 浅出。其皮支分布于臀外侧部、腹股沟区及下腹部皮肤，肌支支配腹壁肌。

2. 髂腹股沟神经（ilioinguinal nerve；L_1） 在髂腹下神经的下方，走行方向与之平行，于髂嵴前端附近穿出腹横肌，在髂腹下神经下方一横指处前行进入腹股沟管，在精索（子宫圆韧带）浅面至腹股沟管浅环浅出。其皮支分布于腹股沟部和阴囊（或大阴唇）的皮肤，肌支支配腹壁肌。

3. 生殖股神经（genitofemoral nerve；$L_{1 \sim 2}$） 自腰大肌前面穿出后，沿该肌表面下行，在腹股沟韧带上方分成生殖支和股支。生殖支穿经腹股沟管，分布于阴囊皮肤和提睾肌（女性随子宫圆韧带至大阴唇皮肤）；股支伴髂外动脉的外侧下降，分布于腹股沟韧带下方的皮肤。

4. 股外侧皮神经（lateral femoral cutaneous nerve；$L_{2 \sim 3}$） 自腰大肌外缘穿出，斜越髂肌表面，在髂前上棘的内侧经腹股沟韧带深面达股部，约在髂前上棘下方 5 cm 处穿出深筋膜，分布于大腿外侧部的皮肤（图 3-14）。

5. 股神经（femoral nerve；$L_{2 \sim 4}$） 为腰丛发出的最大分支。股神经先在腰大肌与髂肌之间下行，穿腹股沟韧带中点稍外侧深方达大腿前面，随即分为下列分支：①肌支，支配耻骨肌、股四头肌和缝匠肌；②皮支，有数条，其中前皮支分布于大腿和膝关节前面的皮肤，而隐神经（saphenous nerve）为最长的皮支，伴股动脉经收肌管下行，在收肌管下端浅出后伴大隐静脉下行至足，分布于髌下、小腿内侧和足内侧缘的皮肤（图 3-14）。

6. 闭孔神经（obturator nerve；$L_{2\sim4}$）　自腰大肌内缘穿出后，向下沿盆侧壁穿经闭膜管出骨盆，分前、后两支。前支行于长收肌和短收肌间，后支行于短收肌深面。闭孔神经的皮支分布于大腿内侧的皮肤，肌支支配大腿内收肌群和闭孔外肌（图 3-13，图 3-14）。

（三）腰丛的主要神经损伤

1. 闭孔神经损伤　如盆部疾病或胎头压迫可致此神经损伤，出现大腿内收无力，因坐骨神经亦分支至大收肌，故内收功能不完全丧失。感觉症状因相邻皮神经重叠分布而不明显。

2. 股神经损伤　如腰大肌脓肿可致股神经高位受损，从而使大腿屈曲障碍，并且不能伸小腿和跳跃。大腿前面和小腿内侧面皮肤感觉障碍。

五、骶丛

（一）骶丛的组成和位置

骶丛（sacral plexus）由第 4 腰神经前支的一部分和第 5 腰神经前支合成的腰骶干（lumbosacral trunk）、全部骶神经和尾神经的前支组成（图 3-13）。骶丛位于盆腔内，骶骨和梨状肌的前面，髂内血管和输尿管的后方。

（二）骶丛的分支

骶丛发出一些短的肌支支配梨状肌、闭孔内肌、股方肌、肛提肌和尾骨肌等。其主要分支有（图 3-15）：

1. 臀上神经（superior gluteal nerve；$L_4\sim S_1$）　由骶丛发出后，伴臀上血管经梨状肌上孔出骨盆，支配臀中肌、臀小肌和阔筋膜张肌（图 3-15）。

2. 臀下神经（inferior gluteal nerve；$L_5\sim S_1$）　伴臀下血管经梨状肌下孔出骨盆，支配臀大肌（图 3-15）。

3. 坐骨神经（sciatic nerve；$L_4\sim S_3$）　是全身最粗大的神经，经梨状肌下孔出骨盆至臀大肌深面，在大转子与坐骨结节之间下行至大腿后面，经股二头肌深面下降至腘窝，通常在腘窝上角处分为胫神经和腓总神经。坐骨神经本干发肌支支配股二头肌、半腱肌和半膜肌（图 3-15）。

（1）胫神经（tibial nerve）：为坐骨神经干的直接延续，沿腘窝中线下行，在小腿伴胫后动脉行于比目鱼肌深面，继而穿踝管至足底分为足底内、外侧神经，分布于足底的皮肤和足底诸肌。胫神经在小腿部的分支有：①肌支，支配小腿后群肌；②关节支，至膝关节和距小腿关节；③腓肠内侧皮神经，伴小隐静脉下行，沿途分布于小腿后面下外侧部，在小腿下部与腓肠外侧皮神经（腓总神经的分支）吻合成腓肠神经，伴随小隐静脉经外踝后方至足外侧前行，分布于小腿后面和足外侧缘皮肤（图 3-15）。

（2）腓总神经（common peroneal nerve）：自坐骨神经分出后，沿股二头肌内侧行至腓骨头后方，经腓骨长肌深面绕腓骨颈向前，并分为腓浅神经和腓深神经（图 3-14，图 3-15）。①腓浅神经（superficial peroneal nerve），在腓骨长、短肌与趾长伸肌间下行，分出肌支支配腓骨长、短肌，主干在小腿下部浅出，分支分布于小腿外侧、足背及第 2~5 趾背的皮肤；②腓深神经（deep peroneal nerve），发出后行向前下，伴随胫前动脉在胫骨前肌与踇长伸肌间下行，经伸肌支持带深方至足背，发出肌支支配小腿前群肌和足背肌，皮支分布于小腿前面及第 1、2 趾相对缘的皮肤。腓总神经在小腿后面还发出腓肠外侧皮神经，分布于小腿外侧面皮肤，并与胫神经的腓肠内侧皮神经吻合成腓肠神经。

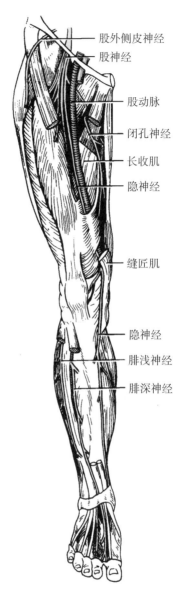

图 3-14　下肢前面的神经

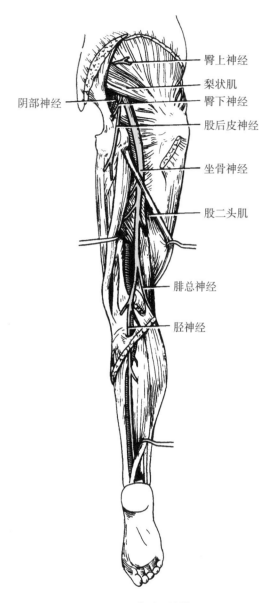

图 3-15　下肢后面的神经

4．**股后皮神经**（posterior femoral cutaneous nerve；$S_{1\sim3}$）　穿梨状肌下孔出骨盆，至臀大肌下缘浅出，分布于臀区、大腿后面和腘窝的皮肤（图 3-15）。

5．**阴部神经**（pudendal nerve；$S_{2\sim4}$）　伴阴部内血管穿梨状肌下孔出骨盆，绕坐骨棘的后方，经坐骨小孔至坐骨肛门窝。分支有：①肛神经，分布于肛门部皮肤和肛门括约肌；②会阴神经，皮支分布于阴囊（或大阴唇）的皮肤，肌支支配会阴诸肌；③阴茎（阴蒂）背神经，为会阴神经的终支，分布于阴茎（阴蒂）海绵体及皮肤（图 3-16）。

（三）骶丛的主要神经损伤

1．**胫神经损伤**　若腘窝创伤、膝关节后脱位、踝关节、跟骨骨折或脱位，可致胫神经受损，此时足不能跖屈和内翻，由于小腿前、外侧群肌的拮抗作用，使足呈背屈外翻位。足底肌萎缩致足弓变高（空足），感觉障碍主要在足底皮肤（图 3-17A）。

2．**腓总神经损伤**　腓骨颈骨折易伤及腓总神经，使足和趾不能背屈，表现为足下垂并内翻

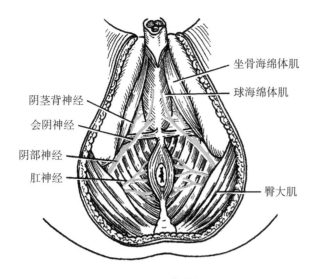

图 3-16 阴部神经

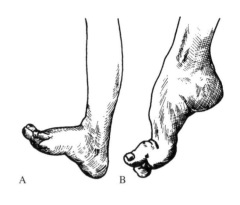

图 3-17 钩状足（A）和马蹄内翻足（B）

（称为马蹄内翻足）（图 3-17 B）。患者步行时，因足下垂而须用力提高下肢，呈"跨阈步态"。感觉障碍主要为小腿外面和足背皮肤。

（李 岩 刘怀存）

第二节 脑 神 经

案例 3-2

案例 3-2 解析

女，31 岁。夜里受寒，晨起发现口眼歪斜，左侧面颊动作不灵活，到医院就诊。查体：左侧额纹消失，左眼闭合困难，左侧角膜反射消失，左侧嘴角下垂且鼻唇沟变浅，鼓腮不能，无听觉过敏和口干等其他异常。

问题：

1．面肌受哪一对神经支配？简述该神经的起始、行程和主要分支分布。

2．该患者发生了什么病变？

3．病变的具体定位是哪里？

脑神经（cranial nerve）（图 3-18）是与脑相连的周围神经，共 12 对，通常按其与脑相连部位，自上而下用罗马数字编码，顺序如下：Ⅰ嗅神经、Ⅱ视神经、Ⅲ动眼神经、Ⅳ滑车神经、Ⅴ三叉神经、Ⅵ展神经、Ⅶ面神经、Ⅷ前庭蜗神经、Ⅸ舌咽神经、Ⅹ迷走神经、Ⅺ副神经及Ⅻ舌下神经。

脑神经的纤维成分有 7 种，较脊神经复杂。每对脊神经均含有 4 种纤维成分，而简单的脑神经仅含 1 种成分，复杂的脑神经可有 5 种成分。

脑神经的 7 种纤维成分如下：

1．一般躯体感觉纤维 分布于皮肤、肌、肌腱及大部分口、鼻腔黏膜与眼角膜和结膜等。

2．特殊躯体感觉纤维 分布于视器和前庭蜗器等特殊感觉器官。

3．一般内脏感觉纤维　分布于头、颈、胸和腹腔的脏器。

4．特殊内脏感觉纤维　分布于嗅器和味蕾。

5．一般躯体运动纤维　支配眼球外肌、舌肌。

6．一般内脏运动纤维　支配心肌、平滑肌和腺体。

7．特殊内脏运动纤维　支配由鳃弓衍化的横纹肌，如咀嚼肌、面肌和咽喉肌等。

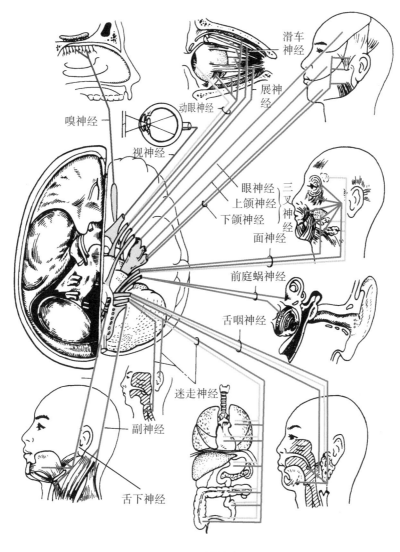

图 3-18　脑神经概况

脑神经与脊神经的主要区别有：

1．每对脊神经都含有 4 种纤维成分，均属混合性神经，但每对脑神经内所含神经纤维的成分不同，可将 12 对脑神经分为 3 对感觉性神经（Ⅰ、Ⅱ、Ⅷ）、5 对运动性神经（Ⅲ、Ⅳ、Ⅵ、Ⅺ、Ⅻ）和 4 对混合性神经（Ⅴ、Ⅶ、Ⅸ、Ⅹ）。

2．每对脊神经均含有一般内脏运动纤维，除第 2～4 对骶神经内含副交感纤维外，其余均属交感纤维，而脑神经中只有 4 对（Ⅲ、Ⅶ、Ⅸ、Ⅹ）含有一般内脏运动纤维，且均属副交感纤维。

3．头部分化出特殊感觉器，如视器、前庭蜗器、嗅器、味器等。与其联系的分别为含特殊躯体感觉纤维成分的脑神经（Ⅱ、Ⅷ）和含特殊内脏感觉纤维成分的脑神经（Ⅰ、Ⅶ、Ⅸ）。

4．头颈部的咀嚼肌、面肌和咽喉肌是由属内脏性质的鳃弓间充质衍化形成的骨骼肌，因此将支配这些肌的神经纤维称为特殊内脏运动纤维（包含于 V、Ⅶ、Ⅸ、X 和 XI 内）。

5．脑神经中的躯体感觉纤维和内脏感觉纤维（除 I、Ⅱ 外）的胞体多聚集在感觉性脑神经节内。三叉神经节（V）、膝神经节（Ⅶ）和上、下神经节（Ⅸ、X）内为假单极神经元胞体，而前庭神经节和蜗神经节（Ⅷ）内为双极神经元胞体。感觉神经元胞体的周围突分布至相应的传导器，而中枢突入脑终止于相应的脑神经感觉核。

6．Ⅲ、Ⅶ、Ⅸ 对脑神经的一般内脏运动纤维连于 4 对内脏运动神经节（均为副交感神经节），其内脏运动神经纤维由中枢发出，加入相应的脑神经，行程中先在副交感神经节换元，节内神经元发出轴突分布于平滑肌或腺体。第 X 对脑神经所含的内脏运动纤维相连属的副交感神经节多位于其所支配的器官内（器官内节）。

12 对脑神经出入脑与出入颅腔的部位见表 3-1。

表 3-1　12 对脑神经出入脑与出入颅腔的部位

顺序及名称	性质	出入脑的部位	出入颅腔的部位
I 嗅神经	感觉性	端脑	筛孔
Ⅱ 视神经	感觉性	间脑	视神经管
Ⅲ 动眼神经	运动性	中脑	眶上裂
Ⅳ 滑车神经	运动性	中脑	眶上裂
V 三叉神经	混合性	脑桥	眼神经出眶上裂 上颌神经出圆孔 下颌神经出卵圆孔
Ⅵ 展神经	运动性	脑桥	眶上裂
Ⅶ 面神经	混合性	脑桥	内耳门——茎乳孔
Ⅷ 前庭蜗神经	感觉性	脑桥	内耳门
Ⅸ 舌咽神经	混合性	延髓	颈静脉孔
X 迷走神经	混合性	延髓	颈静脉孔
XI 副神经	运动性	延髓	颈静脉孔
Ⅻ 舌下神经	运动性	延髓	舌下神经管

一、嗅神经

嗅神经（olfactory nerve）（图 3-19）由特殊内脏感觉纤维构成，起自鼻腔嗅区中的嗅细胞（嗅区位于上鼻甲内侧面以及与其相对的鼻中隔黏膜）。嗅细胞的周围突分布于嗅区黏膜上皮，中枢突聚集成 20 多条嗅丝，合称嗅神经，穿筛孔入颅前窝，终止于第一级嗅觉中枢——嗅球。嗅球将嗅觉冲动经嗅束、内侧和外侧嗅纹等结构传递至嗅结节、下丘脑、海马回、隔核、梨状皮质、额叶皮质等其他脑区。在上述路径中如存在机械或化学损伤、病毒感染、肿瘤压迫等因素，均有可能造成嗅觉减退或完全丧失。

颅前窝骨折伤及筛板时，可损伤嗅丝，造成嗅觉障碍或丧失。颅前窝骨折时，常引起硬脑膜撕裂，脑脊液可经脑膜破损处的裂隙流入鼻腔，形成脑脊液鼻漏。鼻炎时，如炎症蔓延至鼻腔上部黏膜，可造成一过性嗅觉迟钝。

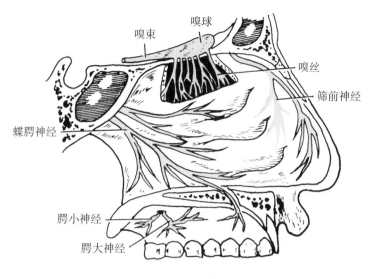

嗅束　嗅球

嗅丝

筛前神经

蝶腭神经

腭小神经

腭大神经

图 3-19　嗅神经

二、视神经

视神经（optic nerve）（图 3-20，图 3-21）由特殊躯体感觉纤维构成，传导视觉冲动。视网膜内的节细胞轴突在视神经盘处汇集，再向后穿过脉络膜和巩膜筛板形成视神经。视神经向后内侧走行，经视神经管出眶入颅中窝，继续向后内走行至垂体上方，左、右视神经在交叉前沟处移行为视交叉，视交叉发出左、右视束。来自双眼颞侧半视网膜的神经纤维进入同侧视束；来自双眼鼻侧半的神经纤维交叉进入对侧视束。绝大部分视束纤维绕行大脑脚外侧，投射至外侧膝状体进行中继信息处理，再经视辐射投射到大脑的视觉中枢。其余约 10% 的视束纤维经上丘臂投射至上丘和顶盖前区，调控眼球运动和瞳孔反射。还有少量纤维投射到下丘脑的视交叉上核参与调节昼夜节律。

视神经分为四部分：球内段、眶内段、管内段和颅内段。

1. 球内段　由视神经盘起到巩膜筛板为止，该段神经纤维无髓鞘，穿过筛板以后则出现髓鞘。

2. 眶内段　是从巩膜筛板至视神经管眶口的部分，在眶内呈"S"状弯曲，眼球转动时不会受到牵拉。

3. 管内段　为通过骨性视神经管的部分，与蝶窦、后组筛窦等毗邻。头部外伤或骨折时可导致此段视神经严重损伤，临床称为管内段视神经损伤。

4. 颅内段　指颅腔入口到视交叉的部分。两侧视神经再向后内侧走行，进入视交叉前部的左右两侧角。

由于视神经是在胚胎发育过程中间脑前部向前突出形成视器的一部分，故视神经外面包有与 3 层脑膜分别相延续的 3 层被膜（即视神经鞘），该鞘膜由 3 层脑膜（硬脑膜、蛛网膜、软脑膜）延续而来。因此，脑蛛网膜下隙可连通至视神经周围，直至视神经盘处。因此，当颅内压升高时，由于视神经纤维通过巩膜筛板时高度拥挤，临床上容易出现视神经盘淤血、水肿。同时，眼眶深部感染也能累及视神经周围的间隙而扩散到颅内。

三、动眼神经

动眼神经（oculomotor nerve）（图 3-20，图 3-21）由两种神经纤维组成：①躯体运动纤维发自动眼神经核；②内脏运动纤维发自动眼神经副核。动眼神经自中脑的脚间窝出脑，沿海绵窦外侧壁前行，穿眶上裂入眶后分为上、下两支。上支细小，支配上直肌和提上睑肌；下支粗大，支配内直肌、下直肌和下斜肌。由下斜肌支分出一小支称睫状神经节短根（又称副交感根），至睫状神经节交换神经元后，节后纤维经睫状短神经进入眼球，分布于瞳孔括约肌和睫状肌，参与瞳孔对光反射、视力调节反射和调节晶状体厚度。

　　睫状神经节（ciliary ganglion）为副交感神经节，位于眶后部、视神经与外直肌之间，为长方形、梭形或椭圆形的扁平小体，大小 3 mm×2.45 mm，有 3 个根进入此节。①副交感根：即睫状神经节短根；②交感根：来自颈内动脉交感丛、海绵窦交感丛，穿过睫状神经节，经睫状短神经进入眼球，支配瞳孔开大肌和眼球的血管；③感觉根：又称鼻睫根，来自三叉神经眼神经的鼻睫神经，由一般躯体感觉纤维组成，穿经睫状神经节，随睫状短神经进入眼球，传导眼球的一般感觉。因此，交感根和感觉根可称为睫状神经节的过路根。睫状短神经含有交感、副交感和躯体感觉 3 种纤维成分，由睫状神经节的前端发出 6～10 条纤维，迂曲向前进入眼球。因此在此处或相邻部位的神经根处行阻滞麻醉，可阻断结膜、角膜和眼球脉络膜的感觉，同时使眼内血管收缩，降低眼内压。

　　一侧动眼神经完全损伤，可致所支配的眼球外肌瘫痪，出现患侧：①上睑下垂；②瞳孔固定性外斜视（斜向外下方）；③瞳孔散大；④瞳孔对光反射消失等。动眼神经、滑车神经和展神经支配眼内外肌和眼球运动，合称眼球运动神经，因其解剖关系十分密切，临床常同时受累。

四、滑车神经

　　滑车神经（trochlear nerve）（图 3-20，图 3-21）由躯体运动纤维组成。起自中脑的滑车神经核，在下丘的下方出脑，是唯一从脑干背面出脑的神经，同时也是最细的脑神经。出脑后绕过大脑脚外侧前行，穿经海绵窦外侧壁，自眶上裂入眶，跨过上直肌和上睑提肌后部的上面，行向前内，支配上斜肌。

　　滑车神经损伤可因蝶骨小翼骨折或眼眶骨折累及上斜肌的滑车部而引起，显著的滑车神经麻痹多为眶后出血所致。滑车神经损伤主要表现为上斜肌丧失功能，患者不能使眼球转向外下方，俯视时出现轻度内斜视和复视。其临床特点是当患者向下凝视时出现复视，虚像较实像为低，尤其是近距离注视时更为显著。

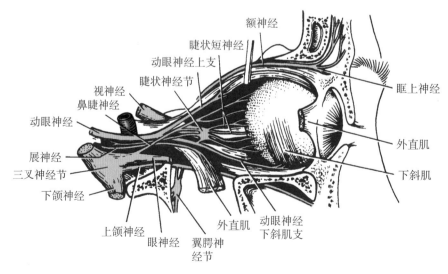

图 3-20　眶内神经（外侧面观）

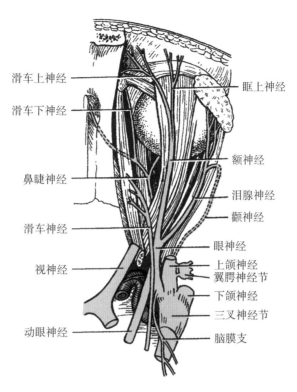

图 3-21 眶内神经（上面观）

五、三叉神经

　　三叉神经（trigeminal nerve）（图 3-22，图 3-23）是脑神经中最粗大的混合性神经。由两种神经纤维组成：①一般躯体感觉纤维，其神经元的胞体位于三叉神经节（trigeminal ganglion）内。三叉神经节又称半月神经节，形似半月形，位于颅中窝颞骨岩部前面近尖端的三叉神经压迹处，包被于硬脑膜两层间的裂隙内，由假单极神经元组成，其周围突从神经节的凸缘发出 3 个分支，由上内向下外依次为眼神经、上颌神经和下颌神经，分布于面部皮肤、眼及眶内、口腔、鼻腔、鼻旁窦的黏膜、牙和硬脑膜等，传导痛温触压等一般躯体感觉；其中枢突汇集成粗大的三叉神经感觉根，在脑桥基底部与小脑中脚交界处入脑，终于三叉神经脑桥核和三叉神经脊束核。②特殊内脏运动纤维，起于三叉神经运动核，构成细小的三叉神经运动根，在脑桥基底部与小脑中脚交界处出脑，行于感觉根的前内侧，加入下颌神经，支配咀嚼肌等。运动根内尚有与三叉神经中脑核联系的一般躯体感觉纤维，传导咀嚼肌等的本体感觉冲动。

（一）眼神经

　　眼神经（ophthalmic nerve）为感觉神经，是三叉神经中最细小的一支，向前穿海绵窦外侧壁，行于动眼神经和滑车神经下方、展神经及颈内动脉的外侧，经眶上裂入眶，分支分布于硬脑膜、眶、眼球、泪腺、结膜、部分鼻黏膜以及额顶区、上睑和鼻背的皮肤。眼神经的分支有：

　　1. 额神经（frontal nerve） 较粗大，沿眶顶骨膜与上睑提肌上方前行，分为较粗大的眶上神经和较细小的滑车上神经等，分别经眶上孔（或眶上切迹）和眶上缘内侧端、滑车上方出眶，分布于额顶、上睑、鼻背及内眦附近的皮肤。

　　2. 泪腺神经（lacrimal nerve） 较细小，沿眶外侧壁、外直肌上缘行向前外，分布于泪腺和上睑、外眦附近的皮肤，传导泪腺和上睑的感觉。此支含有来源于面神经的副交感纤维，控制泪

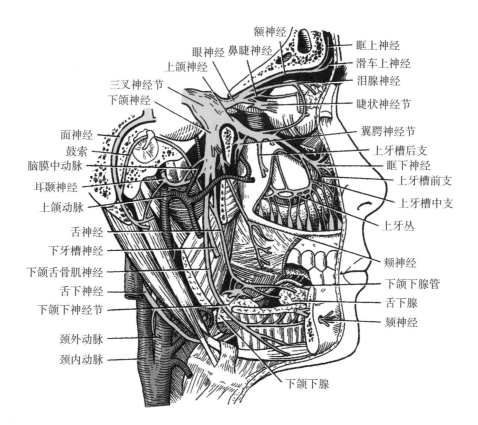

图 3-22　三叉神经（深层）

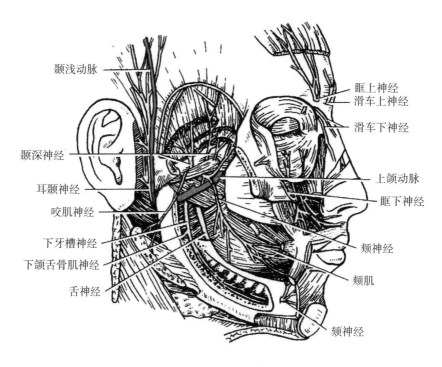

图 3-23　三叉神经（浅层）

腺分泌。

3．鼻睫神经（nasociliary nerve）　经上直肌和视神经之间行向前内达眶内侧壁，分为滑车下神经和筛前、后神经等，分布于鼻背和眼睑的皮肤、泪囊、筛窦、鼻腔黏膜、硬脑膜。其分支睫状长神经在眼球后方穿入眼球，分布在眼球以及结膜等处。

（二）上颌神经

上颌神经（maxillary nerve）为感觉神经，自三叉神经节发出后，水平向前，穿海绵窦外侧壁，经圆孔至翼腭窝上部，再经眶下裂入眶，延续为眶下神经，最终出眶下孔至眶下区。分支分布于脑膜、睑裂与口裂之间的皮肤以及上颌牙与牙龈、上颌窦与鼻腔黏膜、口腔腭部和鼻咽部的黏膜等。上颌神经的主要分支有：

1．眶下神经（infraorbital nerve）　为上颌神经主干的终末支，向前经眶下裂入眶，再经眶下沟、眶下管出眶下孔分为数支，分布于下睑、鼻翼及上唇皮肤和黏膜。上颌部手术时，常在眶下孔进行阻滞麻醉。眶下神经在眶下管内发出上牙槽神经前、中支，分布于上颌尖牙、切牙及其附近牙龈。

2．上牙槽神经（superior alveolar nerve）　自上颌神经主干发出上牙槽神经，从上颌骨体的后方穿入骨质，与上牙槽神经中、前支在上颌骨内吻合形成上牙槽神经丛，由丛发出分支，分布于上颌窦、前磨牙、磨牙及其附近牙龈。

3．翼腭神经（pterygopalatine nerve）　为 2～3 条小支，在翼腭窝处发自上颌神经，向下穿过翼腭神经节后分布于鼻、腭、咽部的黏膜。

4．颧神经（zygomatic nerve）　分支细小，从翼腭窝处分出，经眶下裂入眶后分为两终支，穿过眶外侧壁分布于颧、颞部皮肤。此外，颧神经与泪腺神经之间借交通支将面神经的副交感神经节后纤维（在翼腭神经节换元）导入泪腺，调控泪腺分泌。

此外，上颌神经出颅前还发出脑膜支，分布于颅中窝和小脑幕。

（三）下颌神经

下颌神经（mandibular nerve）为混合性神经（图 3-22，图 3-23），是三叉神经中最粗大的一支，含一般躯体感觉纤维和特殊内脏运动纤维。自三叉神经节发出后，向下经卵圆孔至颞下窝，在翼外肌深面分为前、后干。前干细小，以运动纤维为主，发出数条肌支支配咀嚼肌、鼓膜张肌和腭帆张肌等，发出 1 条感觉支颊神经至颊区；后干粗大，以感觉纤维为主，分支分布于硬脑膜、下颌牙及牙龈、舌前 2/3 及口腔底的黏膜、耳颞区及口裂以下的皮肤，发出细小的肌支支配下颌舌骨肌和二腹肌前腹等。下颌神经的主要分支有：

1．耳颞神经（auriculotemporal nerve）　与颞浅动脉伴行，以两根同起自后干，夹持脑膜中动脉，向后合成一干，经下颌关节后方折转向上，穿腮腺上行，分支分布于耳屏、外耳道及颞区的皮肤，并有分支至腮腺。此支含有来源于舌咽神经的副交感纤维，控制腮腺分泌。

2．舌神经（lingual nerve）　自下颌神经分出后，在下颌支内面下行，沿舌骨舌肌外侧呈弓形转向前内，越过下颌下腺上方，达口底黏膜深面。分支分布于口底及舌前 2/3 的黏膜，传导一般躯体感觉冲动。在舌神经行程中尚接受来自面神经的鼓索（含有味觉纤维和副交感纤维两种成分），鼓索的味觉纤维传导舌前 2/3 的味觉冲动，副交感纤维在下颌下腺附近离开舌神经，进入下颌下神经节，换元后的节后纤维至下颌下腺和舌下腺，控制腺体的分泌。

3．下牙槽神经（inferior alveolar nerve）　为混合性神经，在舌神经后方与之伴行，经下颌孔入下颌管，在管内分支构成下牙槽丛，分布于下颌牙和牙龈，终支穿出颏孔，称颏神经，分布于颏部及下唇皮肤和黏膜。下牙槽神经中的运动纤维，在下颌孔前发出下颌舌骨肌神经，支配下颌舌骨肌和二腹肌前腹。

4. **颊神经（buccal nerve）** 自下颌神经分出后，沿颊肌表面前行，并贯穿此肌，分布于颊部皮肤和黏膜。

5. **咀嚼肌神经（nerve for muscles of mastication）** 属特殊内脏运动神经，下颌神经中的大部分运动纤维经卵圆孔进入颞下窝后，即离开下颌神经干形成短的肌支，包括咬肌神经、颞深神经、翼内肌神经和翼外肌神经，支配全部咀嚼肌。

三叉神经在头、面部皮肤的分布范围，大致以眼裂和口裂为界（图3-24）。眼神经分布于鼻背中部、睑裂以上至矢状缝中点外侧区的皮肤；上颌神经分布于鼻背外侧、睑裂与口裂之间，向后上至翼点处的狭长区域的皮肤；下颌神经分布于口裂与下颌底之间，向后上至耳前上方一带的皮肤。

当一侧三叉神经周围性完全损伤时，出现的感觉障碍为同侧面部皮肤及口腔、鼻腔黏膜感觉丧失，角膜反射消失；运动障碍为患侧咀嚼肌瘫痪，张口时下颌偏向患侧，闭口时患侧咬合无力。

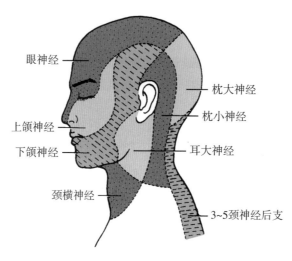

图3-24 三叉神经皮支分布区域

框3-2 三叉神经痛

三叉神经痛是一种在面部三叉神经分布区内反复发作的阵发性剧烈神经痛。发作时主要症状为刀割、针刺、撕裂、烧灼或电击样剧烈疼痛。原发性三叉神经痛病因尚未明确，临床常见的三叉神经痛可波及整个三叉神经或某一分支的分布范围，当疼痛只发生于某一两个分支分布区域时，可通过压迫眶上孔、眶下孔、颏孔以诱发该患支分布区域的疼痛，以确定三叉神经发生病变的分支。目前首选治疗方法为三叉神经微血管减压术，即对压迫神经根的血管进行游离推移，解除对神经的压迫。此外还可用药物、感觉神经根切断术、射频损毁术和经皮穿刺微球囊压迫术等方法。

六、展神经

展神经（abducent nerve）（见图3-20）由躯体运动纤维构成。起于脑桥的展神经核，自延髓脑桥沟中点的两侧出脑，前行至颞骨岩尖，经海绵窦及眶上裂入眶，支配外直肌。展神经损伤后可致外直肌瘫痪，患侧眼球不能转向外侧，产生内斜视。

七、面神经

面神经（facial nerve）（图 3-25，图 3-26）含有 4 种纤维成分：①特殊内脏运动纤维，发自面神经核，主要支配面肌运动；②一般内脏运动纤维，起于上泌涎核，属副交感节前纤维，在翼腭神经节或下颌下神经节换元，节后纤维分布于泪腺、下颌下腺、舌下腺及腭与鼻腔黏膜腺，控制这些腺体的分泌；③特殊内脏感觉纤维即味觉纤维，其神经元胞体位于面神经管起始部弯曲处膨大的膝状神经节，神经元的周围突分布于舌前 2/3 味蕾，中枢突止于延髓的孤束核；④一般躯体感觉纤维传导耳部皮肤的躯体感觉和面肌的本体感觉。

面神经由较大的运动根和较小的中间神经组成。运动根由特殊内脏运动纤维构成，中间神经属混合神经，含有副交感纤维和味觉纤维，2 个根入内耳门后合成一干，穿过内耳道底进入面神经管，先水平走行，后垂直下行，由茎乳孔出颅，转向前穿过腮腺至面部。面神经在管内转折处形成膨大的膝状神经节。面神经在面神经管内和腮腺实质内发出较多分支，分别称为面神经管内分支和颅外分支。

（一）面神经管内分支

1. 鼓索（chorda tympani）（图 3-26） 为面神经的重要分支，含一般内脏运动纤维及特殊内脏感觉纤维。在面神经出茎乳孔前约 6 mm 处发出，穿鼓室后壁入鼓室，沿鼓膜内面前行穿岩鼓裂至颞下窝，在此从后方加入舌神经，并随其走行分布。其特殊内脏感觉纤维（味觉纤维）传导舌前 2/3 味觉；一般内脏运动纤维（副交感纤维）在下颌下神经节内换元，节后纤维支配下颌下腺和舌下腺的分泌。

2. 岩大神经（greater petrosal nerve） 又称岩浅大神经，含一般内脏运动纤维。自膝状神经节分出后离开面神经管，穿过颞骨岩尖，经破裂孔出颅，在此处与来自颈内动脉交感丛的岩深神经合为翼管神经，向前在翼腭神经节内换元，节后纤维随神经节的分支及泪腺神经分布于泪腺及鼻、腭部黏膜的腺体，支配其分泌。

3. 镫骨肌神经（stapedial nerve） 自面神经管下行段上部发出，支配镫骨肌。

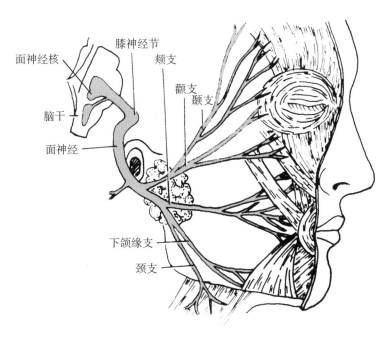

图 3-25 面神经

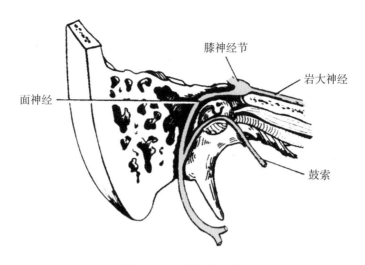

图 3-26　面神经管内段

（二）颅外分支

面神经出茎乳孔后，发出一些细支支配枕额肌枕腹、二腹肌后腹、茎突舌骨肌和耳周围肌；其主干向前进入腮腺实质，并分为数支且交织成丛，然后发出 5 组分支：颞支、颧支、颊支、下颌缘支和颈支（图 3-25），支配面肌及颈阔肌等。

1. 颞支　常为 3 支，自腮腺上缘发出，支配额肌和眼轮匝肌等。

2. 颧支　一般为 3～4 支，自腮腺前缘上部发出，支配眼轮匝肌和颧肌等。

3. 颊支　有 3～4 支，自腮腺管的上、下方发出，支配颊肌、口轮匝肌和其他口周围肌。

4. 下颌缘支　自腮腺前缘的下部发出，沿下颌缘前行至下唇诸肌。

5. 颈支　由腮腺下端近下颌角处发出，行向前下，在下颌角附近至颈阔肌深面，支配该肌。

（三）与面神经相关的副交感神经节

1. 翼腭神经节（pterygopalatine ganglion）（图 3-27）　又称蝶腭神经节，为三角形或多角形的扁平小体，位于翼腭窝内，连于上颌神经下方。面神经内脏运动纤维在此换元，节后纤维支配泪腺及鼻腭部黏膜腺体的分泌。有 3 个根进入此神经节。①副交感根：来自岩大神经，在节内换元；②交感根：来自岩深神经，仅通过神经节；③感觉根：来自翼腭神经。翼腭神经节发出数支，支配泪腺、腭及鼻腔黏膜腺体的分泌及一般感觉。

2. 下颌下神经节（submandibular ganglion）（见图 3-22）　近似椭圆形，位于下颌下腺与舌神经之间，有 3 个根进入节。①副交感根：来自鼓索，随舌神经到达此节换元；②交感根：来自面动脉的交感丛；③感觉根：来自舌神经。神经节发出分支，支配下颌下腺和舌下腺的分泌和一般感觉。

面神经行程长而迂曲，与鼓室、鼓膜、乳突和腮腺等结构有密切的关系。脑桥小脑角处、面神经管内和腮腺区是面神经容易发生损伤的部位。不同部位损伤的临床表现不同：①面神经管外损伤导致患侧面肌瘫痪，表现为患侧额纹消失、不能闭眼、不能皱眉、鼻唇沟变浅、口角歪向健侧、不能鼓腮、说话时唾液自口角流出、角膜反射消失；②面神经管内损害，除上述表现外，还可能出现听觉过敏（镫骨肌瘫痪）、角膜干燥（泪腺分泌障碍）、舌前部味觉丧失、泌涎障碍等。若在面神经管内发出岩大神经以后损伤，其临床症状有面肌瘫痪、味觉丧失和泌涎障碍，而无泌泪障碍；若在面神经管垂直段发出鼓索以后损伤，仅表现为患侧面肌瘫痪或受损支所支配的肌瘫痪，不伴有泌泪与泌涎障碍及听觉过敏等症状。

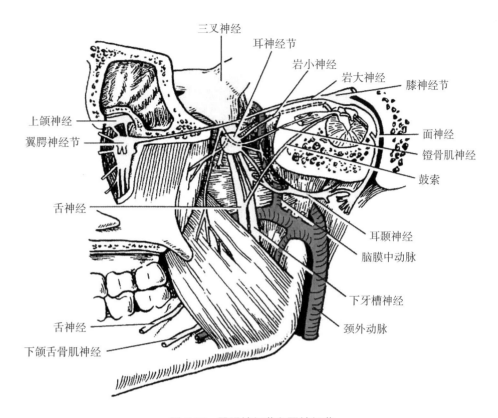

图 3-27　翼腭神经节和耳神经节

八、前庭蜗神经

前庭蜗神经（vestibulocochlear nerve）又称位听神经（图 3-28），含特殊躯体感觉纤维，由前庭神经和蜗神经组成。前庭蜗神经与面神经共同经内耳门入颅后窝，于延髓脑桥沟外侧部紧邻面神经外侧入脑。

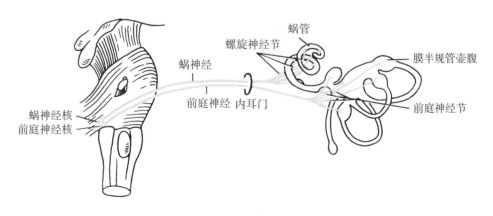

图 3-28　前庭蜗神经

（一）前庭神经

前庭神经（vestibular nerve）传导平衡觉。前庭神经节位于内耳道底部，由双极神经元胞体聚集而成，其周围突穿过内耳道底，分布于内耳的椭圆囊斑、球囊斑和壶腹嵴等平衡觉传导器的毛细胞，中枢突组成的前庭神经，经内耳道、内耳门、延髓脑桥沟外侧部进入脑，终止于前庭神经核群和小脑绒球小结叶等部。

（二）蜗神经

蜗神经（cochlear nerve）传导听觉。蜗神经节（螺旋神经节）位于耳蜗的蜗轴内，由双极神经元胞体聚集而成，其周围突分布于内耳螺旋器（Corti 器）的毛细胞，中枢突组成蜗神经，穿内耳道底至内耳道，伴随前庭神经于延髓脑桥沟外侧部入脑。蜗神经内的神经排列具有音频定位规律，内侧部传导来自蜗顶的低频冲动，外侧部传导来自蜗底的高频音冲动，入脑后也以明确的音频定位排列方式终止于蜗神经腹侧、背侧核的各区。此后的听觉信息传导路径较为复杂，传导至丘脑和皮质中枢的过程中会经过多次中继及反复交叉（参见第二章的"前庭蜗器"部分）。

前庭蜗神经损伤表现为伤侧耳聋和平衡功能障碍。在颅中窝合并内耳道骨折时，前庭蜗神经可与面神经一起发生断裂，产生伤侧永久性耳聋；如前庭蜗神经被挫伤或被血肿、炎症渗出物压迫，可能产生暂时性听力下降。脑桥小脑三角处的肿瘤，可以压迫前庭蜗神经及面神经。如发生轻微损伤，可因刺激前庭而出现眩晕和眼球震颤等症状。

九、舌咽神经

舌咽神经（glossopharyngeal nerve）（图 3-29）含有 5 种纤维成分，是脑神经中含纤维成分最多的一对神经：①特殊内脏运动纤维，起于疑核，支配茎突咽肌；②一般内脏运动纤维（副交感纤维），起于下泌涎核，在耳神经节换元后，节后纤维控制腮腺分泌；③一般内脏感觉纤维，其神经元胞体位于下神经节，周围突分布于舌后 1/3、咽、咽鼓管、鼓室等处的黏膜以及颈动脉窦和颈动脉小球等处，中枢突终于孤束核，传导一般内脏感觉；④特殊内脏感觉纤维（味觉纤维），神经元的胞体也位于下神经节，周围突分布于舌后 1/3 的味蕾，中枢突终于孤束核，传导味觉冲动；⑤一般躯体感觉纤维，神经元的胞体位于上神经节，周围突分布于耳后皮肤，中枢突终于三叉神经脊束核。

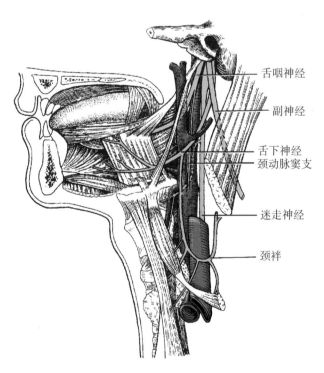

图 3-29　舌咽神经和舌下神经

舌咽神经在延髓橄榄后沟上部连于脑，穿颈静脉孔出入颅。在孔内有上神经节，出孔时又形成下神经节。舌咽神经出颅后在颈内动、静脉之间下行，然后呈弓形向前经舌骨舌肌深面达舌根。主要分支有：

1. 舌支　舌支为舌咽神经的终支，含一般内脏感觉和特殊内脏感觉（味觉）两种纤维成分，向前下经舌骨舌肌深面，分支传导舌后 1/3 的黏膜的一般感觉和味觉。

2. 咽支　咽支有 3～4 条细支，在咽后侧壁与迷走神经和交感神经的咽支共同形成咽丛，传导咽壁的感觉。

3. 颈动脉窦支　颈动脉窦支有 1～2 支，属感觉支，在颈静脉孔下方发出，沿颈内动脉壁前方下降，分布于颈动脉窦和颈动脉小球，将血压和血液中的二氧化碳浓度变化的信息传入中枢，反射性调节血压和呼吸。

4. 鼓室神经　鼓室神经起自下神经节，返向前上方，穿颞骨岩部下面、颈静脉孔前方至鼓室，与交感神经纤维共同形成鼓室丛，由丛分支传导鼓室、乳突小房、咽鼓管黏膜的一般内脏感觉。其终支为岩小神经，含来自下泌涎核的副交感神经节前纤维，出鼓室后在耳神经节内换元，节后纤维随耳颞神经分布于腮腺，控制腮腺的分泌。

耳神经节（见图 3-27）属副交感神经节，为扁卵圆形的小体，位于卵圆孔下方，下颌神经内侧，有 4 个根进入此神经节。①副交感根：来自岩小神经，在神经节内换元，节后纤维经耳颞神经支配腮腺分泌；②交感根：来自脑膜中动脉交感丛；③运动根：来自下颌神经，为特殊内脏运动纤维，支配鼓膜张肌和腭帆张肌；④感觉根：来自耳颞神经，支配腮腺一般感觉。

一侧舌咽神经损害时，可出现患侧舌后 1/3 味觉丧失和舌根与咽峡区痛觉障碍，以及患侧咽肌肌力减弱，一般不出现咽反射和吞咽反射障碍。

十、迷走神经

迷走神经（vagus nerve）（图 3-30）是行程最长、分布最广的脑神经，含有 4 种纤维成分：①一般内脏运动纤维，属副交感纤维，起于迷走神经背核，至脏器周围或器官内的副交感神经节换元后，节后纤维分布于颈、胸和腹腔的脏器，控制平滑肌、心肌和腺体的活动；②一般内脏感觉纤维，胞体位于迷走神经的下神经节内，周围突分布于颈、胸和腹腔内的脏器，中枢突止于延髓的孤束核，传导一般内脏感觉；③特殊内脏运动纤维，起于疑核，支配咽喉肌；④一般躯体感觉纤维，胞体位于迷走神经的上神经节内，周围突主要分布于耳郭和外耳道的皮肤与硬脑膜，中枢突终于三叉神经脊束核，传导一般感觉。

迷走神经自延髓橄榄后沟中部出脑，经颈静脉孔出颅，在紧邻颈静脉孔的上、下方各有一膨大，分别称上、下神经节。迷走神经干在颈部走行于颈动脉鞘内，在颈内静脉与颈内动脉（颈动脉鞘上段）或颈总动脉（颈动脉鞘下段）之间的后方下行至颈根部（图 3-29），经胸廓上口入胸腔。在胸腔内，左、右迷走神经的行程有所差异，左侧迷走神经（图 3-31）在左颈总动脉与左锁骨下动脉之间下行，越过主动脉弓前方，经左肺根后方至食管前面向下，与交感神经分支吻合形成左肺丛和食管前丛，再转至食管下端前面延续为迷走神经前干；右迷走神经（图 3-32）先经右锁骨下动、静脉之间，沿气管右侧下降，继而在右肺根后方转至食管后面，与交感神经的分支吻合形成右肺丛和食管后丛，向下延续为迷走神经后干。迷走神经前、后干向下穿膈的食管裂孔进入腹腔。

（一）颈部分支

1. 喉上神经（superior laryngeal nerve）（图 3-31，图 3-32）　是迷走神经在颈部最大的分

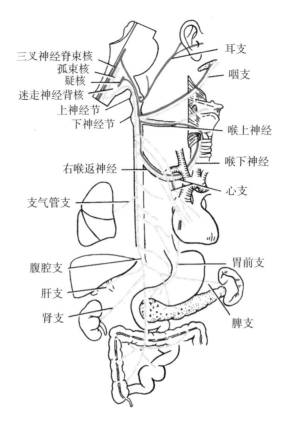

图 3-30 迷走神经分布

支，发自下神经节，沿颈内动脉内侧下行，于舌骨大角处分为内、外 2 支，喉上神经外支支配环甲肌；喉上神经内支伴喉上动脉穿甲状舌骨膜入喉，传导声门裂以上的喉黏膜以及会厌和舌根等处的一般感觉。

2. 颈心支 有上、下 2 支，发自下神经节下方的迷走神经干，在喉与气管两侧下行入胸腔，至主动脉弓的下方和气管杈的前面与交感神经的心支共同构成心丛。由心丛分支分布于心传导系、心肌和冠状动脉。其中心上支有分支分布于主动脉弓壁内的压力传导器和化学感觉器，分别称减压神经或主动脉神经。

3. 耳支 发自上神经节，向后外至耳郭后面和外耳道的皮肤，传导此区的一般感觉。

4. 咽支 发自下神经节，至咽后壁与舌咽神经和交感神经的咽支共同构成咽丛，支配咽缩肌和软腭肌的运动及咽黏膜的感觉。

5. 脑膜支 发自上神经节，向上返回颅内，分布于颅后窝的硬脑膜。

（二）胸部分支

1. 喉返神经（recurrent laryngeal nerve）（图 3-31，图 3-32） 左、右喉返神经均由迷走神经在胸部发出后返回至颈部，但两者勾绕的结构各不相同。左喉返神经在左迷走神经越过主动脉弓前发出，向后勾绕主动脉弓后，向上返回颈部；右喉返神经在右迷走神经跨过右锁骨下动脉前发出，向后下勾绕右锁骨下动脉，经下后方斜向内上，返回颈部。在颈部，两侧喉返神经均在气管食管间沟内上行，至甲状腺侧叶深面、环甲关节后方入喉。喉返神经在环甲关节以上的部分改称喉下神经。喉返神经分为数支分布于喉，支配除环甲肌以外的所有喉肌，以及声门裂以下喉黏膜的一般感觉。喉返神经在勾绕主动脉弓或右锁骨下动脉的下方处尚发出心支、支气管支和食管支，分别参与心丛、肺丛和食管丛的构成。

喉返神经是喉肌的重要运动神经，入喉前与甲状腺下动脉终支相互交叉，关系密切。喉返神

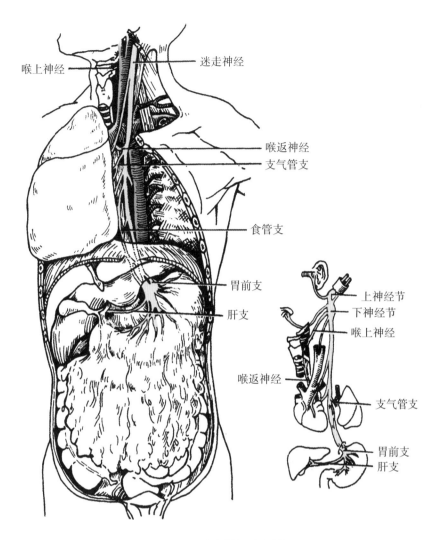

图 3-31　迷走神经（左侧）

经可经该动脉终支的分支之间（多数）、动脉终支的后方（次之）或动脉终支的前方（较少）。在甲状腺手术结扎或钳夹甲状腺下动脉时，应注意避免损伤此神经。一侧喉返神经损伤时，患侧声带肌瘫痪，出现声音嘶哑；双侧喉返神经损伤，除环甲肌外的所有喉肌瘫痪，可导致声门关闭，引起呼吸困难，甚至窒息。

框 3-3　甲状腺手术中喉上神经、喉返神经的保护

　　甲状腺手术中，需要注意保护喉上神经和喉返神经。喉上神经外支支配环甲肌，若环甲肌瘫痪，声带无法紧张，可导致声音低沉、说话易疲劳的症状。甲状腺上动脉伴喉上神经外支走行，在靠近甲状腺上极之前二者分离走行，因此术中结扎甲状腺上动脉时，宜紧贴甲状腺上极进行，以避免损伤喉上神经。喉返神经支配除环甲肌之外的所有喉肌。因喉返神经在甲状腺下极与甲状腺下动脉的分支之间穿行关系较为复杂且多变，较易在手术中导致误将喉返神经切断、缝扎或钳夹损伤。单侧喉返神经损伤，患者会出现声音嘶哑、发声无力等症状。若双侧喉返神经损伤，患者会出现呼吸不畅、窒息等症状，必要时需行气管切开。所以，在结扎甲状腺下动脉时，应尽量远离腺体，而靠近颈总动脉进行结扎。

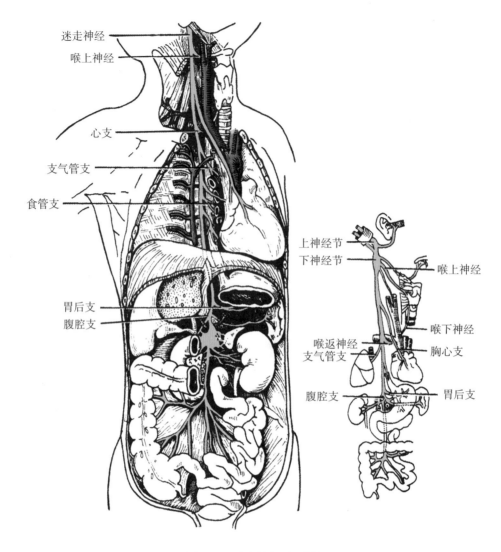

图 3-32　迷走神经（右侧）

2. 支气管支、食管支、胸心支　是迷走神经在胸部的细小分支，分别加入肺丛、食管丛和心丛。

（三）腹部分支

1. 胃前支和肝支　为迷走神经前干的 2 个终支，在贲门附近分支，胃前支沿胃小弯分布于胃前壁，其终末支在胃小弯角切迹处以"鸦爪"形分布于幽门部前壁及十二指肠上部和胰头；肝支有 1 ~ 3 小支，参与肝丛的构成，随肝固有动脉分布于肝、胆囊和胆道。

2. 胃后支和腹腔支　为迷走神经后干的 2 个终支。胃后支在贲门附近分支后，沿胃小弯深部行走，沿途分支分布于胃后壁，其终末支也以"鸦爪"形分布于幽门部后壁；腹腔支行向右与交感神经的分支围绕腹腔干的根部及其周围共同构成腹腔丛，此丛随腹腔干、肠系膜上动脉和肾动脉的分支分布于肝、脾、胰、肾及结肠左曲以上的消化管。

迷走神经分支多、范围广，为副交感神经中最重要的组成部分。如主干发生损伤后，内脏功能表现为脉速、心悸、恶心、呕吐、呼吸变深且慢，甚至可以导致窒息。

一侧迷走神经损伤时，可因患侧喉肌瘫痪、咽喉黏膜感觉障碍，而出现患侧咽反射和咳嗽反射消失，腭垂偏向一侧。临床表现为声音嘶哑、语言困难、吞咽障碍、呛咳等。双侧迷走神经损伤时，可影响心、肺、支气管传导器以及主动脉的压力和化学传导器，从而导致吞咽障碍以及心悸、心动过速、心律不齐、呼吸深慢、呼吸严重困难或窒息等。

十一、副神经

副神经（accessory nerve）（图3-33）含特殊内脏运动纤维，由颅根和脊髓根汇合而成。颅根含起自延髓疑核的特殊内脏运动纤维，由延髓橄榄后沟下部出脑；脊髓根起自脊髓颈段的副神经核，在脊神经前、后根之间出脊髓，向上经枕骨大孔入颅，在颈静脉孔处，与颅根合成副神经干，经颈静脉孔出颅，出颅后再分为2支。来自颅根的纤维加入迷走神经，支配咽喉肌；来自脊髓根的纤维经颈内动、静脉之间行向后外下方，由胸锁乳突肌上部内侧分出一支进入该肌，再经胸锁乳突肌后缘中、上1/3交点附近浅出，斜向后下，于斜方肌前缘中下1/3交点处至斜方肌深面，支配两肌。副神经在上述位置表浅恒定，周围无重要结构，临床上可在此处获取部分副神经与面神经吻合用于治疗面肌瘫痪。

一侧副神经损伤，可致患侧胸锁乳突肌和斜方肌瘫痪，导致头不能向患侧屈，面不能转向健侧，患侧不能耸肩。颈静脉孔是舌咽神经、迷走神经与副神经穿过颅腔的共同通道，此处的病变常会累及上述神经，使其功能受损，出现颈静脉孔综合征。

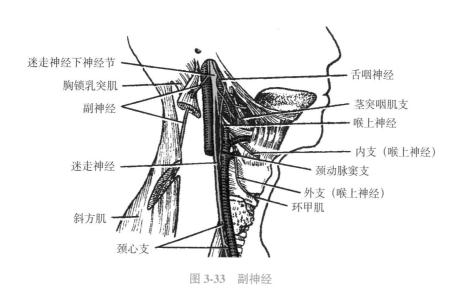

图 3-33　副神经

十二、舌下神经

舌下神经（hypoglossal nerve）（见图3-29）由躯体运动纤维组成。起于舌下神经核，从延髓锥体与橄榄之间的前外侧沟出脑，经舌下神经管出颅。出颅后在颈内动、静脉之间下行至舌骨上方，呈弓形弯向前内，沿舌骨舌肌浅面前行，经下颌下腺深面，在舌神经和下颌下腺管下方穿颏舌肌入舌，分支支配全部舌内肌和大部分舌外肌。

一侧舌下神经损伤时，患侧舌肌瘫痪并萎缩，伸舌时，由于健侧颏舌肌牵拉舌根向健侧，故舌尖偏向患侧。

12对脑神经的纤维成分、起核、终核、分布和损伤症状

（欧阳钧　南　燕）

小　结

　　脊神经是与脊髓相连的 31 对神经的总称，属于周围神经系统，可分为 8 对颈神经、12 对胸神经、5 对腰神经、5 对骶神经和 1 对尾神经。脊神经由进出脊髓的前根和背根组成。前根包含运动神经元的轴突，这些轴突离开脊髓的前角和外侧角。而背根则包含进入灰质后角的感觉神经元轴突。所有的脊神经都是包含运动神经元（含躯体和内脏）和感觉神经元的混合神经。每根脊神经穿过椎间孔后分为 4 支：脑膜支、交通支、后支和前支。相邻脊神经的前支纤维混合，产生一系列复杂交织的神经网络，称为神经丛。主要的神经丛有颈、臂、腰和骶神经丛。来自神经丛的神经干支配着体表大部分结构和四肢。

　　脑神经是与脑相连的周围神经，主要分支分布于头颈部，但迷走神经的分布远至胸腹腔脏器。因头部具有分化出的特殊感觉器官，使脑神经的成分较脊神经复杂。由于 12 对脑神经与脑的不同部分直接相连，且在分支分布上有特定区域，因此对每一对脑神经的分布及功能有完整而细致深入的认识，可以在头颈部发生疾病或损伤时分析理解临床症状、选择恰当的检查项目，并做出定性定位诊断，对治疗与干预方向有重要影响。

整合思考题参考答案

整合思考题

　　1．男，52 岁。因意外导致肩部被锐器刺伤入院，检查结果显示腋神经损伤。试述腋神经的起始、走行及其损伤后的症状。

　　2．总结运动肩关节、肘关节、髋关节和膝关节的肌肉及其神经支配。

　　3．某糖尿病患者出现股四头肌萎缩、肌力减弱，大腿前内侧和小腿内侧皮肤感觉减退。该患者可能病变的神经是什么？其解剖学依据是什么？运用神经相关知识，分析臀部肌内注射的安全区和危险区，并解释原因。

　　4．某橄榄球运动员拦截抢球时被摔倒，致右侧肱骨颈骨折，此时易伤及什么神经？可产生哪些临床表现？

　　5．请总结手部和足部的感觉神经分布。

　　6．请总结与眼有关的所有脑神经。

　　7．请总结与舌有关的脑神经。

第四章　中枢神经系统

第一节　脊　髓

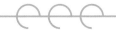

> **导学目标**
>
> 通过本节内容的学习，学生应能够：
>
> ※ **基本目标**
>
> 1. 描述脊髓的解剖，包括位置、上端和下端水平及外形特点。
> 2. 列举脊髓节段与椎骨的对应关系，并解释马尾的性质。
> 3. 比较脊髓横切面上灰、白质的配布及各部的名称和位置。
> 4. 根据解剖学特征识别脊髓不同节段的特点。
> 5. 复述脊髓灰质主要核团的位置和功能。
> 6. 应用脊髓的感觉和运动传导束解释脊髓损伤后的临床表现。
> 7. 辨别不同脊髓疾病的相关症状。
>
> ※ **发展目标**
>
> 1. 综合运用脊髓解剖学知识，解释脊髓半切综合征和脊髓横贯性损伤的临床表现及解剖学原因。
> 2. 分析不同节段脊髓损伤的症状及定位诊断。

◐ 案例 4-1

女，6 岁。因腰和两腿疼痛，突然发热，T 39.5 ℃，次日早晨不能下床，左下肢不能活动就诊。体格检查：头、颈、两上肢和右腿无运动障碍，左下肢完全瘫痪。左腿肌张力减退，膝和跟腱反射消失。3 周后，左大腿能够屈收，并能伸膝，但其他运动未见恢复。1 个月后，足肌、小腿肌和大腿后侧肌松弛，明显萎缩。无其他任何感觉障碍。

问题：

1. 患者的临床诊断是什么？
2. 请从解剖学角度，分析出现"左下肢完全瘫痪"等症状的原因是什么。

案例 4-1 解析

脊髓（spinal cord）起源于胚胎时期神经管的尾端，与脑相比其分化较少，结构也相对简单，并保留着明显的节段性。脊髓约重 30 g，仅占脑重的 2%，是中枢神经系统功能较低级的部分。

一、脊髓外形

脊髓（图 4-1）位于椎管内，上端在平枕骨大孔处与延髓相连，下端在成人平第 1 腰椎的下缘（新生儿平第 3 腰椎），全长 42 ~ 45 cm（男性约 45 cm，女性约 42 cm）。脊髓呈前后稍扁的圆柱形，最宽处直径仅为 1 ~ 1.2 cm。

脊髓与 31 对脊神经相连，通常将与每对脊神经前、后根相连的一段脊髓称为一个脊髓节段（segment of spinal cord）（图 4-2）。脊髓全长分为 31 个脊髓节段：8 个颈节、12 个胸节、5 个腰节、5 个骶节和 1 个尾节。脊髓全长粗细不等，有两个膨大的部分：颈膨大（cervical enlargement）和腰骶膨大（lumbosacral enlargement）。颈膨大相当于脊髓颈 4 至胸 1 节段（C_4 ~ T_1），是臂丛发出处，支配上肢；腰骶膨大相当于脊髓腰 2 至骶 3 节段（L_2 ~ S_3），是腰骶丛发出处，支配下肢。脊髓膨大的出现与种系进化中四肢的出现相关，是神经元胞体和纤维数量增加所致。脊髓末端变细称脊髓圆锥（conus medullaris）。脊髓圆锥以下延续为无神经组织的终丝（filum terminale），在第 2 骶椎水平以下，硬脊膜包绕终丝止于尾骨背面（图 4-1）。

脊髓表面有数条纵沟（图 4-1，图 4-3），前面正中有较深的前正中裂（anterior median fissure）（行经脊髓前动、静脉），后面正中有较浅的后正中沟（posterior median sulcus），二纵沟将脊髓分为左、右对称的两半。外侧面有前外侧沟（anterolateral sulcus）和后外侧沟（posterolateral sulcus），分别有脊神经的前、后根附着。在颈髓和中胸髓以上的后正中沟和后外侧沟之间还有一较浅的后中间沟（posterior intermediate sulcus），分界薄束和楔束。

脊髓节段与椎骨的对应关系：脊髓与脊柱在胚胎 3 个月前是等长的，脊髓占据椎管全长，此时脊神经根几乎均呈直角与脊髓相连，平行进入相应的椎间孔。以后脊髓的生长速度比脊柱缓慢，脊髓上端与延髓相连，位置固定，使脊髓节段的位置由上而下逐渐高于相应的椎骨，因此成人的脊髓和脊柱的长度是不等的（图 4-2）。因为脊髓比脊柱短，因而发自腰、骶、尾神经根在穿出相对应椎间孔之前要在椎管内垂直下行一段而形成马尾（cauda equina）。因此，成人第 1 腰椎以下的椎管内已无脊髓，只有马尾。在临床上常选择在第 3、4 或第 4、5 腰椎间行腰椎穿刺，获取脑脊液或注射麻醉药，以避免损伤脊髓。

掌握脊髓节段与椎骨的对应关系有重要的临床应用意义。成人脊髓的长度与椎管的长度不一致（图 4-2），所以脊髓的各个节段与相应的椎骨不在同一高度。成人的上颈髓节段（$C_{1~4}$）大致平对同序数椎骨，下颈髓节段（$C_{5~8}$）和上胸髓节段（$T_{1~4}$）约平对同序数椎骨的上 1 块椎骨，中胸髓节段（$T_{5~8}$）约平对同序数椎骨的上 2 块椎骨，下胸髓节段（$T_{9~12}$）约平对同序数椎骨的上 3 块椎骨，腰髓节段平对第 10 ~ 12 胸椎，骶髓、尾髓节段平对第 1 腰椎。

二、脊髓的内部结构

脊髓由灰质和白质组成（图 4-3，图 4-4）。在新鲜脊髓的横切面上，可见中央有一细小的中央管（central canal），围绕中央管的是 "H" 形的颜色发暗的灰质和外围颜色浅淡的白质。在脊髓的不同节段，灰、白质的量是不同的，在颈膨大、腰骶膨大处灰质量多，颈部白质量多。

（一）灰质

脊髓灰质由神经元胞体、突起、神经胶质和血管等组成。脊髓灰质内有各种不同大小、形态和功能的神经元，其中大多数神经元的胞体集聚成群或成层，称为神经核或板层（图 4-5）。在横切面上，这些灰质柱呈突起状，称为角（horn）。

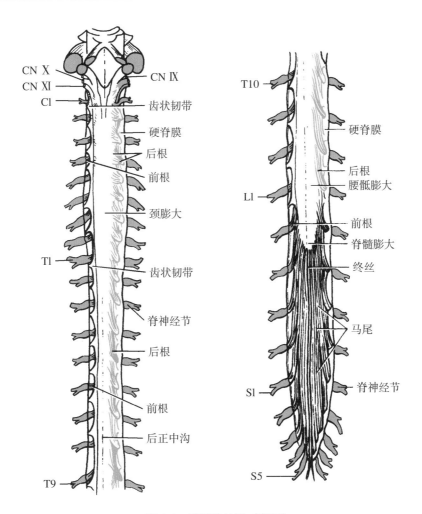

图 4-1　脊髓的外形（背面）

灰质的前面扩大部分称为前角（anterior horn），后面较细部分称为后角（posterior horn），前、后角之间的移行部分称为中间带（intermediate zone）。从脊髓第 1 胸节到第 3 腰节的中间带向外侧突出形成侧角（lateral horn）。由于前角、后角和侧角在脊髓内呈柱状，在纵切面上，灰质纵贯成柱，分别称为前柱（anterior column）、后柱（posterior column）和侧柱（lateral column）。中央管前、后方的灰质分别称灰质前连合（anterior gray commissure）和灰质后连合（posterior gray commissure）。后角基部外侧一些灰质向外侧突入白质内，与白质相互交织形成网状结构（reticular formation）（在颈部最为明显）。根据 20 世纪 50 年代 Rexed 对猫脊髓灰质的研究，将脊髓灰质分为 10 个板层，并从后向前用罗马数字 I ～ X 命名，现认为人的脊髓也有同样的分层。由于这种板层模式更能反映脊髓的联系和功能特性，已被广泛采用。

脊髓后角可分为尖部、头部、颈部和基底部 4 部分，由 I ～ VI 层组成；其中 I 层相当于尖部，II ～ IV 层相当于头部，V 层相当于颈部，VI 层相当于基底部（表 4-1）。

I 层与背外侧束相邻，内含后角边缘核（posteromarginal nucleus）（见于脊髓全长），是脊髓丘脑束的起始细胞；II 层占据后角头的大部分，习惯称胶状质（substantia gelatinosa）（见于脊髓全长），其与三叉神经脊束核同源，调控脊髓丘脑束的传入；III 层和 IV 层最显著的结构为后角固有核（nucleus proprius）（见于脊髓全长），其中 IV 层的后角固有核是脊髓丘脑束的起始细胞；V 层分为内、外侧两部分，外侧部细胞参与形成脊髓网状结构；VI 层仅见于颈、腰骶膨大部。V 层和 VI 层内含脊髓丘脑束的起始细胞，并接受皮质脊髓束的下行纤维。

脊髓中间带由 VII 层组成。在颈、腰骶膨大处，VII 层还伸向前角。在 $T_1 \sim L_3$ 脊髓节段，VII 层

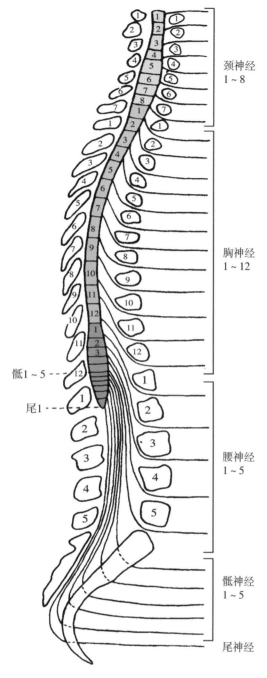

颈神经
1～8

胸神经
1～12

骶1～5 ---

尾1 ---

腰神经
1～5

骶神经
1～5

尾神经

图 4-2　脊髓节段与椎骨的相应位置关系

的背内侧有胸核（nucleus thoracicus）[又称背核（nucleus dorsalis）或 Clarke 核]，它与延髓的副楔核同源，是脊髓小脑后束的起始细胞。Ⅶ层的腹内侧有中间内侧核（intermediomedial nucleus），接受后根传入的内脏感觉纤维。Ⅶ层的外侧（相当于侧角）有中间外侧核（intermediolateral nucleus），含交感神经的节前神经元（其中支配眼的交感神经节前神经元的胞体位于 $T_{1～2}$ 节段）。在 $S_{2～4}$ 脊髓节段，Ⅶ层外侧部有骶副交感核（sacral parasympathetic nucleus），含副交感神经的节前神经元。另外，在Ⅶ层还含有少量脊髓丘脑束的起始细胞，并接受大量皮质脊髓束下行纤维的终末。

脊髓前角由Ⅶ层（颈、腰骶膨大处）、Ⅷ层和Ⅸ层组成。在 $L_2～S_3$ 脊髓节段，Ⅶ层外侧部有脊髓边缘细胞（spinal border cell），是脊髓小脑前束的起始细胞。在脊髓胸段，Ⅷ层位于前角基底部。在颈、腰骶膨大处，Ⅷ层仅限于前角内侧部。该层细胞为中间神经元，接受邻近板层和一些下行纤维（网状脊髓束、前庭脊髓束、顶盖脊髓束和内侧纵束）的终末，并发出纤维到Ⅸ层而影响运动神经元。Ⅸ层主要由前角运动神经元组成，位于前角的最腹侧。颈、腰骶膨大处可分为前角内侧核（medial nucleus）（见于脊髓全长，支配躯干肌）和前角外侧核（lateral nucleus）（支配四肢肌）。另外，在 $C_{1～6}$ 脊髓节段，Ⅸ层有脊髓副核（spinal accessory nucleus）（发出副神经脊髓根，支配胸锁乳突肌和斜方肌）和膈核（phrenic nucleus）（$C_{3～6}$ 脊髓节段，支配膈肌）。

前角运动神经元包括大型的 α- 运动神经元（支配梭外骨骼肌纤维）和小型的 γ- 运动神经元（支配梭内骨骼肌纤维）。它们的轴突组成前根，直达骨骼肌。其中，α- 运动神经元引起骨骼肌收缩，γ- 运动神经元调节肌张力。前角内还有一类小型中间神经元，称为闰绍细胞（Renshaw cell），该细胞接受 α- 运动神经元轴突的侧支，其轴突与同一个或其他 α- 运动神经元形成突触，对 α- 运动神经元起抑制作用。位于颈膨大和腰骶膨大处的前角运动神经元有一定的定位排列，其中由内向外为躯干肌和上肢肌（或下肢肌），由腹侧向背侧为伸肌和屈肌。

中央管周围的灰质为X层，包括灰质前连合、灰质后连合。

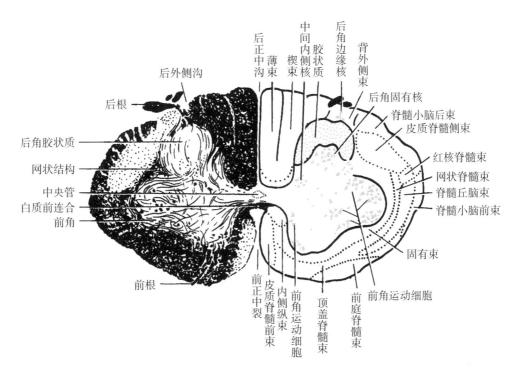

图 4-3　新生儿脊髓颈膨大的横切面

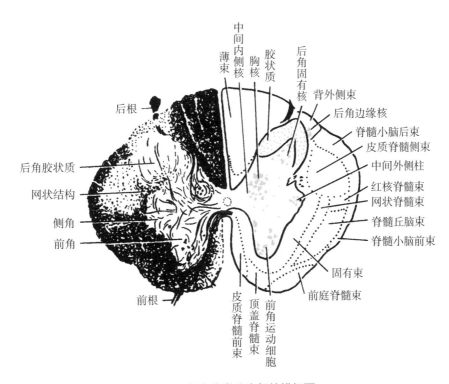

图 4-4　新生儿脊髓胸部的横切面

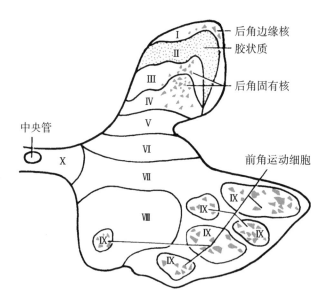

图 4-5　脊髓（C_6，人）灰质主要核团及 Rexed 分层

表 4-1　脊髓灰质板层与核团的对应关系简表

板层	相关核团	位置
I	后角边缘核	尖部
II	胶状质	头部
III、IV	后角固有核	头部
V	网状结构	颈部
VI		后角基底部
VII	背核、脊髓边缘细胞 中间内侧核、中间外侧核、骶副交感核	中间带
VIII		前角基底部
IX	前角内侧核、前角外侧核	前角
X	中央灰质	中央管周围

小测试4-1:
1. 马尾的构成及其临床意义是什么?
2. 描述脊髓灰质中的重要核团及其位居Rexed细胞构筑的分层。

案例 4-2

女，38 岁。数月来右手分别被熨斗烫伤和刀子划伤，但两次都无痛觉，两次受伤间隔数周。检查发现，患者双手内侧至掌中线处痛觉缺失，痛觉缺失区向上延至前臂掌面和背面的内侧半，在臂前面痛觉缺失区在内侧 1/3，上达腋窝水平，在背面则不到内侧一半。

问题：

1. 患者的诊断是什么?

2. 患者损伤的部位在哪里?

3. 为什么出现上述症状?

案例 4-2 解析

（二）白质

脊髓白质主要由纤维束组成。白质借脊髓的纵沟分为 3 个索。前正中裂与前外侧沟之间为前索（anterior funiculus），前、后外侧沟之间为外侧索（lateral funiculus），后正中沟与后外侧沟之间为后索（posterior funiculus）。在灰质前连合的前方有纤维横越称白质前连合（anterior white commissure）。每个索都行经不同的纤维束，它们是由起始、走行和功能相同的神经纤维聚集而成。纤维束大致可分为 3 类：联络脑和脊髓的长的上行纤维束和下行纤维束，以及联络脊髓各节段的短的固有束（fasciculus proprius）。其中，固有束紧贴脊髓灰质，起止均在脊髓，完成脊髓节段内和节段间的反射活动。事实上，在脊髓切片上界定各纤维束的精确位置是困难的，一方面是一些纤维束还没有真正研究清楚；另一方面是纤维束之间相互重叠，因此图示的纤维束位置只是其大概位置（图 4-3，图 4-4）。

躯干和四肢的传入冲动都经脊神经后根进入脊髓，后根进入脊髓时分为内、外侧两部分。内侧部较大，由粗的有髓纤维组成，沿后角的内侧进入后索或后角，传导本体感觉和触压觉；外侧部较小，由细的无髓纤维或薄髓纤维组成，这些纤维在后角尖和脊髓表面间上升或下降 1 ~ 2 个脊髓节段形成背外侧束（dorsolateral fasciculus）（又称 Lissauer's tract）并进入后角，传导皮肤痛、温觉和内脏感觉。进入脊髓的后根基本分为长的升支、短的降支和侧支，并直接或间接（通过中间神经元）与前角、中间带或后角发生联系，完成各种信息的传递。

1. 上行传导束

（1）薄束（fasciculus gracilis）（图 4-3）和楔束（fasciculus cuneatus）（图 4-3，图 4-4）：位于脊髓后索，由同侧后根内侧部脊神经节细胞中枢突上升所形成。其中薄束成自第 5 胸节以下的脊神经节细胞的中枢突，楔束成自第 4 胸节以上的脊神经节细胞的中枢突。该神经节细胞的周围突分布于肌、腱和关节的本体感受器和精细触觉感受器，由薄束和楔束传导躯干、四肢的本体感觉（肌、腱和关节的位置觉、运动觉和振动觉）和精细触觉（皮肤的两点间距离辨别觉和物体的纹理觉），并上行至延髓分别止于薄束核和楔束核。薄束和楔束在脊髓后索有明确的定位关系（图 4-6），薄束位于内侧，见于脊髓后索的全长（T_5 以下占据整个后索），楔束位于外侧（仅见于 T_4 以上）。在 T_4 以上的后索，由内向外依次由来自骶、腰、胸和颈段的纤维排列而成。脊髓后索病变使由薄束和楔束向大脑皮质传导的本体感觉和精细触觉路径受损，致使患者在闭目时不能确定自己肢体的位置和运动状况而出现站立不稳，走路如踩棉花，也不能辨别物体的形状等。

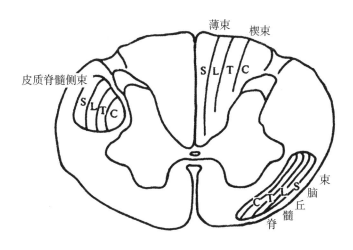

图 4-6　脊髓传导束纤维的定位排列
C—颈节，T—胸节，L—腰节，S—骶节

（2）脊髓小脑后束（posterior spinocerebellar tract）和脊髓小脑前束（anterior spinocerebellar tract）：分别位于脊髓外侧索周边的后部和前部。脊髓小脑后束主要起自脊髓 $C_8 \sim L_3$ 的胸核（Ⅶ层），主要在同侧上行并经小脑下脚止于旧小脑皮质。脊髓小脑前束主要起自脊髓 $L_2 \sim S_3$ 的脊髓边缘细胞（Ⅶ层外侧部），主要交叉至对侧上行，并经小脑上脚止于旧小脑皮质。这两束均传导下肢的本体感觉，其中脊髓小脑后束调节下肢个别肌的运动和姿势，脊髓小脑前束协调下肢整体的运动和姿势。这两束损伤可引起下肢运动性共济失调、跟膝胫试验阳性，即不能准确完成足跟沿对侧胫骨表面的下行运动。

（3）楔小脑束（cuneocerebellar tract）：起自延髓的楔束副核（与胸核同源），在同侧上行并经小脑下脚止于旧小脑皮质。楔束副核通过楔束接受来自上肢的本体感觉。楔小脑束的功能与脊髓小脑后束相当，该束调节上肢个别肌的运动和姿势。

（4）脊髓丘脑束：分为脊髓丘脑侧束（lateral spinothalamic tract）和脊髓丘脑前束（anterior spinothalamic tract），分别位于脊髓外侧索前半部和前索，并分别传递由后根传入的痛、温觉信息和粗触觉、压觉信息。两束在脊髓又合称脊髓丘脑束（图4-3，图4-4）。该束主要起自后角边缘核（Ⅰ层）和后角固有核（Ⅳ层），少部分也起自 Ⅴ ~ Ⅷ层，发出纤维经白质前连合斜越上升 $1 \sim 2$ 个脊髓节段，交叉到对侧的外侧索和前索上行（脊髓丘脑前束含有小部分不交叉纤维）。进入脑干后两束合并走行，又称脊髓丘系。脊髓丘脑束在脊髓有明确的定位关系，由外向内依次由来自骶、腰、胸和颈段的纤维排列而成（图4-6）。若一侧脊髓丘脑束损伤，可出现对侧损伤平面 $1 \sim 2$ 脊髓节段以下分布区域的痛、温觉的减退或消失。因传导触、压觉的脊髓丘脑前束为双侧投射，故不出现明显症状。

2. 下行传导束

（1）皮质脊髓束（corticospinal tract）（图4-3，图4-4）：起始于大脑皮质的躯体运动区和躯体感觉区，在锥体下端，有 $75\% \sim 90\%$ 的下行纤维交叉至对侧形成锥体交叉，交叉后的纤维行于对侧脊髓外侧索的后部形成皮质脊髓侧束（lateral corticospinal tract），并直达骶髓；未交叉的纤维行于同侧前索的最内侧形成皮质脊髓前束（anterior corticospinal tract），仅到达脊髓中胸部；另有少量未交叉纤维在同侧下行加入皮质脊髓侧束，称皮质脊髓前外侧束，大部分终于颈髓（图4-7）。

皮质脊髓侧束在下行过程中逐节止于Ⅳ~Ⅸ层，支配四肢肌。皮质脊髓前束在下行过程中，大部分纤维经白质前连合逐节交叉到对侧止于Ⅳ~Ⅸ层，一小部分不交叉纤维止于同侧。这些纤维主要支配躯干肌。因此，四肢肌受对侧大脑皮质的支配，而躯干肌受双侧大脑皮质支配。实际上，仅有很小部分皮质脊髓束直接终止于前角运动神经元（Ⅸ层），而绝大部分皮质脊髓束终止于Ⅳ~Ⅷ层，并通过中间神经元的中继再与前角运动神经元联系。皮质脊髓束在外侧索有一定的定位关系（图4-6），对各部的支配由外向内依次为骶、腰、胸和颈部。该束损伤时，会出现同侧肢体的痉挛性瘫痪，表现为肌张力增高、腱反射亢进、浅反射（腹壁反射，提睾反射）的减弱或消失，并出现病理反射（如巴宾斯基征）。

（2）红核脊髓束（rubrospinal tract）（图4-3，图4-4）：起始于中脑红核，发出纤维交叉后，行于脊髓外侧索（在皮质脊髓侧束前面），止于灰质板层Ⅴ~Ⅶ层的中间神经元。主要调控屈肌的肌张力，与皮质脊髓束一起对肢体远侧端肌的运动调控起重要作用。

（3）前庭脊髓束（vestibulospinal tract）（图4-3，图4-4）：起始于前庭神经外侧核，发出纤维在同侧前索下行，止于灰质板层Ⅶ层和Ⅷ层的中间神经元。主要调控伸肌的肌张力，在身体平衡的调控方面起重要作用。如突然要摔倒时，迅速调控伸肌以维持身体的直立。

（4）顶盖脊髓束（tectospinal tract）（图4-3，图4-4）：起始于中脑的上丘，发出纤维交叉并下行，在脊髓行于前索（仅达颈髓），止于上颈髓灰质板层Ⅶ层和Ⅷ层的中间神经元，主要调控颈肌的活动以完成视听反射，如突然的光或声音刺激而引起的转颈。

（5）网状脊髓束（reticulospinal tract）：起始于延髓和脑桥的网状结构，发出纤维组成延髓网

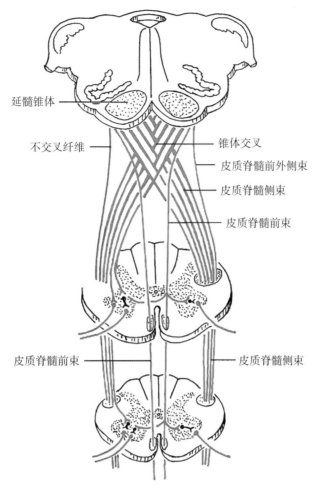

延髓锥体

不交叉纤维

锥体交叉

皮质脊髓前外侧束

皮质脊髓侧束

皮质脊髓前束

皮质脊髓前束

皮质脊髓侧束

图 4-7　皮质脊髓束

状脊髓束（bulboreticulospinal tract），主要行于同侧外侧索（外侧索前部的深面）和脑桥网状脊髓束（pontoreticulospinal tract）（主要行于同侧前索），止于脊髓板层Ⅶ层和Ⅷ层的中间神经元，主要调控肌张力。

（6）内侧纵束（medial longitudinal fasciculus）：主要来自前庭神经核群，发出纤维行于前正中裂底的两侧（仅达颈髓），止于脊髓板层Ⅶ层和Ⅷ层的中间神经元，完成头、颈部姿势的反射性调节。

三、脊髓的功能和临床联系

（一）脊髓的功能

脊髓功能可分为两方面：一是传导功能，由上、下行传导束实现，即躯干和四肢浅、深感觉及大部分内脏感觉通过脊髓传导到脑，而脑对躯干、四肢骨骼肌运动及大部分内脏活动的调控也要通过脊髓来完成；二是反射功能，包括内脏反射和躯体反射，内脏反射是指排尿反射、排便反射等，躯体反射可分为节段内反射和节段间反射，也可依刺激部位的不同分为深反射和浅反射，在病理情况下可出现病理反射（详见本章第七节）。

（二）临床联系

1. 脊髓全横断　往往由外伤引起。颈膨大以上横贯性损伤引起四肢瘫，又称高位性截瘫；胸髓损伤引起双下肢瘫；瘫痪为上运动神经元性，临床表现为痉挛性瘫痪。急性脊髓全横断早期，因损害在短期内发生，瞬间脊髓失去与脑的联系，导致脊髓休克（spinal shock），临床表现为弛缓性瘫痪。此时患者各种反射包括病理反射不能引出，感觉丧失，并常伴二便失禁。慢性脊髓全横断，则不出现脊髓休克，临床表现为痉挛性瘫痪，损伤平面以下浅、深感觉障碍以及深反射亢进和病理反射出现。

2. 脊髓半横断　可引起损伤平面以下的布朗 - 塞卡（Brown-Sequard）综合征，即损伤节段以下同侧肢体的瘫痪、本体感觉和精细触觉的丧失及对侧躯体痛、温觉丧失。

3. 脊髓前角病变　常见于脊髓灰质炎（俗称小儿麻痹症），主要伤及前角运动细胞（属下运动神经元损伤），出现所支配的骨骼肌呈弛缓性瘫痪，表现为肌张力低下，腱反射消失，浅反射消失，肌萎缩，无病理反射，感觉无异常。

4. 中央灰质周围病变　常见于脊髓空洞症，主要损伤白质前连合，阻断了脊髓丘脑束在此的交叉纤维，引起相应部位的痛、温觉消失，而本体感觉和精细触觉无障碍，这种现象称感觉分离。

脊髓再生

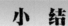

小　结

1. 脊髓位置和外形特点：脊髓位于椎管内，呈前后稍扁的圆柱形，上连延髓，下端形成脊髓圆锥，并以终丝（马尾）终止于尾骨。全长 42～45 cm，分为 31 个脊髓节段，与 31 对脊神经相连。

由于脊髓的长度与椎管的长度不一致，故脊髓的节段与相应的椎骨不在同一高度，掌握它们之间的对应关系对脊髓病变和麻醉平面的判断具有重要的临床意义。

脊髓节段	椎骨
$C_{1～4}$	同序数椎骨
$C_{5～8}$，$T_{1～4}$	同序数椎骨的上 1 节椎体
$T_{5～8}$	同序数椎骨的上 2 节椎体
$T_{9～12}$	同序数椎骨的上 3 节椎体
$L_{1～5}$	平对第 11 和 12 胸椎
$S_{1～5}$，Co_1	平对第 1 腰椎

2. 脊髓内部结构

（1）灰质

1）前角：前角运动神经元（α、γ）的内侧群、外侧群

2）侧角：中间外侧柱（$T_1～L_3$），交感神经节前神经元的胞体

　　　　骶副交感核（$S_2～S_4$），副交感神经节前神经元的胞体

　　　　胸核（$C_8～L_2$），脊髓小脑后束的起始核

3）后角：后角边缘核、胶状质、后角固有核

4）脊髓灰质板层

板层	脊髓灰质	板层	脊髓灰质
Ⅰ	后角边缘核	Ⅵ	后角基部
Ⅱ	胶状质	Ⅶ	中间带
Ⅲ	后角固有核	Ⅷ	前角基部
Ⅳ		Ⅸ	前角运动神经元
Ⅴ	后角基部	Ⅹ	中央管的周围灰质

（2）白质（前索、外侧索和后索）

1）上行传导束（感觉性）

纤维束	位置	Ⅰ级神经元	Ⅱ级神经元	交叉	Ⅲ级神经元	功能
薄束	后索	脊神经节	薄束核	内侧丘系交叉	背侧丘脑腹后外侧核	传递同侧 T_4 以下躯干和下肢的本体感觉和精细触觉
楔束	后索	脊神经节	楔束核			传递同侧 T_4 以上躯干和上肢的本体感觉和精细触觉
脊髓丘脑束	外侧索和前索	脊神经节	脊髓后角Ⅰ、Ⅳ、Ⅴ层	白质前连合交叉	背侧丘脑腹后外侧核	传递对侧躯干和四肢的浅感觉（痛温觉、粗触压觉等）
脊髓小脑后束	外侧索	脊神经节	胸核和中间带		旧小脑皮质	传递下肢非意识性的本体觉
脊髓小脑前束	外侧索	脊神经节	腰骶膨大节段第Ⅴ～Ⅶ层		旧小脑皮质	

2）下行传导束（运动性）

①皮质脊髓束

皮质脊髓侧束：外侧索，锥体交叉，对侧脊髓前角运动神经元（下运动神经元），支配四肢骨骼肌的随意运动。

皮质脊髓前束：前索，白质前连合交叉，双侧脊髓前角运动神经元（下运动神经元），支配躯干肌的随意运动。

②其他：红核脊髓束、前庭脊髓束、顶盖脊髓束、内侧纵束、固有束

整合思考题

患者左侧第6胸髓半边损伤，简述其可能出现的功能障碍及原因。若这个脊髓节段全部受到损伤，会出现哪些主要症状和体征？为什么？

整合思考题参考答案

（秦丽华）

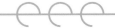 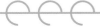

第二节 脑 干

导学目标

通过本节内容的学习，学生应能够：

※ **基本目标**

1. 归纳脑干各代表切面的主要形态（各主要核团及纤维束的名称、位置），分析代表性脑干损伤的主要临床表现。
2. 概括7种性质脑神经核的性质和分类概况，以及6个脑神经核功能柱所属各核团的位置、纤维联系和功能。
3. 概括薄、楔束核的位置，接受的纤维，发出纤维的交叉部位及上行纤维所组成纤维束的名称、位置；说出下橄榄核的位置及其纤维联系，上橄榄核和脑桥核的位置及两核的纤维联系；说出上丘、下丘、顶盖前区、红核、黑质的位置及各核的主要纤维联系和功能。
4. 总结内侧丘系、脊髓丘脑束、外侧丘系、三叉丘系的位置、走行及终止，以及锥体束的位置、起止及功能。陈述其他脑干下行纤维束的位置。
5. 阐述脑干网状结构的解剖特点和主要功能。

※ **发展目标**

1. 综合分析代表性脑干损伤的主要临床表现，帮助相应疾病的定位诊断。
2. 从脑干网状结构角度，拓展伤害性疼痛的传导途径。

案例 4-3

案例 4-3 解析

男，85 岁。因情绪激动突然不省人事数小时，意识恢复后，不能说话，右上、下肢不能活动。数日后，舌仍活动不灵活，但可以说话。入院数周后，查体：右上、下肢痉挛性瘫痪，膝腱反射亢进，巴宾斯基征阳性，无肌萎缩。吐舌时舌尖偏向左侧，左侧舌肌明显萎缩。全身痛、温度觉正常。右侧躯干深感觉完全消失。初步诊断：舌下神经交叉性偏瘫。

问题：
请结合病例分析出现上述症状和临床表现的原因。

一、脑干的外形

脑干（brain stem）由延髓、脑桥和中脑组成，位于颅腔内，伏在枕骨大孔与鞍背之间的斜坡上。脑干上连间脑，下延脊髓，在外形上大体呈圆柱形，颅底的骨折和脑疝可伤及脑干。

（一）延髓

延髓（medulla oblongata）是脑干的最尾侧部分，形似倒置的圆锥体，下端在枕骨大孔处与脊髓相连，长约 3 cm。上端与脑桥在腹侧面（图 4-8）以横行的延髓脑桥沟分界，在背侧面（图4-9）以第四脑室底横行的髓纹（striae medullares）为界。脊髓的中央管向上延续到延髓的下半部，在延髓的上半部，中央管展开形成第四脑室下部。延髓的下部形似脊髓，脊髓表面的诸多纵行沟裂——前正中裂、后正中沟以及前、后外侧沟都延伸到延髓。

在延髓腹侧面，前正中裂的两侧有纵行隆起的锥体（pyramid），其内有锥体束通过。在延髓上部，锥体背外侧的卵圆形隆起称橄榄（olive），内隐下橄榄核。锥体和橄榄之间为前外侧沟，沟中有舌下神经根丝出脑。橄榄的背侧有小脑下脚（inferior cerebellar peduncle）。在橄榄与小脑下脚之间为后外侧沟，沟内自上而下有舌咽、迷走和副神经根丝依次排列。

在背侧面（图 4-9），脊髓的薄束和楔束向上延伸，分别扩展为膨隆的薄束结节（gracile tubercle）和楔束结节（cuneate tubercle），其深面有薄束核和楔束核。在楔束结节外上方的隆起即小脑下脚，构成第四脑室侧界的一部分。延髓上部中央管敞开为第四脑室，构成菱形窝的下部。

（二）脑桥

脑桥（pons）长约 2.5 cm，腹侧面膨隆为脑桥基底部（basilar part）（图 4-8），下缘借延髓脑桥沟与延髓分界，沟中自中线向外侧为展神经、面神经和前庭蜗神经根。脑桥上缘与中脑的大脑脚相接。基底部正中有纵行的基底沟（basilar sulcus），有基底动脉通过。基底部向外侧逐渐变窄，移行为小脑中脚（middle cerebellar peduncle），脚内纤维向背侧进入小脑。脑桥腹侧面与小脑中脚交界处有粗大的三叉神经根。延髓、脑桥和小脑的交角处，临床上称脑桥小脑三角（cerebellopontine triangle），该部位的肿瘤常累及位于此处的前庭蜗神经和面神经。

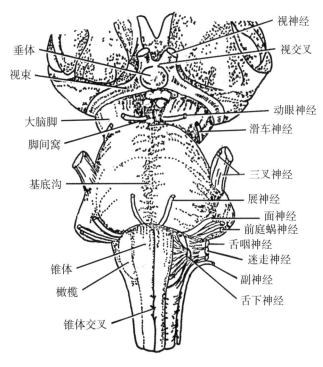

图 4-8　脑干腹侧面

脑桥的背侧面形成第四脑室底的上部，左、右小脑上脚（superior cerebellar peduncle）构成此处室底的外侧壁，两上脚间夹有薄层的白质板，称上髓帆（superior medullary velum），构成第四脑室顶的上半。上髓帆上有滑车神经根出脑，它是唯一自脑干背面出脑的脑神经（图 4-9）。

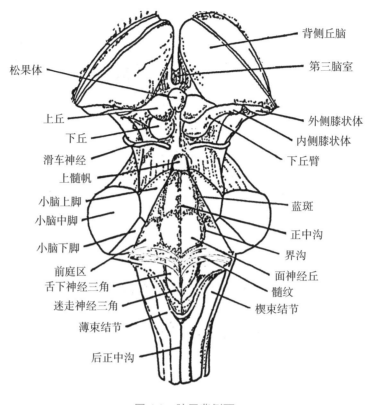

图 4-9　脑干背侧面

（三）中脑

中脑（mesencephalon）长约 2 cm，其腹外侧面上界是属于间脑的视束，下界为脑桥上缘。中脑腹侧面（图 4-8）有一对粗大的柱状隆起，称大脑脚（cerebral peduncle），由大量来自大脑皮质的下行纤维组成。大脑脚之间为深陷的脚间窝（interpeduncular fossa）。窝底有许多血管穿过，故此区又称后穿质（posterior perforated substance）。大脑脚的内侧有动眼神经根出脑。

中脑背侧称顶盖，由两对圆形隆起组成，上方一对为上丘（superior colliculus），下方一对为下丘（inferior colliculus），二者合称四叠体（corpora quadrigemina）。联系上丘与间脑的外侧膝状体的长形隆起为上丘臂，下丘与间脑的内侧膝状体之间的条状隆起称下丘臂。

胚胎时期的神经管腔在中脑成为中脑水管（mesencephalic aqueduct），又称大脑水管（cerebral aqueduct），向颅侧连通第三脑室，向尾侧与第四脑室相通（图 4-10）。

（四）菱形窝

菱形窝（rhomboid fossa）又称第四脑室底（图 4-9），位于延髓上部和脑桥的背面。它的下部边界为薄束结节、楔束结节和小脑下脚，上部边界为小脑上脚，两外侧角与其背侧的小脑之间为第四脑室的外侧隐窝（lateral recess）。菱形窝的外侧角与中线之间浅表的横行纤维束为髓纹，是延髓和脑桥在背侧面的分界线。室底的正中有纵行的正中沟，正中沟的两侧各有一条纵行的界沟（sulcus limitans），将每一半边的菱形窝分成内侧区和外侧区。外侧区呈三角形，称前庭区（vestibular area），因其深方为前庭神经核而得名。在前庭区的外侧角上有一小隆起，称听结节

（acoustic tubercle），内藏蜗神经背核。界沟与正中沟之间为内侧隆起（medial eminence）。靠近延髓髓纹上方，内侧隆起上有一圆形隆凸为面神经丘（facial colliculus），内含面神经膝和展神经核。延髓髓纹以下有两个小三角区：内上方的为舌下神经三角（hypoglossal triangle），内隐舌下神经核；外下方的称迷走神经三角（vagal triangle），内含迷走神经背核。在界沟上端的外侧，有一在新鲜标本呈蓝灰色的小块区域，称蓝斑（locus ceruleus）。

（五）第四脑室

第四脑室（fourth ventricle）形如帐篷，顶朝向小脑，底为菱形窝，其内充满脑脊液，第四脑室向颅侧与中脑的大脑水管相通，向尾侧通向延髓的中央管（图 4-10）。第四脑室顶的上部由小脑上脚内侧端和上髓帆构成，顶的下部由下髓帆（inferior medullary velum）和第四脑室脉络组织构成。下髓帆亦为白质薄片，伸入小脑，以锐角与上髓帆相会合。附于下髓帆和菱形窝下角之间的室管膜，其外面覆以软膜和血管，它们共同形成第四脑室脉络组织。脉络组织上部分血管反复分支成丛，夹带着软膜和室管膜上皮，突入室腔，成为第四脑室脉络丛（choroid plexus of fourth ventricle）。

第四脑室借三个孔与蛛网膜下隙相通，分别为位于菱形窝下角尖部正上方的第四脑室正中孔和位于第四脑室外侧隐窝尖端成对的第四脑室外侧孔（lateral aperture of fourth ventricle，Luschka 孔）。脑室系统诸脉络丛所产生的脑脊液经以上三孔注入蛛网膜下隙。

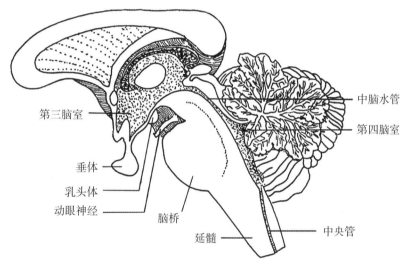

图 4-10 脑干矢状面

二、脑干的代表性横切面

本部分以经延髓、脑桥和中脑的 8 个主要横切面为基础（图 4-11），经 Weigert 染色，分别描述脑干内部各主要结构的位置、纤维联系和临床意义。

（一）延髓的代表性横切面

1. 锥体交叉节段的横切面（图 4-12） 此层面经延髓下端的锥体交叉。在腹侧部，左、右锥体束纤维经中央管腹侧，越边至对侧中部，形成锥体交叉，致使前正中裂倾斜，前角被交叉纤维

165

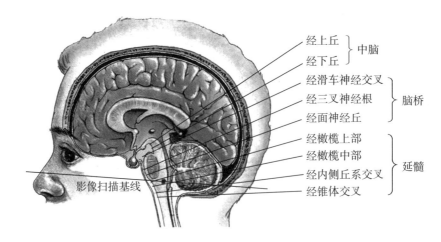

图 4-11　脑干各切面示意图

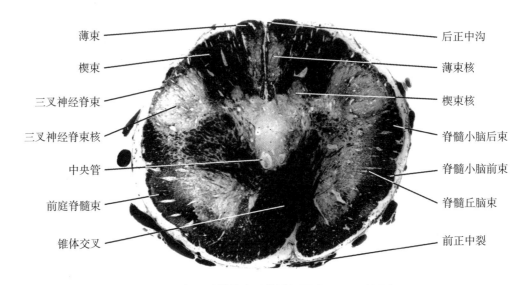

图 4-12　经延髓锥体交叉的横切面（Weigert 染色）

分割。前角的外侧部有自颈髓上延的副神经核。在后正中沟两侧的薄束和楔束深面，薄束核和楔束核先后出现。楔束的外侧为三叉神经脊束，其内侧紧邻三叉神经脊束核。中央管周围为中央灰质。前角的背外方为网状结构。脊髓丘脑束、脊髓小脑前、后束和红核脊髓束仍在相当于脊髓外侧索的位置。

（1）副神经核（accessory nucleus）：位于锥体交叉至 4 或 5 颈髓节段的前角背外侧。发出的纤维从外侧索走出，于前、后根之间，以系列根丝在椎管内上行，逐渐汇合成单一的副神经脊髓根（XI），支配胸锁乳突肌和斜方肌上部。副神经核接受双侧皮质核束纤维。

（2）脊髓小脑前束和脊髓小脑后束：脊髓小脑前束主要起自脊髓 $L_2 \sim S_3$ 的脊髓边缘细胞（Ⅶ层外侧部），主要交叉至对侧上行并经小脑上脚止于旧小脑皮质。脊髓小脑后束主要起自脊髓 $C_8 \sim L_3$ 的背核（Ⅶ层），主要在同侧上行并经小脑下脚止于旧小脑皮质。两束传导下肢的本体感觉，其中脊髓小脑前束协调下肢整体的运动和姿势，脊髓小脑后束调节下肢个别肌肉的运动和姿势。

（3）三叉神经脊束核（spinal nucleus of trigeminal nerve）与三叉神经脊束（spinal tract of trigeminal nerve）：三叉神经脊束核（图 4-13）的颅侧端与三叉神经脑桥核相续，尾侧端在 1、2 颈髓节段与后角第Ⅱ层相续。该核的外侧始终与三叉神经脊束贴邻，并接受此束的终止。在延髓下部，二者位于延髓背外侧部浅表；在延髓上部，二者位于内脏感觉柱的腹外侧；在脑桥中下部，二者位于前庭神经核的腹外侧。

三叉神经脊束由三叉神经感觉根下行纤维汇聚而成，大部分为传递痛、温觉的细纤维，亦含部分传递触觉冲动的粗纤维。来自面神经、舌咽神经和迷走神经的一般躯体感觉纤维，在三叉神经脊束的背侧缘加入此束。三叉神经脊束向下与脊髓的背外侧束相续。

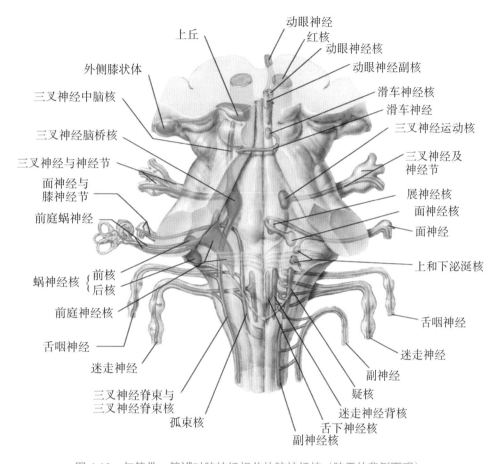

图 4-13 与第Ⅲ～第Ⅻ对脑神经相关的脑神经核（脑干的背侧面观）

（4）孤束核（nucleus of solitary tract）与孤束（solitary tract）：位于界沟外侧，内侧毗邻一般内脏运动柱。孤束核（图 4-13）上端达脑桥下部，下端达内侧丘系交叉平面。在内侧丘系交叉平面，两侧孤束核下端在中央管背侧会合。此核包括上部的味觉核和下部的一般内脏感觉核。孤束核的细胞分布于孤束周围，其头端接受初级味觉纤维，尾侧部接受初级一般内脏感觉纤维。孤束为舌咽和迷走神经的下神经节中枢突入脑后形成的浑圆的下行束。

（5）红核脊髓束和顶盖脊髓束：此二束分别起自对侧红核和上丘。前者在中脑和脑桥，位于被盖腹侧及腹外侧边缘，在延髓位于外侧区。后者始终居中线两侧，位于内侧纵束的腹侧。

（6）前庭脊髓束和网状脊髓束：由前庭外侧核发出的前庭脊髓外侧束在延髓下部位于锥体束的背外侧，主要由前庭内侧核发出的前庭脊髓内侧束构成内侧纵束降部。脑桥和延髓网状脊髓束在脑干不易定位，分别在脊髓前索和外侧索下行。

（7）内侧纵束（medial longitudinal fasciculus）：大部分纤维由前庭神经核发出，部分越边到对侧，沿中线两侧行于第四脑室底的浅层。其上行途中发纤维至诸眼外肌运动核；其下行纤维至颈髓节段中间带和前角的内侧部。

2. 内侧丘系交叉节段的横切面（图 4-14） 该层面背侧部后正中沟的两侧出现薄束、楔束纤

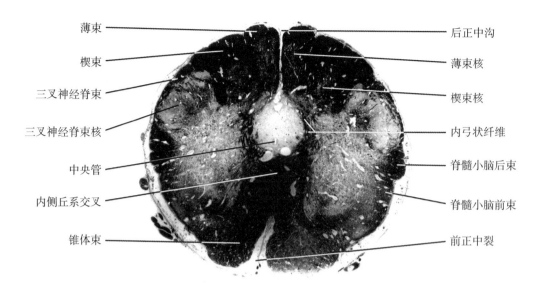

薄束 —— 后正中沟
楔束 —— 薄束核
三叉神经脊束 —— 楔束核
三叉神经脊束核 —— 内弓状纤维
中央管 —— 脊髓小脑后束
内侧丘系交叉 —— 脊髓小脑前束
锥体束 —— 前正中裂

图 4-14　经延髓内侧丘系交叉的横切面（Weigert 染色）

维，两束深部有较大的薄束核和楔束核，并发出内弓状纤维，绕向中央管腹侧，在中线上越边，形成内侧丘系交叉。交叉后的纤维在中线两侧上行，构成内侧丘系。腹侧部的锥体束汇集形成锥体。在中央灰质内，自腹内侧向腹外侧依次有舌下神经核、迷走神经背核和孤束核。网状结构位于中央灰质的腹外侧。其他上、下行纤维束基本保持原位。

（1）内侧丘系（medial lemniscus）：传递来自对侧躯干和四肢的意识性本体觉和精细触觉冲动。由薄束核和楔束核发出，经内侧丘系交叉后的上行纤维构成。在延髓，位于中线和下橄榄核之间、锥体的背侧；至脑桥后，略转向腹外侧，位于被盖腹侧边缘，与基底部相邻；到中脑，则移向被盖腹外侧边缘、红核的外侧；最后终止于丘脑的腹后外侧核。该系下肢代表区的纤维，由薄束核发出，在延髓行于该系腹侧部，在脑桥和中脑则行于该系外侧部；而该系上肢代表区的纤维，由楔束核发出，在延髓行于该系背侧部，在脑桥以上则行于该系内侧部。

（2）薄束核（gracile nucleus）与楔束核（cuneate nucleus）：分别位于延髓下部，薄束结节和楔束结节的深面，接受来自薄束和楔束的纤维终止。该二核发出的纤维由背向腹内外呈弓形绕中央灰质形成内弓状纤维，在中央管腹侧的中线上左右交叉，即内侧丘系交叉。交叉后的纤维在中线两侧折向上行，形成内侧丘系。将躯干和四肢意识性本体觉和精细触觉冲动传递至丘脑腹后外侧核。

（3）楔束副核：位于内侧丘系交叉至橄榄中部平面，延髓背外侧部，楔束核的背外方，埋于楔束内或在小脑下脚的内侧。此核接受来自同侧颈髓和上部胸髓节段后根粗纤维的终止，发出纤维组成楔小脑束，参与组成小脑下脚，止于同侧小脑皮质。其功能与脊髓胸核相当，将同侧躯干上部和上肢肌梭的本体觉及皮肤触压觉冲动向小脑传递。

3. 橄榄中部的横切面（图 4-15）　为延髓的最典型层面。此层面的显著特征是在锥体束的背外侧出现了呈囊袋状的下橄榄核，它发出橄榄小脑纤维越边，组成对侧的小脑下脚。背侧部是敞开的第四脑室，在脑室底的室底灰质内，从内侧向外侧依次为：舌下神经核（舌下神经三角深方）、迷走神经背核（迷走神经三角深方）、孤束核和被孤束核包绕的孤束以及前庭神经核（前庭区深方）。疑核位于室底灰质与下橄榄核之间的网状结构内。前庭神经核的腹外侧为三叉神经脊束和内侧的三叉神经脊束核。沿外侧部边缘向腹侧观察，在三叉神经脊束腹侧与下橄榄核背外侧之间，脊髓小脑前束和脊髓丘脑束位于浅层，二者深面为红核脊髓束。在腹侧部，锥体束和下橄榄核之间，有舌下神经核发出的根丝出脑。迷走神经根丝（脑干内的迷走神经纤维）在下橄榄核背方出脑。在中线的两侧，自锥体束向背侧部，仍依次排列着内侧丘系、顶盖脊髓束和内侧

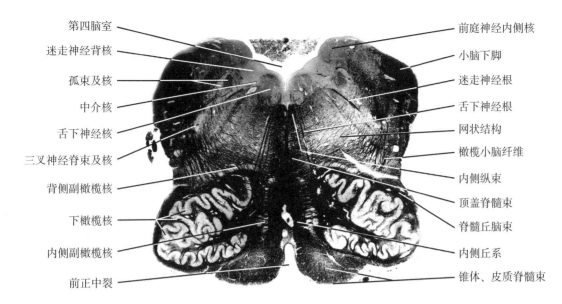

图 4-15　经延髓橄榄中部的横切面（Weigert 染色）

纵束。

（1）下橄榄核（inferior olivary nucleus）：位于延髓橄榄的深方，在水平切面上呈袋口向内的囊袋状灰质团块。由主核和背、内侧副核形成下橄榄核群。下橄榄核接受来自脊髓全长的上行投射和脑干感觉柱中继站的传入联系，并接受来自大脑皮质、丘脑、基底核、红核和导水管周围灰质的下行投射纤维。下橄榄核发出橄榄小脑束越边，与脊髓小脑后束共同构成对侧小脑下脚。下橄榄核参与修饰小脑对运动的控制，并参与小脑对运动的学习记忆和对反射的修饰。

（2）舌下神经核（hypoglossal nucleus）：位于延髓，舌下神经三角的深方（图 4-13）。由此核发出的纤维组成舌下神经（Ⅻ）根丝（脑干内的舌下神经纤维），在锥体和橄榄之间出脑，支配全部舌内肌与舌外肌。舌下神经核中除支配颏舌肌的核受对侧大脑皮质发出的皮质核束管理外，支配其余舌肌的核团均受双侧大脑皮质发出的皮质核束管理。

（3）舌下周核（perihypoglossal nuclei）：是指舌下神经核周围的若干细胞群，主要有舌下前置核、中介核和 Roller's 核。前置核为舌下神经核上端的上续部，可伸抵展神经核的下端；中介核位于舌下神经核与迷走神经背核之间；Roller's 核则位于舌下神经核上段的腹侧与内侧纵束之间。舌下周核发出的纤维可经小脑下脚至小脑。前置核可能与眼球运动的调节有关，中介核在内脏反射中起中介作用。

（4）迷走神经背核（dorsal nucleus of vagus nerve）：位于延髓内侧丘系交叉至橄榄中部平面，在迷走神经三角深面的室底灰质内，舌下神经核的背外侧（图 4-13）。该核发出的副交感节前纤维走向腹外侧，自橄榄和小脑下脚之间出延髓加入迷走神经（Ⅹ），经其分支到达位于所支配效应器官旁或内的终节，换元后支配颈部和胸、腹腔大部分脏器的活动。

（5）疑核（nucleus ambiguus）：位于延髓上部三叉神经脊束核和下橄榄核之间的网状结构中，发出的纤维先向背内侧走行，然后折向腹外方出脑。疑核是个细长的细胞柱，发出的纤维加入3 对脑神经：疑核上端的细胞发出纤维加入舌咽神经（Ⅸ），支配茎突咽肌；疑核中间部发出纤维加入迷走神经（Ⅹ），支配软腭、咽、喉和食管上部的骨骼肌；疑核下端的细胞发出纤维形成副神经颅根。疑核接受双侧皮质核束纤维。

（6）背侧纵束（dorsal longitudinal fasciculus）：为舌下神经核背侧的一小而圆的纤维束，又称 Schütz's 束。背侧纵束内含有上、下行纤维束。下行纤维束起自下丘脑等处，止于脑干的内脏运动核和舌下周核。上行纤维束可联系中脑或间脑。

（7）最后区（area postrema）：位于闩（第四脑室正中孔的下界）的上方，第四脑室两侧的圆凸区域。最后区血管丰富，含有小动脉、窦状隙，还有成星形细胞样细胞，可能还有无极或单极神经元。最后区属室周器官之一。

4. 橄榄上部的横切面　此层面平对第四脑室外侧隐窝，故背侧部的第四脑室进一步扩大，腹侧部可见较小的下橄榄核上部。小脑下脚的腹外侧有前庭蜗神经的蜗根入脑，止于蜗神经背侧核和蜗神经腹侧核。蜗神经背侧核和蜗神经腹侧核分别位于小脑下脚的背外侧和腹外侧缘。小脑下脚的腹侧有舌咽神经根丝出脑。孤束核及孤束移位至前庭神经核和三叉神经脊束核之间。在中线两旁，由腹侧向背侧，可见锥体束、内侧丘系、顶盖脊髓束和内侧纵束。

（1）蜗神经核（cochlear nuclei）：由蜗背侧核（dorsal cochlear nucleus）和蜗腹侧核（ventral cochlear nucleus）组成，分别位于小脑下脚的背外侧和腹外侧。蜗神经核接受蜗神经初级听觉纤维。蜗神经核发出的二级听觉纤维，一部分交叉在对侧的外侧丘系中上行；另一部分可经由听觉通路其他中继核（如上橄榄核和外侧丘系核）发出三、四级听觉纤维，在两侧的外侧丘系上行，从而将每一侧耳的听觉冲动传递至双侧下丘及听觉中枢。

（2）下泌涎核（inferior salivatory nucleus）：位于延髓橄榄上部的网状结构中。该核神经元比较分散，核团界线不明显。发出的副交感节前纤维进入舌咽神经（Ⅸ），至耳神经节，换元后支配腮腺的分泌。

（二）脑桥的代表性横切面

1. 脑桥面神经丘的横切面（经脑桥中下部，图 4-16）　在被盖和基底部之间，构成斜方体的纤维在中线上交叉，横向穿过内侧丘系，至被盖腹外侧部上橄榄核的外侧折向上行，构成外侧丘系。被盖部背侧是第四脑室，室底灰质的内侧部有面神经丘，内含面神经膝和展神经核；外侧部有前庭神经核。面神经核位于上橄榄核的背侧，发出纤维绕展神经核，形成面神经膝，再折向腹外侧，经过面神经核外侧出脑。面神经核的背外方有三叉神经脊束和脊束核。在内侧丘系与三叉神经脊束之间的被盖腹外侧边缘，有红核脊髓束、脊髓丘脑束和脊髓小脑前束。三叉丘系贴邻内侧丘系的背侧边缘。内侧纵束和顶盖脊髓束仍居中线原位。网状结构占据被盖的中央。

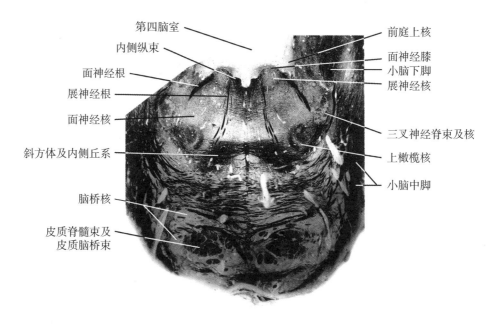

图 4-16　经脑桥面神经丘的横切面（Weigert 染色）

（1）展神经核（abducens nucleus）：位于脑桥中下部，面神经丘深方。它发出纤维行向腹侧，在脑桥下缘即基底部与锥体上端交界处出脑，构成展神经（Ⅵ），支配外直肌。

动眼、滑车、展神经核受双侧皮质核束支配；同时，还接受内侧纵束的调控，以完成眼肌的协调和眼肌—颈肌的联合运动。

（2）面神经核（nucleus of facial nerve）：位于脑桥下部，上橄榄核的背外侧。面神经核发出的纤维先行向背内方，从内侧绕过展神经核上部的背侧（在此处称面神经膝）行向腹外侧（图4-13）；再经面神经核外侧自延髓脑桥沟出脑，支配面肌、颈阔肌、二腹肌后腹、茎突舌骨肌和镫骨肌。面神经核中支配眼裂以上面肌的核团接受双侧皮质核束的纤维，而支配眼裂以下面肌的面神经核接受对侧皮质核束的纤维。

（3）上泌涎核（superior salivatory nucleus）：位于脑桥网状结构内。该核神经元比较分散，核团界线不清。发出的副交感神经节前纤维加入面神经（Ⅶ）。经翼腭神经节或下颌下神经节换元后分别支配泪腺、舌下腺和下颌下腺的分泌。

（4）前庭神经核（vestibular nuclei）：前庭神经核是一个核群（图4-13），自脑桥下部延至橄榄中部，接受前庭神经节传导的初级平衡觉纤维。前庭神经核发出的纤维：①与小脑有往返联系。②前庭神经核发出纤维加入内侧纵束，在此束内上行或下行，止于支配眼外肌的诸运动神经核及颈髓的运动神经元，协调眼球运动和头部姿势。前庭神经核的纤维经内侧纵束下达脊髓，协调抗重力肌张力。③前庭神经核发出上行纤维投射至背侧丘脑，继而至大脑皮质。④前庭神经外侧核发出重要的前庭脊髓束，在脊髓前索下行，止于灰质的Ⅶ、Ⅷ层，此束可易化伸肌反射，保持全身肌张力，以维持身体平衡。

（5）外侧丘系（lateral lemniscus）与斜方体（trapezoid body）：起于双侧上橄榄核及对侧蜗背侧核和蜗腹侧核的听觉纤维，在脑桥中、上部，上橄榄核的外侧，转折向上形成外侧丘系。在脑桥，该系行于被盖的腹外侧边缘部；在中脑尾侧端止于下丘，转而投射到间脑的内侧膝状体，传导听觉信息。上橄榄核和蜗腹侧核的听觉纤维在脑桥中、下部被盖腹侧部横行，并在中线上交叉，构成斜方体（图4-16），纤维折向上行，参与外侧丘系的组成。

（6）三叉丘系（trigeminal lemniscus）：为三叉神经脊束核及大部分三叉神经脑桥核发出的三叉丘脑纤维，交叉越边至对侧上行，构成三叉丘系。该系与内侧丘系伴行，止于丘脑的腹后内侧核。

2. 脑桥三叉神经根的横切面（经脑桥中部，图4-17）　脑桥基底部变得宽大，脑桥基底部含纵、横行纤维及散在于纤维之间的脑桥核。横行纤维为脑桥核发出的脑桥小脑纤维，越过中线构成粗大的小脑中脚进入对侧小脑。纵行纤维包括锥体束和皮质脑桥束，前者为若干小束向下延续

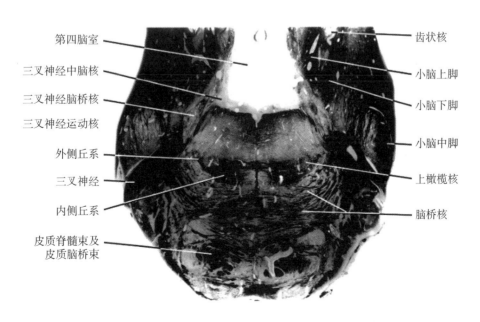

图 4-17　经脑桥三叉神经根的横切面（Weigert 染色）

第四脑室
三叉神经中脑核
三叉神经脑桥核
三叉神经运动核
外侧丘系
三叉神经
内侧丘系
皮质脊髓束及
皮质脑桥束

齿状核
小脑上脚
小脑下脚
小脑中脚
上橄榄核
脑桥核

合并为延髓的锥体，皮质脑桥束则分散止于脑桥核。在脑桥被盖部，背侧的第四脑室逐渐变大。第四脑室侧壁自内向外有小脑上脚、小脑下脚和小脑中脚。被盖部的背外侧，三叉神经根（脑干内的三叉神经纤维）斜穿小脑中脚，三叉神经运动核和三叉神经脑桥核分居根的内侧和外侧。此平面脊髓小脑前束已加入小脑上脚。上橄榄核位于斜方体的外侧。

（1）三叉神经运动核（motor nucleus of trigeminal nerve）：位于脑桥中部网状结构背外侧，发出纤维行向腹外侧，出脑后构成三叉神经运动根（图 4-13），支配咀嚼肌、二腹肌前腹、下颌舌骨肌、腭帆张肌和鼓膜张肌。三叉神经运动核接受双侧皮质核束支配，也接受源于网状结构、红核、顶盖和内侧纵束等处的纤维。

（2）三叉神经脑桥核（pontine nucleus of trigeminal nerve）：位于脑桥中部，三叉神经运动核的外侧（图 4-13）。此核向尾侧与三叉神经脊束核相续。三叉神经感觉根含粗、细不等的传入纤维，入脑后，部分纤维分叉，成为上行支与下行支，部分纤维不分叉，分别上行或下行。一侧三叉神经脑桥核接受同侧上行支中大量传递触觉冲动的粗纤维终止。

（3）上橄榄核（superior olivary nucleus）：位于脑桥中下部的被盖内。上橄榄核主要接受来自双侧蜗神经腹核纤维终止，发出的上行纤维加入两侧外侧丘系。此核群与蜗神经腹核根据双耳传导声波的时间差和强度差，共同参与对声音的空间定位。

（4）脑桥核（pontine nucleus）与小脑中脚（middle cerebellar peduncle）：脑桥核由大量散在分布于脑桥基底部纤维之间大、小不等的神经元群组成。它们接受来自同侧大脑皮质广泛区域的皮质脑桥纤维，发出脑桥小脑纤维越过中线，形成粗大的小脑中脚（旧称脑桥臂）进入对侧小脑。脑桥核是大脑皮质向小脑传递信息的主要中继站。

（5）小脑下脚（inferior cerebellar peduncle）：旧称绳状体，由多束纤维组成，其中橄榄小脑纤维是小脑下脚的最大组分，其次是发自脊髓的脊髓小脑后束和发自延髓楔束副核的楔小脑束。其他的纤维则来自外侧网状核、旁正中网状核、弓状核和舌下周核（包括舌下前置核、中介核和 Roller's 核）。

3. 脑桥滑车神经交叉的横切面（经脑桥上部） 以斜方体和内侧丘系的腹侧缘为界分为腹侧膨大的基底部和位于第四脑室与脑干基底部之间的被盖部。脑桥上部的基底部缩小，纵行纤维居于基底部的两侧。第四脑室较小，室顶为薄层的上髓帆。滑车神经纤维在上髓帆内交叉后出脑。室底灰质的外侧部有三叉神经中脑核，其腹内侧有含色素细胞的蓝斑。内侧纵束和顶盖脊髓束居中线旁。小脑上脚从室底灰质两侧，沉入被盖部的腹侧，有少量纤维在中线越边，开始形成小脑上脚交叉。在被盖的外侧浅表部有外侧丘系，其腹内侧有脊髓丘系、内侧丘系和三叉丘系。

（1）三叉神经中脑核（mesencephalic nucleus of trigeminal nerve）：从三叉神经脑桥核上端延至上丘平面，位于室周灰质和导水管周围灰质的外缘。三叉神经中脑核神经元周围突将来自咀嚼肌的本体感觉冲动经其中枢突侧支传递至三叉神经脑桥核和脊束核，完成咀嚼反射。中脑核还可能与眼球外肌的本体感觉有关。

（2）蓝斑（locus ceruleus）：位于第四脑室上端，室底灰质的外缘，在三叉神经中脑核的外侧，由含有黑色素的细胞组成。此群细胞含有去甲肾上腺素。蓝斑发出的纤维，侧支极为丰富，分布范围极广，可达端脑、背侧丘脑、脑干、小脑和脊髓。

框 4-1 脑桥基底部综合征

脑桥基底部综合征：如为单侧损害，亦称展神经交叉性偏瘫。可由基底动脉的脑桥支栓塞引发，如下图所示，造成一侧锥体束和展神经受损，患者表现为对侧上、下肢痉挛性瘫痪（皮质脊髓束损害）；同侧眼球内斜视（展神经根受损，同侧眼球外直肌麻痹）。如果病变区域向外侧侵及面神经，患者还可表现有面神经周围性瘫痪。

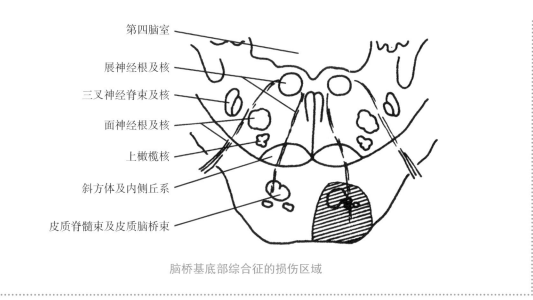

第四脑室

展神经根及核

三叉神经脊束及核

面神经根及核

上橄榄核

斜方体及内侧丘系

皮质脊髓束及皮质脑桥束

脑桥基底部综合征的损伤区域

（三）中脑的代表性横切面

1. 下丘节段的横切面（图4-18）　切面背侧有隆起的下丘（inferior colliculus）。中脑导水管周围灰质、中脑被盖、大脑脚底和黑质的位置同上丘切面。在被盖部中线两旁、导水管周围灰质腹侧有内侧纵束，滑车神经核嵌于此束背侧的凹槽内。在被盖的腹内侧部有小脑上脚交叉，其腹侧有红核脊髓束。在小脑上脚交叉的外侧有上行的内侧丘系，内侧丘系的背外侧有脊髓丘脑束，背内侧邻三叉丘系。三叉丘系的背方靠近被盖外缘处有外侧丘系。

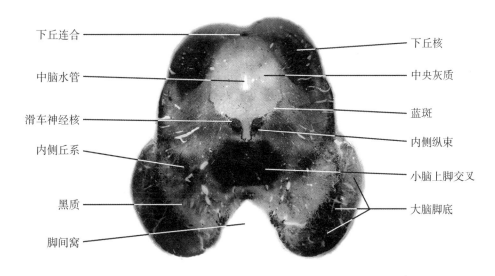

下丘连合

中脑水管

滑车神经核

内侧丘系

黑质

脚间窝

下丘核

中央灰质

蓝斑

内侧纵束

小脑上脚交叉

大脑脚底

图4-18　经中脑下丘的横切面（Weigert 染色）

（1）下丘：位于中脑下部背侧，主要由居下丘中央大部分区域的中央核及其周边的薄层灰质构成。中央核接受外侧丘系的终止，其传出纤维组成下丘臂到达间脑的内侧膝状体。中央核是听觉通路上的重要中继站，其分层结构具有对音频定位的功能。下丘到脑干与脊髓的投射先要通过上丘，与上丘发出的纤维共同构成顶盖脊髓束（tectospinal tract）和顶盖被盖束（tectotegmental tract），完成由声音引起的反射活动。

（2）滑车神经核（trochlear nucleus）：位于中脑下部，相当于下丘平面，大脑水管的腹侧。该核发出的纤维（滑车神经根）向后绕导水管周围灰质于上髓帆中左右交叉，在脑干背面出脑，构成滑车神经（Ⅳ），支配上斜肌。

（3）黑质（substantia nigra）：位于中脑脚底和被盖之间，向上延伸至间脑尾侧。可分为网状部和致密部。黑质网状部靠近大脑脚底，其形态和功能与端脑的苍白球内侧部相似；黑质致密部靠近被盖，主要由多巴胺能神经元组成，其胞浆含黑色素颗粒。致密部多巴胺能神经元的轴突可投射至端脑的新纹状体。帕金森病是由于某种原因造成多巴胺能神经元变性，使新纹状体多巴胺水平下降所致。患者表现为肌肉强直、运动受限并出现震颤。黑质致密部还参与中脑对边缘系统的多巴胺能投射。黑质也发纤维到达间脑。

（4）锥体束（pyramidal tract）：起自大脑半球额、顶叶，躯体运动区和感觉区及附近的顶叶后部皮质，经端脑内囊下行至脑干。此束在中脑位于大脑脚底中 3/5，穿经脑桥基底部时，被脑桥横纤维分隔成若干小束，在脑桥下端重新汇合，向下延伸形成延髓部的锥体。锥体束由至脊髓的皮质脊髓束（corticospinal tract）和至脑干脑神经运动核的皮质核束（corticonuclear tract，或称皮质延髓束）构成。锥体束主要参与随意运动的控制，也与上行感觉信息的整合有关。

（5）皮质脑桥束（corticopontine tract）：属锥体外系的纤维，广泛地起自额叶、顶叶、枕叶和颞叶，分别称为额桥束和顶、枕、颞桥束。皮质脑桥束从大脑皮质发出，止于同侧的脑桥核，后者发出横行纤维交叉至对侧，汇集形成小脑中脚，止于小脑半球的皮质，参与对运动的调节。

（6）小脑上脚（superior cerebellar peduncle）与小脑上脚交叉：小脑上脚旧称结合臂，主要由起自小脑核的传出纤维组成，离开小脑上行，构成第四脑室上半的外侧壁。纤维继续上行入脑桥被盖，在脑桥上段和中脑下丘处左右交叉形成小脑上脚交叉，大部纤维进入背侧丘脑，小部分纤维进入红核。

2. 上丘节段的横切面（图 4-19）切面的背侧有隆起的上丘，与下丘同属于顶盖。中脑室腔为中脑水管，四周为导水管周围灰质。切面的其余部分称大脑脚，大脑脚的最腹侧部为大脑脚底，由穿行脑桥基底部的纵行纤维汇集而成，其中内侧 1/5 是额桥束，中部 3/5 是锥体束，外侧 1/5 是顶、枕、颞桥束。大脑脚底的背侧有黑质，黑质背方与导水管周围灰质的腹外侧之间为中脑被盖。导水管周围灰质的腹侧有动眼神经核和动眼神经副核，发出动眼神经纤维（动眼神经根）走向腹侧，经大脑脚底的内侧出脑。内侧纵束在动眼神经核腹侧，仍居中线两旁。在中脑被盖的腹内侧部，有大而圆的红核。左、右红核之间，在中线处有左右交叉的纤维，背侧是发自上丘和下丘的顶盖脊髓束交叉纤维（被盖背侧交叉），腹侧是发自红核的红核脊髓束交叉纤维（被盖腹侧交叉）。红核的外侧有内侧丘系，三叉丘系和脊髓丘脑束则移向背侧，它们的外侧为下丘臂。

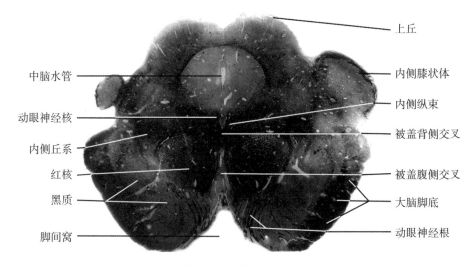

图 4-19　经中脑上丘的横切面（Weigert 染色）

（1）上丘（superior colliculus）：位于中脑上部背侧，已分化成为复杂的灰、白质交替排列的 7 层结构。上丘的浅层结构接受来自视网膜的、经视束和上丘臂的直接投射纤维，并接受来自大脑皮质视区的投射；深层结构接受下丘、大脑皮质听觉中枢、三叉神经脊束核和脊髓等处的纤维。自上丘向丘脑投射的纤维，中继后向大脑皮质传递有关眼球转动速度与方向的信息；向脊髓的投射纤维，绕导水管周围灰质至腹侧形成被盖背侧交叉，交叉后纤维下行，形成顶盖脊髓束，至颈髓节段中间带和前角的内侧部；向脑干的投射纤维，止于控制眼球垂直运动和水平运动的眼外肌运动核。通常认为上丘为反射中枢，即上丘浅、深层结构能够对不同模式的传入信息进行整合，通过其上、下行投射，参与大脑皮质对眼球运动的控制，并完成头、眼对声、光等刺激的定向反射活动。

（2）动眼神经核（oculomotor nucleus）：位于中脑上丘平面，大脑水管的腹侧（图 4-13），可分为成对的外侧核和位于中线上单个的中央尾侧核。核团发出的纤维向腹侧穿经红核，行至大脑脚底的内侧出脑，组成动眼神经（Ⅲ），其中外侧核的背侧细胞支配下直肌，中间细胞支配内直肌，内侧细胞支配对侧上直肌，中央尾侧核支配双侧的上睑提肌。

（3）动眼神经副核（accessory nucleus of oculomotor）：又称 Edinger-Westphal 核，位于上丘平面动眼神经核的背内侧。此核发出纤维行于动眼神经（Ⅲ）内，止于睫状神经节。由该节发出的副交感节后纤维支配眼球的瞳孔括约肌和睫状肌。

（4）红核（red nucleus）：位于中脑上丘层面，黑质的背内侧，向上可延至间脑的尾侧。为一对直径约 5 mm 的卵圆形核团，因红核富含血管，故新鲜标本呈浅粉红色。红核包括小细胞部（新红核）和大细胞部（旧红核）。后者在种系发生上较古老。人的红核大部分为小细胞部。红核的传入联系主要包括：①来自小脑的投射，由小脑齿状核发出，经小脑上脚在脑桥上部交叉后，少部分止于红核，大部分穿越或环绕红核，至背侧丘脑中继后到达大脑额叶的运动皮质。②来自大脑皮质的纤维，主要由初级躯体运动区和初级躯体感觉区发出。红核的传出联系主要包括：①至脊髓的下行纤维，由红核大细胞部发出，在上丘被盖腹侧形成被盖腹侧交叉，越边后至对侧下行，构成红核脊髓束，主要终止于颈髓节段中间带和前角的外侧部。当皮质脊髓侧束受损后，红核脊髓束可能部分保留皮质脊髓侧束行使的运动功能。②至下橄榄核的下行投射，纤维自红核小细胞部发出，经被盖中央束至同侧下橄榄核。红核参与对躯体运动的控制，其小细胞部是大脑与小脑之间多突触联系的重要环节。

（5）顶盖前区（pretectal area）：位于中脑和间脑之间，导水管周围灰质的背外侧。该区直接接受经视束、上丘臂传入的来自视网膜的视觉纤维，并接受视觉皮质和上丘的投射。其传出纤维部分经中脑水管腹侧交叉，或经后连合交叉，止于双侧动眼神经副核。因此，当光照一侧瞳孔时，两眼瞳孔同时缩小（瞳孔对光反射）。

框 4-2　大脑脚底综合征

大脑脚底综合征：如为单侧损害，亦称动眼神经交叉性偏瘫，又称 Weber 综合征。可由大脑后动脉的分支栓塞引发，如下图所示。患者表现为对侧上、下肢痉挛性瘫痪（锥体束损伤）；同侧除外直肌和上斜肌外的所有眼肌麻痹（动眼神经根损伤），还会出现瞳孔开大、上睑下垂、外斜视（Weber 综合征）。

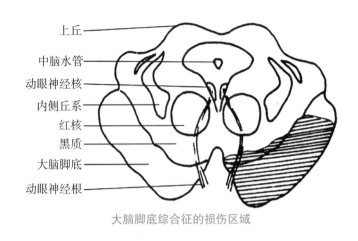

上丘

中脑水管

动眼神经核

内侧丘系

红核

黑质

大脑脚底

动眼神经根

大脑脚底综合征的损伤区域

三、脑干网状结构

在脑干被盖内，除脑神经核、境界明确的一些非脑神经核团（如薄、楔束核，红核，黑质等）和长的上、下行纤维束以外，还有一些界线不清晰、纤维交错排列、神经元散在分布的区域，称网状结构（reticular formation）。

在原始脊椎动物的脑中，有大量的神经组织未组成明确的神经核和纤维束，而是弥散地排列成网状。在动物的进化过程中，随着前脑和新皮质的发展，产生了脊髓与大脑皮质间互相联系的传导束，在脑干中也出现了一些大的核团（如下橄榄核、黑质和红核等），而且它们在哺乳动物中形体逐渐增大。在高级脊椎动物中，网状结构逐渐发展成为脑内一个具有重要功能的组成部分，但仍保持着多神经元或多突触的形态特征，接受各种感觉信息，其传出纤维直接或间接地联系着中枢神经系统的各级水平。

（一）脑干网状结构内的核团

根据传统的概念，脑干网状结构的背侧借第四脑室底灰质和中央灰质分别与第四脑室和中脑水管分隔，腹侧自上而下分别与延髓的下橄榄核、脑桥的内侧丘系和中脑的黑质相邻接，两侧在延髓和中脑均接近脑干的表面，在脑桥则隔以小脑脚。

目前被大多数学者承认的脑干网状结构内的核团（图4-20）包括：

1. 向小脑投射的核群 这些核中继脊髓、大脑运动和感觉皮质、前庭神经核等对小脑的传入联系。

2. 中缝核群（rapheal nuclei） 位于脑干中缝两侧，主要由5-羟色胺神经元构成。中缝核群的传入纤维可来自脊髓、小脑和大脑皮质等处，中缝核的传出纤维分布广泛，包括中脑中央灰质、下丘脑、丘脑板内核，杏仁核、海马、新纹状体和大脑皮质等；还有少量传出纤维到脊髓和小脑。

3. 内侧核群（medial nuclear group） 靠近中线，具有较多的大型神经元。内侧核群发出长的上、下行传出投射，是脑干网状结构的"效应区"。其传入纤维主要来自外侧核群，此外，脊髓和所有脑神经感觉核的一般感觉信息，中脑顶盖的视、听觉信息和嗅脑的嗅觉冲动亦传至该核群。

4. 外侧核群（lateral nuclear group） 多数是中、小型神经元，轴突短，较少发出长距离的纤维。外侧核群接受广泛的传入投射，包括大部分感觉通路的侧支，是脑干网状结构的"感受区"。传入信息经外侧核群中继后，传递给内侧核群。

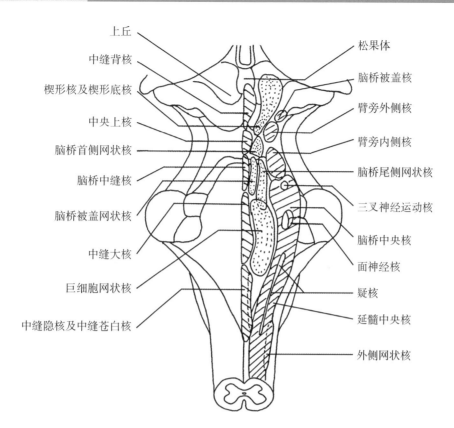

图 4-20　　脑干网状结构核团在脑干背面投影模式图

（二）脑干网状结构的功能

网状结构不但参与躯体运动、躯体感觉以及内脏调节功能，并且在睡眠觉醒活动中也起着重要作用。

1. 上行网状激动系统（ascending reticular activating system，ARAS）　结构基础包括外周向脑干网状结构的感觉传入，自脑干网状结构向间脑的上行投射，以及从间脑向大脑皮质的广泛投射。背侧丘脑板内核和下丘脑是间脑接受脑干网状结构投射的主要部位。与各种特异性感觉通路，如视、听和痛、温觉传导通路不同，ARAS 携带的上行冲动是"非特异性的"，对于维持睡眠觉醒状态起决定性作用。该系统使大脑皮质兴奋，保持意识和清醒，对各种传入信息有良好的感知能力。一些麻醉药物就是通过阻滞该系统的某个环节而起作用。ARAS 受损可能导致不同程度的意识障碍，甚至深度昏迷。

2. 参与躯体和内脏运动调节　躯体运动调节经脑桥和延髓内侧核群分别发出的脑桥和延髓网状脊髓束（reticulospinal tract），至同侧脊髓各节段中间带和前角的内侧部，参与控制自主运动，如保持姿势和在平地上行走。该束的起始神经元接受与躯干、四肢运动控制有关的高级中枢的传入支配，如大脑运动皮质、小脑和基底核。内脏运动的调节是由于在脑桥尾侧部和延髓的网状结构外侧核群内，存在吸气、呼气、加压和减压等呼吸和心血管运动中枢。故脑干损伤会导致呼吸、循环障碍，甚至危及生命。此外，外侧核群还参与下丘脑和杏仁核对自主神经系和内分泌功能的调节、基底核对运动的控制以及躯体和内脏防卫反应。

3. 参与内分泌活动和生物节律的调节　脑干网状结构向下丘脑发出的投射纤维直接或间接终止于下丘脑神经分泌细胞，影响后者神经激素（释放激素或抑制释放激素）的合成、运输及释放，从而影响垂体的分泌活动。网状脊髓束部分纤维终止于胸髓节前神经元，后者上至颈上交感神经节，其节后纤维（松果体神经）支配松果体，从而调控着松果体的分泌活动。

4. 参与高级神经活动　脑干网状结构向下丘脑 - 边缘系统的投射，可能参与时 - 空分辨，探究学习与记忆，以及情感变化等高级神经活动。在这些复杂的神经活动中，涉及许多神经递质的交互作用机制。

小测试4-2：
1. 脑干中与特殊内脏运动纤维成分相关的神经核的位置及其纤维联系有哪些？
2. 与面神经相关的神经核的纤维联系有哪些？
3. 脑干内的主要感觉传导束的走行和作用是什么？

框 4-3 神经组织染色方法

最经典的神经组织染色方法包括 Golgi 法、Cajal 法、Nissl 法和 Weigert 法等。

Weigert 染色：Karl Weigert（1843—1904）是德国病理学家，1884 年发表了髓鞘染色法。用金属化合物（含氟化铬和重铬酸铜）先将神经组织切片（特别是髓鞘）进行媒染，再以苏木精染色，后入含亚铁氰化钾的 Weigert 液分色。染色结果：神经纤维呈现深黑色，细胞轮廓呈黄色，背底呈浅黄色。Weigert 法是显示神经髓鞘的优秀方法，以后又出现了不少此法的改良方法，其中 Pal（1886）和 Kultschitzky 的改良法应用最为普遍。本教材中脑干等神经组织切片均采用 Weigert 染色，以黑白图片的形式予以展现。

小 结

脑干上连间脑，下延脊髓，由延髓、脑桥和中脑组成，颅底的骨折、脑疝和脑血管病可伤及脑干，出现一系列的临床表现。本节重点讲解了经中脑、脑桥和延髓的 8 个脑干主要横断面的内部结构，包括 6 个功能柱中的 18 种脑神经核和红核等 8 种非脑神经核的位置、纤维联系和临床意义，内侧丘系等 4 种上行传导束和锥体束等下行传导束的行程、起止点和功能。此外，还简要介绍了脑干网状结构的概念和功能等。脑干结构复杂，难学难记，同学们可结合代表性的脑干损伤及其临床表现加以学习。

整合思考题参考答案

整合思考题

请分析延髓外侧综合征（下图所示）可能发生的症状及其原因。

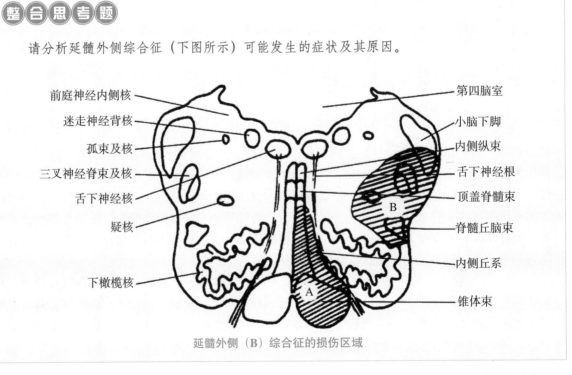

延髓外侧（B）综合征的损伤区域

（张卫光）

第三节　小脑和间脑

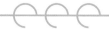

导学目标

通过本节内容的学习，学生应能够：

※ **基本目标**

1. 描述小脑的位置、外形和小脑脚。
2. 比较小脑的解剖学分叶和功能分区差异。
3. 总结小脑核的名称、位置及其纤维联系。
4. 概述间脑的位置、分部及各部的主要结构。
5. 分析背侧丘脑特异性中继核团及其纤维联系。
6. 归纳下丘脑与其他脑区的纤维联系及其功能。

※ **发展目标**

1. 描述小脑扁桃体的位置并概述其临床意义。
2. 结合小脑皮质的细胞构筑，综合分析神经冲动传入传出小脑皮质的纤维投射过程。
3. 概括小脑核、小脑功能分区及其与小脑功能的对应关系。
4. 分析整理运动丘脑与其他运动相关脑区的纤维联系，包括小脑、纹状体、黑质和大脑运动皮质等。

案例 4-4

男童，5岁。早晨起床后呕吐，站立不稳，走路时常向后跌倒。检查时发现患儿站立时两脚叉开；检眼镜检查发现两眼严重视神经盘水肿，表明颅压过高，可能有颅内肿物存在；上、下肢肌张力下降；无眼球震颤和感觉缺陷。患儿行走时，未发现向侧方倾倒。

患者经过深部放射治疗，9个月后死亡。病理解剖见肿瘤已侵入第四脑室，并有显著的脑积水。

问题：

1. 分析肿瘤侵犯脑区。
2. 第四脑室和小脑的位置关系如何？
3. 为什么会出现脑积水？

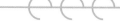

案例 4-4 解析

小脑（cerebellum）是重要的运动调节中枢，位于颅后窝，约重 150 g（成人）。胚胎发生上与脑桥共同起源于菱脑前部。小脑的背侧面平坦，并与硬脑膜形成的小脑幕贴近，其腹侧面与菱形窝围成第四脑室。

一、小脑的外形及功能分区

（一）小脑的外形

小脑两侧的膨大为小脑半球（cerebellar hemisphere），中间部狭窄为小脑蚓（vermis）（图4-21）。小脑表面有许多近似呈横向走行的浅沟，将小脑分成众多横行的小脑叶片（cerebellar folia）。有些沟比较深，把小脑分成若干小叶。其中最显著的是水平裂（horizontal fissure），始自小脑中脚，以水平方向绕小脑半球的外侧缘和后缘，终于小脑后切迹。此裂为小脑的上面和下面的界限。

小脑上面前、中 1/3 交界处有一略呈 V 字形的深沟，称为原裂（primary fissure）；小脑下面绒球和小结的后方有一深沟，为后外侧裂（posterolateral fissure）；原裂和后外侧裂在小脑正中矢状断面上几乎形成一个完整的闭环，此环的前上部分为小脑前叶（anterior lobe of cerebellum），后下部分为小脑后叶（posterior lobe），占据后外侧裂的绒球、绒球脚和小结，称为绒球小结叶（flocculonodular lobe）。

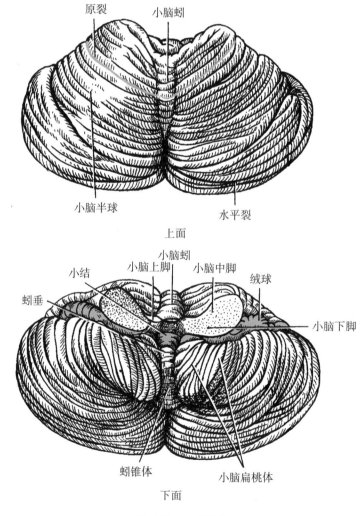

图 4-21　小脑外形

小脑的下面中间为小脑蚓，两侧为小脑半球的下面。小脑蚓的下面的结构从前向后依次为小结（nodule）（紧靠下髓帆）、蚓垂（uvula of vermis）（紧靠小脑扁桃体）、蚓锥体（pyramid of vermis）。小结是小脑蚓的最前部，它与蚓垂之间以后外侧裂为界。小结向两侧借极薄的绒球脚（peduncle of flocculus）与绒球（flocculus）相连。在小脑半球下面的小脑蚓两侧各有一突出部，称小脑扁桃体（tonsil of cerebellum）。小脑扁桃体紧邻延髓和枕骨大孔的两侧，当颅内压增高时，它有可能被挤压入枕骨大孔，形成枕骨大孔疝或称小脑扁桃体疝，压迫延髓，危及生命。

（二）小脑的功能分区

Larsell 根据进化，以最早分化出来的后外侧裂为界把人的小脑分成绒球小结叶和小脑体。小脑体由内侧向外侧可分为 3 个纵区，即蚓部（vermis）、小脑半球中间部（middle part of hemisphere）和小脑半球外侧部（lateral part of hemisphere）（图 4-22）。

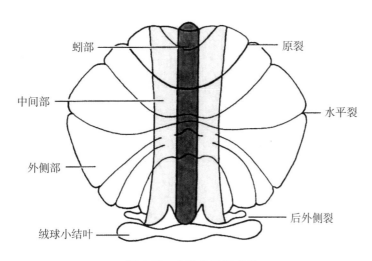

图 4-22　小脑分区模式图

小脑的分区（解剖分区和功能分区）与小脑的种系发生密切相关。按照小脑的进化顺序和纤维联系把小脑进行了功能分区。绒球小结叶在进化上出现最早，构成原小脑（archicerebellum），因其纤维联系及功能与前庭密切相关，又称前庭小脑（vestibulocerebellum）。小脑体蚓部和小脑中间部在进化上出现较晚，共同组成旧小脑（paleocerebellum），因其主要接受来自脊髓的信息，又称脊髓小脑（spinocerebellum）。小脑体的外侧部在进化中出现最晚，构成新小脑（neocerebellum），因其与大脑皮质的广泛区域发生纤维联系，又称大脑小脑（cerebrocerebellum）。

二、小脑的内部结构

小脑由表面的皮质、深部的髓质和小脑核构成。

（一）小脑的皮质

小脑皮质由浅至深均分 3 层（图 4-23），分别是分子层（molecular layer）、梨状细胞层（piriform cell layer）（又称浦肯野细胞层）和颗粒层（granular layer）。小脑皮质的神经元共有 5 种，分别为位于分子层的星形细胞（stellate cell）和篮状细胞（basket cell）、位于梨状细胞层的梨状细胞（piriform cell 或 Purkinje cell）、位于颗粒细胞层的颗粒细胞（granular cell）和高尔基（Golgi）细胞。

1. 分子层　该层细胞成分少，其主要成分是稀疏分布的少量神经元以及大量梨状细胞的树突、颗粒细胞轴突形成的平行纤维和攀缘纤维。神经元主要是篮状细胞和星形细胞。该两种细胞的轴突与梨状细胞的树突形成抑制性突触。

2. 梨状细胞层　该层由排列整齐的单层梨状细胞构成（图 4-23）。该细胞的树突分支在分子层内扇形展开成侧柏枝状，其扇面方向与平行纤维垂直，并与之形成大量的突触。梨状细胞的树突分支还接受来自延髓下橄榄核的另一种兴奋性攀缘纤维（climbing fiber）和小脑分子层的两种抑制性神经元——篮状细胞和星形细胞的轴突终末。而梨状细胞的轴突则是小脑皮质的唯一传出纤维，向深部穿过颗粒层进入小脑髓质，大部分止于小脑核，少数直接出小脑止于前庭神经核，发挥抑制功能。

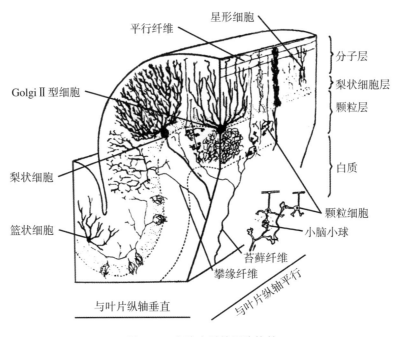

图 4-23　小脑皮质的细胞构筑

3. 颗粒层　主要由大量颗粒细胞构成，其次含有抑制性的中间神经元 Golgi 细胞。该层的传入纤维为来自脊髓、脑桥核和脑干网状结构等处的兴奋性苔藓纤维（mossy fiber），其纤维终末形成花结样膨大，称玫瑰结（rosette），与颗粒细胞的树突和 Golgi 细胞的轴突终末共同构成小脑小球（glomerulus）。颗粒细胞是兴奋性中间神经元，其轴突进入分子层，呈 T 形分叉，沿小脑叶片的长轴分布形成平行纤维（parallel fiber）。

（二）小脑核

小脑髓质内有共 4 对小脑核（图 4-24），从外侧向内侧依次为齿状核（dentate nucleus）、栓状核（emboliform nucleus）、球状核（globose nucleus）和顶核（fastigial nucleus）。齿状核最大，形如皱缩的口袋状，袋口朝内侧，其外形与下橄榄核相似，只见于哺乳动物，在人类特别发达。球状核和栓状核合称为中间核（interposed nuclei），位于齿状核袋口的内侧，其二者发出纤维加入结合臂。顶核最古老，位于第四脑室顶上方，蚓部的白质内。小脑核与小脑体的纵向分区有特定的对应关系，即蚓部皮质投射到顶核、小脑半球中间部皮质投射到中间核、小脑半球外侧部皮质投射到齿状核。小脑核是小脑的传出神经元，为兴奋性神经元。小脑皮质的梨状细胞定位投射到小脑核，通过小脑核的中继再发出传出纤维离开小脑。

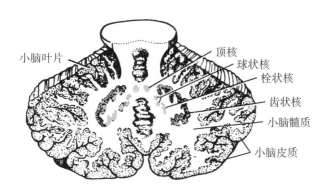

图 4-24　小脑水平切面（示小脑核）

（三）小脑髓质（白质）

小脑的白质由 3 类纤维构成，包括：①小脑皮质与小脑核之间的往返纤维；②相邻小脑叶片间或小脑各叶之间的联络纤维；③小脑与其他脑区相互联系的传入、传出纤维。进出小脑的纤维主要组成小脑上、中、下 3 对小脑脚（图 4-25）。

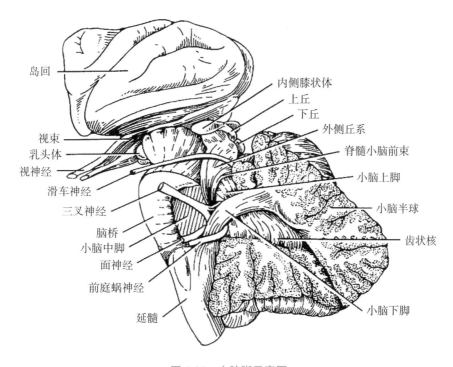

图 4-25　小脑脚示意图

1．小脑下脚（inferior cerebellar peduncle）　又称绳状体，连于小脑和延髓、脊髓之间。包含小脑的传入纤维和传出纤维。传入纤维有：来自前庭神经、前庭神经核、延髓下橄榄核、延髓网状结构进入小脑的纤维，以及脊髓小脑后束及楔小脑束的纤维。传出纤维有：发自绒球和部分小脑蚓部皮质、止于前庭神经核的小脑前庭纤维，起于顶核、止于延髓的顶核延髓束纤维（包括顶核前庭纤维和顶核网状纤维）。

2．小脑中脚（middle cerebellar peduncle）　又称脑桥臂，为 3 个脚中最粗大者，位于最外侧，连于小脑和脑桥之间。其主要成分是由对侧脑桥核发出的脑桥小脑纤维。

3．小脑上脚（superior cerebellar peduncle）　又称结合臂，连于小脑和中脑、间脑之间。其主要成分为起自小脑核、止于对侧红核和背侧丘脑的小脑传出纤维；其小脑传入纤维主要有脊髓小脑前束、三叉小脑束及起自顶盖和红核的顶盖小脑束、红核小脑束等。

框 4-4　小脑脚及其纤维联系

小脑脚	曾用名	主要传入纤维束	主要传出纤维束
小脑上脚	结合臂	脊髓小脑前束	小脑丘脑纤维
		红核小脑束	小脑红核纤维
		顶盖小脑束	
小脑中脚	脑桥臂	脑桥小脑纤维	
小脑下脚	绳状体	脊髓小脑后束	小脑前庭纤维
		前庭小脑束	小脑橄榄纤维
		橄榄小脑束	小脑网状纤维

三、小脑的纤维联系和功能

小脑的传入纤维比传出纤维多 3 倍以上，多数传入纤维束经小脑下脚和中脚进入小脑，少数则经上脚进入小脑。

（一）前庭小脑（原小脑）

前庭小脑主要接受同侧前庭神经核和前庭神经节发出的纤维，经小脑下脚到达绒球小结叶皮质，由该皮质发出的传出纤维直接经小脑下脚投射到同侧的前庭神经核。通过前庭脊髓束和内侧纵束，调控躯干肌和眼球外肌的运动神经元，以应答前庭刺激后的肌紧张变化，维持身体平衡，协调眼球运动。

原小脑损伤主要表现为平衡失调（步态不稳）和眼球震颤。

（二）脊髓小脑（旧小脑）

脊髓小脑主要接受脊髓小脑束（包括脊髓小脑前、后束和楔小脑束）的纤维，经小脑上、下脚到达旧小脑皮质。该部分纤维传入可以获取运动过程中身体内外各种变化着的信息。传出纤维分为两部分：①由蚓部皮质发出的纤维至顶核，中继后经小脑下脚投射到同侧前庭神经核和脑干网状结构，通过前庭脊髓束和网状脊髓束调控躯干肌和肢体近端肌肉的肌张力和肌协调。②由半球中间部皮质发出的纤维至中间核，中继后经小脑上脚投射到对侧红核大细胞部和丘脑腹外侧核，由腹外侧核再投射到大脑皮质运动区，通过红核脊髓束和皮质脊髓束调控肢体远端肌肉的肌张力和肌协调。

旧小脑损伤主要表现为肌张力低下，深反射减低，肌力减弱，容易疲劳。

（三）大脑小脑（新小脑）

大脑小脑主要接受对侧脑桥核发出的纤维，经小脑中脚到达新小脑皮质，接受来自对侧大脑皮质（特别是额叶和顶叶）的信息。由小脑半球外侧部皮质发出的纤维至齿状核，中继后经小脑上脚投射至对侧红核小细胞部（再投射到下橄榄核和脑干网状结构）和背侧丘脑腹外侧核，由腹外侧核再投射到大脑皮质运动区，修正大脑皮质运动区起始神经元的活动。后经皮质脊髓束调控上、下肢精细运动的计划和协调。通过小脑 - 大脑反馈环路，影响大脑对于肢体精细运动的起始、计划和协调，包括确定运动的力量、方向和范围。

　　新小脑损伤主要表现为：①共济失调（辨距不良、轮替运动困难）。②运动性震颤，又称意识性震颤。③肌张力减弱。

四、间脑

案例 4-5

　　女，13 岁。出生时正常，婴儿期未患过严重疾病，幼年生长发育正常。近来身高和体重均较低，智力发育正常。8 岁时发生过顽固性多尿，伴有烦渴。当时给予垂体后叶加压素有显著疗效。检查时发现：身高和体重都较同龄者低下，营养不良，无色素沉着和皮下肿物。外生殖器婴儿型。视神经盘稍微苍白，完全双颞侧偏盲。颅侧位 X 线片显示蝶鞍增大，鞍背有侵犯。

请从解剖学角度分析：

上述症状出现的原因及相应的疾病诊断是什么？

案例 4-5 解析

　　间脑（diencephalon）位于中脑和端脑之间，与端脑共同起源于前脑泡。间脑的背侧面和两侧面由高度发展的大脑半球所掩盖，仅腹侧的视交叉、视束、灰结节、漏斗、垂体和乳头体露于脑底。间脑的内腔为一正中矢状面的窄隙，称第三脑室。

　　间脑可分为背侧丘脑、后丘脑、上丘脑、底丘脑和下丘脑 5 个部分。虽然间脑的体积不到中枢神经系统的 2%，但其结构和功能却十分复杂，是仅次于端脑的中枢高级部位。

（一）背侧丘脑

1. 背侧丘脑的位置和外形　背侧丘脑（dorsal thalamus）又称丘脑（thalamus），位于间脑的背侧部（图 4-26），其外侧紧邻内囊的后肢，内侧为第三脑室侧壁，腹侧以下丘脑沟（hypothalamic sulcus）（连于室间孔和中脑水管的浅沟）与下丘脑分界，背外侧与尾状核体、尾相接，其间行有终纹（terminal stria），背内侧构成侧脑室前角的底，其内侧缘行有丘脑髓纹。背侧丘脑为一对卵圆形的灰质团块，长约 38 mm，宽约 14 mm，前端较窄，向上隆凸，称丘脑前结节（anterior thalamic tubercle），后端膨大，称丘脑枕（pulvinar）。丘脑内侧面的中部由一直径约 1 cm 的灰质横桥连接，后者称丘脑间黏合（interthalamic adhesion），又称中间块（massa intermedia，约 20% 缺如）。

2. 背侧丘脑的内部结构　在背侧丘脑的水平切面上，"Y"字形的白质内髓板（internal medullary lamina，IML，含连接两侧背侧丘脑核团的纤维）将丘脑分为三大核群（表 4-2），即在内髓板前方分叉区的前核群（anterior nuclear group）、内髓板内侧的内侧核群（medial nuclear group）和内髓板外侧的外侧核群（lateral nuclear group）（图 4-27，图 4-28）。前核群包括丘脑前核（anterior nucleus，AN）。内侧核群包括背内侧核（dorsal medial nucleus，MD）。外侧核群（图 4-29，图 4-30）又可分为背侧组（dorsal subgroup）和腹侧组（ventral subgroup），背侧组由前向后分为背外侧核（dorsal lateral nucleus，LD）、后外侧核（posterior lateral nucleus，LP）和枕（pulvinar，Pul），腹侧组由前向后分为腹前核（ventral anterior nucleus，VA）、腹外侧核（ventral

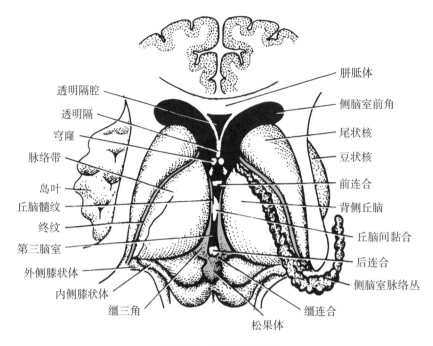

图 4-26 间脑的背侧面

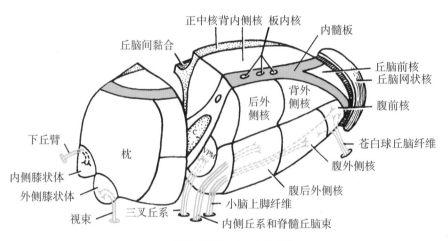

VPM. 腹后内侧核；C. 中央中核

图 4-27 右背侧丘脑核团模式图

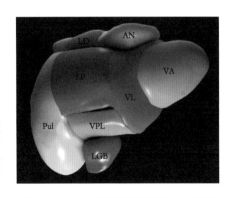

图 4-28 人右侧背侧丘脑核团 3D 模型

lateral nucleus，VL，又称腹中间核）和腹后核（ventral posterior nucleus，VP），腹后核又分为腹后内侧核（ventral posteromedial nucleus，VPM）和腹后外侧核（ventral posterolateral nucleus，VPL）。在背侧丘脑的腹外侧有外髓板（external medullary lamina，EML）包绕（含进出背侧丘脑的纤维）。另外，在内髓板内有板内核群（intralaminar nuclear group），在第三脑室侧壁的薄层灰质和中间块内有中线核群（midline nuclear group），在外髓板与内囊间有薄层的丘脑网状核（thalamic reticular nucleus）。背侧丘脑是皮质下的重要结构，其大部分核团均与大脑皮质有往返的纤维联系，为背侧丘脑皮质投射和皮质丘脑投射。

表 4-2　侧丘脑的核团及纤维联系

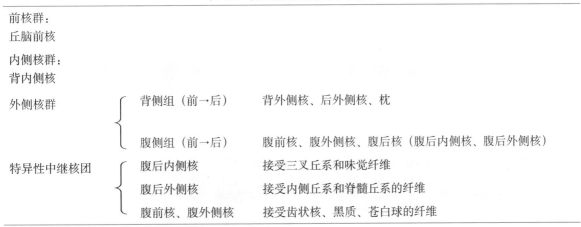

前核群：		
丘脑前核		
内侧核群：		
背内侧核		
外侧核群	背侧组（前→后）	背外侧核、后外侧核、枕
	腹侧组（前→后）	腹前核、腹外侧核、腹后核（腹后内侧核、腹后外侧核）
特异性中继核团	腹后内侧核	接受三叉丘系和味觉纤维
	腹后外侧核	接受内侧丘系和脊髓丘系的纤维
	腹前核、腹外侧核	接受齿状核、黑质、苍白球的纤维

根据进化和纤维联系，背侧丘脑核团可分以下 3 类。

（1）非特异性核团：进化比较古老，包括板内核群、中线核群和网状核。它们主要接受脑干网状结构的传入，构成上行网状激动系统，与大脑皮质的广泛区域有往返纤维联系，维持机体的清醒状态。除此之外，还接受嗅脑的传入纤维，传出纤维至下丘脑和纹状体等结构。

（2）特异性中继核团（表 4-2）：进化比较新，指介导那些成束的、定位准确、投射到特定皮质感觉区的感觉信息的核团。包括腹前核、腹外侧核和腹后核。它们主要接受特异性上行传导系统，与大脑皮质的特定区域有往返纤维联系。

腹前核和腹外侧核主要接受小脑齿状核、苍白球和黑质的传入纤维，经它们中继后投射至大脑皮质躯体运动区，其中来自腹前核的主要投射至 6 区，来自腹外侧核的主要投射至 4 区。腹前核和腹外侧核作为大脑皮质与小脑、纹状体和黑质之间的主要中继站，组成运动丘脑（motorthalamus），在躯体运动调控中起重要作用。

腹后内侧核接受三叉丘系和孤束核发出的味觉纤维。腹后外侧核接受内侧丘系和脊髓丘系的纤维，定位投射至大脑皮质躯体感觉区。因此，腹后核的传入纤维的终止有严格的定位关系，头面部的感觉信息投射到腹后内侧核，躯干、四肢的感觉信息由内向外依次投射到腹后外侧核。故背侧丘脑是仅次于大脑皮质的皮质下感觉中枢，能感知粗略的痛觉，但确切的定位仍在大脑皮质。

（3）联络性核团：进化上最新的核团，包括前核群、内侧核群和外侧核群的背侧组。它们接受广泛的纤维传入，与大脑的联络皮质有丰富的往返联系。丘脑前核与乳头体（通过乳头丘脑束）、海马（通过穹窿）和扣带回有往返联系，内侧核群与前额叶皮质有往返联系，外侧核群背侧组（主要为枕）与顶、枕颞叶联络皮质有往返联系，其功能与情感、记忆、内脏运动和感觉的整合密切相关。

3. 背侧丘脑的功能　在飞禽类，背侧丘脑是重要的高级感觉中枢，到人类其功能退居为以传导功能为主，但对感觉仍有一定的整合功能。除嗅觉外，所有的感觉冲动在传入大脑皮质前都终止于丘脑的特定核团，由这些核团发出的纤维投射到大脑皮质的特定区域。因此，背侧丘脑的功能一方面是皮质下感觉的最后中继站，并可感知粗略的痛觉。当背侧丘脑受损时，可引起痛觉过敏、自发性疼痛等表现，并伴有愉快和不愉快的情绪反应。另一方面，背侧丘脑的腹前核和腹外侧核作为大脑皮质与小脑、纹状体、黑质之间相互联系的枢纽，实现对躯体运动的调节。

（二）后丘脑

1. 后丘脑的位置和外形　后丘脑（metathalamus）位于丘脑枕的后下方（图 4-27），由两个圆丘形结构组成，位于内侧的称内侧膝状体（medial geniculate body，MGB），经下丘臂连于下

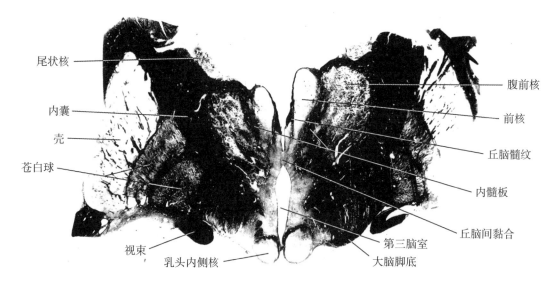

图 4-29　间脑额状切面（经腹前核）（Weigert 染色）

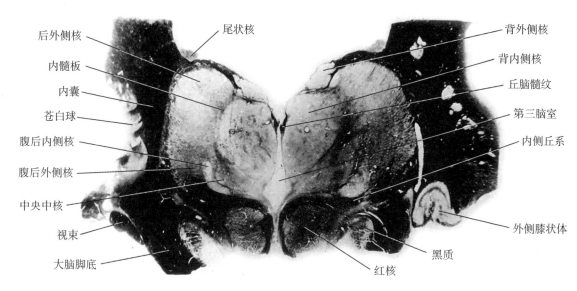

图 4-30　间脑额状切面（经腹后核）（Weigert 染色）

丘；位于外侧的称外侧膝状体（lateral geniculate body，LGB），经上丘臂连于上丘。

2. 后丘脑的内部结构　后丘脑内含特异性核团，内侧膝状体是听觉通路在丘脑的中继站，接受来自下丘臂的听觉传入纤维，经中继后发出纤维组成听辐射，投射到颞叶的听觉中枢（颞横回）。外侧膝状体接受视束的视觉传入纤维，中继后发出纤维组成视辐射，投射到枕叶的视觉中枢（距状沟两侧皮质）。

（三）上丘脑

1. 上丘脑的位置和外形　上丘脑（epithalamus）位于第三脑室顶部的周围，即背侧丘脑背侧面与中脑顶盖前区移行处，从前向后依次为丘脑髓纹（thalamic medullary stria）、缰三角（habenular trigone）、缰连合（habenular commissure）、松果体（pineal body）和后连合（posterior commissure）（图 4-26）。

2. 上丘脑的内部结构　丘脑髓纹为连接隔核和缰核的纤维束。缰核（habenular nucleus）位于缰三角内，接受丘脑髓纹的纤维，通过缰核脚间束（habenulointerpeduncular tract，HpT，又称后屈束，fasciculus retroflexus）投射到中脑脚间核。两侧缰核通过缰连合相关联。缰核属边缘系统神经环路的一部分，可认为是边缘系统与中脑的中继站，与行为和情感相关。

松果体为一横椭圆形小体，位于胼胝体压部和上丘之间，上丘脑缰连合的后上方，以柄附于第三脑室顶的后部。在两栖类和爬行类是光感受器，至哺乳类演变为内分泌腺体。它分泌 5-HT、去甲肾上腺素和褪黑素（melatonin），在抑制生殖腺、调节生物钟方面起重要作用。松果体在儿童期极为发达，7 岁后逐渐萎缩，16 岁后，松果体常因钙盐沉积而钙化，形成钙质小体，称为脑砂，可作为 X 线诊断颅内占位病变的定位标志。交感神经的颈上神经节节后纤维分布于松果体。

（四）底丘脑

1. 底丘脑的位置和外形　底丘脑（subthalamus）是背侧丘脑和中脑被盖之间的过渡区，位于背侧丘脑的下方，内囊和下丘脑之间，外形只能从脑切片上辨认其范围。

2. 底丘脑的内部结构　主要结构包括底丘脑核和未定带（图 4-31）。底丘脑核（subthalamic nucleus）又称 Luys 核，紧邻内囊的内侧，位于黑质内侧部的上方，与内囊外侧面的苍白球之间有往返的纤维联系。该纤维束行经内囊，称底丘脑束（subthalamic fasciculus）。底丘脑核与苍白球同源，是锥体外系的重要结构。其主要功能是对苍白球的抑制作用，一侧病变可出现半身颤搐。未定带（zona incerta）为灰质带，位于底丘脑核的背内侧，是中脑网状结构头端的延续，向外侧过渡到背侧丘脑网状核。

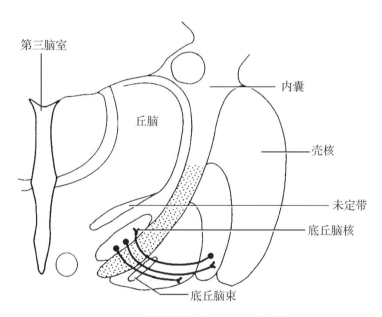

图 4-31　间脑额状切面（经底丘脑核）

（五）下丘脑

1. 下丘脑的位置和外形　下丘脑（hypothalamus）位于下丘脑沟腹侧，构成第三脑室侧壁的下份和底壁。从脑的底面观，下丘脑从前向后包括视交叉（optic chiasma）、灰结节（tuber cinereum）和乳头体（mamillary body）。视交叉向后延伸为视束（optic tract），灰结节向前下方形成中空的圆锥状部分，称漏斗（infundibulum），灰结节与漏斗移行部的上端膨大处称正中隆起（median eminence），漏斗下端与垂体相连。

2. 下丘脑的分区及主要核团　下丘脑神经细胞构筑的特点是：①核团的边界大多不明显，细胞大小不一。②以神经分泌的肽能（如后叶加压素、催产素、生长抑素等）神经元为主，这些神经元既具有一般神经元的特点（有树突和轴突，神经元之间的突触联系依靠神经递质），又具有内分泌细胞的特点（能合成和分泌激素）。低等哺乳类的下丘脑虽有不少界线较明显的核团，但在人类，轮廓清楚的核团已寥寥无几。除了视上核、室旁核、结节核及乳头体核之外，其余大部分灰质细胞弥散，只能借穿过的纤维束或细胞较为稀少的地带作为划分核团的边界。有些细胞稀疏、边界不清的"核"，也常称为"区"。

下丘脑由内侧向外侧分为"三带"，分别为室周带（periventricular zone，位于第三脑室室管膜下的薄层灰质）、内侧带（medial zone）和外侧带（lateral zone，以穹窿柱和乳头丘脑束分界）。

下丘脑从前向后分为"四区"（图 4-32），分别为视前区（preoptic region，位于视交叉前缘与前连合之间）、视上区（supraoptic region，位于视交叉上方）、结节区（tuberal region，位于灰结节内及其上方）和乳头区（mamillary region，位于乳头体内及其上方）。

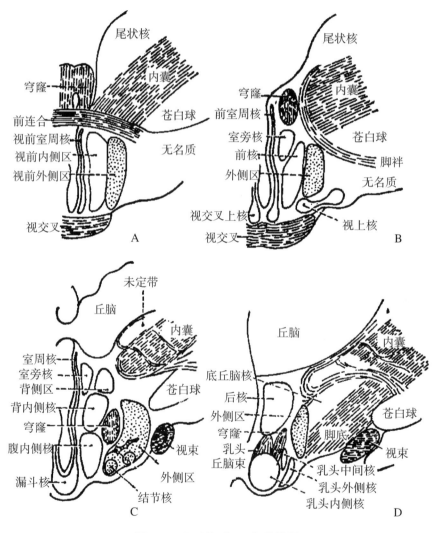

图 4-32　下丘脑"四区"及核团
A. 视前区；B. 视上区；C. 结节区；D. 乳头区

下丘脑主要核团有（图 4-33）：位于视上区的视交叉上核（suprachiasmatic nucleus），直接接受来自视网膜的视束纤维，也接受视网膜经外侧膝状体中继的间接投射纤维，通过调节松果体褪黑素的分泌，来调控人体昼夜节律，损伤可导致睡眠 - 觉醒节律的紊乱；位于第三脑室侧壁上部的室旁核（paraventricular nucleus），主要分泌催产素（oxytocin），其轴突组成室旁垂体束（paraventriculohypophysial tract），下行至垂体后叶；位于视上区背外侧的视上核（supraoptic nucleus），主要分泌加压素（vasopressin 或抗利尿激素），其轴突组成视上垂体束（supraopticohypophyseal tract），下行至垂体后叶；前核（anterior nucleus），是指视上区内侧带除了视上核和室旁核以外的分散细胞群，接受视束及端脑来的纤维，发出纤维至下丘脑其他核团；位于结节区的漏斗核（infundibular nucleus，在哺乳动物又称弓状核），其轴突主要参与组成结节漏斗束（tuberoinfundibular tract），止于正中隆起区垂体门脉一级毛细血管网；背内侧核（dorsomedial nucleus），位于结节区内侧带的背侧半，刺激猫的背内侧核产生假怒反应；腹内侧核（ventromedial nucleus），位于结节区内侧带的腹侧半，主要与边缘系统功能有关；结节核（tuberal nucleus），位于灰结节的底部；位于乳头体区的乳头体核（mamillary body nucleus），接受来自下托和海马的穹隆纤维以及来自中脑被盖和隔核等部位的纤维，发出乳头丘脑束（mamillothalamic tract）和乳头被盖束（mamillotegmental tract）分别到达丘脑前核群和中脑被盖；后核（posterior nucleus），位于乳头区内侧带，接受来自嗅结节和隔核路经前脑内侧束的纤维，发出纤维下行至脑干及脊髓。

3. 下丘脑的主要纤维联系　下丘脑有复杂的纤维联系（图4-33，图4-34），主要包括：①与垂体的联系，由视上核和室旁核合成分泌的抗利尿激素（ADH）与催产素经视上垂体束和室旁垂体束投射到神经垂体，在此贮存并在需要时释放入血液；由漏斗核及邻近室周区合成分泌的多种激素释放因子或抑制因子经结节漏斗束投射到垂体门静脉系统，调控腺垂体的内分泌功能。②与边缘系统的联系，借穹隆将海马结构和乳头体核相联系；借前脑内侧束（medial forebrain bundle）将隔区、下丘脑（横贯下丘脑外侧区）和中脑被盖相联系；借终纹将隔区、下丘脑和杏仁体相联系。③与背侧丘脑、脑干和脊髓的联系，借乳头丘脑束（mamillothalamic tract）将乳头体和丘脑前核相联系；借乳头被盖束（mamillotegmental tract）将乳头体和中脑被盖相联系；借背侧纵束（dorsal longitudinal fasciculus）将下丘脑和脑干的副交感节前神经元相联系；借下丘脑脊髓束（hypothalamospinal tract）将下丘脑和脊髓的交感节前神经元、骶髓的副交感节前神经元相联系。

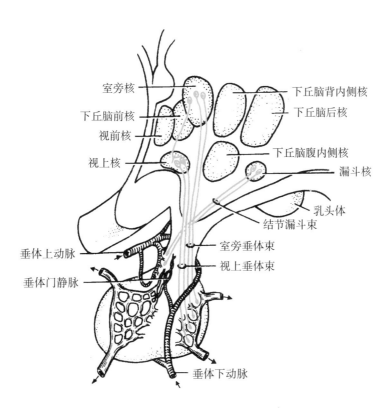

图 4-33　下丘脑核团及其与垂体间的联系

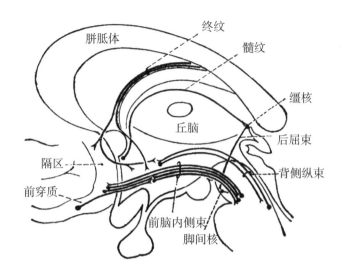

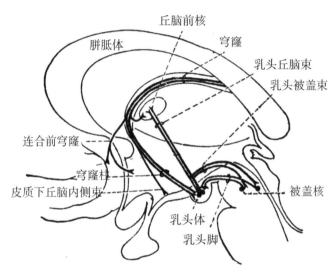

图 4-34　下丘脑的纤维联系

丘脑辐射

下丘脑 "三带四区" 的主要核团

4. 下丘脑的功能　下丘脑既是一个神经中枢，又是一个内分泌器官，可视为神经系统控制内分泌系统的枢纽。其主要功能包括：①神经内分泌中心，下丘脑是脑控制内分泌的重要结构。通过与垂体的密切联系，将神经调节与激素调节融为一体。下丘脑通过功能性轴系全面调控内分泌。主要轴系为下丘脑 - 垂体 - 甲状腺轴系、下丘脑 - 垂体 - 性腺轴系和下丘脑 - 垂体 - 肾上腺轴系。②自主神经的调节，下丘脑是调节交感与副交感活动的主要皮质下中枢。下丘脑前区内侧使副交感神经系统兴奋，下丘脑后区外侧使交感神经系统兴奋，通过背侧纵束和下丘脑脊髓束调控脑干和脊髓的自主神经。③体温调节，下丘脑前区（含前核）对体温升高敏感，启动散热机制，包括排汗及扩张表皮血管。下丘脑后区（含后核）对体温降低敏感，启动产热机制，包括停止发汗和表皮血管收缩。④食物摄入调节，通过下丘脑饱食中枢（下丘脑腹内侧核）和摄食中枢（下丘脑外侧部）调节摄食行为。⑤昼夜节律调节，视交叉上核接受来自视网膜的传入而调节昼夜节律。⑥水平衡调节，包括控制饮水和排水两个方面，下丘脑外侧区是控制饮水的渴中枢（thirst center），邻近摄食中枢，而视上核和室旁核通过抗利尿激素控制着肾的排尿功能。⑦情绪活动的调节，研究表明，下丘脑参与情感、学习与记忆等脑的高级神经活动。⑧其他功能，与睡眠、性行为及感觉功能都有密切关系。

下丘脑体积虽仅占脑重的 0.3%，但功能却十分重要。下丘脑损伤的表现：尿崩症（损伤视上核或垂体柄）、体温调节紊乱（伤及下丘脑前区时常出现手术后高热）、血管运动障碍、睡眠紊乱、肥胖性生殖无能症（结节核区或腹内侧核损伤），以及消化道出血或溃疡形成（胃溃疡发病机制中下丘脑起重要作用）。

下丘脑的神经分泌细胞及其与垂体的关系

（六）第三脑室

第三脑室（third ventricle）是两侧背侧丘脑和下丘脑之间的狭窄腔隙（图 4-26，图 4-29，图 4-30），其前部以室间孔与左、右侧脑室相通，向后经中脑水管与第四脑室相通。第三脑室的顶为两侧丘脑髓纹之间的薄层脉络组织，此处脉络组织的内面有两条前后纵行的血管丛，顶着室管膜突入第三脑室脉络丛，并在室间孔处与侧脑室脉络丛相连续；底由视交叉、灰结节、漏斗和乳头体构成，其中室腔延入漏斗，称漏斗隐窝（infundibular recess）；前界的下部由终板（lamina terminalis，视交叉前上方的薄白质板）构成，上部由前连合（anterior commissure）和穹窿柱构成；后界为松果体和后连合（posterior commissure），其中室腔突入松果体柄内，称松果体隐窝（pineal recess）；两侧壁为背侧丘脑和下丘脑。

小测试4-3：
1. 小脑扁桃体的位置及其临床意义是什么？
2. 小脑髓质内有哪几对小脑核？
3. 间脑分为哪几部分？每部分的主要结构有哪些？
4. 简述间脑与躯体感觉相关的特异性中继核团及其纤维联系。

框 4-5　垂体门静脉系统

垂体门静脉系统为下丘脑促垂体激素进入垂体前叶的渠道。垂体上动脉发出许多条漏斗动脉，并分成许多毛细血管袢，为垂体门静脉系统的一级毛细血管，它们汇入十多条垂体长门静脉，进入垂体前叶，分成二级毛细血管，即垂体前叶的窦状隙。另外，垂体上动脉还发出一对小梁动脉，在垂体柄的下部与垂体下动脉吻合，并发出毛细血管袢，形成下部的一级毛细血管网，它们汇合成若干垂体短门静脉，进入垂体前叶，并分成二级毛细血管。

小　结

一、小脑

1．位置和外部形态

（1）小脑位于颅后窝，借 3 对小脑脚连于脑干背面。

（2）小脑的主要形态结构：小脑蚓、小脑半球，原裂、水平裂、后外侧裂，绒球和小结、小脑扁桃体。

（3）小脑的分叶：绒球小结叶、小脑前叶和小脑后叶。

（4）小脑的分部

古小脑或者前庭小脑：绒球小结叶；旧小脑或者脊髓小脑：小脑蚓部和小脑半球中间部；新小脑或大脑小脑：小脑半球外侧部。

2．内部结构

（1）小脑皮质和髓质：小脑的细胞构筑（分子层、梨状细胞层和颗粒细胞层）和传入传出纤维（分别为苔藓纤维、攀援纤维和梨状细胞的轴突）。

（2）小脑核：顶核、球状核、栓状核和齿状核。

（3）小脑的纤维联系

小脑分部	传入	传出	功能
前庭小脑	前庭神经核、前庭神经	经前庭神经核、前庭脊髓束、内侧纵束	维持身体平衡
脊髓小脑	脊髓小脑前、后束	经顶核、中间核到前庭神经核、网状传出结构、红核	调节肌张力
大脑小脑	大脑皮质、脑桥核、小脑中脚（脑桥小脑纤维）	经齿状核到丘脑腹外侧核、红核，再到中央前回	协调随意运动

（4）功能：维持平衡、调节肌张力和协调运动。

（5）临床意义：闭目难立和走模特步（儿童的成纤维管细胞瘤），运动型震颤，指鼻试验。

二、间脑

1．位置及形态分部：间脑位于脑干的上方，大部分被大脑半球所覆盖，两侧间脑之间为第三脑室。

（1）背侧丘脑：丘脑前结节、枕、丘脑间粘合、下丘脑沟。

（2）下丘脑：视交叉、漏斗、垂体、乳头体和灰结节。

（3）后丘脑：内侧膝状体、外侧膝状体。

（4）上丘脑：丘脑髓纹、缰三角、缰联合、松果体。

（5）底丘脑：底丘脑核。

2．内部结构

（1）背侧丘脑（丘脑）：由"Y"形的内髓板划分为前核群、内侧核群和外侧核群三部分。外侧核群又分为背层核腹层，其中腹层分为腹前核、腹外侧核核和后核，腹后核再分为腹后内侧核和腹后外侧核。

特异性中继核团：腹后内侧核，接受三叉丘系和味觉纤维；腹后外侧核，接受内侧丘系和脊髓丘脑束的纤维；腹前核和腹外侧核，接受新小脑、黑质和苍白球的纤维。腹后核发出纤维投射到大脑皮质躯体感觉区，腹前核和腹外侧核发出纤维到大脑皮质躯体运动区。

（2）后丘脑：内侧膝状体和外侧膝状体。内侧膝状体是听觉的皮质下中枢，接受来自下丘臂的听觉传入纤维，发出纤维形成听辐射，投射至颞叶的听觉皮质（颞横回）；外侧膝状体是视觉的皮质下中枢，接受视束的视觉传入纤维，发出纤维形成视辐射，投射至枕叶的视觉皮质（距状沟两侧的皮质）。

（3）下丘脑

①重要核团：视上核（加压素）、室旁核（催产素）、乳头体核、视交叉上核等。

②纤维联系：前脑内侧束、穹窿、乳头丘脑束、视上垂体束、室旁垂体束等。

③临床意义：感觉异常（如被针刺时会有烧灼感）、尿崩症（抗利尿激素）、昼夜节律和体温的调节等。

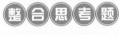

1．男，78岁。近2年出现始走路不稳，动作欠灵活，走路易摔倒。症状进行性加重，最近出现说话含糊不清，饮水呛咳，来院就诊。查体：肌肉轻度萎缩，双上肢快速轮替笨拙，指鼻欠准确，跟膝胫试验阳性。颅脑MRI示弥漫性小脑萎缩明显。请结合小脑的纤维联系试分析小脑损伤后意向性震颤的发病机制。

2．总结间脑特异性中继核团的纤维联系及功能。

整合思考题参考答案

（秦丽华　王　君）

第四节 端 脑

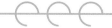

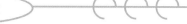

导学目标

通过本节内容的学习，学生应能够：

※ **基本目标**

1. 归纳大脑半球的分叶及各叶的主要沟回。
2. 归纳第 I 躯体运动区、第 I 躯体感觉区、视区、听区的位置及功能定位。
3. 概括基底核的组成和位置。
4. 概括侧脑室的形态、分部。
5. 辨别内囊的位置、分部及各部所通过的主要纤维束。

※ **发展目标**

1. 运用端脑各功能区的位置和功能知识，解释脑部疾病的临床症状和体征。
2. 运用内囊相关知识，分析内囊结构、功能与损伤表现的联系。

案例 4-6

男，62 岁。因观看足球赛时突然晕倒就医，意识丧失 2 天。意识恢复时发现右侧上、下肢瘫痪。治疗 6 周后再次查体，发现右上、下肢痉挛性瘫痪，腱反射亢进，吐舌时舌尖偏向右侧，无舌肌萎缩；右侧眼裂以下面瘫；右半身各种感觉缺损程度不一，位置觉、振动觉和两点辨别觉全部丧失，温度觉减退，痛觉未受影响。瞳孔对光反射正常，双眼视野右侧偏盲。

案例 4-6 解析

问题：

1. 患者的临床诊断是什么？
2. 患者出现上述临床症状的可能原因是什么？

端脑（telencephalon）由前脑泡演化而来，两侧高度发育，向外膨出形成端脑，即左、右大脑半球。端脑为脑的最大组成部分，由浅入深分为大脑半球表面的皮质（灰质）、大脑深部的髓质（白质）和髓质内的基底核（白质内的灰质核团）。大脑半球内的腔隙为侧脑室。

一、端脑的外形和分叶

端脑在颅内发育的胚胎第 3 个月末，大脑半球的表面积开始迅速增大，增大速度较颅骨快，而且大脑半球内各部发育速度不均，形成凹凸不平的外表，凹陷处为大脑沟（cerebral sulci），每一条沟就是一个皮质的皱褶，使皮质表面积增大，相较光滑表面的面积增大了 3 倍。沟间隆起的部分为大脑回（cerebral gyrus）。左、右大脑半球由大脑纵裂（cerebral longitudinal fissure）分隔开，但在纵裂底部，两侧半球借胼胝体（corpus callosum）相连；端脑和小脑间由大脑横裂（cerebral transverse fissure）分隔。大脑半球可分为外侧面、内侧面和底面，半球的前后末端分别为额极（frontal pole）和枕极（occipital pole）。

（一）大脑半球外侧面

大脑半球外侧面由外侧沟、中央沟和两条假想线分为额叶、顶叶、枕叶、颞叶和岛叶（图4-35）。外侧沟（lateral sulcus）也称外侧裂，起于大脑半球下面，行向后上方。中央沟（central sulcus）起于大脑半球中点稍后方，斜向前下方，下端与外侧沟隔一脑回，上端延伸至大脑半球内侧面。两条假想线分别为顶枕沟（parietooccipital sulcus）（顶枕沟与上缘的交界处）和枕前切迹（preoccipital notch）（枕极前下缘约 4 cm 处）的连线及此线中点与外侧沟末端的连线。中央沟分界了额叶和顶叶，外侧沟分界了颞叶和额叶及部分顶叶，假想线分界了枕叶、顶叶及颞叶。

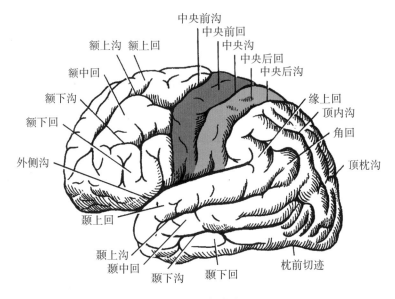

图 4-35 大脑半球外侧面

岛叶（insula）位于外侧沟的底，由额叶、顶叶和颞叶的岛盖（opercula）所覆盖。额叶（frontal lobe）由中央前沟（位于中央沟前方并与之伴行）、额上沟和额下沟（与大脑半球上缘平行）分为中央前回（precentral gyrus）（中央沟和中央前沟之间）、额上回（superior frontal gyrus）（额上沟上方）、额中回（middle frontal gyrus）（额上、下沟之间）和额下回（inferior frontal gyrus）（额下沟和外侧沟之间）。

顶叶（parietal lobe）由中央后沟（位于中央沟后方并与之伴行）和顶内沟（与大脑半球上缘平行）分为中央后回（postcentral gyrus）（中央沟和中央后沟之间）、顶上小叶（superior parietal lobule）（顶内沟上方）和顶下小叶（inferior parietal lobule）（顶内沟下方），顶下小叶又分为缘上回（supramarginal gyrus）（包绕于外侧沟末端）和角回（angular gyrus）（包绕于颞上沟末端）。

颞叶（temporal lobe）由颞上沟和颞下沟（与外侧沟平行）分为颞上回（superior temporal gyrus）（颞上沟上方）、颞横回（transverse temporal gyrus）（颞上回转入外侧沟的横行小回）、颞中回（middle temporal gyrus）（颞上、下沟之间）和颞下回（inferior temporal gyrus）（颞下沟下方），颞叶的前端称颞极。枕叶（occipital lobe）相对较小，位于半球后部，形似三角形。

（二）大脑半球内侧面和底面

额、顶、枕和颞叶均延伸到大脑半球的内侧面。内侧面（图4-36）最显著的结构是位于中部略呈弓形的胼胝体。

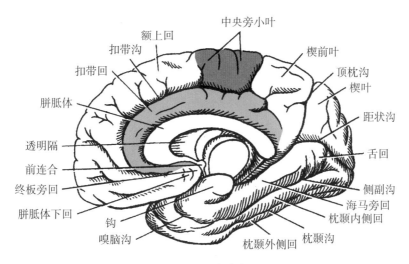

图 4-36 大脑半球内侧面

在胼胝体的后方有顶枕沟（parietooccipital sulcus）（自前下而后上至枕前上切迹）和距状沟（calcarine sulcus）（向后至枕极）。在胼胝体的背面有胼胝体沟（callosal sulcus），沿胼胝体的后方向前移行为海马沟（hippocampal sulcus）。在距状沟的前方有与海马沟平行的侧副沟（collateral sulcus）。在胼胝体沟的上方，有与之平行的扣带沟（cingulate sulcus），此沟在额叶后部发出短升支称中央旁沟（paracentral sulcus），末端转向背侧称边缘支（marginal ramus）。

中央前、后回移行至内侧面的部分（中央旁沟和边缘支之间）为中央旁小叶（paracentral lobule）。顶枕沟与距状沟之间为楔叶（cuneus），距状沟和侧副沟后部之间为舌回（lingual gyrus）。

胼胝体沟和扣带沟之间为扣带回（cingulate gyrus），海马沟和侧副沟之间为海马旁回（parahippocampal gyrus），海马旁回前端弯曲结构称钩（uncus）（或称海马旁回钩），是嗅觉系统的一部分。在海马沟处，部分皮质卷入侧脑室下角呈弓形的隆起称海马（hippocampus），在海马的内侧有锯齿状的齿状回（dentate gyrus），海马与海马旁回之间的过渡区称下托（subiculum）。海马和齿状回合称海马结构（hippocampal formation）（图 4-37）。

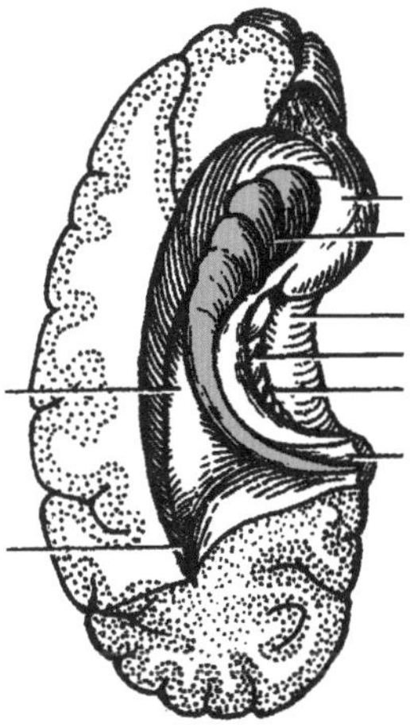

图 4-37 海马结构（左侧，上面观）

在大脑半球内侧面，将位于胼胝体周围和侧脑室下角底壁的一圈弧形结构称为边缘叶（limbic lobe），包括隔区（septal area）、扣带回、海马旁回、海马和齿状回，其中隔区由位于终板前方的终板旁回（paraterminal gyrus）和位于胼胝体嘴下方的胼胝体下回（subcallosal gyrus）组成。额叶底面又称额叶眶部，额叶内有纵行的沟，称嗅沟（olfactory groove），沟的内侧部称直回（straight），外侧部总称眶回（orbital）。嗅沟内容纳嗅束（olfactory tract），嗅束前端膨大为嗅球（olfactory bulb）（与嗅神经相连），嗅束向后扩大为嗅三角（olfactory trigone），由此分出内侧嗅纹（medial olfactory stria）和外侧嗅纹（lateral olfactory stria），外侧嗅纹将嗅觉传至海马旁回前部和钩等嗅觉高级中枢。嗅三角与视束之间为前穿质（anterior perforated substance），内有许多血管穿入脑实质。

二、大脑皮质

大脑皮质是大脑半球表面的一层灰质（面积约 0.2 m²），平均厚度 2.5 mm，最厚处为中央前回运动区（4.5 mm），最薄处为视觉区（1.5 mm）。人类大脑皮质神经元数量约为 200 亿个。

（一）大脑皮质的细胞构筑

1. 大脑皮质神经元　大脑皮质的神经元主要分为 5 类：锥体细胞（pyramidal cell）、颗粒细胞（granular cell）（也称星形细胞，stellate cell）、梭形细胞（fusiform cell）、水平细胞（horizontal cell）和 Martinotti 细胞。其中，锥体细胞和梭形细胞属投射神经元，数量占皮质神经元的半数以上，而颗粒细胞、水平细胞和 Martinotti 细胞属中间神经元。

大脑皮质神经元以分层方式排列，原皮质和旧皮质分为 3 层，新皮质分为 6 层，而过渡区的中间皮质可分为 4 ~ 6 层。

2. 新皮质分层　新皮质的 6 层结构由浅入深分别是：Ⅰ分子层（molecular layer），主要是水平细胞；Ⅱ外颗粒层（external granular layer），主要是颗粒细胞；Ⅲ外锥体细胞层（external pyramidal layer），主要是中、小型锥体细胞；Ⅳ内颗粒层（internal granular layer），主要是颗粒细胞；Ⅴ内锥体细胞层（internal pyramidal layer），主要是大、中型锥体细胞，中央前回有巨型锥体细胞即 Betz 细胞；Ⅵ多形细胞层（multiform layer），主要是梭形细胞和 Martinotti 细胞。

以内颗粒层为界，新皮质又可分为颗粒上层（Ⅰ ~ Ⅲ层）和颗粒下层（Ⅴ、Ⅵ层）。颗粒上层发育最晚，是新皮质的特征（原皮质和旧皮质无此层），该层接受和发出大量的联络纤维，实现皮质内的联系。内颗粒层主要接受来自间脑的特异性传入纤维。颗粒下层主要发出投射纤维，包括发自Ⅴ层的皮质核束、皮质脊髓束、皮质纹体束和发自Ⅵ层的皮质丘脑束，联系皮质下结构，调控躯体和内脏的活动。

3. 垂直柱（vertical column）　指与软膜面垂直并贯穿大脑皮质全层的柱状结构，直径约为 300 μm，可占数个神经元的宽度，柱内包括传入纤维、传出纤维、联络纤维和投射神经元、中间神经元，柱内构成回路，可认为是大脑皮质的基本功能单位。

4. 大脑皮质的分型和分区　依据进化，大脑皮质可分为原皮质（archicortex）（或称古皮质）、旧皮质（paleocortex）（也称为嗅脑）和新皮质（neocortex）。其中，新皮质占大脑皮质的 96% 以上，原皮质包括海马和齿状回，原皮质、旧皮质和新皮质过渡区的皮质称为中间皮质（mesocortex），包括扣带回、海马旁回。

虽然 6 层结构的新皮质是大脑皮质的基本构筑形式，但不同区域皮质厚薄及纤维疏密均有不同。依据大脑皮质的细胞构筑，可将全部皮质分为若干区，目前广为采用的是 1909 年 Brodmann 命名的 52 区（图 4-38，图 4-39）。

（二）大脑皮质的功能定位

人类的大脑皮质在进化过程中得到高度发展，特化出具有定位关系的皮质功能区，即中枢。被称为中枢的皮质区是执行某种功能的核心部分，其他部位皮质也有类似功能。当中枢损伤后，相关皮质区可在一定程度上代偿其功能。因此，皮质的功能定位是相对的。

1. 第Ⅰ躯体运动区（primary somatic motor area）　即 4 区和 6 区，位于中央前回和中央旁小叶前部。该区接受中央后回和背侧丘脑腹前核、腹外侧核和腹后核的纤维，发出纤维组成锥体束，调控躯体随意运动。

该区特点为（图 4-40）：①第Ⅴ层有巨大的锥体细胞（Betz 细胞），由其发出的皮质脊髓束与脊髓前角细胞有直接的突触联系；②定位关系为倒置人体，头部正位，中央前回最上部和中央

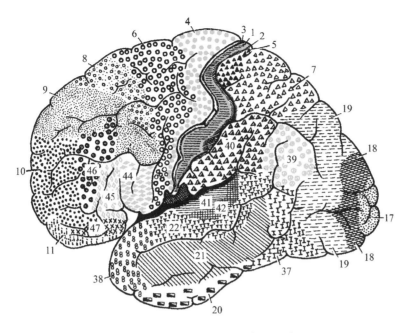

图 4-38　大脑皮质的分区（外侧面）

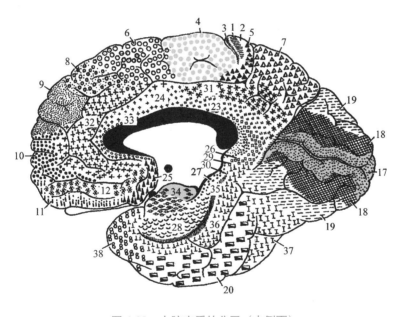

图 4-39　大脑皮质的分区（内侧面）

旁小叶前部与会阴及下肢运动相关，中部与躯干及上肢运动相关，下部与面、舌、咽、喉运动相关；③身体各部投影区大小取决于功能的重要性和复杂性，而与形体大小无关，如手（尤其拇指）和口的形体比下肢小，但因其功能的复杂性而投影区较下肢大；④左右交叉，一侧皮质运动区支配对侧肢体运动，该区损伤可致对侧偏瘫。但一些与联合运动有关的肌组织，如眼球外肌、咽喉肌、咀嚼肌和躯干肌，受双侧运动区支配。

　　另外，参与大脑调控躯体随意运动的功能区还有运动前区（premotor cortex）（6 区）和补充运动区（supplementary motor cortex）（6 区和 8 区的一部分）（图 4-38，图 4-39）。运动前区位于中央前回前方，主要调控躯干肌的相关运动。补充运动区位于中央旁小叶前方，主要计划复杂运动的完成序列和协调两侧的运动。这两区损伤并不引起瘫痪。

　　2. 第 I 躯体感觉区（primary somatic sensory area） 即 3 区、1 区和 2 区，位于中央后回

199

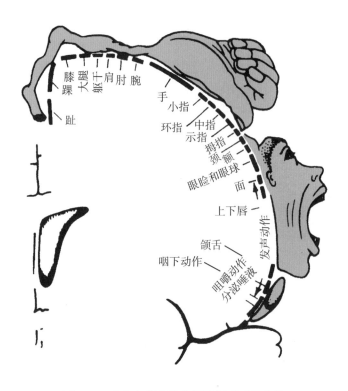

图 4-40　人体各部在第Ⅰ躯体运动区的定位

和中央旁小叶后部。该区接受背侧丘脑腹后核的纤维，精确感受对侧半身痛、温、触、压觉以及位置觉和运动觉，也发出纤维组成锥体束。

该区特点（图 4-41）与躯体运动区相似，分别为：①倒置人体，头部正位；②左右交叉；③身体各部投影区大小取决于感觉敏感程度，如手指和唇的感受器最密集，感觉区投射范围也最大。另外，还有次级躯体感觉区（secondary somatic sensory area），位于中央前回和中央后回下面

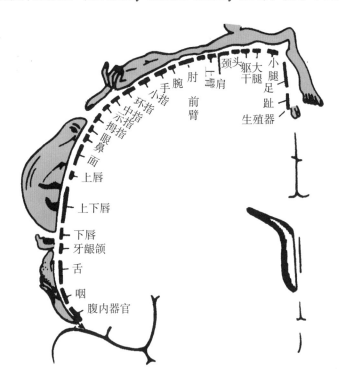

图 4-41　人体各部在第Ⅰ躯体感觉区的定位

的岛盖皮质（43 区），该区损伤可致对侧偏身感觉障碍。

3. 视觉区（visual area）　即 17 区，位于枕叶距状沟两侧的皮质，包括楔叶下部和舌回上部。该区接受来自外侧膝状体的纤维，距状沟上方的视皮质接受下部视野的冲动，距状沟下方接受上部视野的冲动。一侧视觉区接受同侧视网膜颞侧半和对侧视网膜鼻侧半的视觉冲动，故一侧视觉区的损伤可引起双眼对侧半视野同向性偏盲，但不影响黄斑区视觉（黄斑回避），瞳孔对光反射正常。

4. 听觉区（auditory area）　即 41 区和 42 区，位于颞叶的颞横回。该区接受来自内侧膝状体的纤维。一侧听觉区接受来自两耳的听觉冲动，故一侧听觉区损伤会出现声音方向感障碍，听力减弱甚微（不致引起全聋）。

5. 嗅觉区（olfactory area）　即 34 区，位于海马旁回钩的内侧部及邻近皮质。

6. 味觉区（gustatory area）　即 43 区，位于顶叶岛盖及岛周皮质，接受来自背侧丘脑腹后内侧核的味觉冲动。

7. 平衡觉区（vestibular area）　即 2 区，位于中央后回的下部头面投影区，接受来自背侧丘脑腹后外侧核的平衡觉冲动。

8. 语言中枢（图 4-42）

（1）运动性语言中枢（motor speech area）（44、45 区）：又称说话中枢，位于额下回后部，靠近中央前回的口区又称 Broca 区。其主要功能是对语言的表述。该区损伤时，患者虽能发音但不能说出完整且有意义的句子，称运动性失语。

（2）听觉性语言中枢（auditory speech area）（22 区）：又称听话中枢，位于颞上回后部，靠近听觉区，其主要功能是对语言的理解。该区损伤时，患者虽能听到声音，但不能理解别人和自己讲话的意思，即所答非所问，称感觉性失语。

（3）视觉性语言中枢（visual speech area）（39 区）：又称阅读中枢，位于角回，靠近视觉区。其主要功能是对字义的理解。该区损伤时，患者视觉无障碍，但读不懂字义和句义，称失读症。

（4）书写中枢（writing area）（8 区）：位于额中回后部，靠近中央前回手区。其主要功能是书写与绘画。该区损伤时，患者手的运动虽很正常，但书写、绘图出现障碍，称失写症。

Wernicke 区是以德国神经学家 Karl Wernicke 的名字命名的，原仅指颞上回后部（22 区），现扩展为顶、枕、颞交界区的颞上回、颞中回后部、缘上回和角回。该区的损伤将产生感觉性失语，或称 Wernicke 失语（Wernicke's aphasia）。

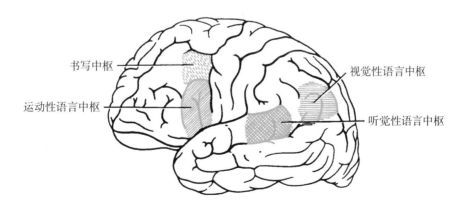

图 4-42　人左侧大脑半球的语言中枢

在长期的进化发育过程中，大脑皮质的结构和功能都得到了高度的分化。所谓的优势半球（有语言中枢半球）已被大脑半球特化区的概念所替代。左侧大脑半球与语言的理解和表达、数字的计算分析密切相关，右侧大脑半球感知非语言信息、音乐图形和视觉的空间性。因此，左、右大脑半球的功能呈不对称性，各有优势。

三、侧脑室

侧脑室（lateral ventricle）位于大脑半球内，左右各一，内含脑脊液。侧脑室可分为 4 部：位于顶叶内的水平裂隙称中央部，并由此发出 3 个角，即前角、后角和下角（图 4-43）。前角位于穹窿与丘脑前结节之间，自室间孔水平伸向额叶；后角伸入枕叶，距状沟在后角内侧壁产生一个压迹，称禽距；下角伸入颞叶，达海马旁回钩处，其底壁有海马和海马伞。侧脑室脉络丛位于中央部和下角，通过室间孔与第三脑室脉络丛相连。

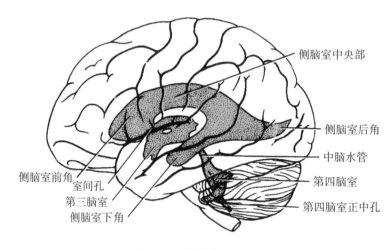

图 4-43　侧脑室投影图

四、基底核

基底核（basal nuclei）位于两侧大脑半球的白质内，因靠近脑底而得名，由尾状核、豆状核、屏状核和杏仁体组成（图 4-44）。

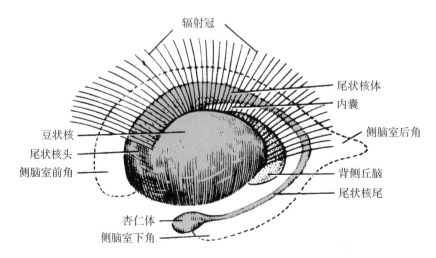

图 4-44　基底核与侧脑室、内囊和背侧丘脑的示意图

（一）尾状核

尾状核（caudate nucleus）位于背侧丘脑背外侧，呈"C"形，全长伴随侧脑室，分为尾状核头、体、尾3部分。头部突向侧脑室前角，体部绕背侧丘脑背外侧缘弓形向后，两者间以终纹为界，变细的尾部行经侧脑室的顶，并在下角的末端连接杏仁体。

（二）豆状核

豆状核（lentiform nucleus）位于岛叶深部，在水平切面和额状切面上均呈尖向内侧的楔形，并被外侧白质板分为外部的壳（putamen）和内部的苍白球（globus pallidus）。苍白球因有许多颜色较淡有髓纤维得名，又被内侧白质板分为内侧部和外侧部。尾状核头部与豆状核前部相连，并有纤维穿过，在水平切面上呈灰白相间的纹理，故二核合称为纹状体（corpus striatum）。

在种系发生上，苍白球出现较早（在鱼类），又称旧纹状体（paleostriatum）；尾状核和壳出现较晚（在爬行类），又称新纹状体（neostriatum）。纹状体比锥体系出现早，是锥体外系的重要组成部分。在哺乳类以下动物，纹状体是调控运动的高级中枢；在人类，由于大脑皮质的高度发展，纹状体退居从属地位。

纹状体的纤维联系：新纹状体接受大脑皮质（主要指额、顶叶皮质）的传入纤维，继而投射到旧纹状体（苍白球内侧部），再通过背侧丘脑束（thalamic fasciculus）投射到丘脑的腹前核和腹外侧核。其中背侧丘脑束由豆核袢（lenticular ansa）（绕行内囊腹侧并行向背内侧）和豆核束（lenticular fasciculus）（穿行内囊并行经底丘脑核和未定带间）组成。同时，新纹状体与黑质、旧纹状体与底丘脑核均有往返纤维联系。

纹状体的功能和作用：与随意运动的稳定、肌紧张的调节密切相关，并有认知功能。旧纹状体病变称帕金森病，其特征是运动过少而肌紧张过强。患者表现为全身肌紧张增强，肌强直，随意运动减少，动作缓慢，面部表情呆板，伴静止性震颤。新纹状体病变称舞蹈症（chorea）（亨廷顿病），其特征是运动过多而肌张力低下。患者表现为肌张力降低、上肢和头部不自主的舞蹈动作。

（三）屏状核

屏状核（claustrum）位于岛叶和豆状核之间。屏状核与豆状核之间为外囊，为行经岛叶皮质与中脑被盖的联系纤维；与岛叶皮质之间为最外囊，行经弓形束。屏状核的功能作用尚不清楚。

（四）杏仁体

杏仁体（amygdaloid body）位于海马旁回钩深面、侧脑室下角的前端，与尾状核尾相连，属边缘系统。

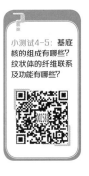

小测试4-5：基底核的组成有哪些？纹状体的纤维联系及功能有哪些？

五、大脑半球的髓质

大脑半球的髓质由大量神经纤维组成（图 4-45），主要包括连合纤维、联络纤维和投射纤维。

（一）连合纤维

连合纤维（commissural fiber）是连接左、右大脑半球的纤维，包括胼胝体、前连合和穹窿连合（图 4-46）。

1. 胼胝体（corpus callosum）　位于大脑纵裂底，构成侧脑室的顶，由连接左、右大脑半球

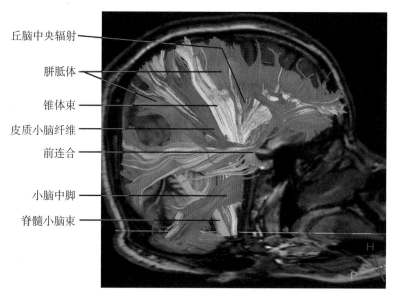

丘脑中央辐射
胼胝体
锥体束
皮质小脑纤维
前连合
小脑中脚
脊髓小脑束

图 4-45 大脑半球内的神经纤维（磁共振扩散张量成像）
北京大学第三医院杨军教授提供

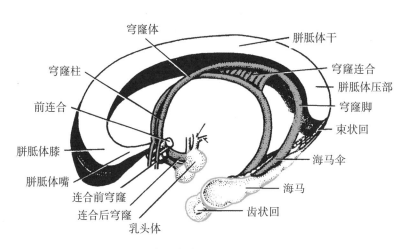

穹窿体
胼胝体干
穹窿柱
穹窿连合
前连合
胼胝体压部
穹窿脚
胼胝体膝
束状回
胼胝体嘴
海马伞
连合前穹窿
海马
连合后穹窿
齿状回
乳头体

图 4-46 大脑半球髓质连合纤维模式图

新皮质的纤维构成。在正中矢状面上，胼胝体呈弓形，由前向后分为 4 部分：前端连终板处称嘴（rostrum），弯曲部称膝（genu），中部称干（trunk），后部称压部（splenium）。在经胼胝体的水平切面上，可见胼胝体纤维在两半球内向前、后、左、右放射，连接左右额叶、顶叶、颞叶和枕叶。

2. 前连合（anterior commissure） 位于终板上方，由前、后两个弓状纤维束组成，分别连接两侧嗅球和颞叶。

3. 穹窿连合（commissure of fornix） 又称海马连合（hippocampal commissure）。穹窿（fornix）是由海马至下丘脑乳头体的弓形纤维束。海马发出的纤维在其内侧结成海马伞，行向背后方逐渐与海马分离，称为穹窿脚，然后弓形向上，两侧穹窿经胼胝体下方前行并互相靠近，其中部分纤维越至对边，连接对侧海马，称穹窿连合。过了连合以后，两束再分开形成穹窿柱，越过室间孔，止于乳头体。

（二）联络纤维

联络纤维（association fiber）是指同侧大脑半球内各部分皮质的纤维，包括弓状纤维、上纵束、下纵束、钩束、弓形束和扣带（图 4-47）。

1. 弓状纤维（arcuate fiber） 联系相邻脑回。

2. 上纵束（superior longitudinal fasciculus） 位于豆状核和岛叶上方，连接额、顶、枕和颞 4 叶。其中位于岛叶周围，连接语言中枢的 Broca 区和 Wernicke 区的纤维，又称弓形束（arcuate fasciculus）。

3. 下纵束（inferior longitudinal fasciculus） 沿侧脑室下角和后角外侧壁直行，连接枕叶和颞叶。

4. 扣带（cingulum） 位于扣带回和海马旁回深部，连接边缘叶。

5. 钩束（uncinate fasciculus） 绕外侧沟，连接额叶和颞叶。

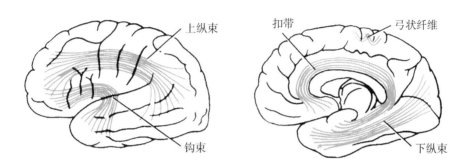

图 4-47 大脑髓质联络纤维（外侧面和内侧面）

（三）投射纤维

投射纤维（projection fiber）联系大脑皮质和皮质下结构（基底核、间脑、脑干、脊髓）的上、下行纤维，这些投射纤维大部分经过内囊。

内囊（internal capsule）（图 4-48，图 4-49）位于背侧丘脑、尾状核与豆状核之间，是由投射纤维构成的白质板。在水平切面上，内囊呈尖端向内侧的"V"字形，可分为（内囊）前肢（anterior limb）、（内囊）膝（genu）和（内囊）后肢（posterior limb）。内囊前肢位于豆状核和尾状核头之间，内囊后肢位于豆状核和背侧丘脑之间，又分为豆丘部、豆状核后部和豆状核下部，内囊膝位于前后肢汇合处。内囊前肢主要走行额桥束（frontopontine tract）和丘脑前辐射（anterior thalamic radiation），即丘脑背内侧核投射到额叶前部的纤维束；内囊膝走行皮质核束；内囊后肢的豆丘部主要走行皮质脊髓束、皮质红核束、丘脑中央辐射（central thalamic radiation），即丘脑腹后核投射到中央后回的纤维束和顶枕颞桥束（parietooccipitotemporal tract），经豆状核后部的为视辐射（optic radiation），经豆状核下部的是听辐射（auditory radiation）。

内囊损伤可出现"三偏"征，即偏身感觉障碍（丘脑中央辐射损伤）、偏瘫（皮质脊髓束、皮质核束损伤）和偏盲（视辐射损伤）。

六、嗅脑和边缘系统

（一）嗅脑

嗅脑（rhinencephalon）（图 4-50）是指与嗅觉有关的结构，是大脑皮质中古老的部分，在人类并不发达。嗅脑包括嗅球、嗅束、内外侧嗅纹和嗅皮质。内外侧嗅纹表面覆盖薄层灰质，故也

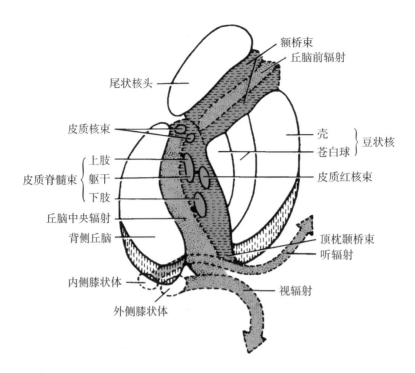

图 4-48　内囊模式图

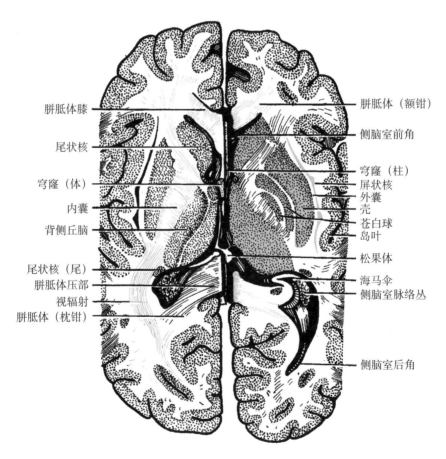

图 4-49　经内囊（左）和纹状体（右）的大脑半球水平切面

称内外侧嗅回。外侧嗅纹主要投射到嗅皮质感知嗅觉，部分投射到杏仁体和海马，而内侧嗅纹投射到隔区，参与边缘系统的活动。

（二）边缘系统

边缘系统（limbic system）（图 4-50）由边缘叶和相关的皮质及皮质下结构构成。边缘叶是指位于胼胝体周围和侧脑室下角底壁的一圈弧形结构，有隔区、扣带回、海马旁回和海马结构。相关皮质是指额叶眶部、岛叶及颞极。相关皮质下结构是指杏仁体、下丘脑、上丘脑、丘脑前核及中脑被盖等。边缘系统中与边缘叶密切相关的重要结构为海马结构、隔区和杏仁体。

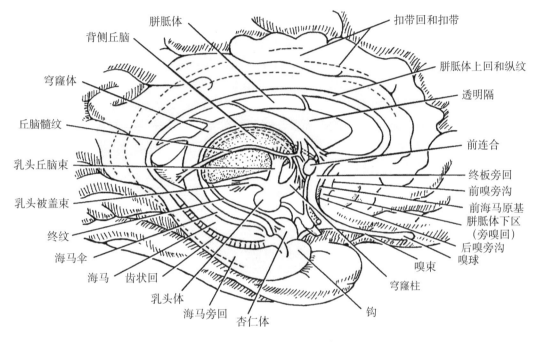

图 4-50 嗅脑和边缘系统

隔区（septal area）位于胼胝体嘴的下方，包括终板旁回和胼胝体下回。隔核（septal nuclei）是隔区的皮质下核团，是边缘系统的重要核团之一。它接受穹窿、终纹、前穿质、扣带回以及中脑网状结构上行纤维。发出纤维投射到边缘系统各部皮质，也投射到脑干网状结构。当刺激或损毁隔核时，动物常出现愤怒反应、进食、性与生殖行为的改变。

海马结构（hippocampal formation）由海马旁回卷入侧脑室下角形成，包括海马和齿状回。在冠状切面上，海马呈"C"形突入侧脑室下角，海马与齿状回紧密相连，共同形成"S"形结构。海马分为 3 层，由浅入深为多形层（polymorphic layer）、锥体层（pyramidal layer）和分子层（molecular layer），其中锥体层细胞轴突构成海马的传出纤维。海马分为 4 区，即 CA1、CA2、CA3 和 CA4。CA1 位于海马和下托交界面上区，对缺氧和缺血最敏感；CA2 和 CA3 位于海马下区，CA4 位于海马和齿状回的过渡带。齿状回和下托的分层与海马一致。在海马结构的传入纤维中，一个重要的传入来源是海马旁回；海马结构的主要传出纤维是穹窿，主要止于乳头体，也有部分止于隔区。

杏仁体（amygdala）位于海马旁回钩的深面，接受来自嗅脑、新皮质、隔核、背侧丘脑和下丘脑的传入纤维，传出纤维经终纹和腹侧杏仁体通路到隔区和下丘脑。主要参与内脏及内分泌活动的调节和情绪活动。

1937 年，James Papez 所描述的起始于海马、最后又终止于海马的闭合回路，即海马旁回→海马结构→乳头体→丘脑前核→扣带回→海马旁回，是边缘系统的基础。

海马结构中重要的纤维有：前脑内侧束（由隔区经丘脑下部外侧区到中脑）、穹窿（由海马到乳头体）、乳头丘脑束（乳头体丘脑前核）、终纹（杏仁体到隔区）、丘脑髓纹（隔区到缰核）。

边缘系统在进化上是脑的古老部分，其主要功能包括：①保持人体生存的平衡机制，如争斗与逃避、饮食与饮水；②保持物种繁衍的平衡机制，如交配行为，其功能区主要在杏仁体；③情感行为，如恐惧、愤怒、喜悦与沮丧；④学习、记忆与认知，其功能区主要在海马结构。

七、基底前脑

基底前脑（basal forebrain）位于大脑半球前内侧面和下面，间脑的腹侧，前连合下方的若干脑区和核团，包括下丘脑视前区、隔核、斜角带核、Meynert 基底核、伏隔核和杏仁核等。斜角带核位于前穿质后部邻近视束处，外观光滑，呈斜带状。Meynert 基底核在豆状核下方，是位于前穿质与大脑脚间窝之间的一大群细胞。隔核、斜角带核和 Meynert 基底核内含有大量的大中型胆碱能神经元，广泛投射到大脑新皮质、海马等处，与大脑学习、记忆功能关系密切。

伏隔核（nucleus accumbens）为位于隔区与尾状核头之间偏下方的一较大核团，含有多巴胺能神经元，与边缘系统有密切的纤维联系；功能上与躯体运动和内脏活动的整合以及镇痛、成瘾的机制有关。

研究表明，基底前脑与原始的内驱力和情绪反应及高级的认知活动密切相关。基底前脑的病变常导致人类的神经精神类疾病，如精神分裂症、帕金森病和阿尔茨海默病的发生。

小 结

本节内容包含端脑的外形、大脑半球分叶以及从外侧面、内侧面和底面可见各叶的主要沟回；大脑皮质的细胞构筑、不同功能区及定位特点；侧脑室及基底核组成；髓质的连合纤维、联络纤维及投射纤维；嗅脑及边缘系统。需重点掌握大脑半球各叶及主要沟回、皮质细胞分层、皮质功能区（包括第Ⅰ躯体感觉区、第Ⅰ躯体运动区、视觉区、听觉区及语言中枢）的位置及结构特点，基底核的构成及对应功能，内囊位置、纤维束组成及功能意义，侧脑室分部及边缘系统（尤其是海马结构）的组成及相应功能。能够综合运用上述知识，分析、解释脑部疾病的症状、体征特点及其发生的结构基础。

整合思考题

1. 根据内囊的位置、分部及纤维束，解释内囊损伤时出现"三偏"征的原因。

2. 男，24岁。因运动时与他人相撞，致左侧头部外伤，并出现短暂昏迷，急诊来院。入院时意识清醒，语言表达清楚，伤口位于左侧翼点后方，无出血，颅骨未见明显凹陷。入院后1小时，患者头痛和呕吐加剧，伴随躁动不安、血压升高，继而出现较长时间的昏迷和言语不清。左侧瞳孔缩小，对光反射迟钝。CT 检查：左侧硬脑膜外血肿，小脑幕切迹疝待查。遂行骨窗开颅硬膜外血肿清除术，1周后痊愈出院。请问：患者出现上述临床症状的原因以及入院后症状加剧的原因是什么？

3. 男，55岁。因头晕跌倒，无外伤，意识清晰，除讲话时语言不清楚外无其他明显不适，被朋友护送至家中休息，未就诊。2个月后言语不清无明显缓解，且自觉肢体无力，遂进

整合思考题参考答案

院检查。查体发现：四肢肌张力正常、腱反射正常；右侧上、下肢共济失调，两足靠拢闭目站立时身体歪向右侧；右侧面部、左侧肢体和躯干部分痛觉、温度觉消失，触觉正常。咀嚼肌、面肌及舌肌无麻痹；腭垂（悬雍垂）偏向左侧。喉镜检查发现右侧声带麻痹。医生初步考虑与脑血管血栓形成有关。请问：患者肢体、躯干以及头面部症状可能与哪支血管阻塞有关？

（吕海侠　闫军浩）

第五节　脑的血管与辅助结构

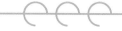

导学目标

通过本节内容的学习，学生应能够：

※ **基本目标**

1. 阐述脑的动脉来源、颈内动脉和椎动脉的行程及其主要分支，分析并比较大脑前、中、后动脉的发起和分布。
2. 总结大脑动脉环的组成和位置。
3. 总结大脑浅、深静脉的回流概况。
4. 总结脑膜的基本结构。
5. 阐述脑膜淋巴管与类淋巴系统的结构和作用。
6. 总结脑脊液的产生与回流途径。
7. 解释脑的屏障系统。

※ **发展目标**

1. 综合运用脑膜的结构组成与功能相关知识，解释脑膜窦出血、蛛网膜下隙出血可能出现的临床症状与体征。
2. 通过脑血管与脑淋巴系统的学习，分析脑内液体（包括血液、脑脊液与组织液）的运输与引流途径。
3. 通过室周器官的学习，分析并探讨室周器官在神经内分泌与神经免疫中的作用。

案例 4-7

女，53 岁。1 小时前无明显诱因突然出现剧烈头痛，恶心、呕吐，随之出现神志不清、反应迟钝，伴轻度意识障碍。患者既往曾查出左侧后交通动脉瘤，入院后头颅 CT 发现蛛网膜下隙 / 基底池存在高密度影。

问题：

1. 患者的临床诊断是什么？
2. 患者为什么会出现上述临床症状？

案例 4-7 解析

一、脑的血管

脑是人体内新陈代谢最旺盛的结构，故其血液供应非常丰富。尽管人脑的重量仅占体重的2%，但其耗氧量却占全身总耗氧量的20%，脑的血流量约占心搏出量的1/6。各种因素引起的脑供血不足或中断超过一定的时间，就可导致脑神经细胞缺氧甚至坏死，造成严重的神经精神障碍，直至死亡。

与身体其他部位的血管相比，脑的血管有以下特点：①动脉壁很薄，中膜内只有一些弹性纤维，平滑肌也稀少；动脉走行弯曲，无搏动。②动脉分支在脑表面有丰富的吻合，而进入脑内的穿支则是终动脉。③动、静脉不伴行。④静脉壁也很薄，缺乏平滑肌。⑤硬脑膜窦是独特的结构。⑥静脉和硬脑膜窦内无瓣膜。⑦血液与神经元间的物质交换要经过脑屏障。

（一）脑的动脉

脑的动脉来源于颈内动脉和椎动脉（图4-51）。前者供应大脑半球的前2/3和间脑前部；后者供应大脑半球后1/3、间脑后部、小脑和脑干。两者供应范围大致以顶枕沟为界，分别称颈内动脉系和椎-基底动脉系的分布区。两系动脉的分支可分为皮质支（cortical branch）和中央支（central branch），皮质支供应大脑皮质及其深面的髓质，中央支供应基底核、内囊和间脑等。

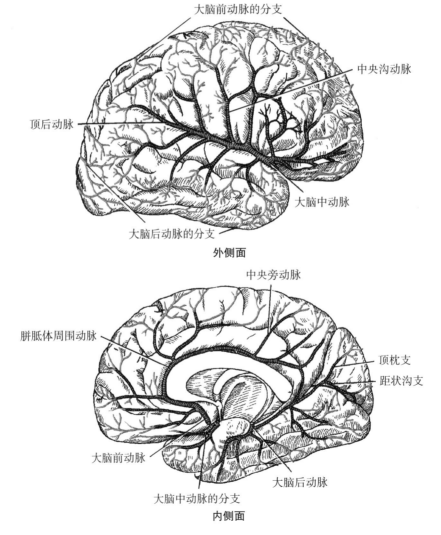

外侧面

内侧面

图4-51　大脑前、中、后动脉在大脑半球表面的分布区域

1. 颈内动脉（internal carotid artery）　起自颈总动脉，从颈部向上行至颅底，经颈动脉管进入颅腔，在破裂孔上方弯行向上至后床突处，转行向前穿入海绵窦，紧贴窦内侧壁水平向前，在前床突内侧弯行向上，穿出硬脑膜并转向后行，依次发出眼动脉、后交通动脉和脉络丛前动脉，最后在外侧沟起始处的内侧分为大脑前动脉和大脑中动脉两终支。根据颈内动脉的行程，可将其分为颈部、岩部、海绵窦部和脑部。临床上把海绵窦部和脑部合称为"虹吸部"，呈"U"形或"V"形弯曲，在脑血管造影诊断时有重要意义，也是动脉硬化的好发部位。

颈内动脉的主要分支如下。

（1）眼动脉（ophthalmic artery）：在颈内动脉行至前床突内侧，进入蛛网膜下隙时发出，沿视神经外侧经视神经管入眶，分支分布到眶内结构。

（2）后交通动脉（posterior communicating artery）：自颈内动脉发出后，经动眼神经上方、视束下方向后行，与基底动脉的大脑后动脉吻合，是颈内动脉系和椎 - 基底动脉系的吻合支。两侧后交通动脉的管径常不一致，往往一侧较粗大。

（3）脉络丛前动脉（anterior choroidal artery）：从后交通动脉发起处附近发自颈内动脉，沿视束下面行向后，经大脑脚与海马旁回钩之间潜入侧脑室下角的脉络丛内。沿途分支供应内囊后肢后下部、外侧膝状体、大脑脚底的中 1/3 及苍白球等。此支细小而变异多，行程又较长，易被血栓阻塞。

（4）大脑前动脉（anterior cerebral artery）：是颈内动脉较小的终支，发出后经视交叉上方行向前内，进入大脑纵裂，沿胼胝体上面行向后，在顶枕沟附近与大脑后动脉吻合。大脑前动脉在进入大脑纵裂处，与对侧同名动脉借短而横行的前交通动脉（anterior communicating artery）相连。大脑前动脉的皮质支分布于顶枕沟以前的半球内侧面和额叶底面的一部分，以及额、顶叶外侧面的上部（图 4-51）；中央支从大脑前动脉的近侧段发出，经前穿质进入脑实质，供应尾状核、豆状核前部和内囊前肢。

（5）大脑中动脉（middle cerebral artery）：是颈内动脉的直接延续，供血范围最广，沿外侧沟走行。皮质支分布到岛叶和大脑半球上外侧面顶枕沟以前的大部分，包括躯体运动区、躯体感觉区和语言中枢（图 4-51，图 4-52）。该动脉一旦发生栓塞，将对机体的运动、感觉和语言功能产生严重的影响。中央支多数为小支，从大脑中动脉起始部发出后进入前穿质，分布于豆状核、尾状核和内囊（图 4-52），其中最大的一支为豆状核纹状体动脉，沿豆状核外侧上行至内囊。该动脉在动脉硬化和高血压时容易破裂而导致脑出血的严重后果，故又名为"出血动脉"。

2. 椎动脉（vertebral artery）　起自锁骨下动脉，向上穿经第 6 至第 1 颈椎横突孔，在寰椎侧块后方向内侧弯曲，经枕骨大孔入颅腔，在脑桥与延髓交界处腹侧，左、右椎动脉汇合为一条基底动脉（basilar artery）。基底动脉沿脑桥腹侧面的基底沟上行，至脑桥上缘分为左、右大脑后动脉两大终支（图 4-53，图 4-54）。

椎动脉和基底动脉的主要分支如下（图 4-53）。

（1）脊髓前、后动脉（见后）。

（2）小脑下后动脉（posterior inferior cerebellar artery）：是椎动脉的最大分支，在橄榄下端发出后，绕过橄榄行向背侧，继而在舌咽神经和迷走神经根后面上升到脑桥下缘，最后转向下外进入小脑，分布于小脑下面后部和延髓后外侧部。该动脉还发出延髓支，分布于橄榄后区（包括脊髓丘脑束和三叉神经脊束等）。小脑下后动脉行程弯曲，较易发生栓塞，可导致同侧面部浅感觉障碍、对侧躯体浅感觉障碍（交叉性感觉麻痹）和小脑共济失调等。

（3）小脑下前动脉（anterior inferior cerebellar artery）：发自基底动脉起始段，供应小脑下面的前部。

（4）迷路动脉（labyrinth artery）：又称内听动脉，细长，伴随面神经和前庭蜗神经进入内耳，供应内耳迷路。

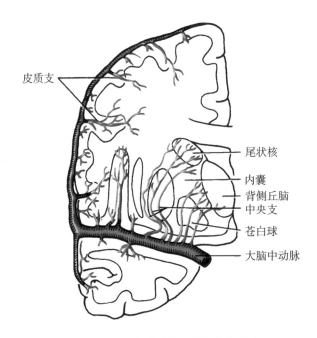

图 4-52 大脑中动脉的皮质支和中央支

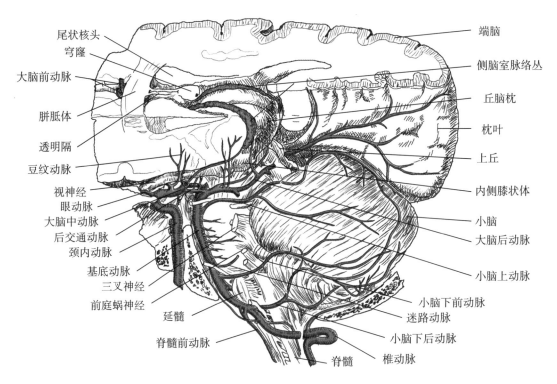

图 4-53 椎 - 基底动脉系

（5）脑桥动脉（pontine artery）：为一些细小分支，行向外侧，供应脑桥基底部。

（6）小脑上动脉（superior cerebellar artery）：发自基底动脉末段，行向外侧，绕过大脑脚转向后，供应小脑上面。

（7）大脑后动脉（posterior cerebral artery）：是基底动脉的一对终支，在脑桥上缘附近发出，与小脑上动脉并行向外侧，二者之间夹有动眼神经和滑车神经。大脑后动脉绕大脑脚行向后，沿海马旁回钩转至颞叶和枕叶内侧面（图 4-54）。皮质支分布于颞叶内侧面和底面以及枕叶，终支绕至大脑半球外侧面；中央支由其起始部发出，经脚间窝穿入脑实质，供应背侧丘脑，内、外侧膝状体，下丘脑和底丘脑等。大脑后动脉借后交通动脉与颈内动脉末端相交通。当颅内压增高时，颞叶的海马旁回钩可被挤压至小脑幕切迹下方，使大脑后动脉移位，压迫、牵拉动眼神经，导致动眼神经麻痹。

3. 大脑动脉环（cerebral arterial circle）　又称 Willis 环，由不成对的前交通动脉、成对的大脑前动脉起始段、成对的颈内动脉末段、成对的后交通动脉和成对的大脑后动脉起始段共同构成。它位于脑底部，蝶鞍的上方，环绕视交叉、灰结节、漏斗、乳头体周围（图 4-54）。大脑动脉环使两侧颈内动脉系和椎 - 基底动脉系相互吻合。在正常情况下，两侧椎动脉和颈内动脉的血液很少混合，各有其供应区；但当构成此动脉环的某一主支发生阻塞时，可在一定程度上通过此动脉环使血液重新分配而起代偿作用。

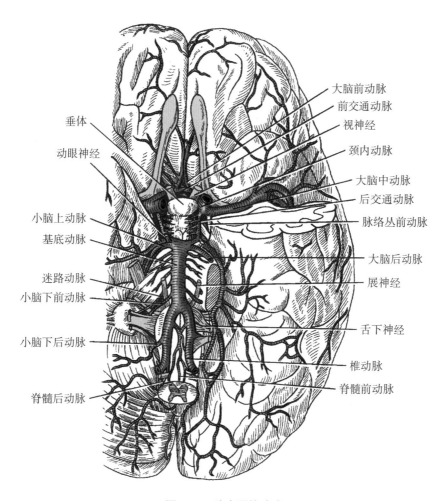

图 4-54　脑底面的动脉

（二）脑的静脉

脑的静脉不与动脉伴行，可分为浅、深两组，两组之间有吻合，但最终都是通过硬脑膜窦（图 4-55）汇入颈内静脉。

1. 浅组　位于大脑半球表面，收集皮质和皮质下髓质的静脉血，并直接注入邻近的硬脑膜窦（图 4-56）。

根据浅静脉所在的位置可将其分为：

（1）大脑上静脉（superior cerebral veins）：每侧大脑半球有 8 ～ 12 支，引流大脑半球内面和

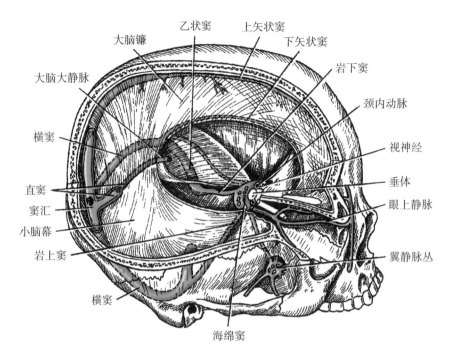

图 4-55 硬脑膜及硬脑膜窦

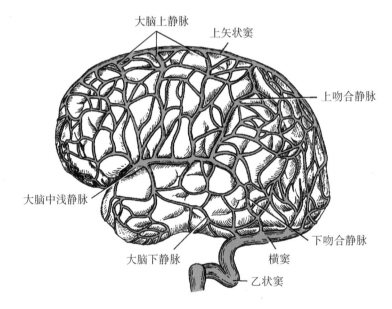

图 4-56 大脑浅静脉

外侧面上部的静脉血，向上汇入上矢状窦。

（2）大脑中浅静脉（superficial middle cerebral veins）：位于外侧沟前段内，通过一系列属支引流大脑半球外侧面的静脉血，向下汇入海绵窦或向后汇入岩上窦。此静脉经上吻合静脉与上矢状窦相交通，经下吻合静脉与横窦相交通。

（3）大脑下静脉（inferior cerebral vein）：引流大脑半球外侧面下部和下面的静脉血，汇入横窦。

2. 深组 收集大脑深部的髓质、基底核、间脑、脑室脉络丛等处的静脉血（图 4-57）。其中，大脑内静脉为 1 对，位于背侧丘脑背侧面，从室间孔向后汇入大脑大静脉，沿途收纳侧脑室周围大脑半球深部的静脉血。大脑大静脉（great cerebral vein）（又称 Galen 静脉）是一条很短的静脉，长约 1 cm，管壁极薄，引流两侧大脑内静脉的血，经胼胝体压部的后下方向后汇入直窦。

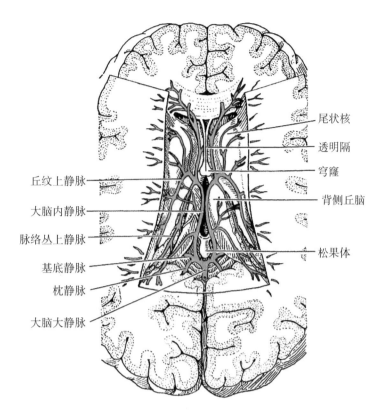

图 4-57 脑的静脉（深组）

二、脑的辅助结构

（一）脑与脊髓的被膜

脑与脊髓的表面覆盖有 3 层被膜，由外向内依次为硬膜、蛛网膜和软膜，它们支持、营养、保护脑与脊髓，也是中枢神经系统与血液循环和外周免疫系统沟通的重要介质。

1. 脑的被膜　脑的被膜由外（颅骨侧）向内（脑组织实质侧）分为 3 层，分别为硬脑膜、脑蛛网膜和软脑膜（图 4-58）。

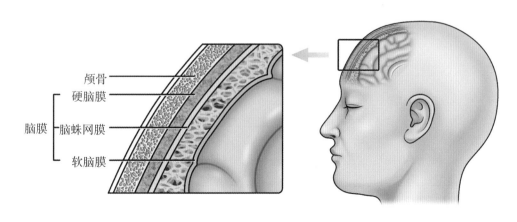

图 4-58 脑膜的三层结构

（1）硬脑膜：硬脑膜（cerebral dura mater）是覆盖于大脑、小脑和脑干表面厚实坚韧的双层膜结构，含有丰富的血管、神经。硬脑膜的外层为紧贴颅骨内面的骨膜层（periosteal layer），内层为脑膜层（meningeal layer）。骨膜层贴近骨骼的一侧为骨形成层（osteogenic layer），含成骨细胞与成纤维细胞，参与形成骨膜层结构；脑膜层是由成纤维细胞及其产生的胶原纤维与基质构成致密的膜性结构（图 4-59）。硬脑膜富含胶原纤维且具有组织韧性，能对脑组织发挥良好的固定和缓冲作用。在颅顶部，硬脑膜与颅骨之间的连接疏松，易于分离，当硬脑膜血管受损出血时，可在硬脑膜与颅骨之间形成硬脑膜外血肿；在颅底部，硬脑膜与颅骨结合紧密，当颅底发生骨折时，易同时撕裂硬脑膜与脑蛛网膜，造成脑脊液外漏。

硬脑膜内层在一定部位可折叠形成皱襞突起，伸入大脑与小脑之间，对脑的各部分进行分隔和包裹，有利于更好地保护脑（图 4-59，图 4-60）。这些结构包括：

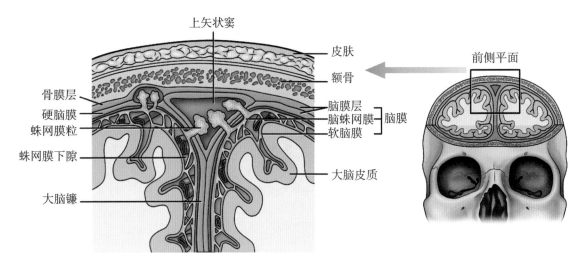

图 4-59　脑膜的不同层次及其相关结构（脑膜前端切片的正面观）

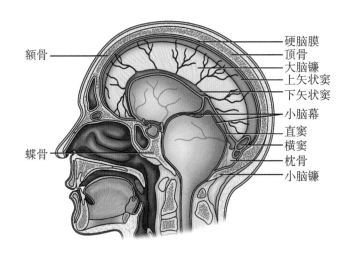

图 4-60　硬脑膜向脑内延伸的结构（矢状切面观）

1）大脑镰（cerebral falx）：硬脑膜内层自颅顶正中线伸入大脑纵裂，分隔两大脑半球之间的结构，因其形如镰刀而得名。其前端窄，附于鸡冠，后端宽，向下连于小脑幕的顶部，其下缘游离于胼胝体上方。

2）小脑幕（tentorium of cerebellum）：硬脑膜内层伸入大脑横裂，分隔大脑半球与小脑的半月形结构。小脑幕的后外侧缘附着于枕骨横窦沟与颞骨岩部上缘，前内侧缘游离，并向后凹陷，形成小脑幕切迹。切迹与蝶骨鞍背之间形成一环形孔，为小脑幕裂孔，中脑由此通过。小脑幕将颅腔分为上、下两部，幕上间隙借大脑镰又分为左、右两部。上部颅脑病变致幕上间隙的颅内压增高时，可挤压小脑幕切迹上方的海马旁回和钩，移位至小脑幕切迹，压迫邻近的大脑脚和动眼神经，形成小脑幕切迹疝（海马钩回疝）。

3）小脑镰（cerebellar falx）：小脑幕下方正中伸入小脑半球之间，呈镰刀状，不完全分割小脑半球的结构。其后部附着于枕内嵴，前缘游离，下接枕骨大孔边缘。

4）鞍隔（diaphragma sellae）：为硬脑膜内层所形成的环状皱襞，位于蝶鞍上方，其前方附着于鞍结节和前床突，后方附着于小脑幕游离缘，中央有一孔，垂体漏斗柄由此通过。

5）硬脑膜窦：硬脑膜的骨膜层与脑膜层在绝大多数部位完全融合为一层，但在少数特定部位，两层互相分离而形成腔隙，腔隙内面衬有内皮细胞，形成硬脑膜窦（sinus of dura mater）（图4-55，图4-60）。硬脑膜窦内含静脉血，与静脉延续，窦壁厚但缺乏平滑肌，不能收缩，不易塌陷，因此脑膜窦因损伤出血时难于止血，易形成血肿。主要的硬脑膜窦包括：

①上矢状窦（superior sagittal sinus）：位于大脑镰上缘，颅顶中线偏右。前端起自起盲孔，向后流入至窦汇，主要接收来自大脑背外侧和部分内侧的静脉血。上矢状窦是脑皮质静脉和脑脊液回流的必经之路。

②下矢状窦（inferior sagittal sinus）：位于大脑镰下缘，在小脑幕前缘与大脑大静脉汇合共同延为直窦。

③直窦（rectus sinus）：位于大脑镰和小脑幕的汇合处，直行向后，在枕内隆凸附近与上矢状窦汇合成为窦汇，并向两侧延伸为横窦。

④横窦（transverse sinus）：成对，位于小脑幕后外侧缘的枕骨横窦沟处，向前行至岩枕裂处转向下成为乙状窦，连接窦汇与乙状窦。

⑤乙状窦（sigmoid sinus）：成对，位于颞骨的乙状窦沟内。

⑥窦汇（torcular herophili）：为上矢状窦、下矢状窦、直窦和左、右横窦的汇合处，位于枕内隆突处。

⑦枕窦（occipital sinus）：成对，位于小脑镰内，自枕内隆凸沿枕内嵴向下，至枕骨大孔边缘时分为左、右支，在枕骨大孔后缘形成环窦。

⑧海绵窦（cavernous sinus）：位于蝶鞍两侧，为两层脑膜间的不规则间隙，因腔隙内有许多结缔组织小梁，形似海绵而得名（图4-61）。两侧海绵窦借横支相连，窦腔内侧壁有颈内动脉、展神经通过，外侧壁自上而下有动眼神经、滑车神经和三叉神经的分支眼神经及上颌神经通过。海绵窦与周围的静脉有广泛的交通联系，其前方接收眼静脉、两侧接受大脑中浅静脉的血液输入，后外侧经岩上窦、岩下窦连通横窦、乙状窦和颈内静脉。海绵窦向前经眼静脉与面静脉交通，向下经卵圆孔的小静脉与翼静脉相通，因此面部感染可通过上述静脉交通支蔓延至海绵窦，引起海绵窦炎症。

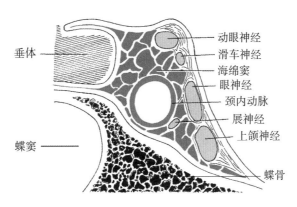

图4-61　海绵窦

岩上窦与岩下窦分别位于颞骨岩部的上缘与后缘，将海绵窦的血液分别导入横窦、乙状窦和颈内静脉。

（2）脑蛛网膜：硬脑膜内侧为柔脑膜（leptomeninx），包括外侧的脑蛛网膜和内侧的软脑膜。脑蛛网膜（cerebral arachnoid mater）薄而透明，缺乏血管和神经。脑蛛网膜与硬脑膜之间存在狭小的组织间隙，为硬脑膜下隙；与软脑膜之间存在较为宽大的腔隙，为蛛网膜下隙。

脑蛛网膜可分为两层，面向硬脑膜的一侧为屏障细胞层（barrier cell layer），主要由上皮细胞组成，细胞之间存在紧密连接，较为平整光滑，可阻止蛛网膜下隙内脑脊液与硬脑膜之间的液体与物质交换；面向软脑膜的一侧为网状细胞层（reticular cell layer），主要由成纤维细胞组成，含有大量的胶原纤维和弹性纤维（elastic fiber），它们形成大量蜘蛛网样排列的小梁（trabeculae）（蛛网膜因此而得名），广泛分布于蛛网膜下隙。

蛛网膜下隙中流淌着脑脊液。脑蛛网膜在上矢状窦的侧壁形成许多绒毛状突起，突入至上矢状窦内，形成蛛网膜粒（arachnoid granulation）（图 4-59）。蛛网膜下隙中的脑脊液通过蛛网膜粒的重吸收作用，得以进入硬脑膜窦，回流至静脉。因此，蛛网膜粒是介导脑脊液回流至血液的重要场所。蛛网膜下隙内分布着丰富的动脉和静脉血管，是中枢神经系统血液循环供应的主要途径之一。当蛛网膜下隙内的血管因创伤或病变发生破裂时，会导致蛛网膜下隙出血（subarachnoid hemorrhage），血液通过脑脊液循环进入脑室，产生严重的临床症状。

（3）软脑膜：蛛网膜内侧、紧贴脑实质表面的薄膜为软脑膜（cerebral pia mater），它富含血管和神经，由成纤维细胞及其产生的细胞外基质构成。尽管软脑膜贴近脑组织，但其与脑组织实质之间仍存在狭小的间隙，称软脑膜下隙（subpial space）。软脑膜下隙与脑实质的边界为星形胶质细胞终足所构成的胶质界膜（glia limitans），它们共同构成覆盖于脑实质表面的脑膜保障，调控脑膜与脑实质之间的液体和物质交换。

软脑膜伸入至脑裂与脑沟内，随脑部结构的形成而发生折叠。在侧脑室、第三脑室、第四脑室等位置，软脑膜及其血管与周围的室管膜上皮共同构成脉络组织，脉络组织的血管反复分支形成血管丛，并连同其表面的软脑膜和室管膜上皮突入脑室，形成脉络丛。脉络丛是产生脑脊液的主要结构。

蛛网膜下隙的动静脉血管穿支穿入脑实质被软脑膜包裹，与脑实质之间存在较小的间隙，由软脑膜包裹大静脉血管穿支形成的特殊血管周围间隙（perivascular space）又称 Virchow-Robin 间隙（Virchow-Robin space，VRS）。人类与灵长类动物的 VRS 与蛛网膜下隙相通，内含脑脊液。软脑膜对动静脉血管的包裹终止于血管在脑实质中的分支。在脑实质内，血管与脑组织之间仍存在一个狭小的血管周围间隙。该间隙的内界为血管壁外层，外界为星形胶质细胞终足所构成的胶质界膜，间隙内含脑组织间液，与软脑膜下隙连通，间隙内的脑组织间液可以经由类淋巴系统与脑脊液之间进行液体和物质交换。

2. 脊髓的被膜　脊髓的被膜由外向内依次为硬脊膜、脊髓蛛网膜和软脊膜。

（1）硬脊膜：硬脊膜（spinal dura mater）是硬脑膜向脊髓的延续。硬脊膜上端附着于枕骨大孔边缘，沿椎管内面，包裹脊髓向下延续，在第 2 骶椎水平逐渐变细，包裹终丝，下端附着于尾骨。硬脊膜与椎管内面骨膜之间的间隙为硬脊膜外隙（epidural space），内含疏松结缔组织、脂肪、淋巴管、静脉丛和脊神经根等（图 4-62）。此间隙略呈负压，不与颅腔的硬脑膜外隙相通。临床上将麻醉药物注入此间隙，阻滞脊神经根内的神经传导，可进行硬膜外麻醉。硬脊膜在椎间孔处与脊神经的被膜相延续。

（2）脊髓蛛网膜：脊髓蛛网膜（spinal arachnoid mater）是脑蛛网膜向下的延续，为半透明、无血管神经的薄膜。硬脊膜与脊髓蛛网膜之间有潜在的硬膜下隙，脊髓蛛网膜与软脊膜之间有较宽阔的脊髓蛛网膜下隙（subarachnoid space），该间隙与脑蛛网膜下隙连通，充满了脑脊液。脊髓蛛网膜下隙从脊髓下端至第 2 骶椎之间扩大，称终池（terminal cistern），内含马尾。由于终池内

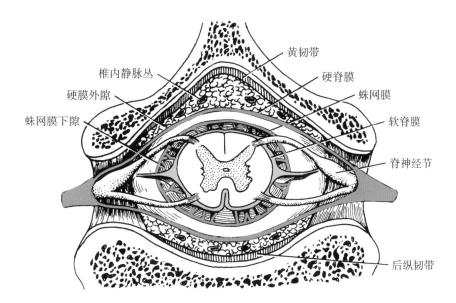

图 4-62 脊髓的被膜

仅含马尾，不含脊髓，临床上常在第 3、4 或第 4、5 腰椎间进行腰椎穿刺，而不伤及脊髓。

（3）软脊膜：软脊膜（spinal pia mater）为软脑膜的延续，紧贴脊髓表面，富含血管，并延伸至脊髓沟裂中，在脊髓下端移行为终丝。软脊膜在脊髓两侧、脊神经前根、后根之间形成齿状韧带（denticulate ligament），其尖端附着于硬脊膜。脊髓借齿状韧带与脊神经根固定于椎管内，浸泡于脑脊液中，硬脑膜外隙内的脂肪组织、椎内静脉丛也发挥弹性垫作用，从而保护脊髓不易遭受外界震荡而造成损伤。

（二）脑淋巴系统

脑中存在大量的血管，但脑实质中却不存在淋巴管，因此，脑曾一度被认为是机体内的免疫豁免器官。近年来的解剖学研究发现，硬脑膜内存在复杂的淋巴管道，是引流脑脊液内生物大分子和免疫细胞至脑外淋巴系统的重要途径。此外，脑内也存在特殊的脑血管旁通路介导脑组织液（interstitial fluid，ISF）和脑脊液（cerebral spinal fluid，CSF）之间的液体与物质交换，发挥类似外周淋巴系统的作用。因该通路与星形胶质细胞密切相关，又称胶质淋巴系统（glymphatic system）。脑膜淋巴管与脑实质内的胶质淋巴系统共同参与调控脑组织液、脑脊液之间的液体与物质交换，将大脑与外周淋巴系统紧密联系起来，在脑清除代谢废物、维持脑功能稳态过程中发挥重要作用。

1. 脑膜淋巴管 脑膜淋巴管（meningeal lymphatic vessel）存在于硬脑膜内，包括毛细淋巴管和集合前淋巴管。毛细淋巴管的内皮细胞之间为不连续的纽扣样连接，而集合前淋巴管的内皮细胞之间为拉链样紧密连接，前者通透性高，后者通透性低。成年机体硬脑膜中的毛细淋巴管主要分布在鼻窦、上矢状窦、横窦、窦汇等静脉窦和脑膜中动脉附近淋巴管的盲端起始处。集合前淋巴管主要位于岩鳞窦、窦汇和乙状窦附近，它们或与乙状窦相连的颈静脉伴行，经颈静脉孔出颅；或与脑神经，如视神经、三叉神经等伴行，经颅孔出颅；或沿嗅神经的神经鞘与血管、穿过筛板结构与鼻腔黏膜的淋巴管连通，最终将脑膜淋巴管内的液体与内容物引流至颈深淋巴结（deep cervical lymph node）（图 4-63）。

脑膜淋巴管与脑脊液之间存在功能性连通，向脑脊液注射示踪剂后一定时间内可在脑膜淋巴管和颈深淋巴结中观察到示踪剂。脑脊液向脑膜淋巴系统的引流可能优先进入岩鳞窦、横窦、窦汇等"热点"区域附近的起始淋巴管，并随后经由乙状窦等附近的收集前淋巴管进入颅外的颈深

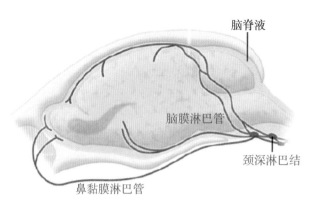

图 4-63 脑膜淋巴管分布与引流图

淋巴结。

2. 胶质淋巴系统 胶质淋巴系统是人类和其他哺乳动物脑内 ISF 与 CSF 的液体交换系统（图 4-64），又称类淋巴系统。如上所述，脑脊液由脉络丛产生后，循环于脑室和蛛网膜下隙。蛛网膜下隙内的血管穿支进入脑实质时与软脑膜之间形成的血管周隙（VRS）与蛛网膜下隙连通，内含脑脊液。随着血管穿支深入脑实质深部，软脑膜消失，血管周隙的外界逐渐移行为血管外层的基膜，而内界则为包裹在基底膜外侧的星形胶质细胞终足。血管基膜主要由相对疏松的胶原纤维组成，阻力小，可允许液体和分子在血管周隙内相对自由地流动与交换。

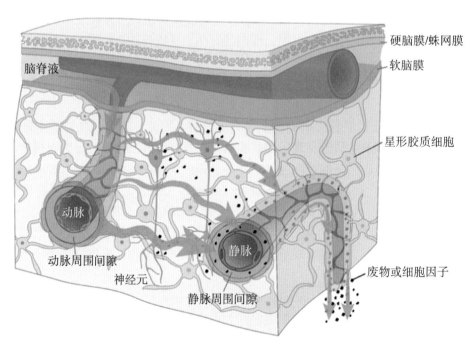

图 4-64 胶质淋巴系统

胶质淋巴系统的核心结构为星形胶质细胞终足包裹血管外膜连接形成的血管周围通道（perivascular tunnel），该通道为星形胶质细胞终足构成的液体运输系统，能有效连通脑组织的 ISF 与蛛网膜下隙的 CSF 之间的液体运输和物质交换，发挥着类似于淋巴系统引流的作用。胶质淋巴系统进行液体运输和物质交换的过程主要包括以下 3 个步骤。

（1）脑脊液流入动脉血管周隙：随着蛛网膜下隙脑动脉搏动产生的压力，脑脊液沿动脉穿支血管旁的 VRS 流入脑组织深部，软脑膜消失时，脑脊液进入由血管基膜和星形胶质细胞终足构成的血管周隙。

（2）脑脊液与脑组织液的交换：包裹在基膜外的星形胶质细胞终足形成物理屏障，限制了脑脊液与脑组织液之间的自由扩散，因此脑脊液与脑组织液之间的液体和物质交换主要依赖于星形胶质细胞特定的水通道蛋白和转运蛋白。终足上高度富集的水通道蛋白 4 是介导脑脊液与脑组织液之间液体交换的核心成分。

（3）交换后液体返回蛛网膜下隙：当脑组织液与血管周隙内的脑脊液完成液体和物质交换后，间隙内液体沿静脉周隙流出，抵达软脑膜与静脉血管形成的 VRS，返回蛛网膜下隙，完成脑脊液—脑组织液—脑脊液的液体运输与物质交换。

类淋巴系统内的液体为单向流动，即脑脊液从动脉血管 VRS 空间流入血管周隙，与脑组织间隙液交换后，从静脉血管 VRS 流出。其流入过程可以通过所有动脉血管发生，但其流出过程则局限于脑内的大静脉。

框 4-6 脑膜淋巴管的发现与意义

早在 1787 年，意大利解剖学家 Giovanni Paolo Mascagni 就曾描述过人硬脑膜内存在淋巴管，但他的研究在当时未引起重视。1869 年，德国解剖学家 Gastav Albert Schwalbe 发现脑脊液可以被引流到颅外的颈淋巴结，但引流途径不清。直到 2015 年，美国科学家 Jonathan Kipnis 与芬兰科学家 Kari Alitalo 团队分别发现硬脑膜内存在复杂的淋巴管道，它们位于硬脑膜的返折处，沿上矢状窦、横窦或与颅内动静脉和脑神经伴行，经颅孔底部出颅后，与颈深淋巴结连通。脑组织间隙中的生物大分子通过胶质淋巴系统可进入脑脊液，而脑脊液中的染料或免疫细胞则可通过脑膜淋巴管引流至颅外的颈深淋巴结。

脑膜淋巴管的发现颠覆了既往的传统观点，脑膜淋巴管为脑脊液、脑组织液向脑外引流提供了重要的途径。脑膜淋巴管在维持脑的内稳态和免疫稳态中发挥着重要作用，其结构与功能的异常可能参与多种脑疾病如阿尔茨海默病、帕金森病、脑血管病和脑肿瘤的发生发展过程。

（三）脑室

脑室（cerebral ventricle）是位于端脑、间脑和脑干内的腔隙，包括侧脑室、第三脑室和第四脑室。每个脑室内都有脉络丛，室壁衬以室管膜，室内充满脑脊液。

侧脑室：如前所述，侧脑室位于大脑半球深部，分别向顶叶、额叶、颞叶和枕叶延伸，左右侧脑室经两侧的室间孔与第三脑室相通。

第三脑室（third ventricle）：是位于两侧间脑之间的狭长腔隙，向后下方与中脑水管连通。

第四脑室（fourth ventricle）：形似帐篷，位于延髓、脑桥和小脑之间，上通中脑水管，下接脊髓中央管。第四脑室通过中央的正中孔和两个外侧孔与蛛网膜下隙相通。

（四）脑脊液

脑脊液是流动在脑室、蛛网膜下隙和脊髓中央管内的无色透明液体。它主要由脑室的脉络丛产生，少量由室管膜上皮和毛细血管产生，内含多种无机盐离子、葡萄糖、微量蛋白和少量淋巴细胞。成人脑脊液总量为 90 ~ 150 ml，处于不断产生、循环和回流的稳态平衡中。

由侧脑室脉络丛产生的脑脊液经室间孔流至第三脑室，与第三脑室脉络丛产生的脑脊液一起，经中脑水管流入第四脑室，再汇合第四脑室脉络丛产生的脑脊液，一起经由第四脑室正中孔和两个外侧孔流入蛛网膜下隙。蛛网膜下隙的脑脊液通过以下三条途径进行循环和引流：①进入VRS，并沿血管周隙流动，与脑组织液进行交换；②经大脑背侧、上矢状窦侧壁的蛛网膜粒吸收进入上矢状窦，部分经窦汇、横窦、乙状窦回流至颈内静脉（图 4-65）；③脑脊液引流至颈深淋巴结，进而回到静脉血液，该途径是脑脊液中生物大分子与免疫细胞向脑外引流的主要途径。

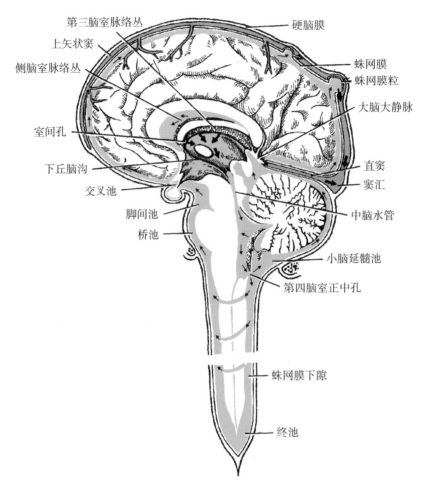

图 4-65　脑室与脑脊液循环路径

脑脊液的主要功能有：保护脑和脊髓免受外界震荡损伤；调节颅内压；参与中枢神经系统的代谢。

（五）脑屏障

中枢神经系统内神经元的正常功能活动需要微环境的稳定，因此脑内存在一些特定的结构，它们发挥屏障作用，选择性地调控脑与外周的物质转运，保护脑内微环境免受外界因素干扰，维持脑功能稳态，这些结构称为脑屏障（brain barrier）。脑屏障包括血脑屏障、血 - 脑脊液屏障和脑脊液 - 脑屏障三部分（图 4-66）。

1. 血脑屏障（blood-brain barrier）　是阻隔血液与脑实质、脊髓之间物质自由交换的生物物理屏障，位于血液与脑、脊髓的神经细胞之间。其主要结构基础为：①连续型毛细血管，中枢神经系统内的内皮细胞无窗孔，内皮细胞之间富含紧密连接，大分子物质难以通过，仅允许水、小分子物质和无机盐离子通过；②完整连续的毛细血管基底膜；③血管周皮细胞（pericyte）；④星形胶质细胞终足包裹毛细血管基底膜形成的胶质膜。血脑屏障是中枢神经系统免疫稳态建立的关

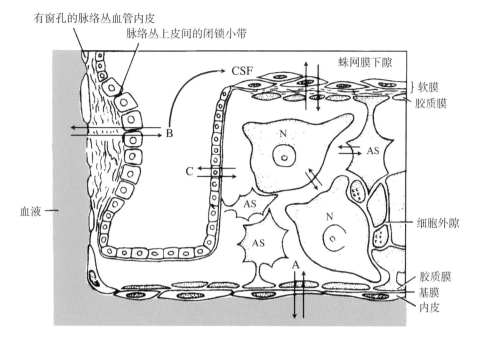

图 4-66　脑屏障的结构和位置关系
A：血 - 脑屏障　B：血 - 脑脊液屏障　C：脑脊液 - 脑屏障
AS：星形胶质细胞　N：神经元　CSF：脑脊液

键机制，避免了外周血液的免疫细胞和炎症反应对脑实质内神经元的损害。

2．血 - 脑脊液屏障（blood-CSF barrier）　是阻隔脉络丛内血液与脑脊液之间物质自由交换的屏障，位于脑室脉络丛的血液与脑脊液之间。脉络丛产生脑脊液，其毛细血管为有孔型内皮，内皮细胞之间无紧密连接，因此，血液中的物质和细胞能通过内皮细胞的窗孔转运至血管外的基质。但脉络丛表面覆盖有一层室管膜上皮细胞，它们彼此之间通过紧密连接、黏膜连接和桥粒相连，在血管外基质与脑脊液之间形成了良好的屏障，阻隔了脉络丛基质内的细胞和大分子物质向脑脊液的直接转运。

3．脑脊液 - 脑屏障（CSF-brain barrier）　是阻隔脑脊液与脑实质之间物质自由交换的屏障，主要位于脑室、蛛网膜下隙的脑脊液与脑、脊髓的神经细胞之间。主要由脑室的室管膜上皮细胞、覆盖脑表面的软脑膜和软脑膜下星形胶质细胞终足所构成的胶质界膜构成。这些室管膜上皮之间缺乏紧密连接，软脑膜与胶质界膜的通透性相对较好，因此脑脊液与脑实质之间的交换相对较为广泛，脑实质的微环境较易受到来自脑脊液的影响。

脑屏障使中枢神经系统在正常情况下不易受到内、外环境各种理化因素的影响，使脑和脊髓的功能维持相对稳定。当中枢神经系统损伤如外伤、炎症、血管病变等，脑屏障受到破坏，中枢神经系统的神经细胞易受到外界各种致病原的攻击，易导致脑水肿、出血、免疫异常，导致病情进一步恶化。

此外，全脑范围内的脑屏障从结构或功能上是相对的，脑的某些特定部位，如室周器官等部位缺乏完整的血脑屏障，这些部位为中枢神经系统与外周的信息沟通交流提供了重要的界面。

（六）室周器官

室周器官（circumventricular organ）是指第三脑室壁与第四脑室底部的一些特殊器官，它们具有丰富的毛细血管床，内皮细胞含有窗孔，细胞之间缺乏紧密连接。室周器官不具备完整功能的血脑屏障，通透性较好，允许小分子肽类和激素等物质在上述区域的神经细胞和外周血液之间进行交换。它们是外周与中枢联系的重要部位，也是外周免疫分子入脑的重要窗口和神经内分泌调控的重要界面。

　　室周器官主要包括穹窿下器、终板血管器、连合下器、正中隆起、松果体、神经垂体、脉络丛和最后区（又称极后区）。按功能可分为两类：感受型和分泌型。感受型室周器官包括最后区、穹窿下器和终板血管器，它们能灵敏地感受外周血浆中的改变，并将信息传递至大脑其他区域，参与中枢神经系统对外周的调控；分泌型室周器包括连合下器、神经垂体、松果体、正中隆起、脉络丛等（图 4-67），它们能分泌激素入血，参与大脑应对内外刺激的反馈调节，调控机体稳态。

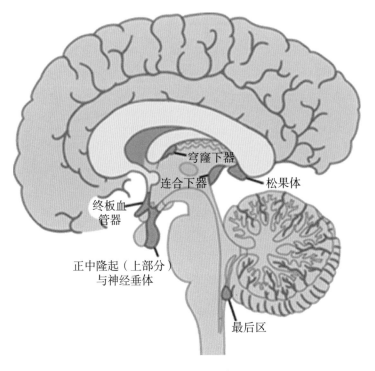

图 4-67　室周器官

　　1. 穹窿下器（subfornical organ，SFO）　位于第三脑室顶的前部与侧脑室交界处，是最大的室周器官。正中矢状切面上，SFO 呈斜置的菱形，前下部为腹侧柄，后上部为背侧柄，二者支架为体部。在冠状切面上，柄部呈盘状，体部呈圆形，其背侧为腹侧海马连合与隔三角棱。SFO 外侧与侧脑室脉络丛相连，腹侧为第三脑室，与丘脑室旁核相对。SFO 富含有孔毛细血管和对渗透压敏感的神经元。SFO 的神经元参与机体的水、电解质代谢调控，是渴觉产生的重要神经元，损坏 SFO 可致机体渴觉丧失，水、电解质平衡失调。

　　2. 终板血管器（organum vasculosum of lamina terminalis，OVLT）　位于第三脑室前壁终板下部，腹侧为视交叉最前端，背侧为视前正中核与前连合，前方为交叉前池，后方为第三脑室，前后都与脑脊液接触。OVLT 内含丰富的血窦样毛细血管网和感受渗透压的神经元，OVLT 接收来自 SFO、蓝斑和中脑导水管周围灰质的输入，其下游输出包括视前正中核与视上核，在调节体液平衡中发挥重要作用。

　　3. 连合下器（subcommissural organ，SCO）　位于后连合腹侧，第三脑室与中脑水管交界处。SCO 为分泌型室周器官，其分泌物主要为糖蛋白复合物，释放到脑脊液后可凝集成线状结构的 Reissner 纤维。SCO 的功能与大脑发育有关。

　　4. 松果体（pineal body）　又称松果腺，淡红色，椭圆形，似松果，位于间脑顶部，缰连合与后连合之间，四叠体上方的松果体隐窝内，有一柄与第三脑室后顶相连。松果体表面覆盖有软脑膜延续而来的被膜，被膜随血管伸入实质内，将实质分为许多不规则小叶，小叶内含松果体细胞、神经胶质细胞和神经纤维。

松果体童年期较发达，7岁后开始逐渐萎缩，成年后有钙盐沉积。松果体能分泌褪黑素，抑制垂体分泌卵泡刺激素和黄体生成素，分泌多种抗促性腺激素作用的肽类激素，抑制性腺活动和两性性征的出现。如松果体遭到损坏，可能出现早熟和生殖器官过度发育。松果体的功能活动呈现明显的昼夜节律性：白天光照增加时，褪黑素分泌量减少，夜间光照减少时，褪黑素分泌增加，褪黑素增加可促进夜间睡眠。同时，褪黑素能作用于下丘脑的"生物钟"——视交叉上核，调节视交叉神经元的电活动，进一步影响机体的生物节律，调控机体新陈代谢和与生殖相关的节律活动。

5. 正中隆起（median eminence，ME） 位于第三脑室底部，前后介于视交叉与垂体柄之间，上下介于下丘脑与垂体之间，是第三脑室向腹侧突出形成的结构。ME由背侧向腹侧可大致分为三带：①室管膜带，主要由第三脑室底面特化的室管膜上皮——伸长细胞组成；② 内带含有来自室旁核与视上核向神经垂体投射的纤维；③外带含有来自弓状核与室旁核的纤维末梢和毛细血管网。外带的毛细血管内皮含有窗，神经末梢终止于血管壁周围，它们释放的下丘脑释放激素与抑制激素由此进入血液循环，经由垂体门脉系统输送到垂体远侧部，调节腺垂体的激素分泌。

6. 神经垂体（neurohypophysis） 是下丘脑底部向垂体的延伸，包括垂体后叶与垂体柄。神经垂体主要含无髓神经纤维、神经胶质细胞和有孔毛细血管。无髓神经纤维主要来自下丘脑室旁核与视上核的大型内分泌神经元，它们合成的催产素和抗利尿激素储存在神经垂体的纤维末梢。

7. 最后区（area postrema，AP） 位于延髓背内侧、第四脑室底部中线两侧，由左、右两片呈"V"形的叶状结构组成。AP属于感受型室周器官，含有高密度的有孔毛细血管，其血流非常丰富；AP内的神经元能迅速感受外周血液内大分子物质的改变，并将信号上传至中枢神经系统。AP与迷走神经背核（DMV）和孤束核（NTS）共同组成迷走背核复合体（dorsal vagal complex，DVC），参与呕吐反应、心血管活动和体液平衡的调节。

脉络丛相关内容请参见前文。

小 结

本节主要介绍了脑的血管及其附属结构，包括脑的动静脉结构特点、分布与走行；脑的被膜、结构与作用；脑淋巴系统的结构与组成，脑室、脑脊液的产生与循环引流途径，脑屏障以及室周器官。

整合思考题

1. 简述脑的3层被膜基本结构的特征及其作用。
2. 硬脑膜窦的主要结构特征是什么？为什么硬脑膜窦损伤会造成很严重的后果？
3. 为什么蛛网膜下隙出血会产生严重的并发症？
4. 简述大脑中动脉的来源、特点以及主要分布区域。如中央支破裂出血，可能会引起什么症状？
5. 简述脑淋巴系统的组成及其功能。

整合思考题思路要点

（闫军浩 高志华）

第六节　大脑的感觉分析功能

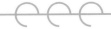

导学目标

通过本节内容的学习，学生应能够：

※ **基本目标**

1. 说明躯干、四肢和头面部痛觉、温觉、粗触觉、压觉、精细触觉、意识性本体感觉的传导通路。
2. 说明丘脑核团的功能分类。
3. 分析躯体感觉在初级躯体感觉皮质的定位特征。
4. 说明感觉柱的定义，解释初级躯体感觉皮质对躯体感觉信息处理的特征。
5. 说明眼优势柱和方位柱的定义，解释初级视皮质对视觉信息处理的特征。
6. 说明特征频率的定义，解释听觉中枢音调拓扑图。
7. 阐述脊髓背角在痛觉信息整合中的作用。
8. 说明痛觉下行调制系统的组成及其功能意义。

※ **发展目标**

1. 概括不同类型感觉的皮质加工特征。
2. 解释闸门控制学说的意义及其局限性。

案例 4-8

案例 4-8 解析

男，25 岁。既往体健，1 个月前开始头痛，左半身感觉减退，最近加重，并出现双眼视力下降、恶心、呕吐。CT 检查结果示右侧丘脑占位，第三脑室向左侧偏移，呈裂隙状，导水管受压，侧脑室对称性扩大，梗阻性脑积水，胶质瘤可能。

问题：

1. 请解释患者出现左半身感觉减退的原因。
2. 请解释患者双眼视力下降的原因，并推测其可能的视觉损害特征及原因。
3. 请解释患者出现头痛、恶心、呕吐等症状的原因。

框 4-7　视觉投射定位图

视野是眼睛所能看到的空间范围，可划分为上 / 下和左 / 右 4 个象限，每个象限的信息都被高度有序地投射至视觉皮质的相应区域（左 / 右脑、距状沟上 / 下）。视觉通路起始处，视野向视网膜的投射是左右颠倒、上下相反的，因此，视野左上方的物体会投射至视网膜的右下方，然后通过右侧的外侧膝状体投射至右侧视皮质，终止在距状沟下方的视觉皮质区域。视网膜在视觉皮质形成的这种与空间位置对应的精确投射称为视觉投射定位图（retinotopy）。中央凹（黄斑）的传入位于视野中部，经过外侧膝状体后，转移至视辐射的后部，最终投射至视觉皮质的后部。总体而言，视野的上半部投射至视网膜的下半部，最终到达到距状沟的下方；视野下半部投射至视网膜的上半部，最终到达距状沟的上方；视网膜中央黄斑区投射至距状沟后部，视网膜周边区投射至距状沟前部。

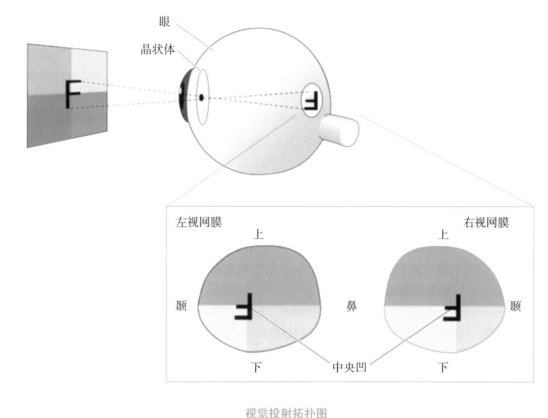

视觉投射拓扑图

引自 Dale Purves. Neuroscience. 6th edition. Oxford: Oxford University Press, 2018: p265, Figure 12.3

感觉的产生从外周感受器的换能开始。感受器将各种形式的刺激转换成传入神经上的动作电位或神经冲动，然后通过由神经元连接形成的神经传导通路向中枢进行传递，直至到达相应的感觉皮质形成特定的感觉。但感觉皮质对感觉信息的处理仅是皮质对感觉信息处理的起始，这些信息会传输至大脑皮质中占据面积最大的联合皮质进行进一步的处理，从而形成不同模态的感觉信息整合、一定的情绪情感反应和注意、记忆、语言、认知评价等高级认知活动。

一、感觉传导通路

（一）感觉回路组织方式

初级感觉神经元的中枢突进入脊髓背角或延髓，需要经过几级突触传递，最终到达大脑皮质。其中，神经元之间的联系方式主要包括两种，一种是辐散（diverge），即一个神经元的轴突可与几个或很多的中间神经元形成突触联系，其意义在于一个神经元的兴奋可引起许多神经元同时兴奋或抑制，如躯体感觉神经元向多个脊髓背角中间神经元的信息输入、耳蜗螺旋器内毛细胞向螺旋神经节多个神经元的信息输入。这种连接方式最大程度地保证了感觉信息向神经系统的输入，是外周感觉传导通路最主要的联系方式。另一种是聚合（converge），即许多神经元的轴突终止于一个中间神经元，其意义在于使中枢神经系统内的神经元活动能够集中，并使兴奋或抑制能在后一个神经元上发生总和而及时加强或减弱，如视网膜周边部多个视杆细胞向一个双极细胞的信息输入、耳蜗螺旋器多个外毛细胞向螺旋神经节同一神经元的信息输入。这种连接方式保证了感觉神经元具有丰富的信息来源。

多数感觉通路传递的是同一类型的感觉信息，如触觉传导通路仅受到机械感受器的传入信息的影响，而温度觉的传导通路仅受到热或冷感受器传入信息的影响。因此，即使是感觉器传来的信息均为波形基本相同的动作电位，大脑也能区分不同的刺激形式。这种主要传递一种感受器的输入的中枢通路，称为特异感觉通路。另一些通路，在感觉信息传递过程中，因其纤维的辐散及与其他输入的聚合，其特异性变得越来越低，称为多感觉类型通路，也称为非特异感觉通路。一般来说，特异的感觉通路实现感觉信息的精细传递，而非特异通路用于感觉的整合及整个机体行为的调节。对于机体的分析和综合功能来说，两者都是必不可少的。

对每一种感觉形式来说，信息每通过一次神经元间的突触传递，都要进行一次重新编码，这使它有可能接受来自其他信息源的影响，使信息得到不断的处理和整合。来自上行神经元中的交互抑制（如侧向抑制）将减弱甚至取消传入信息，来自高级中枢的下行通路也可以发挥同样的效应。中脑网状结构及大脑皮质也都是通过下行通路来调控传入信息。这些抑制性的调控可以通过突触连接直接作用于初级传入神经元的轴突末梢（如突触前抑制），也可以间接地通过中间神经元影响感觉通路上的其他神经元。

（二）感受野

对于感觉通路中的神经元来讲，感受野（receptive field）系指由所有能影响其活动的感受器所组成的空间范围。这种影响可以是兴奋性的，也可以是抑制性的；可以是直接来自感受器的，也可能通过中间神经元的中继，来自中枢不同水平。对于躯体感觉神经元而言，其感觉野是指由该神经元发出的神经纤维能对皮肤表面的刺激发生反应的范围。例如，记录某一节段背根节神经元的感受野，可用不同形式的刺激，如热、冷、轻触、夹持等作用于其可能支配的皮肤区域内，当发现只有当刺激点落在某一区域内时，该神经元的脉冲频率才发生变化，这个区域就是该神经元的感受野。

神经元的感受野大小不一。某些视皮质神经元仅对照射 0.02 mm^2 视网膜区域的光有反应，但躯体感觉皮质神经元可能对很大区域的皮肤刺激有反应。此外，相邻神经元的感受野往往互相重叠，也就是说，感受野区域的支配并不具有唯一性，某一区域可能同时处于多个神经元的感受野范围之内。

感受野通常是非均质的，可以进一步区分为兴奋区和抑制区。例如，视网膜神经节细胞具有中心 - 周围拮抗型的感受野，即在感受野中心兴奋区的周围有一个环形的抑制区；或者感受野中心是抑制区，而周围是兴奋区，即在感受野中心抑制区的周围有一个环形的兴奋。这种中心 - 周围"拮抗"的特性，与感受野周边区激活抑制性神经元，从而起到信号反转的作用有关。如视网膜双极细胞的感受野呈现中心 - 周围相拮抗的同心圆构型。按照中心区对光反应的形式，可分为给光 - 中心细胞（ON-center cell）和撤光 - 中心细胞（OFF-center cell）。对给光 - 中心细胞，光照中心区引起细胞去极化，光照周边区引起细胞超极化，用弥散光同时照射中心和周围，它们的反应基本彼此抵消，以去极化反应为主。撤光 - 中心细胞的感受野与给光 - 中心细胞恰好相反，光照中心区引起细胞超极化，光照周边区引起细胞去极化，对感受野中心和周围同时撤光，它们的反应基本彼此抵消，以去极化反应为主。双极细胞同心圆状感受野的形成与其和光感受器细胞的连接方式有关，中心区的光感受器细胞直接与双极细胞形成连接，而周边区的光感受器细胞需通过水平细胞的中继，与双极细胞形成间接联系。水平细胞作为抑制性中间神经元，通过释放抑制性 GABA 神经递质，逆转了光感受器细胞向双极细胞的信息传递，从而形成"拮抗"特性。

（三）侧向抑制

早在 20 世纪 40 年代，Hartline 和 Ratliff 在对马蹄蟹的复眼研究中，发现在各小眼之间存在侧向抑制（lateral inhibition）现象，即一个小眼的活动会由于近旁小眼的活动而受到抑制。之后的研究表明，侧向抑制是感觉系统的一个普遍规律。

侧向抑制通常是通过抑制性中间神经元实现的。抑制性神经元可通过前馈（feed forward）、反馈（back forward）和下行投射等机制激活。侧向抑制不仅参与了如上所述中心 - 周围拮抗的同心圆状感受野的形成，还是造成感知觉系统对比增强效应的生理基础。例如，一个位于亮背景上的暗区和一个位于暗背景上的亮区，即使这两块区域原本的颜色深度一致，也会造成暗背景上的区域更亮，而亮背景上的区域更暗的错觉（图 4-68）。这种对比增强现象不只限于视觉，在听觉、躯体感觉、味觉系统等均存在。

在感觉传导通路中，侧向抑制有效避免了信号的辐散。如果在感觉信息的逐级传递过程中，信号的辐散不受限制，被激活的神经元群将逐级增大，势必导致感觉系统分辨能力的降低。由抑制性中间神经元介导的侧向抑制的存在，不仅使这种信号的辐散受到限制，还因此提高了信号的空间对比度，从而增强了感觉系统的分辨能力。

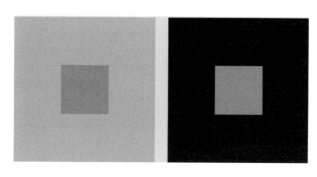

图 4-68 视觉系统对比增强现象

二、脊髓和脑干的感觉传导功能

躯体感觉传导通路一般有三级接替神经元（图 4-69）。其中，介导躯干和四肢感觉的初级感觉神经元位于背根神经节（在人又称为脊神经节），介导头面部感觉的初级感觉神经元位于三叉神经节。这些神经节的神经元为假单极神经元，其周围突参与形成各种躯体感觉感受器，中枢突进入脊髓背角或延髓。进入脊髓背角的中枢突发出两个分支，其中一支直接或通过中间神经元的中继后，与运动神经元相连，从而构成反射弧，完成各种反射活动；另一支向脊髓上中枢如丘脑、脑干等核团发出投射，最终投射至大脑皮质。

（一）躯干和四肢痛、温、粗触觉和压觉传导通路

介导躯干和四肢痛、温、粗触觉和压觉传导的初级传入纤维，经后根外侧部进入脊髓背角，并在此换元。第二级神经元经中央管前方交叉至对侧，上行形成脊髓丘脑束，包括脊髓丘脑侧束（痛、温觉）和脊髓丘脑前束（触、压觉），统称前外侧索，投射至丘脑腹后外侧核（ventral posterolateral nucleus，VPL）。还有一部分纤维投射至丘脑其他核团，参与感觉运动整合、感觉相关的情绪情感反应等。

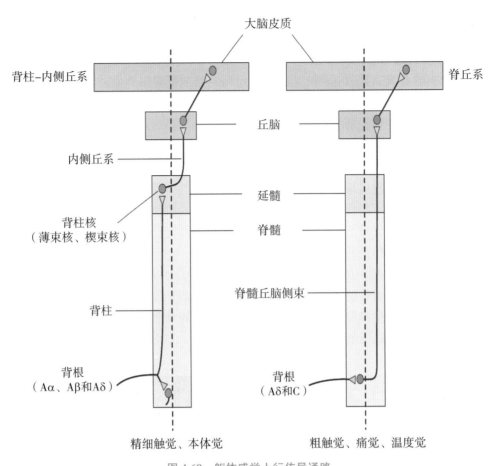

图 4-69　躯体感觉上行传导通路

引用自 Bear M F. Neuroscience exploring the brain. 4th edition. p445. Figure 12.31

（二）躯干和四肢精细触觉和意识性本体感觉传导通路

　　介导躯干和四肢精细触觉和意识性本体感觉传导的初级传入纤维，经后根内侧部进入脊髓，沿同侧后索（又称为背柱，dorsal column）上行，形成脊髓背侧的薄束（gracile tract）（传递下肢及 T7 以下躯干的感觉）和楔束（cuneate tract）（传递上肢和 T6 以上躯干的感觉），到达延髓的背柱核（薄束核和楔束核）换元。换元后再发出二级纤维交叉至对侧，向上形成内侧丘系（medial lemniscus），投射至丘脑。

　　由于躯干和四肢的痛、温、粗触觉和压觉传递通路具有先交叉再上行，而精细触觉和本体觉传递通路具有先上行再交叉的特点，据此可以推测在脊髓半离断的情况下，离断水平以下的痛、温、粗触觉和压觉障碍发生在离断对侧，即健侧；而精细触觉和本体觉障碍发生在离断同侧，即患侧。此外，上述两个传入系统的纤维有一定的空间分布规律。在前外侧索，从内向外依次为来自颈、胸、腰、骶部位的纤维；在后索，从中线向两侧，依次为来自骶、腰、胸、颈部位的纤维。因此，如果是来自脊髓外的肿瘤压迫脊髓，先受压的可能是来自骶、腰部的纤维，早期可能出现骶、腰部的感觉障碍；如果是来自脊髓内部的肿瘤，先受压的可能是来自颈、胸部的纤维，早期可能出现颈、胸部的感觉障碍。

（三）头面部感觉传导通路

　　头面部皮肤的痛、温觉传递通路与躯干和四肢的痛、温觉传导通路类似，进入延髓后，经由三叉神经脊束核中继，发出二级纤维交叉至对侧（部分不交叉），组成三叉丘系（trigeminal lemniscus），上行至丘脑。头面部皮肤的触压觉传递通路与上述通路类似，但到达三叉神经脑桥核（又称为主核）换元。类似地，头面部本体觉的传递通路到达三叉神经中脑核换元。换元后发出的二级纤维形成三叉丘系，到达丘脑腹后内侧核（ventral posteromedial nucleus，VPM）。

三、丘脑及其感觉投射系统

　　丘脑是除嗅觉外的各种感觉传导通路的中继站。丘脑又称背侧丘脑，是间脑中最大的卵圆形灰质核团，位于第三脑室的两侧，左、右丘脑借灰质团块（称中间块）相连。丘脑被"Y"形的白质板（称内髓板）分隔成前、内侧和外侧三大核群（图4-70）。其中，丘脑前核接受乳头体核和海马的传入，发出纤维投射至扣带皮质，与注意、警觉和记忆的获取有关。丘脑内侧核群主要是背内侧核，接受基底节、杏仁核和中脑的传入，发出纤维投射至前额叶皮质，参与感觉-运动整合。丘脑外侧核群中，腹前核和腹外侧核接受基底节和小脑的传入，发出纤维投射至运动皮质，包括运动前区和辅助运动区，与运动的计划和起始有关；腹后核包括腹后外侧核（VPL）和腹后内侧核（VPM），属特异性感觉接替核；后核包括后外侧核和丘脑枕，其中丘脑枕接受内、外侧膝状体的传入，发出纤维投射至听皮质、视皮质和后联合皮质，属于联络核。

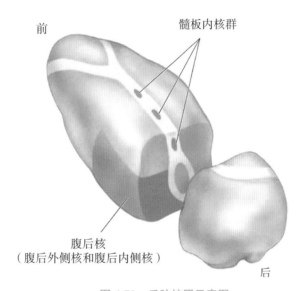

前　　　　　髓板内核群

腹后核
（腹后外侧核和腹后内侧核）

后

图 4-70　丘脑核团示意图
引用自 Bear M F. Neuroscience exploring the brain. 4th edition. p446. Figure 12.32

（一）丘脑核团的分类

　　丘脑核团根据其在感觉信息处理中的作用，可分为以下三类。

　　1. 特异性感觉接替核（specific sensory relay nucleus） 包括腹后外侧核和腹后内侧核，二者分别接受脊丘系和内侧丘系、三叉丘系的感觉传入，换元后投射至躯体感觉皮质。来自躯体不同部位的纤维在腹后核内的空间分布具有一定的规律，其中来自足部的纤维投射至VPL的最外侧部，来自上肢的纤维投射至VPL的内侧部，VPM接受来自头面部的感觉投射。此外，位于背侧丘脑后下方、中脑顶盖上方的后丘脑，包括内侧膝状体（medial geniculate body）和外侧膝状体（lateral geniculate body），也属于特异性感觉接替核，分别是听觉和视觉传导通路的中继站，发出的纤维投射分别称为听辐射和视辐射，投射至听皮质和视皮质。

　　2. 联络核（associated nucleus） 这些核团不直接接受感觉纤维的投射，但接受感觉接替核的传入，并在换元后投射到大脑皮质的一定区域，同时接受大脑皮质的下行纤维，参与各种感觉在丘脑和大脑皮质间的联系和协调，如丘脑枕。

3. 非特异投射核（non-specific projection neurons） 指靠近中线的髓板内核群，包括中央中核、束旁核和中央外侧核等。这些核团接受脑干网状结构的传入，发出的纤维不直接投射到大脑皮质，而是间接地过多突触换元后，弥散投射到大脑皮质的多个区域，发挥维持和改变大脑皮质兴奋状态的作用。

（二）感觉投射系统

根据丘脑各部分向大脑皮质投射特征的不同，感觉投射系统（sensory projection system）分为以下两个不同的系统。

1. 特异投射系统（specific projection system） 丘脑特异性感觉接替核和联络核向大脑皮质的投射通路构成特异投射系统。这些纤维投射至大脑皮质的特定区域，终止于皮质第Ⅳ层，并且具有点对点的投射关系，介导了特定类型感觉的形成。

2. 非特异投射系统（non-specific projection system） 丘脑非特异投射核向大脑皮质的投射通路构成非特异投射系统。感觉传导通路的第二级神经元（脊髓或延髓）的上行纤维经过脑干时，发出侧支与其中的神经元形成突触联系并反复换元后，再经丘脑非特异性投射核团弥散地投射到大脑皮质广泛区域。这种传导没有点对点的投射关系，经多次换元后失去了特异性，因此没有专一的感觉传导功能，不能引起特定的感觉。投射纤维进入皮质后分布于皮质各层内，以游离末梢形式与皮质神经元树突构成突触联系，起到维持和改变大脑皮质兴奋状态的作用。

四、大脑皮质的感觉分析功能

感觉信号由传入神经向中枢传递，在中枢内经过多次的信息整合，形成感知觉。来自特异感觉传导通路的信息投射到大脑皮质的特定区域，如来自躯体感觉感受器的信息投射至初级和次级躯体感觉皮质，来自光感受器的信息投射至初级视皮质，来自听觉感受器的信息投射至听皮质即颞横回和颞上回，来自味觉感受器的信息投射至中央后回头面部感觉投射区下侧，来自嗅觉感受器的信息投射至边缘叶的前底部。

在邻近初级皮质感觉区及运动区部位的联合皮质（association cortex），虽然不属于感觉皮质通路部分，但却可对传入的信息进行更为复杂的分析和处理。尽管感觉通路早期阶段的神经元对知觉的产生是必需的，但联合皮质对感觉皮质来的信息依然需要进一步加工和处理。一般而言，邻近初级感觉区的联合皮质只对信息进行简单的处理，主要行使基础的感觉相关功能。而远离初级感觉区的联合皮质则对信息进行更为复杂的处理，包括如惊醒、警觉、注意、记忆和语言等，这些区域也往往整合两种以上的感觉信息。如联合皮质同时接受来自视觉皮质和来自颈部体表感觉区的信息，对此进行整合后产生关于视觉及头部位置的信息。而如果同时接受来自顶叶和颞叶等边缘系统的信息，则会赋予感觉信息以情感和动机的意义。

（一）躯体感觉皮质

丘脑腹后核经特异投射系统，投射至皮质躯体感觉代表区（somatic sensory area），主要包括初级和次级躯体感觉皮质（图4-71）。

1. 躯体感觉皮质的定位及其与体表的对应关系

（1）初级躯体感觉皮质：又称S1，位于中央后回，以Brodmann分区的3b区为主，但习惯上把与3b区相邻的3a、1和2区也包含在内。其中，3b区接受丘脑腹后核的密集投射，对躯体感觉刺激有显著反应，并且电刺激该区域可以引起躯体感觉体验。来自外周的躯体感觉传入向 3b 区形成点对点的投射，由此形成躯体感觉投射定位图（somatotopy）（图 4-72），其投射规律为：①躯干和四肢的躯体感觉投射为交叉性投射，即躯体一侧的传入冲动投向对侧皮质，但头面部感觉的投射是双侧的；②投射区域的分布总体上是倒置的，足部和下肢的代表区在中央后回的顶部，依次向下为躯干，上肢代表区在中央后回的中间，头面部代表区在中央后回的底部，但其内部安排是正立的，即额头位于头面部代表区的上部，口唇位于头面部代表区的下部；③投射区域的大小与感觉分辨的精细程度有关，分辨愈精细，代表区愈大。由于手和面部的代表区大，而躯干的代表区小，对应于人体就形成了小矮人（homunculus）的投射模式。

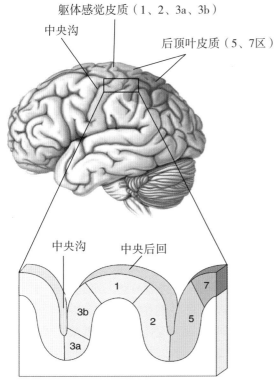

图 4-71 躯体感觉皮质定位

引用自 Bear M F. Neuroscience exploring the brain. 4th edition. p431. Figure 12.17

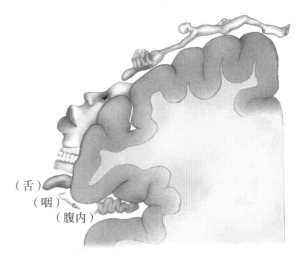

图 4-72 体表各部位在躯体感觉皮质的代表区

引用自 Bear M F. Neuroscience exploring the brain. 4th edition. p432. Figure 12.19

（2）次级躯体感觉皮质：又称 S2，位于大脑外侧裂上缘，由中央后回底部延伸到岛叶的区域，相当于 Brodmann 分区的 43 区。S2 的面积远小于 S1，并且 S2 接受双侧丘脑的投射，各部分代表区定位不精确，刺激后产生的感觉不如 S1 区清晰和具体。

2. 躯体感觉皮质的信息处理特征

（1）躯体感觉皮质的柱状结构：在躯体感觉系统的丘脑和皮质中，单个神经元只对一种性质的感觉刺激发生反应。对同一感受野内同一性质的刺激发生反应的神经元聚集在一起，呈纵向柱状排列，从而构成躯体感觉皮质最基本的功能单位，称为感觉柱（sensory column）（图 4-73）。当一个感觉柱兴奋时，其相邻感觉柱则受抑制，形成兴奋 - 抑制镶嵌模式。这一现象是由 Vernon Mountcastle 等最先发现的。他们用一个微电极从皮质表面垂直插入，穿过皮质，记录时发现，在同一条穿越线上的相邻上、下神经元有共同的感受野。而距离该穿越线 1 mm 左右的垂直柱的细胞，感受野的部位有变化，或感觉性质有变化。在一个感觉柱中，神经元表现出如下的特性：①感觉传入性质或感受器的特异性（receptor-specificity）：应用适宜刺激选择性激活三种不同的躯

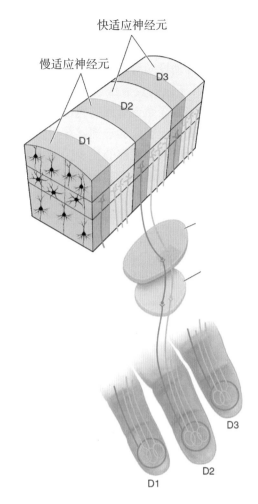

慢适应神经元

快适应神经元

D3

D2

D1

D3

D2

D1

图 4-73　躯体感觉皮质功能柱

引用自 Bear M F. Neuroscience exploring the brain. 4th edition. p431. Figure 12.18

体感觉感受器（Merkel 盘、触觉小体和环层小体）时，只有一种感受器的激活可引起该神经元兴奋。②感受野的特异性（receptive field-specificity）：一个感觉柱内的各神经元的外周感受野常常是完全相同的或基本重叠的。因此，位于一个感觉柱内的神经元既是一种感受性质特异的功能单位，又是一个定位单位。

在 S1 区的 3a、3b、1 和 2 四个亚区中，每一个区域主要对一种性质的刺激起反应。其中，3a 区主要接受肌肉本体感受器的输入，3b 区主要对快和慢适应躯体感觉感受器发生反应，2 区主要对深压觉输入发生反应，而 1 区主要对快适应皮肤机械感受器传入发生反应。其中，在 3b 手指代表区中，每一个手指的代表区均分为两个柱，其中一个柱的传入来自快适应感受器，柱宽 800 μm，另一个来自慢适应感受器，柱宽 200 μm，二者规律地交叉分布。

（2）信号的平行处理和会聚：感觉信息处理的一个共同特征是对不同类型信息的平行处理（parallel processing），如 3b 区向 1 区的投射主要与质地的辨认有关，3b 向 2 区的投射主要与形状和大小的辨认有关。在逐级投射过程中，神经元感受野的特征也在发生着变化，变得越来越复杂。如 3a 和 3b 神经元对刺激运动的方向并不敏感，但 1 和 2 区神经元表现出运动方向的敏感性。有些是方向敏感神经元，对某一方向的运动有较好的反应，而对相反方向的运动反应差；有些是方位敏感神经元，对不同角度的某一轴向的运动反应敏感，但对同一轴上两个相反方向的运动反应无差别。

这些被提取的简化的、分离的信息进一步在后顶叶皮质，即 Brodmann5 区和 7 区发生会聚，才能形成复杂的、有着特定含义的整体感知觉印象。5 和 7 区神经元感受野进一步扩大，对刺激的偏好性也更加复杂，并且可以整合躯体感觉、视觉和运动相关的信息。

（二）视皮质

视觉纤维投射终止于大脑枕叶距状裂上下缘的纹状皮质（striate cortex），因该区具有由有髓传入轴突形成的、与表面平行的稠密的条纹而得名，在 Brodmann 分区上为 17 区，因其接受外侧膝状体 LGN 的直接传入，因此也被称为初级视皮质（primary visual cortex）或第一视区（V1）。电刺激人脑的 17 区，可以使受试者产生简单的主观光感觉，但不能引起完善的视觉形象。

纹状皮质属新皮质，从表层向内依次分为 6 层，用罗马数字 Ⅰ、Ⅱ、Ⅲ、Ⅳ、Ⅴ 和 Ⅵ 表示，其中Ⅳ层接受 LGN 的直接投射，分为Ⅳ A、Ⅳ B 和Ⅳ C 层，Ⅳ C 层进一步又分为Ⅳ Cα 和Ⅳ Cβ 层（图 4-74）。Ⅰ层为分子层，几乎不含细胞，Ⅲ、Ⅳ B、Ⅴ 和Ⅵ层含有大量锥体细胞，其轴突构成下行投射纤维，其中Ⅵ层细胞投射至 LGN，Ⅴ层细胞投射至脑桥和上丘，Ⅲ层和Ⅳ B 层细胞发出纤维投射至其他脑区的皮质，形成皮质内的连接，而Ⅳ C 层含有大量小的星状突起细胞，构成皮质各层之间的局部联络神经元，发出纤维投射至Ⅲ层和Ⅳ B 层。

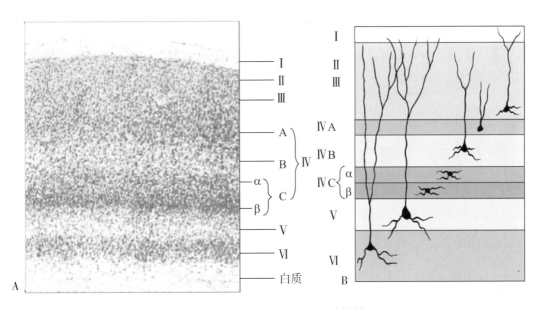

图 4-74　纹状皮质的分层及细胞构筑

引用自 Bear M F. Neuroscience exploring the brain. 4th edition. p344. Figure 10.12；10.13

视网膜到 LGN 以及 LGN 到 V1 之间存在点对点的投射。外界物体在视网膜的成像具有"上下颠倒、左右相反"的空间特性，这种空间特性在视觉通路的逐级投射中得到保持，由此在初级视皮质形成视觉投射定位图（retinotopy）。

与躯体感觉皮质信息处理特征类似，初级视皮质内也有功能柱的形成和平行处理特性。

1. 眼优势柱　光刺激在两眼所引起的反应通常在量上是不等的，很多情况下，往往是一只眼（左眼或右眼）占优势，占优势的眼产生的放电频率比另一只眼高，称为眼优势（ocular dominance）。这些具有相同眼优势的细胞在 V1 区 Ⅳ 层纵向排列，形成眼优势柱（ocular dominance column）。在猫，每个眼优势柱的宽度大约为 500 μm。代表同侧传入及对侧传入的眼优势柱在初级视皮质有恒定的间隔交替出现，呈现条纹状（图 4-75）。

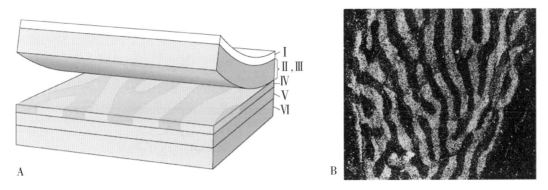

图 4-75　纹状皮质 Ⅳ C 层的眼优势柱

引用自 Bear M F. Neuroscience exploring the brain. 4th edition. p346. Figure 10.16

此外，在 V1 区 Ⅱ、Ⅲ、Ⅳ 和 Ⅴ 层存在富含细胞色素氧化酶的神经元柱，称为斑块（blob）。这些斑块成行排列，每个斑块的中心恰好位于 Ⅳ 层的一个眼优势柱上。斑块之间的区域称为斑块间区（interblob）（图 4-76）。目前，对于这些斑块的功能尚不十分清楚，可能与神经元的高活性有关。最新有研究表明，这可能是来自于 LGN 或丘脑枕投射的纤维末梢所形成。

在猴 V1 的 Ⅳ C 层，来自双眼的信息仍保持分离状态，在随后信息传递至其他层时，双眼信息发生会聚。Ⅳ C 层以外的细胞 80% 以上为双眼驱动，但总是有一侧眼占优势。双眼驱动细胞

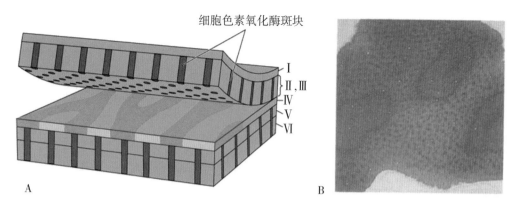

图 4-76　细胞色素氧化酶斑块

引用自 Bear M F. Neuroscience exploring the brain. 4th edition. p348. Figure 10.19

的双眼感受野通常处于严格对应的位置，具有相同的最佳朝向，双眼的信号互相叠加。多数双眼驱动细胞对两侧感受野的空间视差非常敏感，能测量物体在三维空间的深度，是立体视觉或深度视觉的神经基础。

2．朝向柱　当实验电极以垂直于视皮质表面的方向插入时，电极尖端经过路径上的所有细胞（Ⅳ层细胞除外）都有几乎相同的最佳朝向，但在水平位移 1 mm 左右时，电极垂直下插所经路径上的细胞，其最佳朝向发生了变化。因此，V1 区可被分为 30 ～ 100 μm 宽的垂直于皮质表面的细胞柱，在每一个柱内含有相似朝向特异性的细胞，即所有的柱内细胞优先对具有特定朝向的线性光起反应。Hubel 和 Wiesel 将此细胞柱称为朝向柱（orientation column）。如果电极沿切线方向（平行于表面）穿过 V1 的一个细胞层，最佳方位按一定角度规律性旋转。一个完整的 180°变化，在 V1 的Ⅲ层内约占 1 mm（图 4-77）。

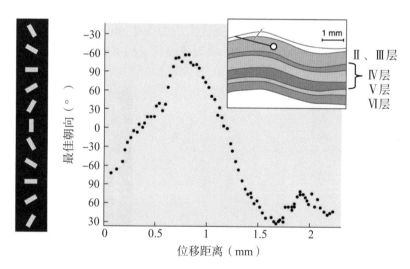

图 4-77　纹状皮质细胞最佳朝向的规律性变化

引用自 Bear M F. Neuroscience exploring the brain. 4th edition. p352. Figure 10.21

3．信号的平行处理　视觉系统对物体形状、颜色和运动相关的信息通过不同的通路分别处理，这就形成了 3 条相对独立的视觉信息处理通路，即源于 M（来自于拉丁语 Magno，表示大）型节细胞的 M 通道、源于 P（来自于拉丁语 Parvo，表示小）型节细胞的 P 通道和源于非 M- 非 P 型节细胞的粒细胞通路（图 4-78）。

大细胞通路（M 通道），起自 M 神经节细胞投射至 LGN 大细胞层（1 ～ 2 层），继而投射至

V1 区 Ⅳ Cα 层棘状星形细胞。这些兴奋性中间神经元再与 Ⅳ B 层的锥体细胞形成突触，锥体细胞显示出朝向和方位的选择性，这些细胞发出轴突侧支到第 Ⅴ、Ⅵ 层的锥体细胞。其中，第 Ⅴ 层的细胞向皮质下结构发出投射，包括丘脑后结节、上丘及脑桥。第 Ⅵ 层的锥体细胞投射到纹状外皮质（extrastriate cortex）。M 通道中的某些细胞是双眼细胞，有助于立体视觉。对刺激运动方向的选择性是 M 通道神经元的标志之一，M 通道负责对物体的运动信息进行分析。

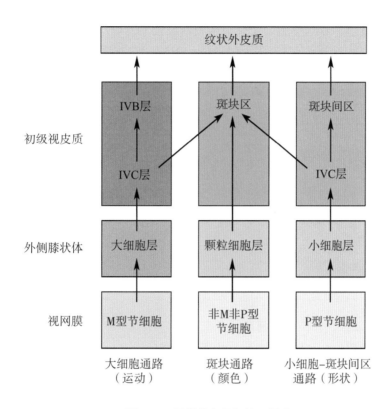

图 4-78　视觉信息平行处理通路

引用自 Bear M F. Neuroscience exploring the brain. 4th edition. p355. Figure 10.25

　　小细胞通路有两种，包括 Blob 通道和 P-IB（parvocellular-interblob）通道，起自 P 型神经节细胞，通过 LGN 小细胞层（3 ~ 6 层）与视皮质第 Ⅳ Cβ 层内的棘状星形细胞形成突触。这些神经元再投射至 Ⅲ 层锥体神经元。由于 Ⅱ、Ⅲ 层内有富含细胞色素氧化酶的斑块和斑块间区，两种小细胞通道在此发生分离。一部分与斑块区的细胞连接，称为 blob 通道，另一部分与斑块间区的细胞相连，称为 P-IB 通道。斑块间区内的细胞是有朝向选择性的，是双眼驱动的复杂细胞。由于对刺激方向的分析是对物体的形状进行辨别所必需的，因此 P-IB 通道负责对物体的形状进行分析。斑块区内的细胞不具方位选择性，但对波长（颜色）敏感，具有红 - 绿或蓝 - 黄拮抗的圆形感受野，且为单眼视觉。blob 通道负责对物体的颜色进行分析。

　　粒状细胞通路起自非 M 非 P 型神经节细胞，通过 LGN 1 ~ 4 层腹侧的粒状细胞与视皮质 Ⅱ、Ⅲ 层内斑块区的细胞相连，因此也参与 blob 通道的构成。

　　从以上可以看出，视觉信息经过视网膜和视觉中枢处理后，已被分解为不同的"像素"，视觉系统通过不同的通路对这些信息进行平行处理。但是，这些平行的神经通路所传递的关于颜色、形状、运动等的不同信息需要经过组合，也即脑需要通过某种机制把在视皮质不同区域独立完成的信息进行整合，最终才能形成综合的视知觉。

　　4. 纹状外视皮质　纹状外视皮质是指除了 V1 以外的所有参与视觉信息处理的皮质。在人类，估计近一半的大脑皮质涉及视觉，比其他任何单一功能的感觉都多，说明大脑对视觉信息的处理是极其复杂的。纹状外皮质的提法是根据恒河猴的研究提出的，它的大部分脑区与人脑相似。灵长类的纹状外视皮质约有 30 个区，不仅包括枕叶的 18、19 区，还包括顶叶和颞叶皮质区。在纹状外视皮质仍保留有与 V1 区类似的对运动、形状和颜色视信息的分离现象。

V1 的绝大部分传出进入 V2（次级视皮质，或第二视皮质）。V2 紧邻 V1，位于 Brodmann 18 区，是目前研究最为清楚的纹状外皮质。应用细胞色素氧化酶染色发现，V2 区存在规则的垂直于 V1/V2 边界的亮暗相间条纹，其中暗带又分为宽（粗）和窄（细）两类。其中，V2 粗条纹内的细胞是运动敏感细胞和双眼细胞，受优势的视网膜视差所驱动。粗条纹接受来自 V1 斑块间区第Ⅳ层的传入，其发出纤维经 V3 到达中央颞叶（V5 区）。损毁人的 V5 区将导致运动感知能力的丧失。"V2 区粗条纹→ V3 区→ V5 区"的连接是 M 通道的延伸，被称为背侧通路（dorsal stream），与视运动觉和视深度觉有关（图 4-79）。

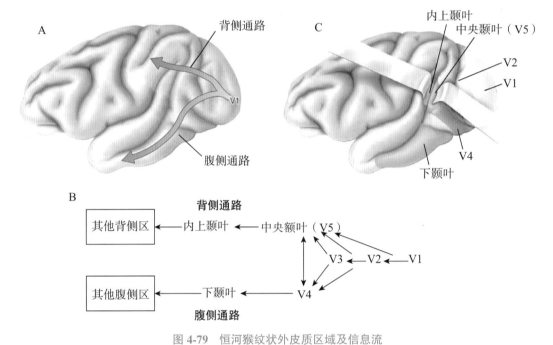

图 4-79　恒河猴纹状外皮质区域及信息流

引用自 Bear M F. Neuroscience exploring the brain. 4th edition. p357. Figure 10.27

V2 条纹间区接受 V1 斑块间区第Ⅱ、Ⅲ层的传入，传出至 V3 区，然后再到 V4 区。V3 区的许多细胞和 V4 区的细胞都是有朝向选择性，它们代表了 P-IB 通道的继续，主要与形状视觉有关。V2 细条纹区接受 V1 斑块间区的投射，直接传出至 V4 区。V2 细纹区的细胞和某些 V4 区的细胞均是波长选择性的细胞，并表现为颜色恒常性。因此，"V2 细纹区→ V4 区"通路是 blob 通道的延伸，与色觉有关。V4 区损伤的患者表现为颜色视觉的丧失。上述通路被称为腹侧通路（ventral stream），与物体形状和颜色等信息的识别有关。

虽然 M、P-IB 和 blob 通道是平行走行的，但它们并不是完全独立的。V3-V4 和 V4-V5 之间存在有交叉通路。它们可能允许 M 通道和 P-IB 通道之间的相互作用，两通路都与实体视觉有关。运动视觉和形状视觉的相互作用有利于对运动物体的识别。P-IB 系统接受 V4 区波长选择性细胞的输入，使它能够应用色对比来进行边界定位，作为形状分析的基础。总之，这些不同的视觉通路协同发挥空间导引、物体辨认、运动感知和眼动控制等功能。

（三）听皮质

1. 听觉中枢细胞的音频区域定位　在听觉系统各级中枢的结构中，神经元对于某一特定频率的声音刺激，只需很小的刺激强度便可使其兴奋，这一频率即为该神经元的特征频率（characteristic frequency）。特征频率代表了神经元最为敏感的频率。与基底膜不同部位感受不同频率的声音刺激类似，特征频率不同的神经元在解剖上是按一定顺序排列的。在耳蜗背核、腹核中，特征频率不同的细胞排列基本相似，背侧细胞感受高频音，腹侧感受低频音。在上橄榄核中，由于外侧上橄榄核（lateral superior olivary，LSO）呈 S 形，其腹内侧支细胞感受高频音，背外侧支感受低频音。在外侧丘系核、下丘、内侧膝状体以及初级听皮质（图 4-80），特征频率不同的细胞也都是按一定顺序排列，从而形成音频拓扑图（tonotopy）。例如，在位于颞横回的初级听皮质，又称为 Brodmann 41 区，感受低频声音的神经元在喙侧且靠外分布，而感受高频声音的神经元在背侧且靠内分布。这种音频区域定位原则在中枢对声音频率的分析中起到了重要作用。

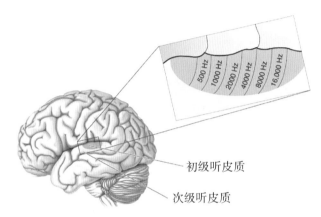

初级听皮质

次级听皮质

图 4-80　人听皮质音频拓扑图

引用自 Bear M F. Neuroscience exploring the brain. 4th edition. p399. Figure 11.27

2. 听觉中枢细胞的功能活动　听神经冲动以空间和时间编码的方式，传输到听觉系统各级中枢，最终到达听皮质。根据对声音反应的形式，听觉各级中枢的细胞大致可以归纳为下列几种类别。第一类神经元是以传递声音信息为主要功能的接替（中继）神经元，如耳蜗前腹核、斜方体中的内侧核（属上橄榄核团）、下丘的中央核、内侧膝状体的腹核等。这些细胞在放电的时间构型、谐振曲线、锁相关系等方面，具有与初级听神经元类似的特征，有明确的特征频率。第二类神经元可能涉及声音信息的鉴别、整合过程，包括耳蜗背核（dorsal cochlear nucleus，DCN）、下丘的周围中央核以及内侧膝状体的背核等。它们对声音反应的放电形式呈现多样化，没有一定的规律性，反映出不同类别中枢细胞对声音信息传递的方式具有多样性。第三类神经元具有专门检测某种特殊形式的声音信息的特性。这些细胞只对某种特殊声音或声音中的某种参量反应敏感。

从上橄榄核开始，听觉中枢的细胞接受双耳传入信息。在上橄榄核和下丘及外侧丘系核中，有些细胞分别对两耳输入信号的强度差或时间差引起的反应特别敏感。时间差值太小或太大，引起的反应都较小，达到一适当差值时，反应最大。这些对两耳输入信息强度差和时间差敏感的细胞在声源定位功能中起重要作用。

在听觉系统的高级部位，特别是听皮质，有一些专门检测特殊音响的神经元。例如在猫听皮质的一些细胞，只对具有生物学意义的特定音响，如动物的鸣叫声等发生反应，对其他音响不起反应。自然界的各种音响信息是千变万化的，且大量的信息包含在声音参量（强度、频率）的动态变化中。听觉中枢细胞放电的多样化和易变性，正适合于传递复杂多变的音响信息。

（四）痛觉的中枢加工

痛觉是由体内、外的伤害性刺激所引起的一种主观感受，同时伴有机体的防御反应、自主神经活动和情绪反应。与其他类型的感觉相比，痛觉的产生通常伴有强烈的情绪色彩，参与痛觉加工的脑区也更加广泛，并且体内存在内源性痛觉调制系统，对痛觉信息的加工发挥显著影响。阿片类药物镇痛和非药物镇痛如针刺镇痛、安慰剂镇痛、音乐和认知行为疗法镇痛等都涉及内源性镇痛系统的激活。

1. 脊髓背角对痛觉信号的初级整合　脊髓背角是痛觉信息由外周进入中枢的第一站。初级感觉神经元具有假单极神经元的特性，其外周突在受到伤害性刺激作用后，产生去极化电位，并逆向传递至胞体，继而经由中枢突，将伤害性信息传递至脊髓背角。

根据瑞典解剖学家 Rexed（1952）的研究，全部脊髓灰质可以分成 10 个板层（图 4-81），这些板层从后向前分别用罗马数字 I 到 X 命名，其中 I ～ Ⅶ层和 X 层与感觉传入有关。Aδ 和 C 传入纤维由背根经李骚氏束（Lissauer's tract）进入背角，皮肤的 Aδ 传入纤维终止在 I 、Ⅴ、X 层；传导伤害性感受的肽能 C 类传入纤维终止在 I 和 Ⅱo（lamina Ⅱ outer layer）层，非肽能 C 类传入纤维终止在 Ⅱi（lamina Ⅱ inner layer）层；传递非伤害性信息的 Aβ 传入纤维终止在Ⅲ、Ⅳ和Ⅴ层；内脏传入纤维主要投射到 I 、Ⅱo、Ⅴ和 X 层；肌肉传入主要在 I 和Ⅴ层的外侧部。

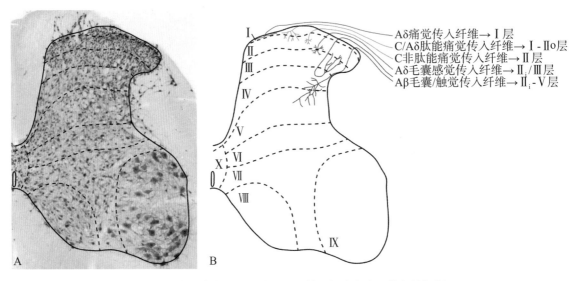

图 4-81　脊髓背角分层结构及感觉传入纤维向脊髓背角的投射
引用自 Nat Rev Neurosci，2010，11（12）：823-836

（1）闸门控制学说：脊髓背角胶质区（substantia gelatinosa，SG）即Ⅱ层，是痛觉调制的关键部位。SG 有丰富的神经递质、神经肽及其受体，尤其是富集有大量的抑制性中间神经元，而伤害性传入纤维主要终止在 SG。SG 抑制性中间神经元与伤害性传入纤维、脑干下行纤维、背角投射神经元、背角深层接受触觉传入的神经元以及其他兴奋性中间神经元形成丰富的突触连接，因此 SG 成为脊髓水平痛觉调制的关键区域。

1965 年，Ronald Melzack 和 Patrick David Wall 根据刺激低阈值有髓初级传入纤维减弱脊髓背角痛敏神经元的反应，以及反向阻断有髓纤维的传导增强背角痛敏神经元反应的实验结果，提出解释痛觉传递和调制机制的闸门控制学说（gate control theory）。该学说认为 SG 区，尤其是密集分布在 SG 区的 γ- 氨基丁酸（γ-aminobutyric acid，GABA）能抑制性神经元（IN 细胞）是脊髓发挥"闸门"作用、控制痛觉信息向中枢传递的核心元素（图 4-82）。如图 4-82 所示，有髓 A 传入纤维和无髓 C 传入纤维均可激活痛觉传递神经元（T 细胞）的活动，但二者对 SG 区抑制性神经元的作用相反，前者发挥兴奋作用，而后者发挥抑制作用。痛觉传递神经元能否向高级中枢传递痛觉信息，取决于 SG 区抑制性神经元的门控作用。当伤害性刺激引起 C 纤维紧张性活动时，SG 区的门控作用被压抑，痛觉传入冲动大量上传。当诸如轻揉皮肤等刺激兴奋 A 传入纤维时，SG

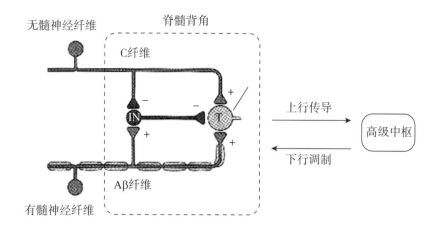

图 4-82　闸门控制学说示意图

区可以正常发挥门控作用，抑制 T 细胞活动，减少或阻遏痛觉信息向高级中枢的传递，使疼痛缓解。

以上是闸门控制学说最初的理论内容，但近年来多项研究发现，无髓 C 传入纤维对 SG 区抑制性神经元发挥激活作用，这种门控系统无法抵挡炎症、神经损伤等因素诱导的情况下，敏化的痛觉传递神经元的高兴奋性，因此门控功能不能正常发挥。有研究进一步指出，脊髓背角生长抑素（somatostatin，SOM）阳性神经元发挥 T 细胞的功能，而强啡肽（dynorphin，Dyn）阳性神经元发挥 IN 细胞的功能。选择性损毁 SOM 神经元可显著升高小鼠的机械感受阈值，减轻小鼠的机械痛敏，而选择性损毁 Dyn 神经元可降低小鼠机械感受阈值，诱发机械痛敏行为的产生。总体上，痛觉信息能否得到上传，取决于 T 细胞和 IN 细胞的相对活性，即使 IN 细胞处于激活状态，但如果不能阻挡上调的 T 细胞活性，痛觉信息仍然可以上传。

脊髓背角还是阿片类药物或内源性阿片肽发挥镇痛作用的关键区域。阿片肽既可作用于 C 传入纤维的突触前膜阿片受体，减少 Ca^{2+} 内流，从而减少痛觉传入纤维向脊髓背角释放的神经递质，发挥突触前抑制作用；也可作用于背角神经元突触后膜的阿片受体，增加 K^+ 电导，使膜超极化，从而降低神经元的兴奋性，发挥突触后抑制作用。

（2）痛觉上行传导通路：伤害性感受器的传入冲动，在经过脊髓背角的初步整合后，经多条不同的上行通路传递至大脑，最终到大脑皮质产生痛觉。脊髓丘脑束（spinothalamic tract，STT）是一条重要的痛觉上行传导通路。脊髓投射神经元的轴突，在脊髓同一节段交叉至对侧，上行终止于丘脑。其中，背角 I 层特异性伤害感受神经元形成脊髓丘脑侧束，投射至丘脑髓板内核群，如中央外侧核（central lateral nucleus，CL）和束旁核（parafascicular nucleus，Pf），主要传递痛情绪成分。背角 V 层广动力范围神经元向丘脑的投射形成脊髓丘脑前束，投射至丘脑特异性感觉中继核团，如腹后外侧核（ventral posterior lateral nucleus，VPL）（接受经脊髓传递的躯干和四肢感觉传入）、腹后内侧核（ventral posterior medial nucleus，VPM）（接受经延髓传递的头面部感觉传入）和丘脑后核群（posterior thalamus，PO），主要传递痛感觉成分。

此外，脊髓网状束、脊髓中脑束、背柱突触后纤维束、脊髓下丘脑束、脊髓臂旁杏仁束（spinoparabrachialamygdaloid tract，SPAT）和脊髓臂旁下丘脑束（spinoparabrachial hypothalamic tract，SPHT）等也参与痛觉信息的上行传递。其中，SPAT 神经元主要起源于背角 I 层，少量在 II 层，这些神经元的轴突传递至臂旁核，换神经元后投射到杏仁核，继而投射到岛叶。SPAT 神经元接受来自皮肤、内脏、肌肉和关节的痛觉传入，是介导痛情绪的一条重要通路。

2. 丘脑是重要的皮质下痛觉整合中枢　与其他感觉类型不同，痛觉表现出显著的多维特性。丘脑既参与了痛觉的感觉分辨特性，也参与了痛觉相关的情绪反应。丘脑外侧核群神经元表现出规律的躯体定位投射关系，神经元放电的频率和时程与刺激强度和时程变化成正比，因此这些神经元可编码外周伤害性刺激的部位、范围、强度和时间等属性，再传递到皮质，行使痛觉分辨的功能。而丘脑内侧核群如背内侧核对外周刺激缺乏明确的躯体投射关系，感受野大，反应阈值也高。这些神经元的轴突广泛投射到大脑皮质，包括与情感有关的额叶皮质，同时它也接受与边缘系统、下丘脑有密切联系的网状结构的传入，因此它们可能主要行使痛觉情绪反应的功能。

3. 大脑皮质对痛觉信息的整合　大脑皮质是人类感觉加工的最高级中枢，接受各种感觉信息传入并进行整合加工，最终上升到意识或知觉层面。生理状态下，由有髓 A 神经纤维介导的快痛主要经特异投射系统到达大脑皮质感觉区 S Ⅰ 和 S Ⅱ，而由无髓 C 纤维介导的慢痛则主要投射到扣带回。痛觉信息投射至脑干网状结构时，可经由多级突触联系投射至皮质和皮质下的广泛脑区。

近年来，功能性磁共振技术（fMRI）、在体双光子钙成像技术等的快速发展，推动了皮质在痛觉加工中的作用研究。急性痛对脑区的激活表现出一定的偏向性，对侧前扣带回、岛叶、躯体感觉皮质、前额叶皮质、丘脑和小脑有显著激活。而作为慢性痛代表的神经病理痛与急性痛有着显著不同，不仅激活的脑区更加广泛，包含了更多与动机、情绪、认知加工等相关的脑区，如中脑腹侧被盖区、伏隔核、海马等，而且常常呈双侧性。同时，慢性痛状态伴有大脑皮质结构和功能的可塑性变化以及胶质细胞激活等。此外，不同感觉模态对痛觉的调控作用如绿光光疗镇痛、声音镇痛以及直流电刺激初级运动皮质介导的镇痛等，也可能发生在皮质水平。

4. 痛觉下行调制系统　痛觉的下行调制系统以脑干中线结构为中心，主要由中脑导水管周围灰质（periaqueductal grey，PAG）、延脑头端腹内侧核群（rostroventral medulla，RVM）（包括中缝大核，nucleus raphe magnus，NRM）及邻近的网状结构和一部分脑桥背侧部网状结构（蓝斑核群）的神经元组成，它们的轴突主要经背外侧束（dorsolateral funiculus，DLF）下行，对脊髓背角痛觉信息传递产生调制。这种调制作用是双向的，包括下行抑制和下行易化。

PAG 是内源性痛觉调制系统中起核心作用的重要结构，由两条通路对脊髓背角神经元产生下行调制，一条是 PAG → RVM → 脊髓背角，另一条是 PAG → 外侧网状核（nucleus reticularis lateralis）→ 脊髓背角。它在痛觉调制中的重要性不仅在于电刺激或微量注射吗啡于 PAG 本身可以引起强大的镇痛效应，更重要的是由激活更高级中枢所产生的镇痛效应也大都被证明是通过 PAG 实现的。吗啡、针刺镇痛，以及刺激间脑、前脑和边缘系统中的一些核团所产生的镇痛效应，都可被 PAG 内微量注射阿片受体拮抗剂纳洛酮所部分阻断，说明它们的镇痛作用至少部分是通过 PAG 实现的，并与内源性阿片肽有关。电刺激 PAG 或 PAG 内注射吗啡的镇痛效应，是激活了 DLF 介导的下行抑制系统的结果。在切断 DLF 后，刺激 PAG 或注入微量吗啡引起的镇痛消失。

起源于 PAG 的脑干下行冲动大多经其他核团的中继到达脊髓，其中最为重要的节点之一是 RVM。损毁 RVM 或在 RVM 局部给予麻醉剂，可阻断电刺激或在 PAG 微量注射兴奋性氨基酸所诱发的镇痛作用，表明 RVM 是 PAG 下行抑制镇痛的重要中继站。RVM 包括 NRM、网状巨细胞核（nucleus reticularis gigantocellularis，NRGC）、外侧网状旁巨细胞核（nucleus reticularis paragigantocellularis lateralis，RPGL）和网状巨细胞核 α 部四个核团。

除上述痛觉调制的下行抑制系统外，还有与之并存的下行易化系统。下行易化系统与下行抑制系统可能源于相同的中枢核团，主要源于 NRGC 和网状巨细胞核 α 部，通过 5-HT 介导。在一般情况下，由于下行抑制系统激活所产生的效应可能大于易化系统，因此后者的效应往往被掩盖。下行易化系统还可能通过降低痛阈来提高机体对伤害性刺激的辨别、定位能力，以作出恰当的反应，利于个体的生存。但在慢性痛状态下，下行易化系统的作用可能被加强，其意义可能在于通过激活负反馈环路以增强下行抑制作用。

小　结

感觉的产生从感受器的激活开始。形成感受器或与感受器相连的传入神经纤维被激活后，感觉信息会沿着感觉传导通路，从外周到中枢逐级传递，最终到达大脑皮质的特定区域，形成相应的感觉。感觉回路的组织方式有聚合，也有辐散。对于感觉通路中的神经元来讲，感受野是体现其支配区域的重要概念。感受野通常具有均质性，可分为兴奋区和抑制区。感觉传入过程中还存在侧向抑制的现象，可提高信号的空间对比度，增强感觉系统的分辨能力。

躯体感觉传导通路一般有三级接替神经元。躯干和四肢痛觉、温觉、粗触觉、压觉传导通路为背根节（经由中枢突）→脊髓背角（经由脊髓丘脑束）→丘脑腹后外侧核（经由丘脑中央辐射）→初级躯体感觉皮质中上部。躯干和四肢精细触觉、意识性本体感觉传导通路除经由脊髓到丘脑的上行通路，即脊髓背角（经由背柱）→延髓背柱核（经由内侧丘系）不同之外，其余与上述相同。头面部痛、温觉传导通路为三叉神经节（经由中枢突）→三叉神经脊束核（经由三叉丘系）→丘脑腹后内侧核→初级躯体感觉皮质下部。

丘脑是躯体感觉传递重要的中继站。丘脑核团根据其在感觉信息处理中的作用，可分为特异性感觉接替核、联络核和非特异投射核，前两者参与了特异感觉投射系统的组成，后者参与非特异感觉投射系统的组成。

皮质是产生感知觉的部位，其中，感觉皮质对感觉信息进行初步处理，继而由联合皮质对不同模态感觉信息进行整合以及形成情绪情感反应、注意、记忆、认知评价等高级认知活动。躯体感觉、空间视野和不同频率的声音在向其相应的感觉皮质投射时，具有明确的空间或频率定位规律，从而形成了躯体感觉投射定位图、视觉投射定位图、音频拓扑图。感觉皮质以功能柱的形式对感觉信息进行处理，包括感觉柱、眼优势柱、朝向柱等。不同功能柱仅处理其敏感的感觉信息，由此形成感觉信息的平行处理。这些被分离的感觉信息需要进一步会聚，才能形成整体感知觉印象。

与其他类型感觉不同，痛觉受到内源性调制系统的显著影响。脊髓背角对痛觉传递的调节作用可通过闸门控制学说进行解释，其中背角Ⅱ层抑制性神经元对痛觉传递发挥关键的门控作用。丘脑是重要的皮质下痛觉整合中枢，其外侧核群主要参与了痛感觉产生，内侧核群主要参与了痛觉情绪反应的产生。脑干导水管周围灰质和延脑头端腹内侧核群是痛觉下行调制系统的重要组成部分，形成了痛觉下行抑制系统和下行易化系统。吗啡镇痛与下行抑制系统的激活和下行易化系统的抑制有关。

整合思考题

1．感受器如何感受化学、机械或光刺激等多种形式的刺激？其生物学机制是什么？

2．人的躯体感觉、视觉、听觉感受都表现出对所接受刺激信号的"差异"更为敏感的特性，试解释其生物学机制。

3．夏日当赤脚踩在阳光暴晒的沙滩时，脚底瞬间会产生"炙热"的感觉，请解释这种感觉产生的生物学机制。

4．通过哪些方法可以证明中央后回Brodmann 3b区神经元接受特异性躯体感觉纤维的投射？

5．某建筑工人在工作中不慎损伤右侧中央后回Brodmann 2区，请推测其可能发生的功能障碍。

整合思考题参考答案

6. 视网膜 P 型神经节细胞具有红 - 绿拮抗的特性，非 M 非 P 型神经节细胞具有蓝 - 黄拮抗的特性，请说明这些神经元如何向中枢投射，进而形成颜色信息处理的视觉通路。

7. 何谓中枢听觉神经元的特征频率？请说明具有不同特征频率的神经元在初级听皮质的排列规律。

8. 何谓闸门控制学说？并对其意义和局限性进行分析。

9. 中国传统医学就发现罂粟壳具有止痛效应，请从脊髓和脊髓上水平解释其可能的镇痛机制。

第七节　神经系统对姿势和躯体运动的调节

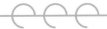导学目标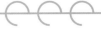

通过本节内容的学习，学生应能够：

※ **基本目标**

1. 说出运动神经元和运动单位的定义，描述运动单位的不同类型和特征。
2. 分析对比肌梭和腱器官的传入纤维、支配的运动神经元和功能。
3. 说出牵张反射的定义，举例说明牵张反射的类型和过程，分析对比各自的特点、反射弧的组成和生理意义。
4. 总结屈肌反射和对侧伸肌反射的过程、反射弧的组成和生理意义。
5. 描述腱器官反射的过程和生理意义。
6. 描述运动皮质的分区及初级运动皮质调控运动的特点。
7. 理解锥体系的组成和运动调控功能，可与锥体外系相区别。
8. 描述基底核的功能组成，总结直接通路和间接通路的组成及功能，并运用该知识判断不同部位损伤对运动调控的影响。
9. 描述小脑的功能分区，举例说明小脑各分区对躯体运动的调控作用。

※ **发展目标**

根据运动障碍的临床表现，判断疾病累及的是上运动神经元还是下运动神经元。

案例 4-9

男，52 岁。2 年前发现右手写字和系扣子时动作笨拙，自觉右臂乏力并逐渐加重，无法提起重物，偶有肌肉"跳动"，半年后左臂也出现类似症状。最近 1 个月走路不稳，常摔跤，肌肉"跳动"次数明显增加且持续时间延长，伴有口齿不清、喝水呛咳，遂来院就诊。查体发现双侧上肢和下肢肌力减弱，肌肉萎缩，伴有肌束震颤；双侧肘反射和膝反射亢进，巴宾斯基征阳性；舌肌萎缩、震颤、伸舌无力，咽反射消失。感觉和精神状态无明显异常。

问题：

1. 肌力减弱和肌肉震颤、萎缩可能是由于哪类运动神经元受损？

2．什么是肘反射和膝反射？肘反射和膝反射亢进提示什么？

3．巴宾斯基征阳性提示什么？

4-9题
案例 4-9 解析

一、姿势和躯体运动调节概述

躯体运动（somatic movement）是指骨骼肌群在相应的神经系统的支配下发生收缩或舒张，从而带动相应关节活动而产生的运动。躯体运动是人和动物维持生命的基本功能活动之一。骨骼肌群在运动过程中需要相互协调和配合，同时依次收缩或舒张。调控躯体运动的神经系统一旦出现损伤，就会出现相应的运动障碍。姿势（posture）是指身体各部分之间以及身体在空间中的相对位置。神经系统对姿势的调节能够帮助对抗重力，保证人在直立或运动中不会跌倒。此外，适当的姿势也是顺利完成运动的基础。

（一）躯体运动的分类

躯体运动可以分为三类：反射运动、节律运动和随意运动。

1．反射运动（reflex movement） 是最基本和简单的运动，一般由特定的感觉刺激引起，有着固定的运动轨迹。例如，叩击股四头肌肌腱会引起小腿伸直。反射运动通常不受意识控制，特异刺激出现后，反射运动即可发生，运动强度与刺激的大小有关，不能被随意改变。完成反射运动的神经通路所需的神经元数量较少，故仅需较短时间即可完成。

2．节律运动（rhythmic movement） 可以随意开始或停止，在开始和停止时都受到高级神经中枢（如大脑皮质）的控制。运动一旦开始就不需要有意识的参与而自动重复进行，主要由低级中枢（如脊髓）控制。节律运动在进行过程中受感觉信息的调控，例如呼吸、咀嚼和行走等。

3．随意运动（voluntary movement） 在三类运动中最为复杂，通常是在大脑皮质的控制下，为达到某种目的而进行的运动。随意运动的方向、轨迹、速度和时程可根据需要而确定，在运动过程中也可随时被改变。多数复杂的随意运动可以经过反复练习而被熟练掌握，形成"运动程序"。在进行这类随意运动时，可以启动"运动程序"来控制和完成该运动，运动开始后不再需要意识参与。例如，熟练掌握蛙泳动作后，游泳时不再需要思考动作的步骤。

（二）躯体运动控制的方式和所需信息

神经系统对躯体运动的控制需要感觉信息。不仅在运动发起前需要搜集关于运动目标的信息，运动执行中和执行完毕后也需要不断地接受和整合感觉信息来调节运动过程及调整下一次运动的策略。感觉信息可引起反射，调整躯体姿势，以配合完成运动。与躯体运动控制有关的感觉信息主要有：①视觉、听觉及皮肤感受器（触、压、冷、温、热、痛等感受器）接受周围环境的刺激，获得运动目标的空间位置等信息；②肌肉、关节、皮肤和前庭器官的传入冲动，提供关于肌肉长度、张力、关节和肢体空间位置等信息。上述感觉信息通过不同途径将信号投射到各级运动调控中枢，经分析和整合后，发出指令控制肌肉收缩，从而完善运动行为。

（三）控制躯体运动的主要神经结构

中枢神经系统对躯体运动的调控可以分为三个水平：大脑皮质联络区、基底核和皮质小脑位于最高水平，负责复杂运动的计划，如确定运动的目标和达到目标的最佳策略；运动皮质和脊髓小脑位于中间水平，负责运动的协调和运动指令的发出；脑干和脊髓位于运动调控的最低水平，负责运动的执行。三个水平之间既存在从高级到低级的调控关系，又平行地组织在一起，这种纵向和平行的联系，使得中枢神经系统对躯体运动的控制更为多样和灵活。

脊髓前角的下运动神经元直接支配骨骼肌，兴奋时骨骼肌收缩，该类下运动神经元除受到脊髓内局部环路的影响外，还受大脑皮质及脑干内上运动神经元的支配和协调。

脑干内也存在直接支配肌肉的下运动神经元，但脑干的主要作用是承上启下地控制运动。脑干内的上运动神经元将运动皮质下达的运动指令和脊髓上传的信息进行整合，再通过脑干下行通路来调节脊髓下运动神经元的活动，进行肌紧张、节律运动和姿势的调控。

小脑是非常重要的运动调控结构。皮质小脑参与运动的策划和复杂运动的编程。在随意运动的执行过程中，脊髓小脑接受本体感觉、头面部躯体感觉和视听觉信息的传入，可以根据实际运动反馈的信息，与运动指令进行对比，探测运动误差并向运动皮质发出信号以便及时修正，使运动更精确。脊髓小脑还可以调节肌紧张。

大脑皮质调控随意运动是非常复杂的过程，参与的主要区域包括初级运动皮质、次级运动皮质、后顶叶皮质和背侧前额叶。这些脑区位于运动调控的不同水平，其中后顶叶皮质可以整合视觉及躯体感觉等信息，参与运动策略的制订和运动编程等，背侧前额叶参与运动策略的选择，次级运动皮质参与运动编程、运动的规划和准备，而初级运动皮质负责发出随意运动的指令。

基底核接受大脑皮质各区域的传入，再将信息发送至次级运动皮质，参与运动的策划、准备以及运动编程。

各级调控中枢之间，可以从高级到低级逐级控制，如运动皮质可以通过脑干的上运动神经元调节脊髓运动神经元的活动。各级调控中枢也可以平行调控，如运动皮质可以直接控制脊髓运动神经元的活动。这样可以提供运动控制的多样性选择，对神经系统损伤后的修复和代偿很有意义。

二、脊髓对姿势和躯体运动的调节

（一）骨骼肌的收缩

α 运动神经元发生一次动作电位就能引起一次肌纤维的收缩。收缩持续时间长于动作电位的不应期。如果动作电位频率较低，每一次收缩都在前一次收缩过程结束之后开始，肌肉会表现为一连串独立的单次收缩。如果动作电位频率继续增加，第二次冲动在肌肉舒张前到达，第二次收缩就会和第一次收缩叠加，产生更强的收缩，形成非融合性强直收缩，此时肌肉收缩张力进一步增强，但没有达到最大值。动作电位发放频率增加到一定水平后，每次收缩都在前一次收缩的收缩期内，各次刺激引起的收缩完全叠加，产生融合性强直收缩，肌肉收缩张力到达平台期，即运动单位所能达到的最大力量（图 4-83）。

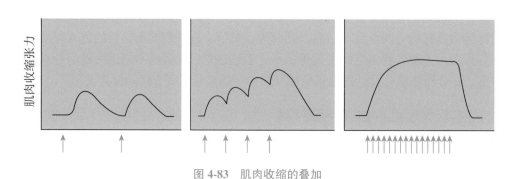

图 4-83　肌肉收缩的叠加

改编自：Bear M F. Neuroscience-Exploring the brain. 4th ed.

骨骼肌纤维根据结构和功能不同，可以分为慢肌纤维（Ⅰ型纤维）和快肌纤维（Ⅱ型纤维），后者可以再分为抗疲劳快肌纤维（ⅡA型纤维）和易疲劳快肌纤维（ⅡB型纤维）。慢肌纤维内含有大量肌红蛋白，毛细血管丰富，故外观呈红色。慢肌纤维含有的肌浆网系终末池数目较少，ATP酶活性低，因此收缩和舒张的速度较慢。慢肌纤维产生的肌力较低，但其供氧多且含有大量线粒体，因而收缩时间较长，耐疲劳，主要分布于维持直立姿势的肌肉如腿部的抗重力肌。易疲劳快肌纤维含有较少的肌红蛋白和毛细血管，故外观呈白色。它们含有较多的肌浆网系终末池，ATP酶活性高，肌肉收缩迅速且肌力较高，但线粒体较少，主要进行无氧代谢，容易疲劳。这类纤维对于需要快速收缩且较大肌力的运动非常重要，例如奔跑和跳跃。抗疲劳快肌纤维的特性介于慢肌纤维和易疲劳快肌纤维之间，可快速产生较大的肌力，但不易疲劳。

（二）脊髓的运动神经元和中间神经元

1. α运动神经元　脊髓灰质前角存在大量的运动神经元，主要有α运动神经元和γ运动神经元两类，还有功能尚不明确的β运动神经元。

α运动神经元胞体大（小于等于70 μm，平均25 μm以上），轴突粗、有髓鞘（直径12~20 μm），其轴突末梢在所支配的骨骼肌中分成许多分支，每一分支会支配一根梭外肌纤维。一个α运动神经元及其末梢支配的所有肌纤维组成的功能单位被称为运动单位（motor unit）。当α运动神经元兴奋时，会使其支配的所有肌纤维同时发生收缩。不同运动单位所包含的肌纤维数量差异很大，由α运动神经元的轴突末梢分支数目决定。运动单位小（如一个支配眼外肌的α运动神经元可支配6~11根肌纤维），有利于肌肉的精细运动。运动单位大（如一个支配腓肠肌的α运动神经元可支配1000~2000根肌纤维），有利于产生巨大的肌肉收缩力。同一个运动单位的肌纤维，可与其他运动单位的肌纤维交叉分布。因此，即使只有少数运动神经元兴奋，肌肉产生的张力也是均匀的。

同一个运动单位所含的肌纤维都是同一类型的，因此根据肌纤维的特性，运动单位相应的分为3种类型（表4-3）：慢速收缩运动单位（slow，S型）、快速收缩易疲劳运动单位（fast fatigue，FF型）和快速收缩抗疲劳运动单位（fast fatigue resistant，FFR型）。其特性如下：慢速收缩运动单位包含的是慢肌纤维，支配的α运动神经元胞体较小，轴突细，传导速度较慢，有稳定的低频放电。快速收缩易疲劳运动单位中的肌纤维是易疲劳快肌纤维，α运动神经元胞体较大，轴突粗，传导速度较快，偶有高频爆发式放电。快速收缩抗疲劳运动单位中含有的是抗疲劳快肌纤维和胞体大小中等、轴突传导速度中等的运动神经元。慢速收缩运动单位的收缩速度慢，收缩张力小，持续时间长，疲劳出现晚。快速收缩易疲劳运动单位的收缩速度快，收缩张力大，持续时间短，疲劳出现早。快速收缩抗疲劳运动单位的收缩速度较快，收缩张力较大，持续时间较长，疲劳出现较晚。

表 4-3　运动单位分型

	慢速收缩运动单位 （S型）	快速收缩易疲劳运动单位 （FF型）	快速收缩抗疲劳运动单位 （FFR型）
运动神经元类型	胞体小，轴突传导慢	胞体大，轴突传导快	胞体大小中等，轴突传导速度中等
肌纤维类型	慢肌纤维（Ⅰ型）	易疲劳快肌纤维（ⅡB型纤维）	抗疲劳快肌纤维（ⅡA型纤维）
收缩速度	慢	快	较快
肌力	弱	强	中等
疲劳性	抗疲劳	易疲劳	抗疲劳

通常，一块肌肉会接受许多 α 运动神经元的支配，支配同一块肌肉的所有 α 运动神经元被称为运动神经元集群或运动神经元池（motor neuron pool），其功能是使其支配肌肉的收缩和舒张程度符合运动的需要。

α 运动神经元可以接受来自脑干至皮质各级高位中枢的下传信息，同时还接受来自躯干及四肢皮肤、肌肉和关节感受器的外周传入信息，α 运动神经元汇聚各类信息后会发出适宜的冲动，引起所支配骨骼肌的梭外肌纤维收缩，从而完成各种反射运动，调节姿势，发起随意运动等。因此，α 运动神经元被称为躯体运动反射的最后公路（final common path）。

2. γ 运动神经元　γ 运动神经元的胞体较小（15 ~ 25 μm），轴突较细、有髓鞘（直径 1 ~ 8 μm），散布在支配同一肌肉的 α 运动神经元之间，其轴突末梢支配肌梭的梭内肌纤维。γ 运动神经元的兴奋性较高，能保持高频放电，调节梭内肌纤维的长度，维持肌梭对牵拉刺激的敏感性。根据功能的不同，γ 运动神经元可以分为静态 γ 运动神经元（static gamma motor neuron）和动态 γ 运动神经元（dynamic gamma motor neuron）。

α 运动神经元和 γ 运动神经元可以直接支配肌纤维，使肌肉收缩，它们被统称为下运动神经元（lower motor neuron，LMN）。与之对应的是位于高位中枢（皮质和脑干内）的上运动神经元（upper motor neuron，UMN），它们负责发出指令，调节下运动神经元的活动。

脊髓内的下运动神经元排列成纵柱状，在脊髓不同节段的分布不是均匀的。支配体轴肌肉的运动神经元分布在脊髓的所有节段，且位于前角最内侧。支配上肢肌肉的运动神经元集群位于颈膨大处，支配下肢肌肉的运动神经元集群则在腰膨大处，且位于前角外侧。下运动神经元在同一脊髓平面的分布具有一定的规律。控制屈肌的运动神经元位于控制伸肌的运动神经元的背侧。控制肢体近端肌肉的运动神经元位于控制远端肌肉的运动神经元的内侧。

除脊髓外，脑干内参与皮质核束组成的脑神经运动核（如动眼神经核、滑车神经核、展神经核、三叉神经运动核和面神经核等）中，也存在下运动神经元，可以控制眼肌、咀嚼肌等肌肉的运动。

3. 中间神经元　脊髓中间神经元体积较小，数量是运动神经元的 30 多倍。大多数到达 α 运动神经元的输入来自脊髓中间神经元。脊髓中间神经元可以与初级感觉传入纤维、皮质的下行投射和下运动神经元轴突侧支形成突触联系。它们可以将各种输入的信息整合后再调控不同肌群运动神经元的活动，产生协调性肌肉收缩活动的运动程序。脊髓中间神经元有兴奋性和抑制性两类，其作用非常重要，也很复杂。脊髓中间神经元可以相互连接形成网络，将一个传入冲动变成连续多次冲动，在时间上放大信号，也可将传入冲动扩散到多个脊髓节段的神经元，在空间上放大信号。抑制性中间神经元可以将兴奋性的信号转变为抑制性信号。例如当运动指令到达脊髓运动神经元的同时，可以通过中间神经元抑制支配拮抗肌的运动神经元，使拮抗肌舒张，保证运动的协调进行。总之，脊髓中间神经元是产生脊髓运动程序的神经环路的重要组成部分。

（三）骨骼肌内的牵张感受器

骨骼肌有两种牵张感受器，分别为肌梭和腱器官。

1. 肌梭（muscle spindle）　是可以感受肌肉长度变化或牵拉刺激的本体感受器，长约 10 mm，直径约 0.1 mm，呈梭形，位于骨骼肌的肌纤维即梭外肌纤维（extrafusal fiber）之间，与梭外肌纤维平行排列。肌梭外层有结缔组织包裹，内含 6 ~ 12 根肌纤维，即梭内肌纤维（intrafusal fiber）。梭内肌的感受装置位于肌梭中间，收缩成分位于两端。梭外肌纤维受到牵拉或梭内肌纤维收缩时，梭内肌会被牵拉，感受器将神经冲动传入中枢。根据梭内肌纤维细胞核分布的不同可以把它分为核链纤维（nuclear chain fiber）和核袋纤维（nuclear bag fiber）两类。核链纤维比较细短，细胞核排列成链条状分散在整个纤维内。核袋纤维比较粗大，细胞核聚集在中央部，形成袋样的结构。核袋纤维又可以分为两种，即静态核袋纤维（static nuclear bag fiber）和动态核袋纤维（dynamic nuclear bag fiber）。一个典型的肌梭含有 2～3 根核袋纤维和 4～5 根核链纤维。它们的传入和传出纤维都不一样。肌梭内有两种感受器，分别为初级感觉末梢（primary sensory ending）和次级感受末梢（secondary sensory ending）。初级感觉末梢的传入纤维属于 Ⅰa 类纤维，其末梢呈螺旋状分布于两类核袋纤维和核链纤维的感受装置部分。次级感受末梢的传入纤维是 Ⅱ 类纤维，其末梢呈花枝状分布于静态核袋纤维和核链纤维的感受装置部分。支配梭内肌的运动神经元是脊髓的 γ 运动神经元。静态 γ 运动神经元的轴突末梢呈蔓状，支配静态核袋纤维和核链纤维。动态 γ 运动神经元的轴突末梢呈板状，支配动态核袋纤维（图 4-84）。

当肌肉被拉长时，梭内肌纤维受到牵拉，神经末梢发生形变，会将机械信号转换为细胞膜电位的改变，Ⅰa 类纤维传入冲动发放快速增加，动作电位传入脊髓前角，使得支配梭外肌的 α 运动神经元兴奋，肌肉收缩。此时，肌梭也缩短，感受装置受到的牵拉减少，Ⅰa 类纤维传入冲动发放减少。此时，如果 γ 运动神经元同时兴奋，会引起梭内肌收缩，维持肌梭的工作状态，使肌梭的 Ⅰa 类传入纤维的放电得以持续。人体在进行随意运动时，脑的下行指令可以使 α 和 γ 运动神经元同时激活。这样，梭外肌收缩时，由于 γ 运动神经元的激活，使得梭内肌两端的收缩成分同时收缩，防止肌梭因受到的牵拉刺激减少而停止放电，使肌梭的传入冲动持续进行，所以 γ 运动神经元的作用为调节肌梭对牵拉刺激的敏感性。无论肌肉现在是何长度，都可以把肌肉的长度信息传送向中枢。这种在运动时同时兴奋的模式称为 α-γ 共同激活（α-γ coactivation）。γ 运动神经元激活，使梭内肌收缩，从而提高肌梭对牵拉刺激的敏感性，传入冲动增加，引起支配同一块肌肉的 α 运动神经元兴奋，使梭外肌收缩的反射途径，称为 γ 环路（γ-loop）。

肌肉被拉长的过程中，可分为两个时相：动态相和静态相。在动态相，肌肉以一定的速度逐渐增加长度，随后维持在新的长度，也就是静态相。Ⅰa 类纤维的放电频率是在动态相时显著增加，牵拉速度越快，放电频率越高，静态相时放电明显减少，但仍维持在一定水平，肌肉长度恢复时放电频率随之下降到静息状态，所以 Ⅰa 类纤维主要检测肌肉的长度和长度变化的速度。Ⅱ 类纤维的放电频率在动态相时逐渐增加，在静态相时维持在较高水平，肌肉长度恢复时放电也恢复到静息状态，所以 Ⅱ 类纤维主要检测肌肉的长度变化。它与本体感觉有关，让人知道肌肉在静止状态时的位置。例如当抬起一只手后，闭上眼睛，另一只手依然可以准确地找到它的位置。这种效应对于保持姿势很重要。肌梭是神经系统了解肢体和体段位置的重要结构。

2. 腱器官（tendon organ）　是可以感受肌肉张力变化的本体感受器，长 0.5～1 mm，直径约 0.1 mm，为囊状结构，位于骨骼肌肌肉与肌腱的连接部，与梭外肌纤维串联排列。腱器官内的胶原纤维束相互交织形成辫状结构。腱器官的感觉末梢为 Ⅰb 类纤维，它可缠绕在胶原纤维束中（图 4-84）。肌腱受到牵拉时，胶原纤维束被拉直，压迫 Ⅰb 类纤维的末梢，引起末梢发放冲动。

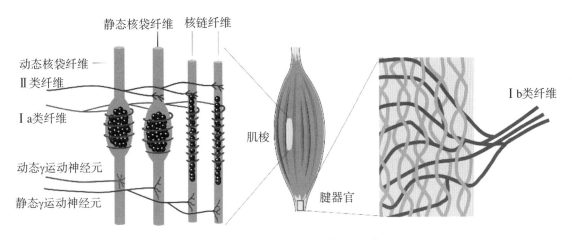

图 4-84　肌梭和腱器官的纤维支配示意图

（四）脊髓反射

脊髓对运动和姿势的调节是通过各种脊髓反射来完成的。脊髓反射（spinal reflex）指的是反射弧中枢在脊髓，并且由脊髓环路调控的反射，例如牵张反射、屈肌反射等。

1. 牵张反射 牵张反射（stretch reflex）是指有神经支配的骨骼肌，在受到外力牵拉刺激时，能引起被牵拉肌肉发生收缩的反射，是维持姿势及完成运动的基础。

牵张反射的感受器是肌梭，传入纤维是Ⅰa类纤维或Ⅱ类纤维，经脊神经及脊神经后根进入脊髓，直接或间接地与前角α运动神经元发生突触联系。如图 4-85 所示，当肌肉受外力牵拉时，梭内肌纤维也被拉长，Ⅰa类纤维或Ⅱ类纤维传入冲动增加，动作电位传入脊髓前角，使得支配梭外肌的α运动神经元兴奋，被牵拉肌肉发生收缩，完成一次反射。当Ⅰa或Ⅱ类纤维兴奋α运动神经元的同时，其侧支也会投射到脊髓抑制性中间神经元，后者会抑制支配拮抗肌的运动神经元，使拮抗肌舒张，利于反射的完成。肌肉收缩伴随着拮抗肌舒张的过程为交互抑制（reciprocal inhibition），它也可克服强劲的牵张反射。

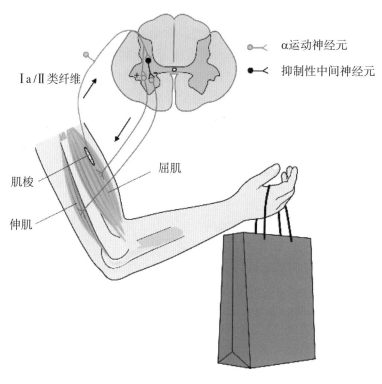

图 4-85 牵张反射的过程

牵张反射有两种类型，分别是腱反射和肌紧张（表 4-4）。

（1）腱反射（tendon reflex）：叩击肌腱，快速牵拉肌肉后，引起肌肉收缩，产生明显的动作，是快速、位相性牵张反射。腱反射的传入纤维是轴突最粗、传导速度最快的Ⅰa类纤维，效应器主要是收缩速度快的快肌纤维。完成反射的时间很短，约 0.7 ms，属于单突触反射。叩击膝盖下方的股四头肌肌腱引起股四头肌迅速收缩、小腿伸直的膝反射就是典型的腱反射。

（2）肌紧张（muscle tone）：缓慢持续牵拉肌腱（肌肉），引起肌肉轻度、抵抗性、持续性收缩，但不表现为明显的动作，是持久、紧张性的牵张反射，主要调节肌肉的紧张度，对维持姿势非常重要。肌紧张的传入纤维主要是Ⅱ类纤维，也有Ⅰa类纤维，效应器主要是收缩速度慢但不易疲劳的慢肌纤维。同一肌肉内不同运动单位可以交替性收缩，持久进行不易疲劳。肌紧张是多突触反射，是保持身体平衡和维持躯体姿势最基本的反射，是进行复杂运动的基础。例如当人直立时，膝关节在重力作用下趋向弯曲，股四头肌被牵拉，反射性地引起股四头肌轻度持续收缩，肌张力增加，对抗膝关节弯曲，维持站立姿势。生理情况下，肌肉在静息状态时会有一定程度的伸长，故可保持一定的张力，称为肌张力。该反射的完成受 γ 环路的影响，即一些下行纤维束（如网状脊髓束、前庭脊髓束）可兴奋 γ 运动神经元，引起梭内肌纤维收缩，从而兴奋肌梭，产生传入冲动，激活 α 运动神经元，使相应骨骼肌收缩。

临床上常通过检查腱反射和肌紧张（肌张力）来反映神经系统的功能（表 4-5）。腱反射多是节段内反射，具有定位意义。腱反射和肌张力减弱或消失提示反射弧受损，如感觉和运动纤维中断、运动神经元或肌肉本身的损害。反射消失常意味着传入信号没有到达脊髓下运动神经元或传出信号没有到达肌肉。反射减弱常意味着周围神经系统或肌肉损伤。而腱反射亢进和肌张力增高提示脊髓运动神经元以上的高位中枢病变，因为正常情况下牵张反射受高位神经中枢的抑制。

表 4-4　腱反射和肌紧张的对比

	腱反射	肌紧张
产生原因	快速牵拉肌腱	缓慢持续牵拉肌腱
感受器	肌梭（主要是动态核袋纤维）	肌梭（主要是核链纤维）
传入纤维	主要是 I a 类纤维	主要是 II 类纤维
反射弧	单突触反射（潜伏期短）	多突触反射（潜伏期长）
收缩成分	主要是快肌纤维	主要是慢肌纤维
收缩特点	同步性快速收缩	持续交替收缩
生理意义	了解神经系统的功能状态	维持姿势和肌张力，也可反映神经系统的功能

表 4-5　临床常用的腱反射检查

名称	检查方法	中枢位置	效应
肘反射	叩击肱二头肌肌腱	脊髓颈 5 ～ 7 节段	肘部屈曲
膝反射	叩击股四头肌肌腱	脊髓腰 2 ～ 4 节段	小腿伸直
跟腱反射	叩击跟腱	脊髓腰 5 ～ 骶 2 节段	足部跖屈

2. 腱器官反射　腱器官反射也是一个重要的脊髓反射。它的感受器是腱器官，传入纤维是 I b 类纤维，产生的效应是抑制脊髓前角支配同一块肌肉的 α 运动神经元。当肌肉强烈收缩，肌肉张力极度增加时，会发生肌肉张力突然降低，肢体松软，关节运动迅速结束的现象。例如当举重运动员举起杠铃时，肌肉受牵拉会持续发生牵张反射，以保持姿势，但如果杠铃过重无法继续移动时，肌肉会发生强烈的等长收缩，此时可能会出现肌肉突然松弛，杠铃掉落的现象，这就涉及腱器官反射。

腱器官反射的过程如下：肌肉受外力牵拉力量进一步增加时，腱器官兴奋（兴奋阈值高于肌梭），I b 类纤维传入脊髓，兴奋抑制性中间神经元，使得 α 运动神经元被抑制，α 传出纤维发放冲动下降，牵张反射受抑制，避免被牵拉的肌肉受到损伤（图 4-86，表 4-6）。腱器官反射虽然抑制支配同一块肌肉的 α 运动神经元，但可以通过中间神经元，兴奋支配拮抗肌的 α 运动神经元，解除拮抗肌所受的抑制。腱器官兴奋产生的反射效应与牵张反射相反，故也称为反牵张反射（inverse stretch reflex）。

起初腱器官被认为在肌肉受牵拉刺激较高时才可以被兴奋，现在已知在肌肉收缩时，腱器官就有一定频率的放电，可以为中枢提供肌肉收缩状态的信息，这个反馈信号对于精细运动（如手轻握易碎物品）十分重要。来自腱器官、皮肤和关节感受器的传入信息会在脊髓整合，调控运动

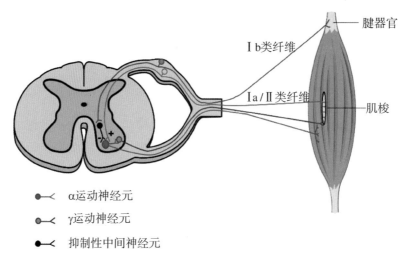

图 4-86 牵张反射与反牵张反射的反射弧

神经元的兴奋性，实现对肌肉张力的精密调控。总之，牵张反射和腱器官反射可以相互配合、互补和相互制约，控制肌肉张力在适合的范围内。

表 4-6 肌梭和腱器官的对比

	肌梭	腱器官
分布	位于梭外肌之间，与其平行，呈并联排列	位于肌纤维与肌腱之间，与梭外肌呈串联排列
感受信号	肌肉长度的变化	肌肉张力的变化
传入纤维	Ⅰa 类 / Ⅱ类纤维	Ⅰb 类纤维
效应	兴奋同一肌肉的 α 运动神经元	抑制同一肌肉的 α 运动神经元
意义	是维持姿势及完成运动的基础	避免肌肉被过度牵拉而受损

3. 屈肌反射和对侧伸肌反射　伤害性刺激作用于一侧肢体皮肤时，受刺激侧肢体的屈肌收缩、伸肌舒张，肢体立即屈曲快速回缩的反射称为屈肌反射（flexor reflex）。屈肌反射是多突触反射，它的感受器是包括皮肤的痛觉感受器在内的多种感受器，其传入纤维经脊神经、脊神经后根进入相应节段脊髓后角，通过一个或几个中间神经元中继，兴奋支配同侧肢体屈肌的 α 运动神经元，使该肢体的屈肌收缩，同时抑制同侧肢体的伸肌运动神经元，利于该侧肢体迅速回缩。屈肌反射是一种保护性反射，是为了避开伤害性刺激，但不属于姿势反射。屈肌反射的程度与伤害性刺激的强度有关。例如给足底皮肤施加较弱的电刺激，会引起踝关节屈曲。刺激强度进一步增强，膝关节和髋关节可发生屈曲。如果刺激强度达到一定程度，在同侧肢体屈曲收缩的基础上（屈肌反射后 0.2～0.5 s）会伴有对侧肢体伸直的反应，称为对侧伸肌反射（crossed extensor reflex）。它是保持身体平衡和维持躯体姿势的反射（图 4-87）。

当人类的皮质脊髓束损伤或大脑皮质运动区功能发生异常时，脊髓失去高位中枢的控制，会出现一种原始的屈肌反射。用钝物划足跖外侧时，出现踇趾背屈、其他四趾外展呈扇形的反射，称为巴宾斯基征（Babinski sign）阳性，是异常的跖伸肌反射。刺激强度增加时还可伴有踝、膝与髋关节的屈曲，故其本质属于屈肌反射。正常情况下，高位中枢可以抑制脊髓的这一原始反射。巴宾斯基征是临床常用的检查，用来判断皮质脊髓束的功能。但需注意，婴幼儿在 2 岁之前由于皮质脊髓束发育尚不成熟，或成年人在麻醉或深睡情况下，可能会出现巴宾斯基征阳性。

4. 节间反射　将四肢行走动物的脊髓和高位中枢离断后，动物仍会出现一定程度的爬行动作，前后肢的活动可以协调，这种反射称为节间反射（intersegmental reflex）。该反射的出现是因

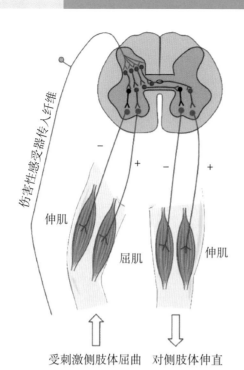

图 4-87　屈肌反射和对侧伸肌反射的反射弧

为脊髓内存在一种脊髓固有神经元（胞体位于脊髓灰质，轴突分布范围局限在脊髓内的中间神经元），它可以接受来自外周的感觉传入及高位中枢的下行调控，同时可与相邻节段的脊髓中间神经元或运动神经元形成突触联系，从而协调肢体活动。正常动物在行走时，可能部分使用了节间反射的神经元环路。

　　5. 脊髓的中枢模式发生器　四肢行走动物在行走时，前后肢的活动有固定的模式，四肢之间有协调性。行走运动的起始和终止受意识的控制，但在运动过程中不需要意识的支配。有研究发现，在胸椎水平横断猫的脊髓后，猫虽不能自主行走，但如果把猫置于跑步机上，其后肢仍具有产生协调行走运动的能力。这提示参与控制行走、跑步等协调性节律性运动的环路位于脊髓之中。节律性运动指令的产生与脊髓中间神经元的细胞膜特性和细胞间的突触联系有关。产生节律性运动指令的神经环路被称为中枢模式发生器（central pattern generator）。其具体机制目前还不是特别清楚，但是研究者们提出了很多模型和假说，最简单的模式发生器是单个具备起搏器特性的神经元。脊髓中间神经元可以起到内在起搏器的功能。Sten Grillner 等在七鳃鳗游泳机制的研究中发现，脊髓中间神经元膜表面的 N- 甲基 -D- 天冬氨酸（N-methyl-D-aspartic acid receptor, NMDA）受体和钙激活的钾离子通道在发起节律运动指令的过程中发挥着重要作用。NMDA 受体是离子型谷氨酸受体的一个亚型，它的开放需要两个条件：①需要细胞发生去极化，将受体通道内的 Mg^{2+} 移除；②需要配体即谷氨酸与受体的结合。静息状态下，NMDA 受体和钙激活的钾离子通道处于关闭状态。当神经元膜发生去极化时，通道内的 Mg^{2+} 被移除，谷氨酸的结合使 NMDA 受体通道开放，Na^+ 和 Ca^{2+} 内流。胞内 Ca^{2+} 水平升高，会激活钾离子通道，引起 K^+ 外流，发生膜的超极化。超极化使 Mg^{2+} 进入并阻塞 NMDA 受体通道，Ca^{2+} 无法继续内流。随着胞内 Ca^{2+} 水平降低，钾离子通道会关闭，神经元膜发生去极化，并由此重复循环，形成节律性的兴奋。

　　如果这样节律性兴奋的神经元与兴奋性和抑制性的中间神经元形成突触联系，就有可能组成一个控制节律性交替运动的神经环路。例如，行走可由一个稳定的输入兴奋两个中间神经元所发起，一个与控制屈肌的运动神经元相联系，另一个与控制伸肌的运动神经元相联系。这两个中间神经元通过抑制性中间神经元彼此抑制。例如支配屈肌的中间神经元，它兴奋时会通过抑制性中间神经元，抑制支配伸肌的运动神经元，使肢体屈曲。相反，支配伸肌的运动神经元兴奋时，通过抑制性中间神经元，抑制支配屈肌的神经元，使肢体伸直。由此形成爆发式成串的交替放电的输出，从而交替激活伸肌和屈肌。并可通过脊髓的对侧伸肌反射环路，使两侧肢体的运动被协调起来。

（五）脊髓损伤对运动调节的影响

1. 下运动神经元损伤　如果脊髓下运动神经元损伤，所支配的肌肉将无法收缩，会有骨骼肌瘫痪、肌张力下降、腱反射减弱或消失（软瘫）等表现。失去了神经支配后，肌肉会发生萎缩。另外，肌肉会代偿性地合成大量乙酰胆碱受体，分布在整个肌肉表面，使肌肉变得很敏感，在乙酰胆碱的刺激下，发生纤维颤动或肌束颤动。常见的会发生下运动神经元损伤的疾病有：脊髓灰质炎（小儿麻痹症），它是由于脊髓灰质炎病毒感染运动神经元而发病；肌萎缩侧索硬化症（amyotrophic lateral sclerosis，ALS），俗称渐冻症，会有脊髓 α 运动神经元的退行性变。但需要注意的是，在 ALS 疾病发展过程中，并不只是累及下运动神经元，也会累及上运动神经元。

2. 脊休克　如果突然横断动物或人的脊髓，断面以下的脊髓会暂时丧失反射活动的能力，进入无反应状态，称为脊休克（spinal shock）。脊休克主要表现为横断面以下躯体和内脏反射均减弱或消退。具体包括脊髓支配的骨骼肌反射消失，肌张力下降或消失；外周血管扩张，血压下降，发汗反射消失，尿粪潴留；感觉减弱或消失。脊休克是一种暂时现象，脊髓反射活动可逐渐恢复，但断面水平以下的随意运动和感知觉将永久丧失。恢复速度与动物进化程度有关，进化程度越高，恢复越慢。例如蛙在脊髓离断后几分钟即可恢复，犬和猫需要数天可恢复，人因外伤发生脊休克后，需要数周或数月才能恢复。另外，简单和原始的反射（如屈肌反射）可以先恢复，复杂反射（如对侧伸肌反射等）后恢复。血压会逐渐恢复，并出现排便和排尿反射。反射恢复后，有些反射比正常时增强且范围扩散（如屈肌反射和发汗反射），有些反射则减弱（如对侧伸肌反射），这使得机体的正常生理功能受到影响。因此，对脊休克患者进行护理时要减少刺激，避免诱发亢进的反射。康复训练时注意锻炼伸肌的功能，以便患者康复后可以保持直立，依靠拐杖来行走。

脊休克发生的机制是由于横断面以下的脊髓突然失去了高位中枢（如大脑皮质、脑干网状结构和前庭核等）的下行调控作用。脊休克不是损伤刺激本身引起的，因为反射恢复后再次切断脊髓，脊休克不会再次出现。脊休克可以恢复说明脊髓可以完成一些简单的反射活动。恢复后，出现屈肌反射增强，对侧伸肌反射减弱，提示生理情况下高位中枢的下行调控有易化和抑制两方面的作用（如易化伸肌反射和抑制屈肌反射）。脊髓可以整合外周信息和中枢下行调控信号，使得各类反射正常进行并适应躯体运动的需要。

在动物实验中，为了研究脊髓本身的功能，常在脊髓第 5 颈段水平以下切断脊髓，保留膈神经对呼吸运动的支配，保证动物的呼吸功能，这种脊髓与高位中枢之间离断的动物称为脊动物。

三、脑干对肌紧张和姿势的调节

（一）脑干对肌紧张的调节

脑干对脊髓运动神经元的调节具有双重性，既有易化作用，又有抑制作用。电刺激脑干网状结构，可以发现这里存在着抑制或加强肌紧张的区域，分别称为抑制区（inhibitory area）和易化区（facilitatory area）（图 4-88）。抑制区位于延髓网状结构的腹内侧部分。易化区比较广泛，包括延髓网状结构的背外侧部分、脑桥被盖、中脑的中央灰质及被盖。如果电刺激易化区，肌张力会显著升高，反之，如果破坏这些区域，肌张力将显著降低。

除了脑干外，大脑的其他部位也存在着调节肌紧张的区域。例如大脑皮质运动区、纹状体、小脑前叶蚓部等，可以通过加强网状结构抑制区的活动而抑制肌紧张。而前庭核、小脑前叶两侧部等可以加强易化区的作用而增强肌紧张（图4-88）。正常情况下，易化区与抑制区相互拮抗并维持相对平衡，易化区的活动稍占优势，从而使各个肌群保持适度的肌紧张。如果因中枢病变造成两个调节区域的功能失衡，则会出现肌紧张亢进或减弱。

在麻醉动物的中脑上下丘之间横断脑干后，动物会出现全身肌紧张明显亢进，表现为四肢伸直、脊柱挺立、头尾昂起，呈角弓反张的现象，称为去大脑僵直（decerebrate rigidity）（图4-89）。去大脑僵直是脑干对肌紧张调控不平衡的结果。在中脑上下丘水平横断脑干之后，大脑皮质运动区和纹状体等抑制系统对网状结构抑制区的加强作用被中断，造成抑制区和易化区之间失衡，易化区的活动明显占优势。在肌肉内注入局部麻醉剂或切断相应的脊髓背根，消除肌梭的传入冲动，该僵直消失，表明去大脑僵直本质是在脊髓牵张反射基础上建立的一种增强的牵张反射，是抗重力肌的紧张性亢进。

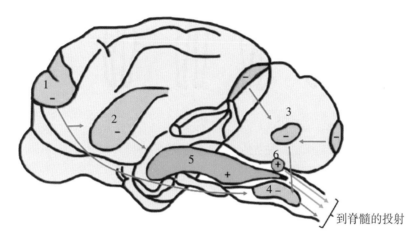

图4-88　猫脑内肌紧张抑制区和易化区及下行通路示意图

1. 大脑皮质抑制区；2. 纹状体抑制区；3. 小脑抑制区；4. 网状结构抑制区；5. 网状结构易化区；6. 前庭核易化区

蓝色箭头表示下行抑制通路，橙色箭头表示下行易化通路

根据产生机制的不同，可以将去大脑僵直分为两类：①经典的去大脑僵直属于γ僵直（γ rigidity）。易化区活动增强，通过网状脊髓束增加脊髓γ运动神经元的兴奋性，使肌梭敏感性提高，传入冲动增多，继而增强α运动神经元的活动，引起肌紧张加强而出现僵直。如果切断脊髓背根，阻止肌梭的传入冲动，该僵直消失。②上述切断背根的去大脑动物，如再进一步切除小脑前叶蚓部，僵直会再次出现，此时为α僵直（α rigidity）。这是由于切除小脑前叶蚓部，抑制区的作用将进一步减弱，易化区作用进一步增强，而此时背根已经被切断，肌梭无法发挥作用。故α僵直是由于高位中枢的下行作用直接或间接通过中间神经元提高α运动神经元的活动而出现的僵直。切断第Ⅷ对脑神经，该僵直可消失，提示α僵直是通过前庭脊髓束激活α运动神经元而实现的。

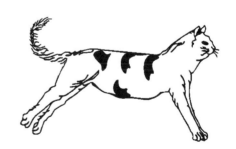

图4-89　猫去大脑僵直示意图

蝶鞍上囊肿引起皮质与皮质下失去联系时，可出现下肢明显的伸肌僵直及上肢的半屈曲状态，称为去皮质僵直（decorticate rigidity）。表现为：患者处于仰卧位且头部姿势正常时，其双下肢伸肌僵直，双上肢呈半屈曲状态；患者处于仰卧但头部转向一侧时，其双下肢伸肌僵直，下颌

所指侧上肢僵直，而对侧上肢呈半屈曲状态。由于人体是直立的，抗重力肌在上肢是屈肌，所以上肢的半屈曲状态也是抗重力肌的肌紧张增强的表现。

在中脑发生损伤、缺血或炎症等疾病时，患者可出现去大脑僵直现象，表现出头后仰，上下肢僵硬伸直，上臂内旋，手指屈曲倒勾。出现去大脑僵直表明病变侵犯至脑干，是预后不良的信号（图 4-90）。

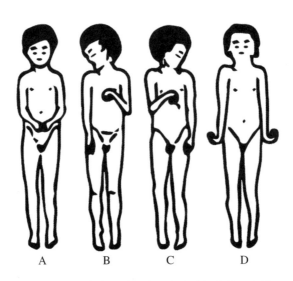

图 4-90　人类去皮质僵直和去大脑僵直的示意图
A ～ C 为去皮质僵直，D 为去大脑僵直

（二）脑干对姿势反射的调节

姿势反射（postural reflex）是指在中枢神经系统的调节下，骨骼肌能保持紧张性或产生相应的运动，从而维持或改正身体在空间中姿势的反射。牵张反射、对侧伸肌反射和节间反射是在脊髓完成的简单的姿势反射。脑干接受来自前庭器官感受器的传入纤维，可完成一些较复杂的姿势反射，如状态反射和翻正反射等。

1. 状态反射　头部在空间中的位置改变以及头部与躯干的相对位置改变时，可反射性地改变躯体肌肉的紧张性，称为状态反射（attitudinal reflex）。正常人由于高位中枢抑制状态反射，不易表现出来，去大脑动物则表现得很明显。状态反射包括以下两类。

（1）迷路紧张反射（tonic labyrinthine reflex）：是头部空间位置改变时，椭圆囊和球囊囊斑上的毛细胞纤毛受重力作用而倒向不同，产生的传入冲动对躯体伸肌紧张性的调节反射。反射中枢在前庭核，目的是调整头部在空间的位置。

（2）颈紧张反射（tonic neck reflex）：是颈部扭曲时，颈椎关节韧带和肌肉本体感受器的传入冲动对四肢肌肉紧张性的调节反射。表现为头转向一侧时，下颌所指一侧的伸肌紧张性增强；头前俯时前肢伸肌紧张性降低，后肢伸肌紧张性增强；头后仰时前肢伸肌紧张性增强，后肢伸肌紧张性降低。该反射可以调节头部与躯干的相对位置，利于动物在仰视和俯视时保持适当的姿势。反射中枢位于脊髓颈段。

2. 翻正反射　正常动物可保持站立姿势，如将其推倒，则可翻正过来，此反射称为翻正反射（righting reflex）。如动物四足朝天掉落时，会引起一系列反射活动，最后身体翻正，以四肢着地。当头部位置不正常时，视觉和内耳迷路传入冲动增加，先令头部翻正，此时头部与躯干的相对位置不正常，颈部和躯干肌肉受到刺激，进而使躯干翻正。体操运动员的空翻转体、跳水运动中的转体及篮球转体过人等动作，都需要先转头以带动身体，使动作迅速协调完成。

小测试4-6：
1. 直接支配四肢骨骼肌的运动神经元位于哪里？
2. 当医生敲击受试者膝盖下方的股四头肌肌腱，受试者的小腿会迅速弹起。这一现象属于什么反射？该反射的反射弧由什么组成？
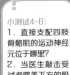

四、大脑皮质对躯体运动的调节

（一）大脑皮质运动区

大脑皮质是躯体运动调控的最高级、最复杂的中枢。目前认为大脑皮质中至少4个区域参与了躯体运动的控制，分别为初级运动皮质、次级运动皮质、后顶叶皮质和背侧前额叶。

1. 初级运动皮质 初级运动皮质（primary motor cortex）或称主要运动皮质，位于中央前回和中央旁小叶前部，相当于 Brodmann 分区的4区（图 4-91）。

通过观察电刺激皮质所诱发的运动，研究者发现初级运动皮质对运动的调控具有以下特征：①交叉支配，一侧皮质支配对侧躯体肌肉的运动，头面部肌肉，如与咀嚼运动、喉运动及上面部运动有关的肌肉的支配是双侧性的，但下面部（眼裂以下）和舌肌仍为对侧支配；②功能定位精确，刺激皮质的特定部位只能引起其支配的个别肌肉的收缩，不会引起肌群的收缩；③倒置分布，运动区的定位从4区顶部到底部为倒立的躯体投影，在4区内侧近中线部是下肢代表区，向外侧依次为躯干、前臂、手指代表区，最外侧靠近外侧沟处为面部（但头面部代表区内部为正立）、舌、咽和喉部代表区；④代表区面积的大小与运动的精细复杂程度相关，参与精细复杂运动的躯体部位的代表区，如手、五指和面部的代表区面积大于其他部位的代表区（图 4-92）。

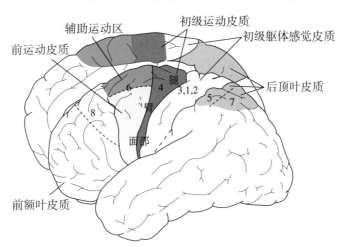

图 4-91 人运动皮质的定位和分区示意图

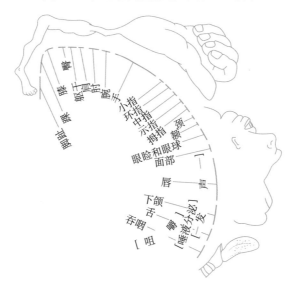

图 4-92 人的初级运动皮质内躯体代表区分布示意图

框 4-8 躯体代表区在运动皮质分布特点的研究进展

初级运动皮质中躯体运动定位分布的确定，是通过微弱的电流刺激皮质的不同位置，然后观察躯体某一部位的肌肉收缩或肢体运动来确定的。但是这种运动是简单的非自主运动，没有在发生随意运动的同时观察大脑皮质的整体激活情况。近年来，利用脑功能成像等技术发现，各躯体部位代表区在运动皮质的分布是相对的且处于动态变化中。它们的位置和面积大小可随运动技能的学习和练习而改变，也可因周围皮质或其他神经部位的损伤而发生可塑性、代偿性的变化。躯体相邻部位的代表区有很大程度的重叠，例如拇指、示指、中指、环指和腕部的代表区有 40% ~ 70% 的重叠。在随意运动过程中，会有分散在较大范围内的众多皮质神经元群的激活。例如一个手指运动时，运动皮质会有多个激活区。这种神经元群的协同活动是运动控制的基础。躯体运动定位分布的这些特点也有利于肢体损伤后的功能代偿。

运动皮质中的神经细胞呈柱状纵向排列，组成运动皮质的基本功能单位，称为运动柱（motor column）。一个运动柱可以控制同一个关节几块肌肉的活动，而一块肌肉可接受几个运动柱的控制。初级运动皮质中的神经细胞可分为两大类：锥体细胞和非锥体细胞。锥体细胞的顶树突向皮质表面伸展，轴突离开运动皮质到其他皮质或皮质下结构，是主要的传出神经元。非锥体细胞包括星形细胞、纺锤细胞、篮状细胞等，多属于抑制性中间神经元。皮质可以分为 6 个水平层面，与感觉皮质相比，初级运动皮质的第Ⅳ层较薄。不同层面的锥体细胞其轴突可以投射到不同的中枢结构。第Ⅱ、Ⅲ层中的锥体细胞轴突投射至其他皮质区，较浅层的细胞投射至同侧皮质（如辅助运动区、前运动区、感觉皮质），较深层的经胼胝体投射至对侧皮质。大多数向皮质下结构的投射起源于第Ⅴ层的锥体细胞。较深层的锥体细胞投射到脊髓，其中包括最大的锥体细胞即 Betz 细胞。较浅层的锥体细胞投射至延髓、脑桥和红核。最浅层的锥体细胞投射至纹状体。第Ⅵ层的锥体细胞投射至丘脑，它们也有轴突侧支投射至皮质的其他层。

2. 次级运动皮质 次级运动皮质（secondary motor cortex）又称运动前区，位于初级运动皮质前方，相当于 Brodmann 分区的 6 区，可以再分为前运动区和辅助运动区。前运动区（premotor area，PMA）或称外侧前运动区（lateral premotor area），位于 6 区的外侧部分。辅助运动区（supplementary motor area，SMA）位于 6 区的内侧部分，大部分在大脑半球的内侧面（图 4-90）。初级运动皮质和次级运动皮质共同组成运动皮质（motor cortex）。初级运动皮质在运动进行时激活，而次级运动皮质在有运动意图时即可被激活。记录猴子前运动区神经元放电的实验发现，进行随意运动的准备时，前运动区神经元的放电频率显著增加，运动开始后，该区神经元放电频率会停止。电刺激初级运动皮质一般会引起对侧躯体的运动，而刺激次级运动皮质一般引起双侧性的运动反应。次级运动皮质对于需要两侧肢体参与的复杂任务很重要，例如双手打字等。损伤初级运动皮质可引起肌肉瘫痪，而损伤次级运动皮质则会引起较特殊的运动障碍。例如，当猴子的一侧次级运动皮质被损毁后，猴子不会用患侧的手臂绕过食物盒正面的透明挡板，从侧面的洞去拿到食物，而是试图直接从正面取食物，撞上挡板。这提示损毁次级运动皮质主要影响制订正确运动策略的能力。总之，初级运动皮质的功能是发起随意运动指令，次级运动皮质接受来自外部信息的输入，参与运动规划。

框4-9 次级运动皮质的功能研究

　　Michael Weinrich 和 Steven P. Wise 在一项研究中，记录了猴子在执行目标导向运动时前运动区神经元的放电情况。他们先训练猴子在触发灯光信号出现后用手去按压一排按键中亮起的键。如果成功完成任务，猴子可以得到一些果汁作为奖励。在按键灯亮起而触发灯光信号还未出现的时间里，前运动区神经元就开始持续放电直到触发灯光信号出现，发起按键这个运动后放电即停止。有趣的是，这群前运动区神经元放电具有方向特异性，只有猴子计划向某一方向运动时才出现放电，如果亮起的按键不在这一方向，这群前运动区神经元就不会放电（推测会有另一群神经元开始放电）。这也提示前运动区神经元可能参与了特定感觉信号与特定运动的联合学习。

　　Roland 等曾让受试者用手做复杂程度不同的各种运动，同时观察脑的局部血流量。当受试者做简单的手指运动时，对侧初级运动皮质和躯体感觉区血流量显著增加。当受试者做将拇指依次接触其余四指的复杂动作时，除上述脑区外，辅助运动区的脑血流量也增加。而当受试者不做任何动作，只是在脑中默想这套动作时，只有辅助运动区的血流量是增加的。该实验表明辅助运动区参与了运动的准备和运动策略的制订。

　　3. 后顶叶皮质　除了运动皮质，大脑皮质还有一些区域对于运动的调控是很重要的。后顶叶皮质包括5区和7区（猴子），人体还包括39区和40区。5区接受来自初级躯体感觉皮质的传入，获得肢体和头部的空间位置信息和躯体感觉信息。7区接受来自高级视皮质的传入，得到运动目标及周围环境的视觉信息。这两种重要的信息整合后可以投射到次级运动皮质，进行运动的规划。例如当我们试图拿起一杯水时，需要先知道水杯的位置、手臂的位置，可能还需要观察水杯中的水量，才能规划如何进行运动拿到水杯且不把水洒出。

　　4. 背侧前额叶　目前的观点认为，背侧前额叶同后顶叶皮质一样都位于运动控制的最高水平。背侧前额叶对于抉择和预料行为的后果很重要。在运动开始前，背侧前额叶会参与运动策略的选择，决定做一个什么样的运动以及可能会有怎样的后果。后顶叶皮质和背侧前额叶的投射纤维在6区汇聚，在这里形成了一个运动的规划，随后通过4区下行发出命令，执行运动。

（二）运动传导通路

　　大脑皮质运动区对躯体运动的调节主要是通过皮质脊髓束和皮质脑干束下传信息而实现的。

　　1. 皮质脊髓束　从皮质发出投射经延髓锥体下行到达脊髓前角的传导束，称为皮质脊髓束（corticospinal tract）。它是中枢神经系统最长最大的纤维束（人类有100万根纤维），有30%的轴突来自初级运动皮质（4区），30%的轴突来自次级运动皮质（6区），40%的轴突来自躯体感觉皮质（3、1、2区）和后顶叶皮质（5、7区）等。皮质脊髓束经内囊下行到脑干腹侧，在延髓底部集合成锥体，随后下行至延髓和脊髓连接处，形成锥体交叉，约80%的纤维交叉至对侧在脊髓的背外侧束下行，称为皮质脊髓侧束（lateral corticospinal tract），控制四肢远端肌肉，与精细、技巧性运动有关。另20%的纤维不交叉在脊髓腹侧下行，称为皮质脊髓前束（anterior or ventral corticospinal tract），控制躯干和四肢近端肌肉，与姿势的维持、肢体粗大的运动有关。

　　2. 皮质脑干束　从皮质发出投射下行到达脑干运动神经核的传导束称为皮质脑干束（cortical brain stem tract）或皮质核束（corticonuclear tract）。皮质脑干束与皮质脊髓束一起穿过内囊下行到脑干的腹侧，终止于脑干的脑神经运动核，控制头面部肌肉活动与姿势的维持。

　　皮质脊髓束会经延髓锥体下行到达脊髓，故常被称为锥体束。皮质脑干束虽然不经过锥体，但它的功能与皮质脊髓束相同，所以二者合称锥体系（pyramidal system）。锥体系的主要功能是发起随意运动，调节精细运动，保持运动的协调性。

3．其他传导通路　运动传导通路在脊髓内主要沿两条通路走行。一条在脊髓外侧，另一条是脊髓腹内侧，由此可分为外侧通路和腹内侧通路。外侧通路包括皮质脊髓束和红核脊髓束。腹内侧通路包括顶盖脊髓束、前庭脊髓束、脑桥网状脊髓束和延髓网状脊髓束，它们参与维持平衡和直立姿势，协调行走等躯体运动。

（1）红核脊髓束（rubrospinal tract）：起源于中脑红核，红核接受来自运动皮质的输入，传出纤维在脑桥立刻交叉，汇入皮质脊髓束。红核脊髓束可以兴奋屈肌运动神经元，而抑制伸肌运动神经元。红核脊髓束对哺乳动物运动的控制很重要，但对人来说，其功能已被皮质脊髓束所囊括。如果皮质脊髓束受损，红核脊髓束可以进行部分功能的代偿。

（2）前庭脊髓束（vestibulospinal tract）：起源于前庭核，根据发出位置的差异，可以分为内侧束和外侧束。内侧束来自前庭内侧核和前庭下核，头部运动的时候，前庭器半规管感知，通过第Ⅷ对脑神经向前庭内侧核发出信号，其纤维双侧性下行投射到脊髓，激活颈部脊髓内控制颈背部肌肉的神经元，保持头部稳定。外侧束来自前庭外侧核，向下投射到同侧脊髓各节段，调节伸肌运动神经元的活动，维持直立和平衡。

（3）顶盖脊髓束（tectospinal tract）：起自中脑上丘，投射至对侧颈部脊髓运动神经元，控制颈部轴向运动。前庭脊髓束和顶盖脊髓束对于控制头背部的姿势、保持头部的相对位置、回应视听觉和躯体刺激产生定向运动十分重要。

（4）网状脊髓束（reticulospinal tract）：起自脑干网状结构。网状结构可以分为两部位，分别发出脑桥网状脊髓束（pontine reticulospinal tract）或内侧网状脊髓束，以及延髓网状脊髓束（medullary reticulospinal tract）或外侧网状脊髓束。脑桥网状脊髓束可以增强抗重力肌的反射，促进伸肌运动神经元的功能，对抗重力以维持站立姿势。延髓网状脊髓束的作用则相反，它可抑制抗重力肌的反射。

不经过延髓锥体的下行运动传导系统被称为锥体外系（extra pyramidal system），它不直接调控脊髓和脑干的下运动神经元，而是经皮质下核团内神经元的中转，通过前庭脊髓束、顶盖脊髓束、红核脊髓束和网状脊髓束等（也包括了皮质与基底核和小脑之间的神经环路）来调控运动神经元的活动，可以调节肌张力，维持姿势，配合锥体系协调随意运动。锥体外系这个名词可以泛指锥体系外的所有运动神经元和传导通路，它没有明确统一的概念，无法被精确描述和定义，故现在用得比较少。

4．运动传导通路损伤的表现　运动传导通路损伤后，患者常出现弛缓性麻痹（flaccid paralysis，软瘫）和痉挛性麻痹（spastic paralysis，硬瘫）两种表现（表4-7）。如前所述，脊髓下运动神经元损伤（如脊髓灰质炎）会有软瘫的临床表现，出现随意运动障碍伴有牵张反射的减退或消失，肌张力下降，肌肉松弛，可出现明显的肌萎缩，受累肌肉的范围局限于受损运动神经元或轴突支配的肌肉群，巴宾斯基征阴性。硬瘫的临床表现虽然也有随意运动的障碍，但伴有牵张反射亢进，肌萎缩不明显，巴宾斯基征阳性。硬瘫常见于脑内高位中枢损伤，如内囊出血引起的卒中。单纯锥体系病变很少见。对灵长类动物的研究发现，选择性损伤皮质脊髓侧束的实验动物表现为肌张力低，手部远端肌肉精细动作丧失，腕部以上的运动能力保留，仍可站立和行走。皮质脊髓前束损伤后，动物出现肌张力低，近端肌肉的粗大运动的控制丧失，躯体平衡的维持和行走等运动均出现异常。这种运动传导通路损伤引起的运动功能减弱为不全性麻痹。只有当锥体系上运动神经元与姿势调节通路合并损伤时，才表现为硬瘫。另外，临床上常检查的浅反射如腹壁反射和提睾反射等，一般认为其反射活动中有锥体束的参与，因此锥体束损伤后也会出现浅反射的减弱或消失。

表 4-7　弛缓性麻痹和痉挛性麻痹的对比

临床特征	软瘫	硬瘫
损伤部位	脊髓和脑干下运动神经元损伤	锥体系上运动神经元和姿势调节系统合并损伤
随意运动	障碍	障碍
肌萎缩	明显	不明显
麻痹范围	范围局限（肌群为主）	较广（偏瘫、单瘫、截瘫）
肌紧张	肌张力下降，肌肉松弛	肌张力升高，肌肉痉挛
反射	浅反射和腱反射减弱或消失	浅反射减弱或消失，腱反射亢进
巴宾斯基征	阴性	阳性

五、基底核对躯体运动的调节

案例 4-10

男，65 岁。1 年前右手开始出现不自主的抖动，自觉胳膊僵硬、抬不起来，走路迈不开步，也走不快。近半年，左手也开始出现抖动，不能穿衣写字，后背不能挺直，走路跟跄，转身和翻身都困难。家人发现他常常面无表情地坐着发呆，日常活动明显减少，说话越来越不清楚，语调平缓，吃饭也慢。患者和家人都深感忧虑，遂来医院就诊。医生检查发现患者双手有 4 ～ 6 Hz 搓丸样的震颤，随意运动时可消失。四肢被动运动时有齿轮样的强直。皮肤感觉和本体感觉无明显异常。

案例 4-10 解析

问题：
1. 出现运动迟缓的可能原因是什么？
2. 结合发病机制，可以用哪类药物进行治疗？

基底核（basal nuclei）或基底神经节（basal ganglion）是皮质下一组相互联系的神经核团的总称。其功能组成包括尾状核（caudate nucleus，CN）、壳核（putamen）、苍白球（globus pallidus）、底丘脑核（subthalamic nucleus，STN）和黑质（substantia nigra，SN）。其中，苍白球在种系发生上出现较早，又称旧纹状体。尾状核、壳核出现较晚，且结构和生理特性相似，故称新纹状体。尾状核、壳核和苍白球合称纹状体（striatum）。黑质可以分为黑质致密部（substantia nigra pars compacta，SNc）和黑质网状部（substantia nigra pars reticulata，SNr）。有研究证实苍白球内侧部（internal globus pallidus，GPi）和黑质网状部属于同一个功能结构，故被称为苍白球内侧部 / 黑质网状部（GPi/SNr）复合体。基底核的功能是参与运动设计和程序编制，产生和稳定随意运动，调控肌紧张，整合躯体运动及处理本体感觉传入信息。

1. **基底核与皮质之间的纤维联系**　新纹状体是皮质向基底核输入的靶核，主要传入冲动来自大脑皮质广泛区域（运动皮质、躯体感觉区、前额叶皮质等）。从苍白球内侧部 / 黑质网状部发出的纤维经丘脑腹前核和腹外侧核中继后返回次级运动皮质和前额叶皮质，与脊髓没有直接的联系。大脑皮质向新纹状体发出谷氨酸能兴奋性投射，丘脑到皮质的投射也是兴奋性的。苍白球内侧部 / 黑质网状部投向丘脑腹前核和腹外侧核的纤维是抑制性投射，突触末梢释放 γ- 氨基丁酸（γ-aminobutyric acid，GABA）。新纹状体与苍白球内侧部 / 黑质网状部之间的通路较为复杂。

新纹状体内的神经元可以分为投射神经元和中间神经元两类。90% ～ 95% 的神经元为

GABA 能的中型多棘神经元（medium spiny neuron，MSN）。它们属于投射神经元，是纹状体唯一的传出神经元。新纹状体通过两条不同的通路向苍白球内侧部 / 黑质网状部投射，分别为直接通路和间接通路。

（1）直接通路：新纹状体直接向苍白球内侧部 / 黑质网状部发出抑制性投射。这样，大脑皮质发放的神经冲动可以激活新纹状体内的 MSN，促进其释放 GABA，抑制苍白球内侧部 / 黑质网状部的神经元，使后者释放的 GABA 减少，对丘脑腹前核和腹外侧核的抑制性作用减弱，丘脑神经元活动增加出现去抑制（disinhibition）现象，导致丘脑向皮质发出的兴奋性冲动增加。因此，直接通路的功能是易化皮质活动，促进随意运动的发起。

（2）间接通路：新纹状体的抑制性传出纤维先到达苍白球外侧部，换元后再发出抑制性纤维（释放 GABA）到达底丘脑核，随后底丘脑核发出兴奋性纤维（释放谷氨酸）投射到苍白球内侧部 / 黑质网状部（图 4-92）。当大脑皮质发放的神经冲动激活新纹状体内的 MSN 后，苍白球外侧部的 GABA 能神经元被抑制，使其对底丘脑核的抑制减弱，发生去抑制。底丘脑核投射在苍白球内侧部 / 黑质网状部释放的谷氨酸增多，兴奋该处的神经元，使其释放的 GABA 增加，抑制丘脑腹前核和腹外侧核神经元，导致丘脑向皮质发出的兴奋性冲动减少。间接通路的功能是抑制皮质发起运动，以减少不适当的运动。直接通路和间接通路相互协调可以使运动变得协调和平稳。

2. 黑质 - 纹状体投射系统　新纹状体内的 MSN 除了接受皮质的兴奋性输入外，还接受来自黑质的多巴胺能投射和纹状体局部的 GABA 能及胆碱能神经元的投射。黑质内有大量多巴胺（dopamine，DA）能神经元。黑质致密部发出的多巴胺能纤维投射到纹状体，可构成黑质 - 纹状体投射系统，进一步协调控制基底核运动环路。在新纹状体里有两类 MSN，分别表达多巴胺 1 型（D1）和 2 型（D2）受体。D1 MSN 和 D2 MSN 分别参与组成直接通路和间接通路。在直接通路中，多巴胺与纹状体 MSN 表面的 D1 受体结合，增加神经元的兴奋性，从而激活直接通路；在间接通路中，多巴胺与纹状体 MSN 表面的 D2 受体结合，抑制神经元的活动，从而抑制间接通路。因此，黑质 - 纹状体多巴胺能投射的最终效应是使丘脑 - 皮质投射的兴奋性增加，易化运动的发起（图 4-93）。

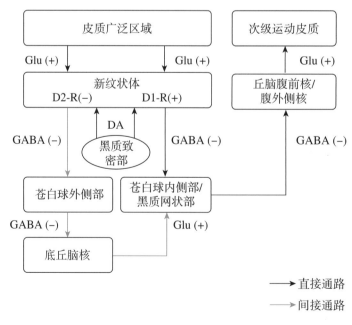

图 4-93　基底核与皮质间的神经环路

新纹状体内还有一类胆碱能中间神经元，虽然其在纹状体细胞中的比例不足 10%，但对于纹状体的功能有很重要的作用。它释放的递质是乙酰胆碱，可以激活 GABA 能的 D2 MSN，而黑质致密部的 DA 能神经元，也可通过激活 D2 受体抑制纹状体内的胆碱能中间神经元。反过来，纹状体内的 GABA 能神经元可以抑制 DA 能神经元的活动，这样形成了黑质 - 纹状体之间的往返性投射环路，相互协调直接通路和间接通路的功能（图 4-94）。

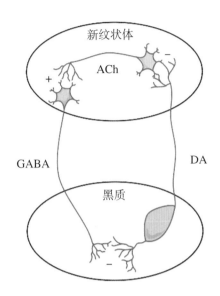

图 4-94　黑质 - 纹状体投射系统示意图

3. 基底核损伤对运动调节的影响　正常情况下，直接通路和间接通路之间相互制约，保持平衡。如果通路中某类神经元或某种递质代谢出现异常，平衡就会被打破，出现运动障碍。根据通路中病变部位的不同，运动障碍的表现也不同，大致可以分为两类：一类是以运动过少而肌紧张增强为特征的综合征，如帕金森病（Parkinson disease，PD）；另一类是以运动过多而肌紧张降低为特征的综合征，如亨廷顿病（Huntington disease，HD）和手足徐动症（athetosis）。

（1）帕金森病：又称震颤麻痹，是一种神经退行性疾病。常始于一侧上肢，逐渐累及同侧下肢，再波及对侧上肢及下肢。患者临床表现为随意运动减少，动作缓慢，全身肌紧张增强，肌肉强直，面部表情呆板等，常伴有静止性震颤。其中，静止性震颤常为首发症状，多始于一侧上肢远端，在静止时出现，情绪激动时增加，但在进行随意运动时减少，入睡后消失，故称静止性震颤（static tremor），典型表现为拇指和示指呈"搓丸样"动作。帕金森病的主要病理改变位于黑质区，出现多巴胺能神经元变性和丢失，即多巴胺能神经元功能受损。此外，对 PD 患者进行尸检发现，肉眼可见黑质有明显的色素消失，镜下可观察到多巴胺能神经元缺失，有时神经元胞浆内可出现特征性的嗜酸性包涵体，称路易体（Lewy body）。在体成像显示多巴胺能神经元标志物会显著减少。黑质多巴胺能神经元的减少使得纹状体内多巴胺和乙酰胆碱平衡失调，多巴胺能神经元功能下降，乙酰胆碱能神经元功能增强，导致直接通路和间接通路之间的调控失衡，即直接通路活动减弱，间接通路活动增强，激活基底核的输出端，使运动皮质对运动的发起受到抑制而引起一系列症状。给予多巴胺的前体左旋多巴和 M 型乙酰胆碱受体阻滞药东莨菪碱能改善肌肉强直和动作缓慢的症状，但是上述两类药物对静止性震颤均无显著治疗作用。研究发现，静止性震颤的发生可能与丘脑腹外侧核等结构的神经元异常放电有关。用微电极记录帕金森病患者丘脑腹外侧核的神经元放电，可以观察到该区神经元会周期性放电，其节律与患者肢体的震颤节律同步，如果破坏丘脑腹外侧核，静止性震颤可消失。目前，一些临床前动物实验以及临床试验结果显示，使用干细胞移植如间充质干细胞，通过诱导分化为中脑多巴胺能神经元治疗帕金森病具有显著优势，可以弥补左旋多巴等药物只能改善症状的缺陷，具有极大的潜力。

（2）亨廷顿病：是一种常染色体显性遗传的神经退行性疾病，主要病因是患者第 4 号染色体上的亨廷顿基因（Huntingtin，*HTT*）发生变异，由 *HTT* 基因 1 号外显子上 CAG 核苷酸序列拷贝异常导致。该病主要表现为面部、躯干和四肢不自主的抽搐或扭动的舞蹈样动作，伴有不自主肌肉收缩、肌张力降低等，眼动受损，口齿不清，以运动异常、认知能力下降为特征。病变部位主要是新纹状体，突变的亨廷顿蛋白在该脑区大量聚集沉积，损伤纹状体内的神经元，导致纹状体 - 苍白球 GABA 能投射神经元和纹状体乙酰胆碱能中间神经元的丢失，GABA 能和乙酰胆碱能神经元的功能减退，减弱对苍白球的抑制输出，也减少了对黑质多巴胺能神经元的抑制，导致多巴胺能神经元的功能相对亢进，引发直接通路过度激活，而间接通路过度抑制，对运动皮质发起运动产生易化，导致运动过多等。给予多巴胺受体拮抗剂或可以耗竭多巴胺的药物可缓解症状。

六、小脑对躯体运动的调节

小脑（cerebellum）是中枢神经系统最大的运动调控结构。小脑与大脑皮质之间有复杂的双向纤维联系，但小脑并不直接发起运动，而是作为皮质下运动调节中枢，配合皮质参与运动的设计、程序的编制和运动的执行。小脑也和脑干、脊髓有大量的突触联系，参与维持躯体平衡、调节肌张力，协调随意运动等。切除全部小脑并不妨碍运动的发起和执行，但运动将变得缓慢、笨拙和不协调。小脑的另一个重要功能是运动学习，参与技巧性运动的获得和建立过程。

（一）小脑的解剖结构

小脑由外层的灰质（皮质）、内部的白质和位于白质中心的小脑深部核团组成。小脑表面两条最深的裂（原裂和后外侧裂）将小脑横向分成三个主要的叶：前叶、后叶和绒球小结叶。从功能上可将小脑划分为三个功能区：前庭小脑（vestibulocerebellum）或古小脑、原小脑（即绒球小结叶）、脊髓小脑（spinocerebellum）或旧小脑（包括小脑蚓都和半球中央部）和皮质小脑（cerebrocerebellum）或大脑小脑、新小脑（即古 / 旧小脑之外的部分）（详细内容请见第四章第三节小脑部分）。

（二）小脑的运动控制功能

1. 前庭小脑　是小脑中最原始的部分，主要由绒球小结叶组成。前庭小脑可通过前庭核接受来自前庭器官的感觉信息的输入，传出纤维在前庭外侧核换元，经前庭脊髓束到达脊髓前角内侧的运动神经元，控制躯体和四肢近端伸肌的活动，故参与维持躯体平衡和姿势。前庭小脑还可通过脑桥核接受外侧膝状体、上丘和视觉皮质的视觉传入信息，传出纤维在前庭内侧核中继，经内侧纵束到达支配眼外肌的神经核，调节眼外肌的收缩，协调头部运动时眼球为了保持目标在视网膜成像而进行的凝视运动。当切除猫的绒球小结叶后，可出现位置性眼震颤（positional nystagmus），即当头位固定于特定位置时出现眼震颤。

2. 脊髓小脑　由小脑蚓部和半球中央部组成。脊髓小脑主要接受脊髓和三叉神经传入的关于躯干、四肢及头面部的感觉信息，还接受视听觉皮质和运动皮质的传入信息。它的传出纤维通过调控前庭脊髓束、网状脊髓束和皮质脊髓前束来控制躯干、肢体近端肌肉和头颈部肌肉。脊髓小脑的传出纤维还可通过红核脊髓束和皮质脊髓侧束调控肢体远端肌肉。

脊髓小脑的主要功能是调节正在进行中的运动，协调大脑皮质对随意运动进行适时的控制。当运动指令发出后，一方面指导运动系统开始进行运动，另一方面，也通过皮质脊髓束的侧支向脊髓小脑发送运动指令的副本。小脑可以利用来自大脑皮质的内反馈信息（运动指令的副本）和来自外周的外反馈信息（外周皮肤感觉、肌肉和关节的本体感觉及视听觉等），进行对比，找出运动指令和实际运动情况的误差，再发出指令到运动皮质，校正进行中的运动，同时也可通过脑干脊髓下行通路调节肌肉的活动，纠正运动的误差，使实际运动能符合运动的目标和计划。

脊髓小脑还可以调节肌紧张，并有抑制和易化两方面。小脑前叶蚓部有抑制肌紧张的作用。小脑前叶两侧部有加强肌紧张的作用。

3. 皮质小脑　由小脑半球的外侧部构成。皮质小脑不接受外周感觉的输入，它的输入来自于大脑皮质的广泛区域（感觉皮质、运动皮质和联络区）。皮质小脑和基底核一起参与运动的计划和运动程序的编制，再将指令依次交给次级运动皮质和初级运动皮质去执行。在学习精巧复杂运动的开始阶段，大脑皮质发起的随意运动并不协调，不断练习的过程中，大脑皮质和小脑反复进行联合活动，脊髓小脑持续根据感觉的传入，逐步调整运动的偏差，使得精巧运动得以完善，皮质小脑参与这项运动的编程并储存下来。当需要再次发动这项运动时，大脑皮质先从皮质小脑中提取运动程序，后者将程序发送到运动皮质，随后通过皮质脊髓束发起精巧运动，这样运动可以快速被启动并协调地完成。

（三）小脑的神经环路组成

小脑皮质由外到内可分为分子层、浦肯野细胞层（或称梨状细胞层）和颗粒层。小脑含有五种类型的神经元：浦肯野细胞（Purkinje cell，或称梨状细胞）、星状细胞、篮状细胞、颗粒细胞和高尔基细胞。浦肯野细胞是小脑主要的神经元，其轴突是小脑皮质唯一的传出路径，投射到小脑深核和前庭核，其余的四种是小脑皮质神经元环路内的中间神经元。颗粒细胞是一类兴奋性的谷氨酸能神经元；而浦肯野细胞、篮状细胞、星状细胞和高尔基细胞均为抑制性的 γ- 氨基丁酸能神经元。浦肯野细胞可对其支配的小脑深核和前庭核神经元发挥抑制作用。小脑含有四种纤维：苔藓纤维（mossy fiber）、攀缘纤维（climbing fiber）、平行纤维（parallel fiber）和单胺能纤维。苔藓纤维和攀缘纤维都是以兴奋性氨基酸为递质的兴奋性传入纤维，分别对颗粒细胞和浦肯野细胞发挥兴奋作用。苔藓纤维来自中枢神经系统多个结构，可与颗粒细胞形成突触连接，颗粒细胞的轴突上行到分子层后形成 T 形分叉向两侧伸展，故称平行纤维。每根平行纤维可与近千个浦肯野细胞形成突触连接，这样使得传入信号得以扩散，同时每个浦肯野细胞又接受大量平行纤维的输入，形成了传入信号的汇聚。因此，要引起一个浦肯野细胞兴奋，需要众多平行纤维的传入在时间和空间上同步，整合形成一个较大的兴奋性突触后电位。攀缘纤维来自于对侧下橄榄核，它的分支会缠绕在浦肯野细胞的胞体和树突上，形成突触连接（图 4-95）。每个浦肯野细胞虽然只接受一根攀缘纤维的输入，但是攀缘纤维在上升过程中可以形成多个突触，从而强有力地兴奋浦肯野细胞。一次攀缘纤维的传入就可以使浦肯野细胞产生一个较大的兴奋性突触后电位。浦肯野细胞对苔藓纤维和攀缘纤维传入的反应不同。苔藓纤维 - 平行纤维传入使浦肯野细胞产生类似其他神经元的动作电位，即简单锋电位，而攀缘纤维传入则会引起一种波形复杂的复杂锋电位。两种电位都会促进浦肯野细胞释放 γ- 氨基丁酸，抑制小脑深核和前庭核神经元。研究者推测苔藓纤维和攀缘纤维可能向小脑传入了不同的信息。苔藓纤维在运动的过程中持续向小脑提供了皮肤感觉和本体感觉的信息。攀缘纤维向小脑提供实际运动与中枢运动指令之间的误差信号。攀缘纤维的传入可使平行纤维与浦肯野细胞之间的突触传递发生长时程抑制（long-term depression，LTD），这种机制被认为是小脑进行运动学习的神经生物学基础。

（四）小脑损伤对运动调节的影响

小脑损伤一般不会出现瘫痪，也不影响随意运动的发起和中止，但会出现运动协调的障碍，称小脑共济失调。表现为姿势和步态异常，身体倾斜，步态基底宽，蹒跚步态，严重者不能行走；各组肌肉或各个运动间的相互协调作用丧失，使运动发生分解或不能协调；患者对运动的距离、速度及力量掌握不准而发生辨距不良；不能完成精细动作，肢体出现与运动方向垂直的来回

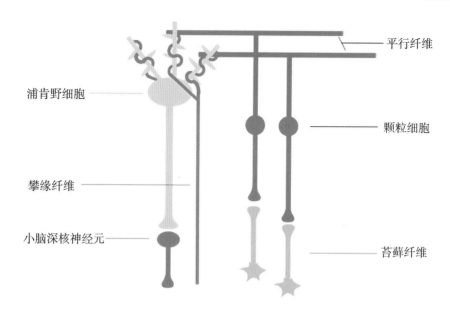

图 4-95　小脑内神经环路的组成

平行纤维

颗粒细胞

苔藓纤维

浦肯野细胞

攀缘纤维

小脑深核神经元

小测试4-7：
1. 简述初级运动皮质调节运动的特征。
2. 小脑如何对进行中的运动进行反馈调节？

摆动，如用手指物，在快接近目标时发生明显震颤，即意向性震颤；发音肌肉不协调，含糊不清或爆破性语言等。

　　小脑损伤还会有肌张力的减退。患者感到四肢乏力，动作缓慢。检查时做上下肢的被动运动，可见肌张力下降，甚至出现回击（rebound）现象，主要是由于拮抗肌的张力过低所致。

小　结

　　脑干和脊髓位于运动调控的最低水平，负责运动的执行。脊髓前角的 α 运动神经元直接支配骨骼肌，使骨骼肌收缩。骨骼肌内的肌梭和腱器官是分别可以感知肌肉长度和张力变化的本体感受器。脑干内的上运动神经元可通过脑干下行通路来调节脊髓下运动神经元的活动，进行肌紧张、节律运动和姿势调控。

　　运动皮质和脊髓小脑位于中间水平，负责运动指令的发出和协调。运动皮质主要通过皮质脊髓束和皮质脑干束下传信息，调节下运动神经元的活动。在运动过程中，脊髓小脑可探测运动误差并向运动皮质发出信号以便及时修正。

　　运动调控的最高水平是大脑皮质联络区、基底核和皮质小脑，负责复杂运动的设计和策略的选择等。其中，基底核的直接通路可以易化皮质活动，促进随意运动的发起；间接通路则抑制皮质发起运动，以减少不适当的运动。二者相互协调使运动变得协调和平稳。皮质小脑参与运动的策划和复杂运动的编程。

整合思考题

　　1. 分别描述肌梭和腱器官的传入传出纤维及功能。

　　2. 比较腱反射和肌紧张的异同点。

　　3. 当人的脚踩到尖锐物体感觉疼痛时，可能会出现受刺激侧腿立刻抬起而对侧腿伸直的反应。这个过程体现了什么反射？请描述反射的具体过程。

整合思考题参考答案

4. 举例解释什么是 α-γ 共同激活，其有何意义？

5. 描述下运动神经元损伤的临床表现。

6. 描述基底核直接通路和间接通路的纤维联系。黑质内多巴胺神经元的丢失会如何影响直接通路和间接通路的功能？

（李亦婧　杨　巍　邢国刚）

第八节　脑电活动、睡眠－觉醒和癫痫

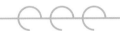 导学目标

通过本节内容的学习，学生应能够：

※ **基本目标**

1. 说出脑电活动的定义，总结脑电活动的类型和特征。

2. 说出自发脑电活动的定义，描述正常脑电图波形特征、常见部位和出现条件；描述脑电波形成机制；分析睡眠 - 觉醒及癫痫脑电的变化。

3. 说出诱发电位的定义，描述诱发电位的组成。

4. 说出睡眠与觉醒的定义，描述睡眠的基本类型、特征和功能。

5. 描述睡眠 - 觉醒调控神经核团及主要神经元类型，分析睡眠 - 觉醒的神经环路。

6. 描述睡眠 - 觉醒的内稳态及生物节律调控，分析睡眠 - 觉醒的调控机制。

7. 描述睡眠障碍的主要类型及表现，分析失眠症的发病机制，以及治疗药物的药理作用、临床应用和不良反应。

8. 说出癫痫的定义，描述其发作的表现，并分析发病机制，描述常用抗癫痫药物的药理作用及机制、临床应用和不良反应。

※ **发展目标**

1. 根据脑电图波形特征，判断睡眠 - 觉醒状态。

2. 根据失眠症的临床表现，选择合适的治疗药物。

3. 根据癫痫的临床表现，选择合适的治疗药物。

案例 4-11

　　女性，32 岁。因工作压力大，晚上经常加班至深夜，睡眠不好 3 月余，表现为入睡困难、夜醒频繁、早醒等。尝试过热牛奶、听轻音乐等方法改善睡眠，效果不佳。患者表示因长期失眠严重影响日间工作和生活质量，情绪易怒。经过详细询问病史和常规检查后，医生诊断为失眠症，考虑使用右佐匹克隆治疗。

案例 4-11 解析

问题：
1. 失眠症有哪些临床表现？
2. 该失眠症患者为什么使用右佐匹克隆治疗？

一、脑电活动

大脑皮质作为一个整体，其神经元活动所产生的电位变化，可以通过大脑这个容积导体反映到大脑表面。在大脑皮质表面或头皮上安放记录电极，可记录到大脑中神经元所产生的电位变化。本节所述的脑电活动，是指大脑皮质神经元的群集电活动，而非单个神经元的电活动。依据所记录到的脑电活动的发生条件和电位变化发生的原因不同，可分为自发脑电活动和皮质诱发电位两种不同类型。

（一）自发脑电活动

电生理学方法

脑电图和大脑成像

自发脑电活动（spontaneous electric activity of the brain）是在无明显刺激的情况下，大脑皮质自发产生的节律性电位变化。将引导电极放置在头皮上，通过脑电图机所记录的皮质脑电活动，称为脑电图（electroencephalogram，EEG）。1875 年，英国生理学家 Richard Caton 首次从狗和兔子的大脑皮质记录到节律性脑电波。1929 年，德国精神病学家 Hans Berger 首次报道人的脑电波。脑电波的发现和脑电图记录的应用，实现了人们对睡眠状态的准确判断和定量分析，是研究睡眠的必备手段。

在动物实验中将颅骨打开或对患者进行脑外科手术时，直接在皮质表面记录到的自发电活动称为皮质电图（electrocorticogram，ECoG）。脑电图和皮质电图的图形基本一致，由于引导电极安放部位不同，所记录的波形的振幅不同。一般来讲，皮质电图的振幅比脑电图的振幅约大 10 倍。

1. 脑电图的基本波形 脑电图的基本波形可以根据频率、波幅等特征分为 α、β、δ、θ 四种波形。通常频率慢的波，其波幅较大；频率快的波，其波幅较小（表 4-8，图 4-96）。

α 波的频率为 8 ～ 13 Hz，幅度为 20 ～ 100 μV，在大脑皮质各区普遍存在，枕叶皮质最为明显。波形近似正弦波，常表现为波幅随时间由小变大，再由大变小，反复变化而形成 α 波的梭形波群。正常成人在安静、清醒并闭目时可出现。当受试者睁开眼或进行紧张性思维或接受其他刺激时，α 波立即消失，被低振幅、高频快波（β 波）所取代，这一现象称为 α 波阻断（alpha block）。

β 波的频率为 14 ～ 30 Hz，幅度为 5 ～ 20 μV，在额叶和顶叶较显著，是新皮质处于紧张活动状态的标志。

θ 波的频率为 4 ～ 7 Hz，幅度为 50 ～ 100 μV，常见于成人困倦时，以及觉醒期注意力集中时，可在颞叶和顶叶记录到。幼儿时期，常出现 θ 波。

δ 波的频率为 0.5 ～ 3 Hz，幅度为 100 ～ 150 μV。常出现在成人慢波睡眠阶段，或处于极度疲劳或麻醉时，在颞叶和枕叶比较明显。

此外，在觉醒并专注与某一事时，常可见一种频率较 β 波更高的 γ 波，其频率为 30 ～ 80 Hz，波幅范围不定。而在睡眠时，还可出现一些特殊波形的正常脑电波，如驼峰波、σ 波、λ 波、κ 复合波、μ 波等。

表 4-8　脑电图的基本波形

波形	频率（Hz）	波幅（μV）	常见部位	出现条件
α波	8 ~ 13	20 ~ 100	枕叶	成人安静、闭目、清醒时
β波	14 ~ 30	5 ~ 20	额叶、顶叶	觉醒、注意力集中、心情兴奋激动、睁眼或接受其他刺激时
θ波	4 ~ 7	50 ~ 100	颞叶、顶叶	成人困倦入睡、觉醒期注意力集中、幼儿期
δ波	0.5 ~ 3	100 ~ 150	颞叶、枕叶	成人睡眠时、婴幼儿期、极度疲劳或麻醉时

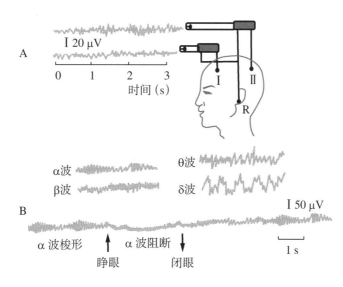

图 4-96　正常脑电图的波形
A. 记录方法示意图；B. 各种波形。
Ⅰ：额叶电极；Ⅱ：枕叶电极；R：参考电极

2. 脑电波形成机制　记录电极下的多个神经元活动时所产生的突触后电位的总和被称为脑电波。大脑皮质锥体神经元在脑电波的形成过程中起主要作用：大脑皮质锥体神经元整体排列，树突垂直于皮质表面并相互平行，因此在发生同步活动时形成强大的电场，并被记录到。

皮质神经元的同步活动与丘脑密切相关。在切除丘脑与皮质间的连接或损伤丘脑后，皮质区域因中度麻醉产生的 8 ~ 12 Hz 的类似 α 波的自发脑电活动大大减弱或消失。而以 8 ~ 12 Hz 的频率重复电刺激丘脑非特异投射核，可出现兴奋性突触后电位（EPSP）和抑制性突触后电位（IPSP）的交替，在皮质引导出类似 α 波的电变化，并观察到同样节律的电位变化。皮质神经元去同步化则是特异性传入活动（视、听、嗅以及其他感官觉刺激）打断了丘脑非特异投射系统的同步节律性活动，呈现皮质去同步化脑电波。

3. 脑电图的变化

（1）睡眠 - 觉醒脑电的变化：去同步化和同步化现象是睡眠 - 觉醒脑电最常见的变化，去同步化脑电波表现为高频低幅快波，同步化表现与之相反，为高幅低频慢波。

觉醒状态下，脑电波一般呈去同步化快波，没有明显的优势波形，闭目安静时枕叶可出现 α 波。睡眠状态下脑电波一般呈同步化慢波，优势波形为 δ 波。在快速眼动睡眠期（rapid eye movement，REM）表现为去同步化快波，这时的脑电波与觉醒时类似。

脑电波在睡眠的不同时期具有不同的变化规律。非快速眼动睡眠（non-rapid eye mwvent，non-REM，NREM）N1 期的脑电波呈现为 α 波逐渐减少，低幅 θ 波出现，频率略有降低，整体比较平坦。N2 期出现特征为持续 0.5 ~ 1 s、8 ~ 14 Hz 的睡眠梭形波（即 σ 波）以及 κ 复合波

（δ 波和 σ 波的复合波）。N3 期 δ 波明显增强，在全部脑电波的占比达到 20% ~ 50%，进入深度睡眠期，δ 波占比超过 50%。在异相睡眠（快速眼动睡眠）期，脑电波与觉醒时期相似，皮质活动去同步化。

（2）癫痫脑电的变化：癫痫发作时或间期，脑电图上出现突发性的高波幅放电，称为痫样放电（epileptiform discharge）。其最典型的特征波形为尖波、棘波和慢波放电（sharp-，spike-and slow-wave discharges）三种波形的不同节律组合，形成了癫痫样放电的多种形式。

尖波的时程在 70 ~ 200 ms，波幅在 100 ~ 200 μV，以负相为主。尖波升陡降缓，波顶较纯。棘波时程小于 70 ms，波幅 50 ~ 150 μV，升陡降陡，有单相、双相和三相，其中最常见的是双相负相，以单个或多个节律性发放为主。棘波常见于颞叶癫痫，但与尖波均是由于大脑皮质神经元高度同步化高频放电所致。在癫痫中，慢波常与尖波或棘波同时出现，形成棘慢波综合以及尖慢波综合。前者中的慢波时程较短，为 200 ~ 500 ms，波幅 100 ~ 200 μV，而后者中慢波时程则在 500 ~ 1000 ms。两种综合波如果局限性出现在皮质中某个部分，则多为局限性癫痫（图 4-97）。

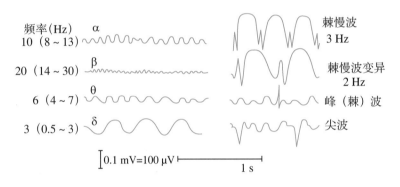

图 4-97　正常人和癫痫患者脑电图的比较

（二）皮质诱发电位

皮质诱发电位（evoked cortical potential）是指刺激传入在大脑皮质一定部位诱发的电位变化，可由感受器、感觉神经或神经传入通路中的任何一环诱发（图 4-98）。诱发电位一般包括主反应（primary response）、次反应（secondary response）和后发放（after discharge）（图 4-99）。

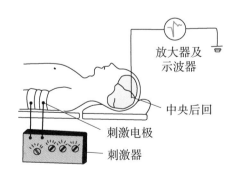

图 4-98　人大脑皮质感觉运动区诱发电位的记录

主反应是潜伏期固定的（5 ~ 12 ms）先正后负的双相反应慢波。先正后负是指在兴奋初期，皮质深层细胞呈负电位，皮质表面呈正电位，当兴奋由顶树突上部进入皮质浅层，皮质表面呈负

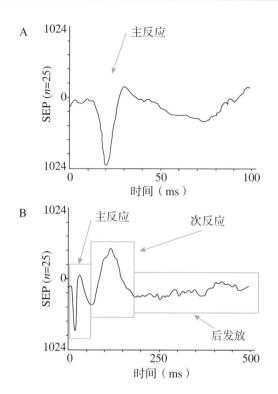

图 4-99　电刺激家兔腓总神经引起的体感诱发电位（SEP）

A．刺激后 0 ~ 100 ms 内的 SEP（相当于图 B 前 100 ms）。B．刺激后 0 ~ 500 ms 的 SEP。包括主反应、次反应和后发放。纵坐标为计算机的数字量。n 为叠加的反应次数。曲线向下为正，向上为负

电位，即电位变化呈先正后负。潜伏期的长短由多个因素影响，包括刺激部位与皮质之间的距离、神经纤维的传导速度和路径突触数目等。

主反应的形成可能是皮质锥体细胞电活动的综合表现，与感觉特异投射系统的活动相关。主反应具有三个明显特性：空间特性，指其在大脑皮质的投射有特定的中心区；时间特性，指有固定的潜伏期，也即与刺激有锁时关系；相位特性，指其具有特定的波形和强度。

次反应是发生在主反应之后的扩散性继发反应，分布在广泛的皮质区域。次反应与感觉非特异投射系统的活动相关，但与刺激物锁时关系。后发放是发生在主反应和次反应后的一系列正相周期性电位波动，其产生依赖非特异感觉输入与皮质中间神经元引发的皮质顶树突超极化和去极化的交替作用。

根据刺激类型的不同，皮质诱发电位包括体感诱发电位（somatosensory evoked potential，SEP）、听觉诱发电位（auditory evoked potential，AEP）和视觉诱发电位（visual evoked potential，VEP）等。这些诱发电位的记录方法得益于 1947 年英国伦敦大学 George Dawson 采用叠加和平均处理的方法从脑电的背景噪声中，提取到的因波幅较小而被自发脑电淹没的诱发电位，这种方法提取的诱发电位被称为平均诱发电位（averaged evoked cortical potential），是研究人类感觉功能、神经系统疾病、行为和心理活动的重要方法（图 4-98）。在临床上，诱发电位记录作为一种非损伤性方法，可以用来诊断感觉系统的中枢损伤部位或功能紊乱。

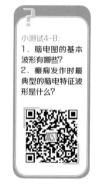

小测试4-8：
1. 脑电图的基本波形有哪些？
2. 癫痫发作时最典型的脑电特征波形是什么？

二、睡眠－觉醒、睡眠障碍及治疗药物

（一）睡眠

1. 睡眠的定义　睡眠是复杂的生理过程，与觉醒状态形成鲜明对比。睡眠是几乎所有动物

的本能行为，甚至在没有中枢神经系统的生物中也有类似睡眠的现象。人生约有三分之一的时间在睡眠中度过。在睡眠状态下，主动意识行为会持续一段时间消失，对外界环境的反应能力显著减弱，但适度刺激仍能将其唤醒。通过记录分析脑电图和肌电图，可客观判断个体的睡眠或觉醒状态。

2. 睡眠的类型　睡眠可分为两种基本类型：非快速眼动（NREM）睡眠和快速眼动（REM）睡眠。在 NREM 睡眠期，脑电图呈现出高幅慢波，肌电活动相对平静，因此也被称为慢波睡眠。根据脑电特征，NREM 睡眠又可以细分为 3 个阶段（期），即 N1、N2 和 N3 期。在 REM 睡眠期间，脑电图会呈现出低幅快波，肌电更为平静，这种状态也被称为快波睡眠或异相睡眠。

NREM 和 REM 睡眠虽然都与行为不动有关，但在脑电和自主神经活动模式上有所不同。NREM 睡眠的特点是脑电活动同步和自主神经活动减少，而 REM 睡眠则表现出类似觉醒状态的去同步脑电和复杂的自主神经活动特征，同时肌肉张力明显减弱，甚至消失。

3. 睡眠的功能　睡眠对于生命的重要性不亚于食物、空气和水。睡眠在维持生命活动中发挥着至关重要的作用，其主要功能包括：①消除疲劳，恢复体力，储备能量；②高效清除神经系统代谢废物，与人类高级功能的实现紧密相关；③增强免疫系统效能，提高抵抗力，预防疾病；④增加生长激素的分泌，助力生长发育和维护肌肤健康；⑤学习记忆巩固的关键期，有助于信息加工和存储。尽管对睡眠的功能有一定的理解，但其潜力和更深层次的作用仍有待进一步探索和应用。

（二）睡眠 - 觉醒调控的核团及神经环路

睡眠 - 觉醒的时相转换依赖多个神经核团和复杂的神经环路系统，促进觉醒、诱导非快速眼动睡眠，以及控制快速眼动睡眠的开始和结束。这些神经环路相互连接，形成一个广泛分布于前脑、中脑和后脑等脑区的网络，控制睡眠和觉醒之间的平衡和适时的时相转换，维持人体正常的生理活动。

1. 觉醒促进核团及主要神经元类型　清醒是一系列的进程和行为，提供生物体与环境互动并根据其动机采取行动的能力。这些进程与睡眠中的进程存在不同，觉醒促进系统可以协同或独立运行，抵抗皮质同步状态，抑制睡眠诱导神经元的活动，并形成觉醒状态相关进程所必需的大脑动力学变化。在人类神经系统中，觉醒促进核团是负责调控觉醒状态的关键部分，已发现有基底神经节、基底前脑、丘脑、下丘脑和脑干等多个觉醒促进系统（图 4-100）。

（1）脑干网状结构上行激活系统：意大利生理学家莫鲁兹（Moruzzi）和美国解剖学家麦昆（Magoun）提出了基于脑干网状结构的上行激活系统理论，认为大脑维持觉醒是由脑干发出促进觉醒的信号，从而影响前脑。脑干网状结构上行激活通路分为背侧和腹侧两个分支，背侧通过丘脑，向皮质传递信号，腹侧通过外侧下丘脑和基底前脑最终到达皮质，两条通路相互作用、协同，独立或共同参与觉醒行为的调节。近年来，多个新的觉醒调控核团的发现使人们在上行激活通路的基础上提出觉醒促进核团在整个大脑中分布式存在，觉醒是由多个并发的觉醒促进环路的激活推动的，并参与各种行为的调节。

（2）基底神经节：基底神经节（basal ganglia）由纹状体、苍白球、丘脑底核和黑质组成。与觉醒的关联极为密切，背侧纹状体表达多巴胺 D_1 受体的 GABA 能神经元，接收来自皮质、丘脑以及黑质的信息输入，抑制下游苍白球内侧部（EP）和黑质网状部（SNr）内促进睡眠的核团，诱导觉醒行为。由伏隔核（NAc）和腹侧苍白球（VP）等核团构成的腹侧基底神经节同样参与觉醒的启动和维持，其中 NAc D_1R 神经元和 VP GABA 能神经元与觉醒高度相关。

（3）基底前脑：基底前脑（basal forebrain，BF）的主要神经元是 γ- 氨基丁酸（GABA）能、乙酰胆碱（ACh）或谷氨酸（Glu）能。大多数 BF 神经元在清醒和 REM 睡眠期间活性强，小部分在 REM 睡眠或 NREM 睡眠期间活性最高。BF 的 GABA 能神经元促进觉醒，并且是维持觉醒

脑区	觉醒促进核团	
	核团	细胞类型
基地神经节	伏隔核	γ-氨基丁酸
	腹侧苍白球	γ-氨基丁酸
	背侧纹状体尾状壳核	多巴胺1型受体
前脑	基底前脑	乙酰胆碱 / 谷氨酸 / γ-氨基丁酸
	内侧隔核	谷氨酸
下丘脑	外侧下丘脑	食欲素 / γ-氨基丁酸
	结节乳头体核	组胺
	乳头上核	谷氨酸
丘脑	丘脑室旁核	谷氨酸
	中央内侧丘脑	多巴胺
	腹内侧丘脑	多巴胺
	背内侧丘脑	5-羟色胺
脑干	腹侧被盖区	谷氨酸 / 多巴胺
	中脑导水管周围灰质腹侧部	多巴胺
	中缝背核	谷氨酸
	臂旁核	乙酰胆碱 / 谷氨酸
	背外侧被盖核/脚桥被盖核	谷氨酸
	蓝斑核	去甲肾上腺素
	延髓前包钦格复合体	钙粘蛋白9/转录因子Dbxl

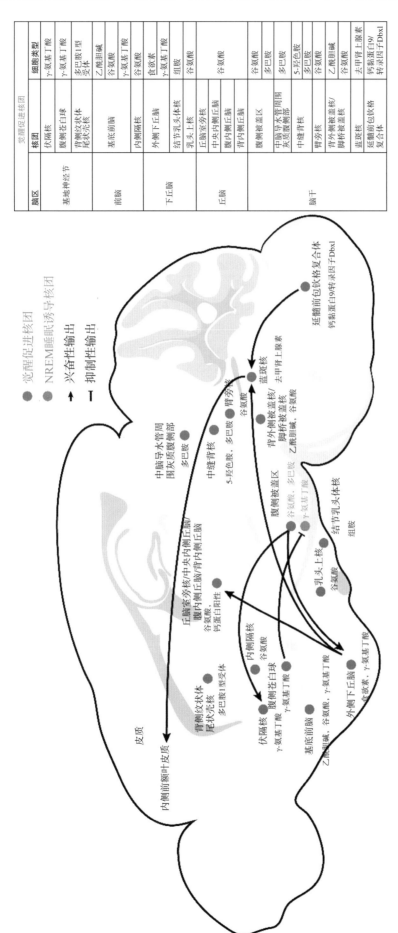

图 4-100　觉醒促进神经核团及神经环路

所必需的神经元类型。胆碱能神经元兴奋可以诱发觉醒特征的快速皮质活动，同时参与调节多种皮质功能。

（4）下丘脑：外侧下丘脑（lateral hypothalamus，LH）与觉醒的产生和维持有关。下丘脑分泌素/食欲素（Hcrt/Orexin）神经元的丢失与发作性睡病有关。除食欲素神经元外，LH 中谷氨酸能和 GABA 能神经元调控觉醒的产生和维持。

结节乳头体核（tuberomammillary mucleus，TMN）是大脑内组胺（HA）能神经元胞体所在地，HA 能神经元与几个睡眠 - 觉醒调节核团相互连接并参与觉醒，组胺 H_1 受体阻断药促进睡眠，H_3 受体阻断药促进组胺等兴奋性递质的释放，增进觉醒。

乳头上核（supramammillary nucleus，SuM）神经元向大脑皮质、基底前脑以及海马存在广泛投射。其中谷氨酸能神经元促进觉醒行为发生，但一些与 GABA 共表达的谷氨酸能神经元也调控觉醒，而作用弱于谷氨酸能神经元。

下丘脑室旁核（paraventricular hypothalamic nucleus，PVN）谷氨酸能神经元促进觉醒，与应激性觉醒高度相关。

（5）丘脑：丘脑（thalamus）由不同的亚核组成，包括丘脑背侧、中央和外侧的亚群（分别为 DMT、CMT 和 VMT）。在清醒和睡眠期间对大脑皮质的振荡发挥强有力的控制作用。

（6）腹侧被盖区：腹侧被盖区（VTA）包含一个庞大的神经元群体，分为多巴胺（DA）能、谷氨酸能和 GABA 能神经元。多巴胺能和谷氨酸能神经元的激活诱导并维持觉醒状态。GABA 能神经元介导的对多巴胺能神经元的抑制可以防止在活动期因多巴胺过度释放而产生的过度觉醒。VTA 内 DA 能神经元上游接收来自上丘（SC）的抑制性输入，在小鼠暴露于黑暗中进入活动期时，SC 内 GABA 能神经元活性降低，VTA 内 DA 能神经元去抑制，引发觉醒。

（7）中缝被盖核：脑中的大多数 5- 羟色胺由中缝背核（DR）和中层核（MR）5-HT 神经元释放。5-HT 神经元促觉醒，但 DR 中存在的小部分多巴胺能神经元同样介导机体从睡眠向觉醒的转换。在中脑导水管周围腹侧灰质（vPAG）也有一类功能相近的多巴胺能神经元，觉醒期处于活跃状态。

（8）蓝斑核：蓝斑核（LC）一直被认为是主要的唤醒促进系统。LC 释放去甲肾上腺素（NE）与觉醒水平密切相关。LC 内 NE 能神经元投射到脊髓运动神经元和其他运动中心，以促进清醒期的运动活动。在 NREM 睡眠期间，LC 轴突末梢的 NE 释放可以通过调节躯体感觉丘脑和 mPFC 内神经元介导感觉警觉和微唤醒。

（9）臂旁核：臂旁核（PB）是感觉器官信息的中继节点。它整合了有关呼吸、疼痛、温度、触觉和味觉的输入，被认为能适应性地调节清醒和皮质的唤醒。PB 损伤后，人类和动物可能会产生昏迷或持续的植物状态。

（10）脑桥被盖核：脑桥被盖核（PPT）位于 PB 前部，该区域几乎所有的胆碱能神经元以及大部分谷氨酸能和 GABA 能神经元在觉醒和 REM 睡眠期间最活跃。PPT 内不同类型神经元在睡眠 - 觉醒的调控中功能不一，其中谷氨酸能神经元在觉醒调节方面发挥重要作用，胆碱能神经元影响 NREM 睡眠期间低频脑电波，GABA 能神经元调控 REM 睡眠。

（11）其他觉醒相关核团：最新研究丘脑下旁核（PSTN）谷氨酸能神经元等也参与调控觉醒。

觉醒的发生依赖于多个核团中多种神经元协同作用。觉醒核团区域中的神经元通过释放不同的神经递质，如多巴胺、乙酰胆碱、谷氨酸和 GABA 等，促进觉醒行为的发生和维持。

2. 非快速眼动（NREM）睡眠诱导的神经核团及主要神经元类型 非快速眼动（NREM）睡眠的特征是多样化的。1930 年，von Economo 发现下丘脑前部对睡眠至关重要，20 世纪 90 年代后期在下丘脑前视区（VLPO）的腹外侧区域发现了睡眠活跃的神经群。近年来，新技术的应用揭示了众多调控 NREM 睡眠的重要核团（图 4-101）。

（1）皮质：尽管大多数皮质神经元具有促觉醒活性，但有一亚群神经元在 NREM 睡眠期间

脑区	核团	细胞类型
基底神经节	背侧纹状体	多巴胺2型受体
	伏隔核	腺苷受体A₂A/D₂
	嗅结节	腺苷受体A₂A
前脑	基底前脑	生长抑素
	中央杏仁核	神经降压素
下丘脑	视前区	γ-氨基丁酸
	背内侧下丘脑	
	腹外侧视前区	
丘脑	未定带	LIM顺式结构因子6
	丘脑网状核	γ-氨基丁酸
	后丘脑	神经降压素
脑干	中脑导水管周围灰质腹外侧区	谷氨酸
	中脑周围pⅢ区	谷氨酸
	吻内侧被盖核	
	黑质网状部	
	面旁核	γ-氨基丁酸
	延髓腹内侧核	

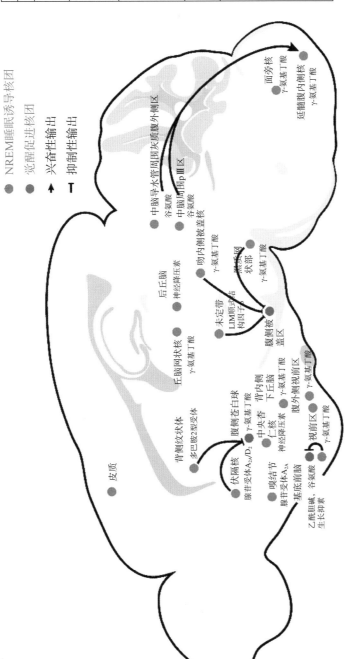

图 4-101 NREM 睡眠诱导神经核团及神经环路

尤其活跃。这群细胞产生神经型一氧化氮合酶（nNOS），是 GABA 能皮质中间神经元的一小部分。nNOS 神经元驱动睡眠稳态，通过远距离皮质内投射同步皮质节律。除此之外，表达皮质生长抑素的 GABA 能神经元也具有促睡眠作用，但这些皮质睡眠促进神经元如何与皮质下结构联系仍有待研究。

（2）基底神经节：基底神经节核团与多个觉醒系统存在双向连接，并对丘脑、脑干和下丘脑的活动发挥强有力的控制作用。背侧纹状体、NAc 核心部中表达腺苷 A_{2A} 受体 / D_2 受体的神经元促进 NREM 睡眠，其中 NAc 中 A_{2A} 受体 / D_2 受体的神经元通过抑制 VP 中促觉醒神经元，增加 NREM 睡眠。嗅结节（OT）内 A_{2A} 受体阳性神经元也参与调控 NREM 睡眠。

黑质网状结构（SNr）内 GABA 能神经元接受下丘脑、背侧纹状体和中脑支配，并将侧支轴突投射至几个唤醒系统，包括 VTA、LC、DR 和运动丘脑，促进 NREM 睡眠。

（3）基底前脑：基底前脑中睡眠和觉醒活跃神经元在空间上混合。表达生长抑素（SOM）的 GABA 能神经元亚群，能显著抑制促进觉醒的 BF 亚群，诱导 NREM 睡眠。

（4）下丘脑：下丘脑视前区（hypothalamic preoptic area，POA）内 GABA 能神经元可以区分为不同的亚群，包括 GABA 能神经元、甘丙肽（gal）能神经元、促皮质素释放因子（CRF）能神经元，这些亚群的激活均可以促进 NREM 睡眠。大多数 POA 亚群的激活或抑制也会改变体温。

VLPO 内 GABA 能神经元向结节乳头体核（TMN）和其他几个觉醒系统存在抑制性投射，调控睡眠的启动。

未定带（ZI）内表达 LIM 顺式结构因子 6（Lhx6）的 GABA 能神经元亚群参与 NREM 睡眠调节。这些神经元被睡眠压力激活，并与几个睡眠 - 觉醒系统存在双向连接，包括 LH、VTA、外侧导水管周围灰质（vlPAG）和杏仁核中央部（CeA）。

（5）丘脑：丘脑在驱动皮质振荡改变中起主要作用，包括 δ 波和纺锤波的出现。丘脑网状核（TRN）是大脑皮质和丘脑信息交流的门户，其中 GABA 能神经元在睡眠调节中起着重要作用。此外，丘脑后部神经加压素能（Nts）神经元也促进 NREM 睡眠。

（6）导水管周围灰质：中脑导水管周围灰质（PAG）可协调应对疼痛和威胁时的躯体和自主反应。vlPAG 谷氨酸能 / 神经降压素能神经元通过激活延髓腹内侧核（VMM）内的 GABA 能神经元，增加 NREM 睡眠。在 vlPAG 邻近区域还发现促进 NREM 睡眠的表达降钙素基因相关肽 α（CALCA）的 p III 神经元，激活能促进 NREM 睡眠。

（7）被盖核：被盖核内吻内侧被盖核（rostromedial tegmental nucleus，RMTg）是新鉴定的由 GABA 能神经元组成的脑干结构，向中脑多巴能神经元有广泛的抑制性纤维投射，并通过抑制 VTA 促觉醒神经元增加 NREM 睡眠，但抑制 REM 睡眠。此外，下外背侧被盖核也促进 NREM 睡眠。

（8）延髓：面旁核（parafacial zone，PZ）内 GABA 能神经元的激活显著增加 NREM 睡眠。

通过抑制觉醒，促进神经元和促使行为静止、NREM 睡眠脑电波振荡和其他 NREM 睡眠相关特征，产生 NREM 睡眠。如何协调这个分布式网络中的活动以实现 NREM 睡眠的启动和维持，仍需要进一步探索。

3. 快速眼动睡眠发生与终止的神经核团及主要神经元类型 快速眼动（REM）睡眠被认为与梦有关，其特征是低幅高频的脑电图活动和肌张力丧失。近数十年的研究，提出了几种 REM 睡眠调控模型，包括相互作用模型、极限循环模型和触发器模型等。REM 睡眠调节是由几个神经回路调节，可大致区分为 REM 睡眠发生（REM-on）神经环路和 REM 睡眠终止（REM-off）神经环路（图 4-102）。

（1）REM 睡眠发生（REM-on）神经核团及主要神经元类型：Jouvet 等在 1962 先证明了 REM 睡眠的发生依赖于后脑。脚桥被盖核（PPT）和背外侧被盖核（LDT）中的胆碱能神经元被认为调控 REM 睡眠的产生。LDT/PPT 中的胆碱能神经元接受来自中缝背核（DRN）和正中缝核

脑区	核团	细胞类型
	REM睡眠发生核团	
前脑	嗅球	腺苷受体A~2A~
	皮层 枕叶皮质	—
下丘脑	外侧下丘脑	黑色素浓缩激素
	背内侧下丘脑	甘丙肽
	视前区	—
脑干	背外侧被盖核	乙酰胆碱
	下背外侧被盖核	谷氨酸
	外侧旁巨细胞核	
	背侧旁巨细胞核	γ-氨基丁酸
	延髓腹内侧区	

脑区	核团	细胞类型
	REM睡眠终止核团	
下丘脑	结节乳头体核	γ-氨基丁酸
	吻内侧被盖核	
脑干	中缝背核	5-羟色胺
	深部中脑核团背侧部	
	中脑导水管周围灰质腹外侧区	γ-氨基丁酸
	脑桥外侧被盖核	
	蓝斑	谷氨酸
		去甲肾上腺素
	下背外侧被盖核	Athol
	中缝苍白区	—
脊髓	—	γ-氨基丁酸 甘氨酸

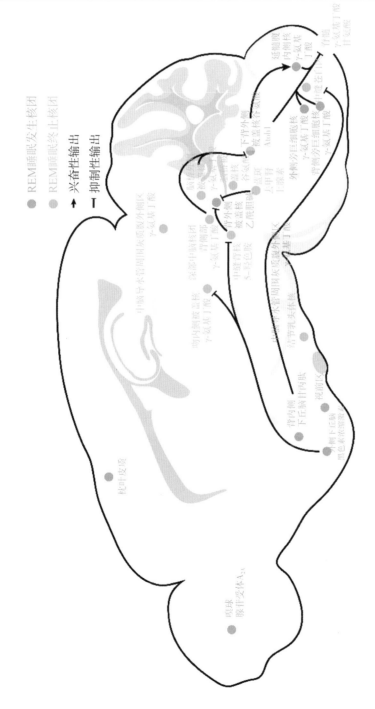

图 4-102　REM-on/off 神经核团及神经环路

- ● REM睡眠发生核团
- ● REM睡眠终止核团
- ↑ 兴奋性输出
- ⊥ 抑制性输出

（MDN）的 5-HT 神经元以及 LC 的 NE 能神经元的信号，将胆碱能投射到网状结构区域 [如脑桥网状核（pontine reticular nucleus，PnO）的口部和尾部]，以诱导 REM 的产生。

REM 睡眠调控的关键核团是下背外侧被盖核（sub laterodorsal tegmental nucleus，SLD）。SLD 神经元向腹侧髓质的 GABA 能 / 甘氨酸能神经元发出下行投射，在肌张力丧失中起关键作用。而 SLD 谷氨酸能神经元的激活会导致清醒度立即增加，随后增加 REM 睡眠。SLD 内 REM-on 神经元接受来自上游 LDT/PPT 以及 DMH 的兴奋性输入，并向下游脊髓内 GABA 能 REM-off 神经元输出抑制性信号以诱导 REM 睡眠的发生。除了 SLD，外侧旁巨细胞核（LPGi）和背侧旁巨细胞核（DPGi）也通过抑制脊髓 GABA 能神经元促进 REM 睡眠的发生。向小鼠脑桥被盖核（SLD）定向注射 α- 突触核蛋白预制纤维体，可成功构建以 SLD 核团组织病变为基础的突触核蛋白病理性 REM 睡眠期行为障碍小鼠模型，从病理角度印证了 SLD 对 REM 睡眠的重要意义。

后脑调控 REM 睡眠发生的另一个重要结构是延髓腹内侧核（VMM），VMM 中的 GABA 能神经元介导 NREM 睡眠向 REM 睡眠的过渡和 REM 睡眠的维持。

除后脑外，下丘脑也参与 REM 睡眠的发生和维持。外侧下丘脑（LH）黑色素浓缩激素（MCH）神经元向 vlPAG 内 GABA 能神经元、单胺能 REM-off 神经元、组胺能神经元和食欲素能神经元发送抑制性输入，在 REM 睡眠的发生和维持中起重要作用。

REM 睡眠的发生和维持并非仅需要皮质下结构的参与，使用宽视场钙成像技术分析背侧大脑皮质在睡眠觉醒过程中的活动模式，发现枕叶皮质在 REM 睡眠时期非常活跃，不仅编码了 REM 睡眠的活性状态，同时也参与 REM 睡眠调控。

（2）REM 睡眠终止（REM-off）神经核团及主要神经元类型：除了 SLD 中 Atoh1 阳性的谷氨酸能神经元、脊髓内 GABA 能神经元以及中缝苍白区（RPa）会对 REM 睡眠进行负面调节外，脑桥中的其他神经元种群也会抑制 REM 睡眠的产生，包括 LC 与 DRN 的单胺能神经元。此外，新发现的吻内侧被盖核（RMTg）内 GABA 能神经元通过调控 LDT 内微环路，解除 LDT 内 GABA 能神经元对 REM-on 谷氨酸能神经元的抑制，使 REM 睡眠向觉醒转换，而通过抑制外侧下丘脑内神经元实现 REM 睡眠向 NREM 睡眠的转换。

位于脑桥延髓区域的中脑导水管周围灰质腹外侧区（vlPAG）和邻近的脑桥外侧被盖核（LPT）中包含另一组抑制 REM 睡眠的神经元，该区域也被称为深部中脑核团背侧部（dDpMe）。dDpMe 内 GABA 能神经元抑制 SLD 内 REM-on 谷氨酸能神经元，高效终止 REM 睡眠并防止猝倒。

位于脑桥被盖（PT）中的大脑脚附近的邻近背外下核存在一群在发育中具有共性的谷氨酸能神经元能抑制 REM 睡眠，促进 NREM 睡眠。

嗅觉功能障碍（嗅觉阈值增加和气味鉴别受损）和 REM 睡眠障碍症状常出现在 PD 患者运动症状发生之前。实验切除啮齿类动物嗅球（OB）后及特异性损毁 OB 谷氨酸能神经元，动物表现出 REM 睡眠增加，OB 中的 $A_{2A}R$ 神经元的激活能抑制 REM 睡眠。提示嗅觉功能的异常和 REM 睡眠障碍密切相关。

与 REM 睡眠发生和终止相关的神经环路仍存在很多问题需进一步探索。

神经元活性调控手段

（三）睡眠 - 觉醒调控的内稳态和生物节律

1. 内稳态调控 哺乳动物的睡眠具有稳态调节的特征，体现为睡眠稳态。这意味着在觉醒期间，睡眠压力逐渐积累，为了调节这种状态，机体主动进入睡眠状态。这个过程与之前的睡眠 - 觉醒时间相关，睡眠压力在觉醒时增加，在睡眠时消失，维持机体的稳定状态。这种调节保持着睡眠的数量和深度与之前的觉醒之间的平衡，之前的睡眠不足可以通过延长后续的睡眠来部分弥补，还可以通过强化慢波活动来进行补偿。此外，睡眠稳态对 NREM 睡眠和 REM 睡眠的影响不同，睡眠剥夺后增加的主要是睡眠时间而非深度，主要出现在 NREM 睡眠，而 REM 睡眠时间的延长主要与总体睡眠时间的增加相关。

　　目前认为，睡眠稳态调节机制涉及内源性睡眠相关物质及局部调节。多种内源性睡眠相关物质对睡眠产生影响，如腺苷、褪黑素、前列腺素、细胞因子和一氧化氮等。目前已鉴定出至少21种内源性睡眠相关物质。这些物质的作用多种多样，包括脑内的通信和调节。总的来说，哺乳动物的睡眠稳态调节涉及复杂的分子机制，这对于深入了解睡眠的生理学和神经生物学基础非常重要。

　　2. 生物节律调控　研究揭示了从低等生物到人类存在的昼夜节律起搏器，其内源性的节律性能够自主维持，被称为生物钟，周期接近24小时，并受环境信号影响。这一节律系统主要位于哺乳动物中枢神经系统内的特定脑区，包括下丘脑前区的视交叉上核（SCN）及其邻近结构，如下丘脑室旁核、亚室旁带和内侧下丘脑核。这些核团间的信号传递构成了主要的昼夜节律中枢，其中SCN是最为重要的，参与控制睡眠 - 觉醒周期等多种节律性活动。SCN内的神经元释放多种神经递质，如GABA等。研究揭示了SCN内神经元之间存在着丰富的局部联系，这有助于维持其节律性。早在1982年，研究者通过多细胞单位活动记录，发现SCN表现出略长于24小时的自由运转节律周期。这引发了对于24小时稳定昼夜节律如何产生的探讨，有学者通过数学模型推测，SCN内神经元之间的通信可能实现了细胞间的同步化，从而实现了整体上的稳定24小时昼夜节律。

　　昼夜节律信号从SCN传播到多个与睡眠 - 觉醒调控有关的脑区，影响睡眠阶段和睡眠 - 觉醒相位的转换。这些研究有助于深入理解内源性昼夜节律如何影响睡眠 - 觉醒周期，为睡眠障碍等问题的研究提供了理论基础。这些研究成果为深入探索昼夜节律的内源性机制以及其对睡眠觉醒周期的调控提供了重要线索，也为未来发展更有效的睡眠障碍治疗方法提供了启示。但昼夜节律如何影响睡眠 - 觉醒转换，仍是重大的科学问题。

（四）睡眠障碍与药物治疗

　　1. 睡眠障碍的主要类型　长期睡眠障碍可导致慢性痛、免疫力低下、糖耐量异常、高血压和心脑血管意外等发病风险增加，易诱发精神烦躁、神经衰弱、心理和精神疾患等，甚至造成猝死。此外，睡眠障碍引发的各种事故造成难以估量的经济损失及家庭和社会负担。

　　根据《睡眠障碍国际分类（第3版）》（ICSD-3）的分类系统，睡眠障碍主要表现为睡不着、睡不醒和睡不好，涉及疾病达90多种，以下是最常见的几种类型。

　　（1）失眠症（insomnia）：失眠是指入睡难、中途觉醒多或者早醒，失眠会影响个体的日常功能，导致白天疲劳、注意力不集中等问题。主要由心理因素、生理因素、环境因素或药物滥用等引起。

　　（2）睡眠相关呼吸障碍（sleep related breathing disorder）：指睡眠期间的呼吸异常，成人和儿童均可发生。睡眠相关呼吸障碍又分为中枢性睡眠呼吸暂停综合征、阻塞性睡眠呼吸暂停（obstructive sleep apnea，OSA）障碍、睡眠相关低通气障碍和睡眠相关低氧血症障碍。OSA是最常见的一种，其特征是在睡眠中呼吸暂停，导致频繁的睡眠中断。

　　（3）中枢性嗜睡症（central disorder of hypersomnolence）：以日间嗜睡为主诉，并且排除了其他睡眠障碍作为原因的疾病。大致分为发作性睡病、特发性嗜睡、Kleine-Levin综合征和慢性睡眠不足。

　　（4）昼夜节律睡眠 - 觉醒障碍（circadian rhythm sleep-wake disorder）：是由生理节律或环境改变导致的睡眠 - 觉醒周期之间失调的慢性或复发性睡眠障碍。

　　（5）异态睡眠（parasomnias）：指入睡时、睡眠中或从睡眠中觉醒时出现的不良身体事件（复杂的动作、行为）或体验（情绪、感知、梦境）。所表现出的行为刻板活动更为复杂。异态睡眠分为NREM睡眠相关睡眠异态、REM睡眠相关睡眠异态及其他睡眠异态。夜惊症和夜行症等通常在NREM睡眠时出现，患者可能会突然坐起、尖叫或走动；而REM睡眠行为障碍（REM sleep behavior disorder，RBD）患者在快速眼动睡眠时失去正常的肌肉麻痹，导致他们在梦境中表现出身体运动，甚至可能伤害自己或他人。

（6）睡眠相关运动障碍（sleep related movement disorder）：以不宁腿综合征（restless legs syndrome，RLS）最为常见，除此之外，周期性肢体运动障碍、睡眠相关痉挛也相对多见。

（7）其他睡眠障碍：包含 ICSD-3 中无法归为其他类别的睡眠障碍，这类疾病或是与多个类别存在重叠，或是尚未收集到充足的资料将其确定为其他诊断。

2. 失眠症的发病机制 失眠是一种复杂的睡眠障碍，其病因涉及多个理论模型。其中，"3p"模型为解析失眠发生、进展和持续的机制提供了基础。该模型包括易感因素（predisposing factor）、促发因素（precipitating factor）和维持因素（perpetuating factor）。

易感因素涉及个体的遗传背景以及外部环境。而促发因素可以是社会因素，如不良生活习惯和不合理的作息时间，或者突发生活事件，如家庭问题、人际冲突等，甚至与身体健康相关。在易感因素的基础上，促发因素可引发兴奋性高于正常睡眠阈值而诱发失眠。一旦促发因素消失，失眠可能会消退。然而，若促发因素持续存在或失眠后应对不当（维持因素），失眠可能会演变成慢性问题。维持因素包括在床上进行非睡眠活动、长时间清醒状态下逗留在床上等。

失眠的发病机制与睡眠 - 觉醒调节障碍相关，失眠患者表现出多种过度觉醒现象。在 NREM 睡眠期间，躯体和大脑特征呈现持续的觉醒样活动，导致局部特异性的觉醒和睡眠神经活动模式并行存在。许多觉醒中枢在睡眠期间产生特异性的觉醒样活动。这种局部觉醒可能导致对环境的持续敏感，进而影响睡眠的启动和维持能力，同时还可能引发感觉和信息处理、情绪调节以及感觉性表征的异常。

3. 治疗失眠症的药物 治疗失眠的药物主要是镇静催眠药，镇静催眠药是一类中枢神经系统抑制性药物，小剂量具有镇静作用，可缓解焦虑；较大剂量促进和维持近似生理性睡眠。临床常用苯二氮䓬类（benzodiazepines，BZ）和非苯二氮䓬类（non-benzodiazepines），其他药物包括褪黑素受体激动药、抗组胺药、食欲素受体阻断药等。巴比妥类药物在失眠治疗史上曾发挥重要作用，现已不用。

（1）苯二氮䓬类：苯二氮䓬类是 20 世纪 60 年代以后相继问世的一类具有镇静催眠和抗焦虑等作用的药物。安全范围大，临床应用广。苯二氮䓬类基本化学结构为 1,4- 苯并二氮䓬。对其基本结构的不同侧链或基团进行改造或取代，得到一系列苯并二氮䓬的衍生物。本类药物有相同的作用谱和作用机制，但作用强度和起效速度、作用持续时间有所差异。根据各个药物及其活性代谢物的消除半衰期的长短分为三类（表4-9）：长效类，如地西泮（diazepam）；中效类，如劳拉西泮（lorazepam）；短效类，如三唑仑（triazolam）等。

表 4-9 常用苯二氮䓬类药物的作用时间及分类

作用时间	药物	达峰浓度时间（h）	$t_{1/2}$（h）	代谢物活性
短效类（< 6 h）	三唑仑	1	2 ~ 3	有
	奥沙西泮	2 ~ 4	5 ~ 15	无
中效类（6 ~ 24 h）	阿普唑仑	1 ~ 2	12 ~ 15	无
	艾司唑仑	1 ~ 2	10 ~ 24	无
	劳拉西泮	2	10 ~ 20	无
	替马西泮	2 ~ 3	10 ~ 40	无
	硝西泮	2	8 ~ 36	无
	氯硝西泮	1 ~ 2	16 ~ 35	无
长效类（> 24 h）	氯氮䓬	2 ~ 4	15 ~ 40	有
	氟西泮	1 ~ 2	40 ~ 100	有
	地西泮	1 ~ 2	20 ~ 80	有

【体内过程】苯二氮䓬类药物口服吸收迅速而完全，1 小时左右血药浓度达高峰。肌内注射吸收缓慢而不规则。临床急需发挥疗效时，应静脉注射给药。地西泮脂溶性高，易透过血脑屏障和胎盘屏障，分娩前避免使用，防止对新生儿产生中枢抑制作用。地西泮主要经肝药酶代谢，CYP2C19 和 CYP3A4 是其代谢的关键酶。代谢产物为去甲西泮（desmethyl diazepam）、奥沙西泮（oxazepam）和替马西泮（temazepam），去甲西泮的半衰期为 30 ~ 100 h。代谢物最后形成葡糖醛酸结合物由尿排出。

【药理作用与临床应用】

1）抗焦虑：焦虑是多种睡眠相关性疾病尤其是焦虑障碍的常见症状。患者常伴随担忧、恐惧、紧张、不安、失眠和自主神经系统功能紊乱，如心悸、出汗等症状。小剂量地西泮具有抗焦虑作用，对各种原因引起的焦虑均有显著疗效。

2）镇静催眠：苯二氮䓬类药物随着剂量增大，出现镇静、催眠作用。地西泮能明显缩短入睡时间，延长总睡眠时间，减少中途觉醒次数。主要延长 NREM 睡眠的 N2 期浅睡，缩短 N3 期深睡眠。因为脑内清除代谢产物主要在 N3 期深睡眠阶段，长期使用地西泮可能导致认知功能障碍。另外，夜惊或梦游症常发生在睡眠的 N3 期，因此，地西泮可治疗夜惊或梦游症。大剂量时也缩短 REM 睡眠，长期用药患者突然停药可能出现 REM 睡眠的反弹。地西泮半衰期长，可维持整夜睡眠，改善中途觉醒和早醒，但可能出现次日明显残留效应。

3）抗惊厥和抗癫痫：大剂量地西泮可抑制惊厥或癫痫的发作。临床用于辅助治疗破伤风、子痫、小儿高热惊厥及药物中毒性惊厥。静脉注射地西泮可治疗癫痫持续状态，因地西泮半衰期较长，临床上已基本被咪达唑仑取代。

4）肌松作用：地西泮在大剂量时能引起中枢性肌肉松弛，缓解骨骼肌痉挛，可治疗颅脑外伤导致的中枢性肌强直。

【作用机制】苯二氮䓬类药物的作用靶点在 $GABA_A$ 受体的苯二氮䓬结合部位。GABA 受体分为 $GABA_A$、$GABA_B$ 和 $GABA_C$ 三型。$GABA_A$ 受体是细胞膜上的配体门控氯离子通道，在氯离子通道周围有 GABA、苯二氮䓬类、巴比妥类和乙醇的结合位点。$GABA_A$ 受体主要分布于大脑皮质、海马和小脑。$GABA_A$ 受体有 19 个亚基，即 α_{1-6}、β_{1-3}、γ_{1-3}、δ、ε、θ、π、ρ_{1-3}。$GABA_A$ 受体复合物由 5 个亚基组成，最常见的含 2 个 α_1、2 个 β_2 和 1 个 γ_2。苯二氮䓬类与 α_1、α_2、α_3 和 α_5 亚基有相似的亲和力，苯二氮䓬类结合位点在 α 与 γ 亚基之间。当 GABA 与 $GABA_A$ 受体结合时，氯离子通道开放，氯离子进入细胞内引起细胞膜超极化，降低神经元兴奋性。苯二氮䓬类与 $GABA_A$ 受体上的苯二氮䓬位点结合，诱导受体发生构象变化，促进 GABA 与 $GABA_A$ 受体结合，增加氯离子通道开放的频率，从而增加氯离子内流，使细胞膜进一步超极化，加强中枢抑制效应。

【不良反应】苯二氮䓬类药物毒性较小，安全范围大，很少因用量过大而引起死亡。常见不良反应是药物残留导致的次日嗜睡、头昏、乏力和记忆力下降，大剂量时偶见共济失调。肌松作用可能增加跌倒等意外事件的发生率。饮酒或与其他中枢抑制药合用时，增强中枢抑制作用，加重嗜睡、呼吸抑制或昏迷，严重者可致死。长期服用可产生耐受性，需增加剂量才能发挥疗效。也可发生依赖，突然停药可出现反跳现象和戒断症状。单独应用苯二氮䓬类药物不易引起急性毒性反应，但是服用地西泮期间过量饮酒，或同时应用其他中枢抑制药者可诱发急性中毒，可致死亡。发生苯二氮䓬类药物急性中毒时，可服用氟马西尼（flumazenil）进行救治。

氟马西尼是苯二氮䓬类受体位点拮抗药，能竞争性地与苯二氮䓬类受体位点结合，阻断苯二氮䓬类药物的中枢抑制作用，解救苯二氮䓬类药物中毒。氟马西尼不能对抗巴比妥类和三环类抗抑郁药过量引起的中枢抑制作用。

（2）非苯二氮䓬类：非苯二氮䓬类（non-benzodiazepines）又称新苯二氮䓬受体位点激动药（novel benzodiazepine receptor site agonists），或 Z- 药（Z-drugs），包括唑吡坦（zolpidem）、扎来普隆（zaleplon）、佐匹克隆（zopiclone）和右佐匹克隆（eszopiclone）。该类药物与苯二氮䓬类的

主要区别是对 GABA$_A$ 受体亚基的亲和力不同，唑吡坦、佐匹克隆和扎来普隆对 α_1 亚基有很高的亲和力和效能，而对 α_2 和 α_3 亚基的亲和力和效能较低，α_1 亚基主要与睡眠相关。右佐匹克隆对 α_2 和 α_3 亚基具有很高的亲和力和效能。这类药物起效快，作用效果明显。对睡眠结构、记忆和精神运动功能影响小，无明显肌松作用，次晨残余作用低，药物依赖的风险明显低于苯二氮䓬类，具有较好的安全性。

唑吡坦（zolpidem）又称思诺思（stilnox），是一种咪唑吡啶类药物。镇静作用较强，但抗焦虑、惊厥及肌肉松弛作用较弱。唑吡坦是短效催眠药，对入睡困难效果显著。多导睡眠图显示，唑吡坦能明显缩短失眠患者的入睡潜伏期，延长 NREM 睡眠 2 期时间，对 NREM 睡眠 3 期和 REM 睡眠无明显影响。次日清醒后能保持警觉，无明显停药后的反跳性失眠和耐受性。该药口服吸收好，生物利用度为 70%，达峰时间为 0.5 ~ 3 h，血浆蛋白结合率为 92%，平均半衰期为 2.4 h。该药在肝代谢，对肝药酶无诱导作用。主要经肾排泄，部分由粪便排出。不良反应较轻，偶见幻觉，应停药。唑吡坦中毒时可用氟马西尼解救。

扎来普隆（zaleplon）又称思威坦（sonata）。起效快，作用时间短，为短效催眠药，适用于入睡困难的失眠症治疗。能缩短入睡时间，但不能增加睡眠时间和减少觉醒次数。作用机制与唑吡坦相似。口服吸收迅速，约 1 h 血药浓度达高峰，口服后大部分在肝代谢，半衰期 1 ~ 1.5 h，代谢物无生物活性，故无体内蓄积。无明显宿醉作用、反跳性失眠及戒断症状。常见不良反应为背部和胸部疼痛、偏头痛、便秘、口干等。严重肝肾功能不全、睡眠呼吸暂停综合征和重症肌无力患者禁用。

佐匹克隆（zopiclone）又称唑比酮，为环吡咯酮类。作用机制与唑吡坦相似，但确切的作用机制尚不清楚，可能与 GABA$_A$ 受体的相互作用有关。有镇静催眠、抗焦虑、肌肉松弛和抗惊厥作用。其催眠作用迅速，可缩短睡眠潜伏期，减少中途觉醒次数和早醒，改善睡眠质量。适用于各种类型的失眠症。口服后迅速吸收，15 ~ 30 min 起效，1.5 ~ 2 h 后血药浓度达峰值，唾液中的浓度高于血浆。血浆蛋白结合率为 45%，半衰期 3.5 ~ 6 h。经肝代谢，其 N- 氧化物有药理活性。从肾排出，少量自粪便排出，也可泌入乳汁。该药次晨残余作用低，具有较好的安全性和耐受性。

右佐匹克隆（eszopiclone）是佐匹克隆单纯右旋异构体，用于治疗失眠症。能够缩短入睡潜伏期，延长慢波睡眠时间和总睡眠时间，减少觉醒次数，改善睡眠质量。口服约 1 h 后血药浓度达峰值。血浆蛋白结合率约 50%。口服后在肝代谢，半衰期 6 h，约 75% 经尿液排出，主要为代谢产物，10% 为原型药。不良反应轻微，主要是口苦和头晕，不需处理可自行消失。

（3）其他镇静催眠药

1）褪黑素受体激动药：褪黑素是哺乳动物体内最为重要的授时因子之一，由松果体分泌，褪黑素受体有 MT$_1$、MT$_2$ 和 MT$_3$。外源性给予褪黑素或褪黑素受体激动药可重新调定生物节律和睡眠 - 觉醒周期。

雷美替胺（ramelteon）是高选择性褪黑激素 MT$_1$/MT$_2$ 受体激动药，对 MT$_1$ 的选择性大于 MT$_2$。MT$_1$/MT$_2$ 受体主要位于丘脑下部的视交叉上核，与松果体分泌的褪黑激素结合，参与昼夜节律的调节与维持，可改善时差变化引起的症状、睡眠时相延迟综合征和昼夜节律紊乱性睡眠障碍。雷美替胺能明显缩短睡眠潜伏期，延长总睡眠时间，对睡眠结构没有明显的影响。适用于入睡困难患者，对生物节律紊乱性失眠和倒时差的作用尤为明显。雷美替胺口服峰浓度时间为 0.75 h，口服首过效应较强。半衰期为 1 ~ 2.6 h，每天一次给药不会导致体内蓄积。主要代谢物 M-Ⅱ具有生物活性，对人的 MT$_1$ 和 MT$_2$ 受体亲和力分别为母体分子的 1/10 和 1/5。M-Ⅱ代谢物的半衰期是 2 ~ 5 h，且与剂量大小无关。应避免与高脂餐同服。不良反应有嗜睡、头晕、恶心、疲劳、头痛和失眠等。主要通过肝代谢，不宜用于严重肝损伤患者。严重阻塞性睡眠呼吸暂停患者应慎用。

阿戈美拉汀（agomelatine）是褪黑素受体激动药和 5-HT$_{2C}$ 受体阻断药，有抗抑郁、抗焦虑、调整睡眠周期及调节生物节律作用。阿戈美拉汀可有效提高睡眠连续性和睡眠质量。不良反应少，未见撤药反应。

2）抗组胺药：H_1 受体阻断药主要用于抗过敏症状，不良反应常见思睡。具有镇静催眠作用的抗组胺药属第一代组胺 H_1 受体阻断药，能通过血-脑脊液屏障，有较强的中枢抑制作用，小剂量 H_1 受体阻断药可治疗失眠。

苯海拉明（diphenhydramine）属第一代组胺 H_1 受体阻断药，可作为失眠治疗辅助药。能缩短入睡潜伏期，减少中途觉醒次数，但作用强度不大，易产生耐受。口服吸收完全，15～60 min 起效，2 h 血浓度达高峰，维持 4～6 h，98% 与血浆蛋白结合。口服后 50% 被肝代谢，半衰期为 4～8 h。大部分以代谢物形式由尿、粪便、汗液排出，也可由乳汁分泌。24 h 内几乎全部排出。本品具有药酶诱导作用，加速自身代谢。主要不良反应有认知损伤、妄想、口干、尿潴留等，青光眼或老年患者应慎用。夜间服用苯海拉明，第二天可能出现宿醉效应。

多塞平（doxepin）属三环类抗抑郁药，多塞平主要阻断组胺 H_1 受体，延长总睡眠时间、减少觉醒次数、促进睡眠。对原发性失眠患者的睡眠维持困难和早醒具有改善作用，对焦虑抑郁性失眠疗效显著。不良反应少，无隔天残留效应、反弹性失眠和撤药反应。禁止与单胺氧化酶抑制剂合用，可能发生致死性 5-HT 综合征。

3）食欲素受体阻断药

食欲素（orexin）是由下丘脑外侧神经元产生的神经肽类激素，具有强效促觉醒作用，食欲素基因突变的患者出现突发性睡病。食欲素受体有 2 类，即食欲素受体 1（OX_1）和食欲素受体 2（OX_2）。抑制食欲素信号，能阻断失眠患者过度活跃的觉醒通路，促进睡眠。

苏沃雷生（suvorexant）是食欲素受体阻断药，与 OX_1 和 OX_2 有高度亲和力。与食欲素竞争性结合双受体，阻断食欲素的促觉醒作用，不仅促进慢波睡眠，也增加快速眼动睡眠。口服易吸收，10 mg 口服后绝对生物利用度为 82%，2 h 达到峰值。通过药酶 CYP3A4 和 CYP2C19 代谢，代谢产物无活性。大约 66% 经粪便排泄，23% 经尿液排出。不良反应包括自杀意念或行为、药物滥用风险、幻觉、白天嗜睡、发作性睡病、睡眠猝倒等。

莱博雷生（lemborexant）为食欲素受体 OX_1 和 OX_2 双重竞争性阻断药，对 OX_2 作用更强。可治疗入睡困难和睡眠维持困难。半衰期为 17 h。初始剂量每晚不超过 5 mg。长期服药，由于药物的耐受性，每晚最大量可增加到 10 mg。常见的不良反应为白天思睡、头痛和鼻咽炎。

4）丁螺酮：丁螺酮（buspirone）为 5-HT_{1A} 受体激动药，作用于突触前膜 5-HT_{1A} 受体，反馈抑制 5-HT 释放，而发挥抗焦虑作用。丁螺环酮抗焦虑作用与地西泮相似，但无镇静、肌肉松弛和抗惊厥作用。但抗焦虑作用在服药后 1～2 周才能显效，4 周达到最大效应。治疗各种焦虑状态和广泛性焦虑。口服吸收快而完全，首过效应明显，蛋白结合率高达 95%，在肝中代谢，代谢产物为 5-羟基丁螺酮和 1-（2-嘧啶基）哌嗪，仍有一定生物活性。半衰期为 2～4 h。不良反应有头晕、头痛及胃肠功能紊乱等，无明显的依赖性。

5）水合氯醛：水合氯醛（chloral hydrate）是三氯乙醛的水合物，用于顽固性失眠或对其他催眠药效果不佳的患者。大剂量有抗惊厥作用，可用于小儿高热、子痫以及破伤风等惊厥。作用机制可能类似于苯二氮䓬类，但具体机制不明。

L4-26:
非苯二氮䓬类药物发展简史

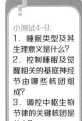

小测试4-9:
1. 睡眠类型及其生理意义是什么？
2. 控制睡眠及觉醒相关的基底神经节由哪些核团组成？
3. 调控中枢生物节律的关键核团是什么？
4. 苯二氮䓬类药物的作用机制是什么？

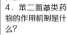

三、癫痫及药物治疗

（一）癫痫的病因及发作的表现

1. 癫痫的病因　癫痫的核心特征表现出反复发作的倾向，这些发作是由于大脑中神经元突然、过度和同步放电造成的。这种异常电活动导致短暂的功能障碍，表现为感觉、行为、运动功能、意识水平或神经生理功能的突然改变。癫痫发作的形式多样，可以表现为简单的肢体抽动、复杂的感觉幻觉、情绪变化，甚至是全身强直 - 阵挛发作。

根据 2017 年国际抗癫痫联盟（ILAE）的最新分类，癫痫按病因可以分为以下几类。

（1）遗传性癫痫：主要因遗传因素引起的癫痫，这并不意味着癫痫本身直接遗传，而是指遗传倾向增加了发生癫痫的风险。这类癫痫可能与特定的遗传综合征相关联，且患者往往没有明显的脑部结构异常。

（2）结构性 / 代谢性癫痫：是由脑部结构异常或代谢问题引起的癫痫。具体原因包括脑损伤、脑瘤、脑卒中、遗传代谢疾病等。这类癫痫的特征是它与可识别的脑部或系统性病理条件有关。

（3）感染性癫痫：感染性癫痫是由脑部感染引起的，如细菌性或病毒性脑炎、脑膜炎等。这类癫痫反映了感染对脑组织的直接损害。

（4）免疫介导的癫痫：免疫介导的癫痫涉及由自身免疫过程引起的脑炎等情况，这些过程可能导致脑部炎症，进而触发癫痫发作。

（5）未知原因的癫痫：许多癫痫病例的具体病因尚不清楚，这类癫痫被归类为未知原因。

2. 癫痫发作的表现 癫痫发作的表现多种多样，取决于大脑中受到异常电活动影响的部位，以及这种异常电活动是否蔓延到大脑的其他区域。根据癫痫的临床表现，可以将其分为局限性发作和全身性发作（表 4-10）。

表 4-10　癫痫发作分型

发作类型	临床特征
局限性发作	
单纯性局限性发作	局部肢体运动或感觉异常，或有幻嗅、幻听，不影响意识，持续 20 ~ 60 s
复杂性局限性发作	发作时伴无意识的运动，如唇抽动、摇头等。发作后意识混乱，持续 30 s ~ 2 min
全身性发作	
强直阵挛发作（大发作）	意识突然丧失，全身强直 - 阵挛性抽搐，随之较长时间中枢神经系统功能全面抑制，持续数分钟。有些患者在一次发作之后意识尚未恢复又连续多次发作，称癫痫持续状态
失神发作（小发作）	突然短暂的意识丧失，停止活动，双眼凝视，无肌肉抽搐和跌倒，持续少于 30 s，多见于 6 ~ 7 岁儿童
肌阵挛发作	双上肢或全身或某一侧一组肌群突然短暂快速肌肉收缩，无意识丧失
癫痫持续状态	指大发作持续状态，反复抽搐，持续昏迷，易危及生命

癫痫发作的表现形式极为多样，了解这些不同表现对于诊断和治疗癫痫至关重要。识别癫痫发作的类型不仅有助于医生制定更其针对性的治疗计划，也能帮助患者及其家人更好地理解这一疾病，从而有效地管理和应对癫痫发作。

（二）癫痫的发病机制

1. 痫样放电机制 痫样放电是指大脑神经元突发、异常同步的放电活动，是癫痫发作的电生理基础。这种现象涉及复杂的神经生物学机制，包括离子通道的异常、神经递质平衡的失调，以及大脑网络功能的改变等。

（1）离子通道异常

钠（Na^+）和钾（K^+）通道：神经元的放电活动主要通过钠和钾离子通道控制。在痫样放电中，这些通道的功能可能因遗传突变或获得性损伤而受损。钠通道异常增加神经元的去极化速度，钾通道功能障碍延长复极化过程，共同导致神经元过度兴奋，促进痫样放电的产生。

钙（Ca^{2+}）通道：钙通道异常活化增强了神经元间的兴奋性信号传递，促进了突触后神经元的去极化，从而增加了痫样放电的可能性。

氯（Cl^-）通道：GABA 受体活性的变化影响氯离子流，可能减少神经元的抑制性，降低发作阈值。

（2）神经递质失衡：兴奋性递质谷氨酸是大脑中最主要的兴奋性神经递质。其受体（如 NMDA 和 AMPA 受体）的过度活化可以导致神经元异常兴奋和痫样放电。γ- 氨基丁酸（GABA）是主要的抑制性神经递质，通过 GABA 受体减少神经元的活动。GABA 能系统的功能减弱（例如，通过受体功能下调或 GABA 的再摄取和分解的改变）会减少网络的抑制力，促发或加剧痫样放电。

（3）大脑网络功能的改变：癫痫发作的一个标志性特征是大量神经元的同步放电。癫痫患者中神经元和突触的结构性重塑，例如新的突触连接的形成或既有连接的消失，改变了网络的功能，导致异常的同步放电并使得异常放电更容易在网络中传播。

（4）胶质细胞的作用：星形胶质细胞和微胶质细胞调节细胞外环境，包括离子浓度和神经递质的清除。在痫样放电中，它们可能因反应性改变（如炎症反应）而功能失常，导致神经环境更加倾向于产生和维持异常放电。

痫样放电是一个涉及多重因素的复杂现象，这些因素相互作用，导致大脑产生异常的、同步的电活动，形成癫痫发作。

了解这些机制对于开发新的癫痫治疗方法具有重要意义。

2. 癫痫发生相关脑组织及神经元形态结构和功能的变化

（1）脑内与癫痫发生可能直接有关的部位：癫痫发生与脑内多个特定部位和结构的功能异常紧密相关，其中海马、颞叶内部结构（如杏仁体）、前额叶、脑干网状结构、中央沟周围区域、胼胝体、丘脑及皮质下灰质结构（例如基底神经节）等脑区在许多类型的癫痫发生中扮演关键角色。

（2）与癫痫发生相关脑组织及神经元形态结构的变化

1）树突和轴突的重塑：癫痫的持续活动会导致神经元的轴突和树突发生重塑，包括树突棘的数量和形状的改变、轴突的新生或异常生长。

2）神经元丢失：在一些癫痫动物模型和人类癫痫病例中，观察到明显的神经元丢失现象，特别是海马 CA1 和 CA3 区域及齿状回。

3）海马硬化：长期癫痫活动可导致海马硬化，这是一种常见的与癫痫相关的脑病理改变，表现为海马体积减小、神经元密度减少。

4）星形胶质细胞增生和活化：癫痫条件下，星形胶质细胞数量增加，表达更多的胶质纤维酸性蛋白（GFAP），形态学上体现为细胞体积增大和突起增多。

5）神经递质、神经肽及受体的表达和分布发生改变。

（3）癫痫发生相关脑组织及神经元功能的变化

1）脑内兴奋过程加强：正常脑内神经元的放电频率和点活动受到有规律的控制，而癫痫发作可能是由某些影响神经元活动的因素引起的。癫痫发作的产生与脑内兴奋过程的加强密切相关，主要涉及离子通道功能异常（特别是钠、钙、钾离子通道的失调导致神经元过度兴奋和复极化延迟）、神经递质系统失衡（谷氨酸释放增加）、神经网络重塑（神经元间异常连接的形成与结构性改变增强同步化异常放电的潜能），以及胶质细胞活化和炎症反应（星形胶质细胞和小胶质细胞的功能改变及炎症介质的释放进一步扰乱神经元外环境，加剧兴奋性）。

2）脑内抑制过程减弱：癫痫发作还与脑内抑制过程的减弱密切相关，主要表现为 GABA 能系统功能下降（包括 GABA 受体敏感性降低、GABA 释放减少、GABA 再摄取和代谢异常）、抑制性离子通道（尤其是氯和钾离子通道）功能改变导致的抑制性突触后电位效率降低、神经网络重塑引起的抑制性连接减少或功能损伤、胶质细胞活化改变对 GABA 的吸收和清除，以及炎症反应通过释放细胞因子间接减弱 GABA 能抑制。

（三）癫痫的药物治疗

抗癫痫药是防治癫痫发作的药物。抗癫痫药的主要作用有两方面：①抑制病灶神经元异常过度放电；②阻止病灶异常放电向周围正常神经组织的扩散。抗癫痫药的作用机制包括两方面：①增强抑制性递质 γ-氨基丁酸（GABA）的作用，拮抗兴奋性递质谷氨酸的作用；②干扰 Na^+、K^+、Ca^{2+} 等离子通道，发挥膜稳定作用。

1. 苯妥英钠　苯妥英钠（phenytoin sodium）又名大仑丁（dilantin），为二苯乙内酰脲的钠盐。

【体内过程】苯妥英钠口服吸收较慢，85% ~ 90% 由小肠吸收。由于本品呈强碱性（pH 10.4），刺激性大，不宜肌内注射。癫痫持续状态时可作静脉注射。口服片剂的生物利用度约为 79%。血浆蛋白结合率约为 90%，口服后 4 ~ 12 h 血药浓度达峰值，生物利用度约 98%。有效血药浓度为 10 ~ 20 ng/L。每天口服 300 mg，7 ~ 10 天可达稳态浓度。苯妥英钠的半衰期平均为 22 h，长期服用者，半衰期为 15 ~ 95 h 甚至更长。主要在肝内代谢为无活性的对羟基苯基衍生物，经肾排泄，碱性尿时排泄较快。消除速率与血浆浓度有密切关系，低于 10 ng/L 时，按一级动力学消除，血浆半衰期为 6 ~ 24 h；高于此浓度时，则按零级动力学消除，血浆 $t_{1/2}$ 可延长至 20 ~ 60 h，且血药浓度与剂量不成比例地迅速升高，容易出现毒性反应。由于常用量时血浆浓度有较大个体差异，又受诸多因素影响，最好在临床药物浓度监控下给药。

【药理作用】苯妥英钠抗癫痫作用可能与其抑制突触传递的强直后增强有关。强直后增强是指反复高频电刺激（强直刺激）突触前神经纤维，引起突触传递的易化，再以单个刺激作用于突触前神经元，使突触后纤维的反应较未经强直刺激前为强。在癫痫病灶异常放电的扩散过程中，强直后增强起易化作用，治疗浓度的苯妥英钠选择性地抑制强直后增强形成，使异常放电的扩散受到阻抑。苯妥英钠具有膜稳定作用，可降低细胞膜对 Na^+ 和 Ca^{2+} 的通透性，抑制 Na^+ 和 Ca^{2+} 的内流，导致动作电位不易产生。较大浓度时，苯妥英钠能抑制 K^+ 外流，延长动作电位时程和不应期。这种作用除与抗癫痫有关外，也是治疗三叉神经痛等中枢疼痛综合征和抗心律失常的药理作用基础。高浓度苯妥英钠能抑制神经末梢对 GABA 的摄取，诱导 GABA 受体上调，使 Cl^- 内流增加而出现超极化，抑制异常高频放电的发生和扩散。

【临床应用】

（1）抗癫痫：苯妥英钠是治疗大发作和部分性发作的首选药。也用于其他类型的癫痫，如预防控制脑外科手术中或手术后以及头部外伤导致的癫痫发作，但对小发作（失神发作）无效，有时甚至使病情恶化。控制强直阵挛性癫痫持续状态时，通常先静脉注射地西泮控制症状，随后静脉注射苯妥英钠预防复发。

（2）治疗中枢疼痛综合征：中枢性疼痛综合征包括三叉神经痛和舌咽神经痛等，其神经元放电与癫痫有相似的发作机制。感觉通路神经元在轻微刺激下即产生强烈放电，引起剧烈疼痛。苯妥英钠能使疼痛减轻，发作次数减少。

（3）抗心律失常：由于苯妥英钠可对抗洋地黄中毒引起的 Na^+-K^+ 交换抑制，可用于洋地黄中毒引起的快速型心律失常，特别是室性心律失常。临床很少用于治疗其他类型心律失常。

【不良反应】除对胃肠道有刺激外，苯妥英钠的其他不良反应都与血药浓度平行。一般血药浓度 10 ng/L 时可有效地控制大发作，而 20 ng/L 左右则可出现毒性反应。

（1）胃肠刺激症状：口服食欲减退、恶心、呕吐、上腹痛。偶见肝损害，应定期做肝功能检查。

（2）齿龈增生：是长期用药最常见的不良反应，多见于青少年。注意口腔卫生，按摩牙龈可防止或减轻，一般停药 3 ~ 6 个月后恢复。

（3）神经系统反应：眩晕、共济失调、头痛、眼球震颤等。血药浓度大于 40 ng/L 可致精神错乱，大于 50 ng/L 可出现严重昏迷。

（4）造血系统的影响：久服可致叶酸吸收及代谢障碍，抑制二氢叶酸还原酶有时可发生巨幼细胞贫血，补充甲酰四氢叶酸治疗有效。还可见粒细胞缺乏、血小板减少、再生障碍性贫血，应定期检查血象。

（5）过敏反应：药热、皮疹，偶见剥脱性皮炎。

（6）其他：妊娠早期用药偶致畸胎。长期服用引起软骨病。静脉注射过快时，可致心律失常、心脏抑制和血压下降，宜在心电监护下进行。

【药物相互作用】本药有肝药酶诱导作用，能加速多种药物，如皮质类固醇和避孕药等的代谢而降低药效。苯二氮䓬类、磺胺类及口服抗凝药可与本品竞争血浆蛋白结合部位，使本品游离型血药浓度增加。

2. 卡马西平　卡马西平（carbamazepine）又称酰胺咪嗪，最初用于治疗三叉神经痛。

【体内过程】卡马西平口服吸收缓慢，2 ~ 8 h 达血药峰浓度。血浆蛋白结合率为 80%。在肝中代谢为有活性的环氧化物。本品为肝药酶诱导剂，加速自身的代谢，连续用药 3 ~ 4 周后，半衰期可缩短 50%。因此，本品在应用中可有不同的半衰期，在单剂量应用时 $t_{1/2}$ 约为 35 h，在连续用药数周后降为 19 h。

【药理作用和临床应用】

（1）抗癫痫作用：通过阻滞细胞膜的 Na^+ 通道，抑制异常高频放电的发生和扩散。对复杂部分发作（如精神运动性发作）有良好疗效，是单纯部分性发作和大发作的首选药之一。

（2）抗外周神经痛作用：增强中枢抑制性递质 GABA 的效应，并与调节 Ca^{2+} 通道有关。

（3）抗利尿作用：可刺激抗利尿激素释放和加强水分在远端肾小管的重吸收，治疗尿崩症。

（4）抗躁狂和抗抑郁作用：可用于锂盐无效的躁狂症，可能是抑制多巴胺和去甲肾上腺素的积聚。

【不良反应】常见中枢神经系统反应，表现为头昏、眩晕、恶心、呕吐和共济失调等。亦有皮疹和心血管反应，但一般并不严重，不须中断治疗，1 周左右逐渐消退。老年人对本品较为敏感，可引起认知功能障碍。罕见而严重的反应包括再生障碍性贫血、粒细胞减少和血小板减少、肝损害、心律失常、房室传导阻滞等。应经常检查血尿常规、肾功能、肝功能，并做血药浓度监测。

3. 丙戊酸钠　丙戊酸钠（sodium valproate）是广谱抗癫痫药，对各种类型的癫痫发作都有一定疗效，对失神小发作的疗效优于乙琥胺。但因丙戊酸钠有肝毒性，临床仍首选乙琥胺。丙戊酸钠可预防性治疗偏头痛。作用机制与抑制电压敏感性 Na^+ 通道有关，也有学者认为它能抑制 GABA 代谢酶，使脑内 GABA 积聚，增加脑内抑制性神经传导。

丙戊酸钠口服迅速吸收，生物利用度高于 90%，主要分布在细胞外液，血浆蛋白结合率为 80% ~ 94%。本药主要在肝中代谢，半衰期为 7 ~ 10 h。主要经肾排泄，少量随粪便排出。

不良反应较轻，但偶见肝损害，少数患者甚至出现肝衰竭而致死亡，用药期间应定期检查肝功能。对胎儿有致畸作用，常见脊柱裂。

4. 乙琥胺　乙琥胺（ethosuximide）为琥珀酰胺类抗癫痫药，是典型失神小发作的首选药物，也可作为次选药物治疗儿童和青春期的肌阵挛发作，对其他型癫痫无效。

口服易于吸收，血药浓度达峰时间为 1 ~ 4 h。成人 $t_{1/2}$ 约为 60 h，儿童约为 30 h。在肝内通过羟基化代谢成为无活性的代谢物。主要以游离或结合的代谢物以及约 20% 的原型药随尿排出。

本品的优点是安全、有效、无镇静作用，消除半衰期较长，每天单次用药即可控制发作。常见不良反应有嗜睡、眩晕、呃逆、食欲缺乏和恶心、呕吐等。偶见嗜酸性粒细胞增多症和粒细缺乏症。严重者可发生再生障碍性贫血。

传统抗癫痫药总结于表4-11。

表4-11 传统抗癫痫药

药物	作用	用途	主要不良反应
苯妥英钠 (phenytoin sodium)	阻滞 Na^+ 通道和 T 型 Ca^{2+} 通道，增强 GABA 能抑制效应	用于除失神小发作以外的所有各型癫痫，首选用于大发作和部分性发作。还用于中枢性疼痛综合征、心律失常	胃肠道反应，牙龈增生，粒细胞缺乏，再生性障碍性贫血，致畸
卡马西平 (carbamazepine)	与苯妥英钠相似	同上。对中枢性疼痛综合征的疗效优于苯妥英钠	头昏，共济失调，剥脱性皮炎，再障，多动
丙戊酸钠 (sodium valproate)	阻滞 Na^+ 通道，抑制 GABA 代谢酶	各型癫痫	胃肠道反应，肝损害，共济失调，致畸
乙琥胺 (ethosuximide)	机制未明	小发作首选药，对其他类型发作无效	眩晕，嗜睡，胃肠道反应，粒细胞缺乏，再障
苯巴比妥 (phenobarbital)	与苯妥英钠相似	除失神小发作以外的所有各型癫痫	中枢抑制，眩晕，共济失调，造血障碍
扑米酮 (primidone)	作用与苯妥英钠相似	用于大发作和部分性发作、复杂部分性发作。也用于良性特发性震颤	呕吐、嗜睡、共济失调等症状，偶见巨幼细胞贫血。肝、肾功能不全者忌用
地西泮 (diazepam)	增强 GABA 能抑制作用，使神经元超极化	癫痫持续状态首选药	静脉注射偶可致呼吸抑制
硝西泮 (nitrazepam)	增强 GABA 能抑制作用，使神经元超极化	肌阵挛性癫痫，不典型小发作，婴儿痉挛	嗜睡，头昏，共济失调

5. 拉莫三嗪 拉莫三嗪（lamotrigine）属新型抗癫痫药物，与传统药物比较，肝酶诱导作用较小，甚至没有，不引起严重的皮肤过敏反应或影响患者体内激素水平。一般不产生比较严重的药物相互作用，适合联合治疗。

拉莫三嗪为苯基三嗪类化合物，属电压门控钠通道阻滞剂。通过减少钠内流来增加神经元的稳定性，对反复放电有抑制作用。拉莫三嗪也能稳定突触前膜，抑制谷氨酸和天冬氨酸的释放，抑制脑内谷氨酸和天门冬氨酸诱发的爆发性放电。拉莫三嗪是广谱抗癫痫药，可用于顽固性癫痫。对各型癫痫发作均有较好的疗效，包括部分性发作、全面强直阵挛发作、失神发作、肌阵挛发作及全面性强直阵挛发作。对认知功能影响小，不良反应较轻微，故可作为各型儿童癫痫的首选用药。

本药口服能很快吸收，1.5 ~ 4 h 血药浓度达到高峰。血浆蛋白结合率为55%，半衰期为6.4 ~ 30.4 h，平均12.6 h。若在服用丙戊酸钠基础上加服本药，半衰期可延长至11.2 ~ 51.6 h。主要在肝脏内通过与葡糖醛酸结合而代谢，代谢产物没有生物活性。94% 通过肾排泄，其中10% 为原型药，2% 通过粪便排泄。

不良反应有头痛、眩晕、嗜睡、共济失调、恶心、呕吐、视物模糊、复视和皮疹等，发生率与剂量相关。过量可出现嗜睡、头痛甚至昏迷。妊娠早期不宜使用。不宜突然停药，以避免引起癫痫反弹发作。

常用新型抗癫痫药总结于表4-12。

表 4-12 常用新型抗癫痫药

药物	作用	用途	主要不良反应
拉莫三嗪（lamotrigine）	阻滞电压依赖性钠通道，抑制兴奋性神经递质的释放	广谱抗癫痫药，对各型癫痫发作均有较好的疗效，对认知功能影响小，可作为各型儿童癫痫的首选用药	头痛、嗜睡和皮疹
奥卡西平（oxcarbazepine）	为卡马西平的 10- 酮基类衍生物，调节电压依赖性钠离子通道，对钙离子通道亦有阻滞作用	适应证同卡马西平。对复杂部分性发作疗效优于其他抗癫痫药物	常见头晕、头痛、复视。过量可出现共济失调
托吡酯（toprimate）	阻断电压依赖性钠通道，阻滞钙通道，增强 GABA 介导的抑制作用，抑制兴奋性氨基酸释放	广谱抗癫痫药物，用于癫痫部分性和全身性发作。成人和儿童难治性癫痫发作的辅助治疗	头晕、乏力、共济失调，皮疹
左乙拉西坦（levetiracetam）	作用机制尚不明确	癫痫部分性和全身性发作	贫血、白细胞减少等，嗜睡、头痛、焦虑、抑郁等，恶心、呕吐等，复视和弱视，皮肤瘀斑和皮疹
加巴喷丁（gabapentin）	增强 GABA 介导的抑制作用，调节钠通道	部分性发作和继发全身性发作的附加治疗。治疗神经痛	嗜睡、眩晕、疲劳感、恶心、呕吐和鼻炎

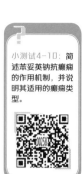

小测试4-10：简述苯妥英钠抗癫痫的作用机制，并说明其适用的癫痫类型。

框 4-10　抗癫痫药的研发历程

　　抗癫痫药的研发经历了三个阶段的发展。第一代抗癫痫药是窄谱类抗癫痫药，代表药物为巴比妥类药物和苯妥英钠，在临床主要用于治疗部分性发作和大发作，但是药物的不良反应较为严重。第二代抗癫痫药是广谱类抗癫痫药，代表药物是苯二氮䓬类药物和丙戊酸钠，其临床适应证较广，药物安全性较好。第三代药物大部分是在 20 世纪 80 年代后研制开发的，基于癫痫的发病机制和电生理特点，针对特定靶点设计药物，代表药物有拉莫三嗪、奥卡西平、托吡酯、加巴喷丁、左乙拉西坦等，统称为新型抗癫痫药。这类药物具有药理学作用机制相对明确、药效良好、不良反应较少等优点。目前临床常用药物为第二代、第三代抗癫痫药。

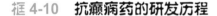

小　结

　　脑电活动包括自发脑电活动和皮质诱发电位。自发脑电活动可记录脑电图，睡眠觉醒脑电变化表现为同步化和去同步化现象；癫痫脑电变化表现为痫样放电。皮质诱发电位包括主反应、次反应和后发放。

　　睡眠觉醒是正常的生理功能，睡眠分为非快速眼动（NREM）睡眠和快速眼动（REM）睡眠。脑内多个神经核团、神经元和复杂的神经环路系统促进觉醒、诱导 NREM 睡眠，以及控制 REM 睡眠的开始和结束。睡眠觉醒行为受内稳态和生物节律因素调控。

　　睡眠障碍多达 90 多种，失眠症是最主要的睡眠障碍的类型，治疗失眠症的药物包括苯二氮䓬类和非苯二氮䓬类，其他类药物包括褪黑素受体激动药、抗组胺药、食欲素受体阻断药等。其中非苯二氮䓬类药物促眠效果好，药物依赖的风险低，安全性较好，已成为临床治疗失眠症的常用药物。

癫痫分为局限性发作和全身性发作，与痫样放电机制与离子通道异常、神经递质失衡以及相关脑组织及神经元形态结构和功能变化有关。抗癫痫药通过干扰 Na$^+$、K$^+$、Ca^{2+} 等离子通道，发挥膜稳定作用，增强抑制性递质 γ- 氨基丁酸的作用，拮抗兴奋性递质谷氨酸的作用，抑制痫样放电的产生。

整合思考题参考答案

整 合 思 考 题

1. 睡眠分期及各项脑电图的特征是什么？
2. NREM 睡眠与 REM 睡眠的差异有哪些？
3. 常见睡眠障碍有哪些类型？
4. 描述苯二氮䓬类药物药理作用及临床应用。
5. 从痫样放电的离子通道异常和神经递质失衡方面描述抗癫痫药物的作用机制。

（黄志力 刘风雨 崔素颖 王 韵）

第九节 学习与记忆、语言、认知

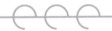

导学目标

通过本节内容的学习，学生应能够：

※ **基本目标**

1. 描述学习与记忆的概念、基本过程。
2. 概括学习与记忆及遗忘的基本类型。
3. 说明学习与记忆的基本机制。
4. 描述优势半球和皮质功能的一侧优势现象及两侧大脑半球的认知功能关联。
5. 描述大脑皮质的语言处理模型。
6. 归纳空间认知的细胞基础。

※ **发展目标**

1. 根据症状判断患者的记忆障碍类型。
2. 根据临床表现，判断失语患者的脑损伤部位。

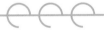

案例 4-12

女，82 岁。年轻时是一位出色的芭蕾舞演员。2 年前出现外出后无法找到家的症状，同时近期记忆逐渐减退，近期出现语言障碍，记忆力减退明显，确诊为阿尔茨海默病。但某一天，患者听到《天鹅湖》乐曲时，不自主地伴随音乐完成舞蹈动作并沉醉其中。

案例 4-12 解析

问题：

1．患者记忆功能障碍进展过程为何是"空间定位异常与记忆形成异常→已有记忆异常和语言障碍"？

2．作为一位阿尔茨海默病患者，为何仍能准确记忆并完成舞蹈动作？

一、学习与记忆概述

（一）概念

学习和记忆是重要的脑高级功能活动。学习（learning）的生物学定义，是指人或动物依据经验来改变自身行为以适应外界环境的神经活动过程；记忆（memory）是人或动物对以往经验的存储和回忆，是学习到的信息贮存和读出的神经活动过程。简言之，学习是记忆的基础，记忆是学习的结果，学习和记忆是两个相互联系的神经活动过程。

（二）记忆的基本过程

记忆的基本过程可以分为以下三个时相。

1．编码（encoding）　也称为获取、识记或登录，是感知外界事物或接受外界信息（外界刺激）的阶段，即通过感觉系统向神经系统输入讯号的学习过程。

2．巩固（consolidation）及储存（storage）　是获取的信息在神经系统内编码贮存和保持的阶段。

3．提取（retrieval）　也称再现，是将储存于神经系统内的信息提取出来使之再现的过程，即回忆过程。

上述三个时相的机制不同，任何一个时相发生异常，都可出现记忆障碍，但其表现完全不同。编码异常导致新记忆无法形成，巩固及储存异常表现为短时程记忆（感觉性及第一级记忆）正常但无法转化为长时程记忆，提取异常导致已形成的记忆无法重现。这些概念在下文中会详细描述。

（三）记忆的时程

依据其时程，记忆过程可为感觉性记忆、第一级记忆、第二级记忆和第三级记忆四个阶段（表 4-13，图 4-103）。

1．感觉性记忆　是指通过感觉系统获得信息后，首先在感觉信息处理的相关脑区内储存这一阶段的记忆。其信息保留时间很短暂，一般不超过 1 秒钟，若不进一步处理就会很快消失。如果脑在该阶段把不连续的、先后进来的信息整合成新的连续印象，信息可被转入第一级记忆中。

2．第一级记忆　信息在第一级记忆中平均停留几秒钟。通过反复学习和运用，信息便在第一级记忆中循环，从而延长了它在第一级记忆中的停留时间，并可进一步转入第二级记忆中。

3．第二级记忆　是一个大而相对持久的储存系统，记忆可持续数分钟至数年。这一阶段记忆的遗忘是由于先前的或后来的信息干扰所致。

4．第三级记忆　有些记忆，如自己的名字和每天都在操作的技艺等，通过长年累月的运用不易遗忘，被储存在第三级记忆中。

感觉性和第一级记忆属于短时记忆（short-term memory），第二级和第三级记忆属于长时记忆（long-term memory）。

表 4-13　记忆的时程

记忆时程	信息储存时间	可能的神经机制	举例
感觉性记忆	极短暂	感觉信号传向大脑，在皮质感觉区传递的时程	查字典上某个词时，对其他词一闪而过
第一级记忆	数秒钟	特定的神经信息在有关神经通路中往返传递一段时间，其化学机制可能是关键大分子的可逆性构象变化	查到一个电话号码，拨完后即忘
第二级记忆	数分钟至数年	蛋白质合成增加，突触功能增强及突触结构修饰等。神经活动影响 mRNA 或基因表达	经历中的重要事件
第三级记忆	终生	脑内新突触形成或突触结构不可逆变化	本人姓名、年龄、生日等

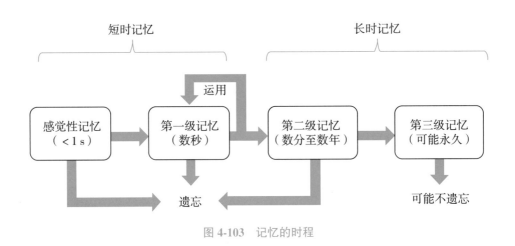

图 4-103　记忆的时程

框 4-11　**记忆的再巩固**

　　科学家一度认为短时记忆巩固成为长期记忆后，就会进入一种牢固、稳定、不易改变的状态。但记忆的再巩固（reconsolidation）现象挑战了这一说法。研究发现，长期记忆在被提取后的一定时间窗内，会重新进入一种不稳定的状态，需要再次巩固才能继续牢固储存。而如果在这一时间窗内进行干扰操作，如注射蛋白质合成阻断剂、消退训练，可以导致原有记忆的破坏或更新。记忆再巩固现象的发现为揭示创伤后应激障碍等记忆障碍类疾病的机制和寻找新疗法提供了新视角。

（四）记忆的分类

　　按信息内容和回忆的方式，长时记忆可以分为陈述性记忆（declarative memory）和非陈述性记忆（nondeclarative memory）（图 4-104）。二者在内容、特点和机制等多个方面存在非常显著的差别（表 4-14）。

　　陈述性记忆又称外显性记忆（explicit memory），是针对地点、事件、事实和人等信息和知识的记忆，比较具体，可以清楚地描述，并进入意识系统。其形成速度快，但储存不牢固，容易遗忘。陈述性记忆涉及海马与颞叶大脑皮质等特定脑区。

　　非陈述性记忆又称反射性记忆（reflexive memory）、内隐性记忆（implicit memory），是针对

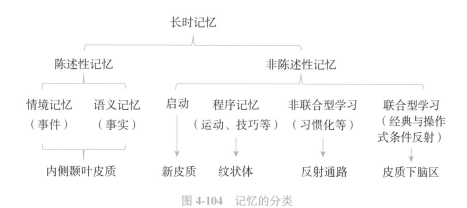

图 4-104　记忆的分类

运动技能和技巧的记忆，无意识成分参加，只涉及刺激顺序的相互关系，储存各事件间相关联的信息，只有通过程序性的操作过程才能体现出来。其编码速度慢，但一旦习得，储存牢固，不易遗忘。非陈述性记忆的编码和巩固过程中大脑皮质会参与，但形成后长期储存和提取过程中，纹状体和小脑等皮质下脑区的作用相对更加关键。

陈述性记忆和非陈述性记忆是相对独立的。临床上可以看到患者特异性地只出现陈述性记忆障碍而非陈述性记忆完好，或反之。但同时，二者可以相互影响，在一定情况下也可以相互转化。如在学习游泳过程中，需记忆某些特定情景。而一旦学会变为一种技巧性动作后，陈述性记忆即转变为非陈述性记忆。

表 4-14　陈述性记忆与非陈述性记忆的区别

	陈述性记忆	非陈述性记忆
内容	信息或知识	运动技能与技巧
编码	速度快	速度慢
储存	不牢固	牢固
提取	需要意识参与	意识不参与
参与的脑结构	大脑皮质及某些特异的脑区如内侧颞叶及间脑	只激活与该项记忆有关的感觉系统和运动系统，如纹状体、杏仁核和小脑
突触水平机制	突触前与突触后神经元同时兴奋的联合机制	突触前神经元的易化机制；突触前神经元与有关的调制神经元的联合机制

1. 非陈述性记忆　非陈述性记忆包含多种类型。如程序记忆（procedural memory）是指对骑车、游泳等运动技巧的记忆，依赖于纹状体。启动（priming）是指由于之前受某一刺激的影响而使得之后对同一刺激的知觉和加工变得容易的现象，与新皮质有关。例如，给人们呈现一组汉字，假如里面含有"海"这个字，随后让他们写出偏旁是"氵"的字时，这些人回答"海"的概率要大于其他字。另两类非常重要的非陈述性记忆为非联合型学习和联合型学习。

（1）非联合型学习：非联合型学习（non-associative learning）是一种习得性反应或行为，它的建立不需要两个不同刺激在时间上的结合，故又称为简单学习（simple learning）。

习惯化和敏感化是非联合型学习的典型例子。习惯化（habituation）是指一种刺激反复出现后，若不引起某种奖赏或惩罚反应，机体对该刺激的反应将逐渐减弱以至消退。如对有规律而重复出现的强噪声反应逐渐减弱，即为习惯化。敏感化（sensitization）正好相反，是指对刺激的反应增强的过程。如机体在接受伤害性刺激之后，对非伤害性刺激的反应也会增强。无论高等动物还是低等动物都具有习惯化和敏感化的行为，前者使机体学会对不重要的或无意义的刺激适应，而后者有助于强化对有意义信息的应答，避免进一步伤害。

（2）联合型学习：联合型学习（associative learning）是两个事件在时间上非常接近地重复发生，最后在脑内逐渐形成联系，即第一个刺激转变成第二个刺激的信号，可以在没有第二个刺激的情况下就引发第二个刺激所能引起的某种特定反应。

联合型学习的典型例子包括经典条件反射和操作式条件反射（图 4-105）。

1）经典条件反射（conditioned conditioning）：俄国著名生理学家 Pavlov 通过动物实验最早揭示了条件反射活动的基本规律，并将条件反射用于学习和记忆的研究。给狗以食物，可"无条件地"引起唾液分泌，这是非条件反射。食物是非条件刺激（unconditioned stimulus，US），唾液分泌是非条件反应（unconditioned response，UR）。给狗以铃声刺激，不会引起唾液分泌，因为铃声与食物无关，故称为无关刺激。但如果每次给食物之前先出现一次铃声，然后再给予食物，多次结合和重复给予之后，当铃声一出现，动物就会分泌唾液。这种情况下铃声即转变为条件刺激（conditioned stimulus，CS），唾液分泌是条件反应（conditioned response，UR）。

2）操作式条件反射（operant conditioning）：是一种建立在经典条件反射基础上的比较复杂的条件反射，需要完成一定的操作才能获得奖赏。在此过程中，动物学会将一种反应（动作）与一种有意义的刺激（如食物奖励）联系起来。例如，特制的实验箱内有一个可分发食物的杠杆，一只饥饿的大鼠无意中踩踏杠杆就能获得食物。经过多次重复后，大鼠学会了主动踩踏杠杆以获得食物。在此基础上，将无关刺激如灯光信号与踩踏杠杆获取食物的动作相结合，训练大鼠只有在出现该信号时踩踏杠杆才能获得食物。反复训练后，无关刺激就成为大鼠踩踏杠杆获得食物的条件刺激。这一条件反射的建立要求动物主动完成某种操作后才能获得食物，因此称为操作式条件反射。

经典条件反射中，动物学到的是条件刺激预示着非条件刺激（被动学习过程）；而操作式条件反射是将一种特定的行为与某种结果相关联（主动学习过程），其神经环路更加复杂。

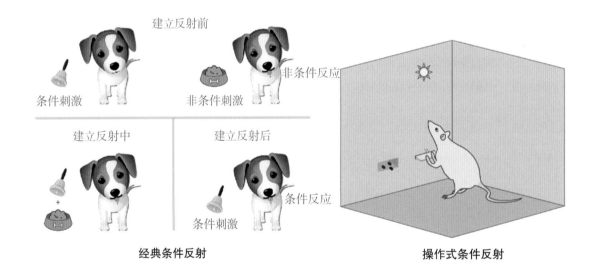

建立反射前

条件刺激　非条件刺激　非条件反应

建立反射中　建立反射后

条件反应

条件刺激

经典条件反射　　　　　　　　　　操作式条件反射

图 4-105　经典条件反射（左）与操作式条件反射（右）

条件反射是后天经过学习而建立的，需要一定条件。首先，需要条件刺激与非条件刺激在时间上的结合和多次重复，即强化（reinforcement）。多次强化后，无关刺激转化为条件刺激，条件反射形成。其次，非条件刺激如果不能激动奖赏系统或惩罚系统，条件反射将很难建立。即非条件刺激必须通过这两个系统引起愉快或痛苦的情绪活动，条件反射才能建立。如处于饱食或困倦状态的动物很难建立条件反射。

从机制上看，非条件反射的反射弧是机体生来就已接通的固定联系，条件反射是以非条件反射为基础的。条件反射的建立是神经系统条件刺激兴奋灶与非条件刺激兴奋灶多次结合后，建立的暂时的功能联系。在高等哺乳类动物中，大脑皮质是暂时联系接通的主要部位。在两栖类和鱼类，间脑、中脑或小脑可能是形成条件反射的主要部位。在无脊椎动物，如节肢动物，头神经节是建立条件反射的重要部位。

条件反射的消退（extinction）：条件反射建立后，如果多次只给予条件刺激（铃声），而不匹配非条件刺激（喂食）强化，条件反射（唾液分泌）就会减弱至最后完全消失。条件反射的消退不是条件反射的简单丧失或遗忘，而是中枢把原先引起兴奋性效应的信号转变为产生抑制性效应的信号，产生了新的抑制性学习。

条件反射的泛化（generalization）：是指在条件反射建立的初期，除条件刺激外，与条件刺激相近似的刺激也具有一定的条件刺激效应。例如，训练时以 100 Hz 的声音与食物相结合，建立唾液分泌的条件反射。训练后初期，应用 80 Hz 的声音也能在一定程度上引起唾液分泌，这便是条件反射的泛化。泛化出现后，如果只强化条件刺激，反复多次后，动物只对条件刺激反应，而与条件刺激相近的刺激出现阴性效应，这一现象称为条件反射的分化（differentiation）。Pavlov 认为条件反射的分化是由于那些相近刺激引起了大脑皮质的抑制，并把这种抑制称为分化抑制（differential inhibition），分化抑制是阴性条件反射的基础。

人类的条件反射独具特点。由于人类可以应用抽象的词语代替具体的信号（如光、声、嗅、味和触等刺激），其条件反射的建立更为灵活。Pavlov 根据动物和人类条件反射的特点提出了两个信号系统学说：把现实具体的信号，如食物的形状、气味、音响的高低、光的强弱等，称为第一信号；而把代表具体信号的抽象化信号，通常用文字或语词来表示，称为第二信号。与两种信号相对应，对第一信号发生反应的大脑皮质功能系统称为第一信号系统，而对第二信号发生反应的功能系统称为第二信号系统。人脑功能有两个信号系统，而动物只有第一信号系统。第二信号系统是人类区别于动物的主要特征，而人类可以借助第二信号——词语来表达思维以及进行抽象化的思维。经过训练的动物虽然也可以用词语建立条件反射，但这不属于第二信号系统。因为词语对人脑的刺激作用除其物理性质（指声音或文字图形）外，更重要的是与物理性质相关联的含义。对于动物，词语的刺激只是一种普通的物理刺激，与其他具体信号一样，没有内在含义。

条件反射具有重要的生物学意义。条件反射显著提高了机体对外界环境的适应能力，使个体在某些非条件刺激到来之前就提前发生反应，使机体具有预见性。如果只有非条件反射而不建立条件反射，个人就无法在复杂多变的环境中生存。对人类来说，还可以进一步利用语言、文字来形成条件反射。因此人类对环境的适应能力和范围更加广阔。

框 4-12 "奇怪"的记忆障碍

Henry Molaison（以下简称 H.M.）1926 年出生于美国康涅狄格州的一个普通家庭。他在 7 岁时遭遇了一场车祸，10 岁开始表现出轻度癫痫，16 岁以后病情加重。在 1953 年 H.M. 27 岁时，由于药物已无法控制他的重度癫痫，William Scoville 医生决定给他实施一种实验性质的治疗方案——双侧内侧颞叶切除手术。Scoville 医生为 H.M. 切除了双侧内侧颞叶、杏仁核以及海马前部的三分之二。

手术成功缓解了 H.M. 的癫痫发作，同时对他的感觉能力、知觉能力、运动能力、语言能力、智力和个性几乎都没有影响。但是 H.M. 出现了奇怪的记忆障碍，表现为：

- 正常的非陈述性记忆：正常学习一些运动技能。
- 童年时的记忆保持完好：如名字、工作及儿时发生的事件。
- 手术前短时间内形成的记忆出现损害：无法回忆起手术前一段时间发生的一些重要社会事件和人物。

- 完好的短时记忆能力：看了数字后可立即重复说出数字。
- 短时记忆无法转化为长时记忆：对人物、地点、事件的记忆不超过几分钟。如果要他记忆一个数字，然后分散他的注意力，他不仅立即忘却这个数字，而且连被要求记忆数字这一事实也被忘记。
- 空间记忆缺乏：手术后他曾搬过一次家，但他总是记不住新家附近的路，最后花了一年的时间才记住他新家的地址。

2. 陈述性记忆

（1）情境记忆与语义记忆：陈述性记忆是知识和信息的记忆，依据内容的不同，又可以进一步区分为以下两类。

1）情境记忆（episodic memory）：指有关特定事件和个人经历的记忆。例如：我昨天上午在实验室见到了陈教授。这是日常生活中一种主要的记忆类型，包含特定时间、空间、人物和事件等信息。空间记忆（如空间定位、找路能力等）涉及空间信息的编码、储存与应用，是一种特殊类型的情境记忆。

2）语义记忆（semantic memory）：指对生活中无法归于特定场景的事实和知识的记忆。例如：北京是中国的首都。当人们在学习这些事实和知识的时候，不必记住发生的时间和地点。

有证据提示，情境记忆和语义记忆的神经生物学机制不尽相同。如海马脑区在情境记忆的编码中发挥至关重要的作用，而在语义记忆中的作用相对有限。但是，二者之间是可以相互转化的。例如，"我昨天上午在实验室见到了陈教授"最初可以作为特定事件，以情境记忆的形式编码，但反复巩固后，可以成为事实类的语义记忆储存于新皮质中，而不再依赖海马。

（2）海马与陈述性记忆：人们对陈述性记忆机制的了解来自 H.M. 案例。H.M. 是第一个将特定形式的记忆障碍与大脑的某个特定区域联系起来的病例。H.M. 手术后，加拿大蒙特利尔神经科学研究院的 Brenda Milner 对他进行了深入细致的研究。研究提示，陈述性记忆，尤其是情境记忆，与颞叶密切相关。进一步的研究将 H.M. 的记忆障碍定位于颞叶深部的海马（hippocampus）脑区。具体来说，新陈述性记忆的形成是一个独立的脑功能，海马系统在其中有着举足轻重的作用。海马不参与短时记忆及长时记忆的储存，但它是短时记忆向长时记忆转换的关键中转站。海马损伤后，患者缺乏短时记忆向长时记忆的转换能力：对人物、地点、事件的记忆不超过几分钟。长时陈述性记忆储存于新皮质中，对海马的依赖度相对降低。皮质损伤和海马损伤都可能出现认知障碍，但表现截然不同。

框 4-13　大脑皮质的认知功能

大脑皮质也是参与认知功能的关键脑区，这可以从特定皮质部位损伤后出现的病症看出，其表现应和海马损伤导致的认知障碍进行鉴别。

失语症（aphasia）：优势半球语言中枢受损会导致语言障碍，下文会有详述。

面容失认症（prosopagnosia）：右侧半球颞叶中部病变常引起视觉认知障碍，患者不能辨认别人的面部，只能根据语音来辨认熟人，有的患者甚至不认识镜子里自己的面部，还可能伴有颜色、物体、地点的认识障碍。

穿衣失用症（apraxia）：右侧顶叶皮质损伤，患者虽无肌肉麻痹，但穿衣困难，穿脱衣服顺序混乱、内外反穿、穿错部位、扣错纽扣等。

失算症（acalculia）：额顶部损伤，患者出现数学计算能力损害。

（3）遗忘：遗忘（loss of memory）指部分或完全失去回忆和再认能力的现象。非陈述性记忆一旦习得不易遗忘，而陈述性记忆容易遗忘。遗忘是伴随着学习即开始的过程，最初速度很快，以后逐渐减慢。需要注意的是，遗忘并不是原有记忆的消失，因为复习已经遗忘的内容会比学习新的内容更容易。

遗忘既可能是生理性的（每个人都不可避免地会遗忘一些记忆），也可能是病理性的（例如H.M.）。生理性遗忘产生的原因包括条件刺激久不强化引起的消退抑制，以及后来信息对记忆内容的干扰。临床上将疾病情况下发生的遗忘称为记忆缺失或遗忘症（amnesia），可出现于阿尔茨海默病等多种疾病之中。这类病理性遗忘包括顺行性遗忘（anterograde amnesia）和逆行性遗忘（retrograde amnesia）两种类型（图 4-106）。

顺行性遗忘表现为能记得脑功能障碍之前的事情，但不能保留障碍之后获得的信息，常见于慢性乙醇中毒，发生机制可能是信息不能从第一级记忆转入第二级记忆。

逆行性遗忘表现为不能回忆脑功能障碍发生之前一段时间内的事情，但能够记得很久之前和障碍之后的事情，多见于脑震荡，发生机制可能是第二级记忆发生了紊乱，而第三级记忆却未受影响。

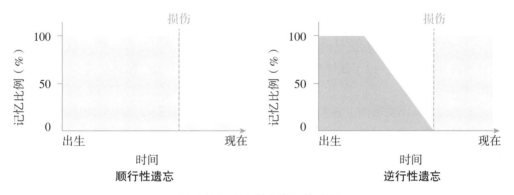

图 4-106　顺行性与逆行性遗忘

框 4-14　阿尔茨海默病及其记忆障碍

阿尔茨海默病（Alzheimer disease，AD）是一种起病隐匿的进行性发展的神经系统退行性疾病。临床上以记忆障碍、失语、失用、失认、视空间技能损害、执行功能障碍以及人格和行为改变等全面性痴呆表现为特征，病因不清，与遗传和环境因素均有关。AD 的特征性病理变化包括 β 淀粉样蛋白沉积和神经原纤维缠结，伴有神经元死亡和突触结构与功能异常。受累脑区起始于颞叶内嗅皮质和海马，之后逐步扩展至其他新皮质区域。皮质下脑区受累程度相对较轻。与之对应，患者最早的临床表现为记忆障碍，尤其是顺行性遗忘和空间定位能力下降（海马损伤），之后发展为逆行性遗忘（新皮质损伤）。非陈述性记忆能力相对不受累（皮质下脑区损伤有限）。

（五）学习记忆的机制

学习和记忆的机制非常复杂，目前仍不十分清楚。但众多证据表明，学习和记忆在神经系统内有一定的功能定位，并有一定的解剖学、生理学和生物化学基础。

1. 解剖学机制　长时记忆会伴有神经系统形态学改变。例如，海兔（一种研究学习和记忆的实验动物）形成敏感化后，感觉末梢突触前膜上的活性带增多，而习惯化后，活性带减少；生活在复杂环境中的大鼠的大脑皮质较厚，而生活在简单环境中的大鼠的皮质则较薄。

在高级动物中，多个脑区都与学习和记忆功能密切有关。除了海马外，其他关键脑区包括：

（1）额叶皮质：在短时程记忆（如短时程情境记忆）中有重要作用。

（2）颞叶皮质：可能与听觉和视觉的记忆有关。

（3）顶叶皮质：可能参与精细躯体感觉和空间深度感觉的学习，也可能储存地点的影像记忆。

（4）杏仁核：参与情绪有关的记忆，其机制主要是通过对海马活动的控制而实现的。

（5）丘脑：与近期记忆有关，损伤后引起顺行性遗忘。

（6）小脑：与运动的学习和记忆有关。

2．生理学机制　感觉性记忆和第一级记忆主要是神经元与神经回路活动变化的表现。由于神经元活动可以有持续的后作用，在刺激停止后，神经的电活动仍能保持一段时间，这是记忆的最简单的形式。此外，神经元之间形成的许多环路联系也是记忆的一种形式，第一级记忆的机制可能属于这一类。

在第二级记忆中，如果突触和神经回路持续活动，就有可能在闭合回路以及与闭合回路相连接的神经元回路的突触中发生短时间内的冲动反复通过现象。神经回路的电活动停止后，回路依然保持其潜能，这有益于记忆的保持和重现。

3．生物化学机制　长时程记忆的形成必须有脑内新合成蛋白质作为物质基础。在动物每次训练后短时间内（数分钟），给予能够阻断蛋白质合成的处理（药物、抗体、寡核苷酸等），动物的长时程记忆（第三级记忆）反应将不能建立；如果在训练之后较长时间（数小时）再给予干预，则长时程记忆的建立将不受影响。这些结果提示蛋白质合成在长期记忆的形成中有重要作用。

此外，乙酰胆碱、儿茶酚胺、γ-氨基丁酸（GABA）、血管升压素等多种神经递质和神经调质促进学习和记忆；而缩宫素、阿片肽等作用相反。

框 4-15　突触可塑性与长时程增强

小测试4-11：

1. 女，在受到打击后再也不认识她的丈夫了，这是由海马损伤引起的吗？

2. 在某节目中，有人在1分钟内打响指285次，但现场嘉宾却提出质疑，认为这并不代表脑力的强大。你对此怎样理解？这是记忆力强的表现吗？能反映哪个脑区的功能？

　　1949 年，著名心理学家 Hebb 提出学习记忆的神经元假说。他认为，突触可塑性是学习和记忆的基础。突触可塑性包括突触的功能可塑和结构可塑两个方面：功能可塑表现为突触传递效能的增强或减弱；结构可塑主要表现为突触的大小、数量，突触膜的厚度、面积，突触间隙的宽度以及活化带大小的改变。

　　长时程增强（long-term potentiation, LTP）是突触可塑性的一种形式：在给突触前纤维一个短暂的高频刺激后，突触传递效率和强度增加几倍，且能将这种增强保持数小时至几天。1973 年，Bliss 和 Lomo 首次在家兔的海马区发现 LTP 现象，进而提出 LTP 可能是学习与记忆的细胞学机制。目前，LTP 可在多种动物（包括人类）的中枢神经系统中记录到。LTP 在体外实验可持续数小时，在活体动物上可维持数天至数周。应用药物或遗传学方法阻断 LTP，可显著影响动物空间记忆能力，提示 LTP 可能是记忆产生与维持的重要机制。

　　除了学习与记忆以外，突触可塑性的改变也与阿尔茨海默病、癫痫、慢性痛、药物成瘾和精神分裂症等疾病的发生密切相关。

二、语言

（一）概述

高度发达的智能和语言功能是使人类区别于其他动物的关键。其中，语言可以帮助人们表达思想与交流情感，并易化思维和推理。广义的语言（language）包括所有进行信息传递的行为；而狭义的语言是指人类特有的信息交流过程及其高级神经活动。

（二）优势半球和皮质功能的互补性专门化

语言以及脑的其他高级功能与大脑皮质联络区的高度发展有关。研究发现，人类左右大脑半球的功能是不对称的，即人脑的高级功能向一侧半球集中，这称为大脑皮质的一侧优势效应。以语言功能为例：支配发音运动的中枢是双侧性的，但对绝大多数偏好使用右手（右利手）的成年人，语言活动功能通常由左侧大脑皮质管理，而右侧皮质参与有限。从更广泛的角度讲，大多数右利手成人左侧半球在语词活动功能（包括语言、计算、逻辑、抽象化和优先用手）上占优势，而右侧半球在非语词性认知功能（如对空间的辨认、深度知觉、触 - 压觉认识、图像视觉认识、音乐欣赏分辨等）上占优势。人类的左侧大脑皮质在语言、逻辑、计算、综合分析等功能上占优势，通常将之称为优势半球（dominant hemisphere）。

一侧优势现象仅在人类中具有，其出现与遗传因素有一定关系，但主要在后天生活实践中逐步形成。左侧优势自 10 ~ 12 岁逐步建立，若左侧半球成年后受损，有可能很难在右侧皮质再建语言中枢。但是，一侧优势也是相对的，而两侧皮质功能是互补的。右侧半球也有一定的语词活动功能，左侧半球也有一定的非语词性认知功能。

近几十年来，脑成像技术的发展使得人们对语言脑机制的了解得越来越深入。但在早期，对语言脑机制的了解主要来自和语言功能关系密切的特定脑区损伤后出现语言障碍（失语）的患者。失语症（aphasia）是指在神志和意识正常、发音和构音没有障碍的情况下，大脑皮质语言功能区病变导致的言语交流能力障碍。失语可以具体表现在语言的听、说、读、写四个方面（图 4-107），分别称为感觉失语症、运动失语症（motor aphasia）、失读症（alexia）和失写症（agraphia）（详见本章第四节）。

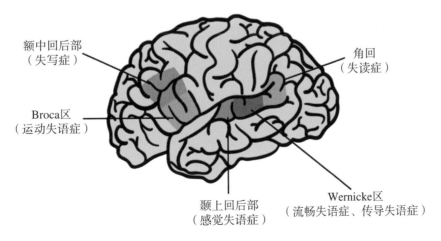

额中回后部
（失写症）

角回
（失读症）

Broca区
（运动失语症）

颞上回后部
（感觉失语症）

Wernicke区
（流畅失语症、传导失语症）

图 4-107　语言相关的关键脑区与损伤后导致的失语症

（三）语言加工的 Wernicke-Geschwind 模型

基于临床资料，人们现在有数个语言加工模型。其中，Wernicke-Geschwind 模型是本领域的经典模型（图 4-108）。构成这一模型的关键部位是 Broca 区、Wernicke 区、弓状束（连接两个语言功能区的纤维束）和角回。除这些结构之外，还包括接受和产生语言的感觉区和运动区。

1. 口语单词复述的语言加工　语言的读音传入耳部后，经听觉传入通路到达听觉皮质。声音只有在 Wernicke 区进行处理后，才能转换为能够被理解的和有意义的单词。为了复述单词，弓状束把单词信号从 Wernicke 区输送到 Broca 区，Broca 区把单词转化为讲话所需的肌肉运动编码，并将运动编码输送到相邻的运动皮质，以驱动唇、舌、喉等器官发音。

2. 书面内容复述的语言加工　文字的视觉信号经视觉传入通路到达视觉皮质并进行处理后，被输送到颞叶、顶叶和枕叶交界处的角回。视觉信号在角回皮质进行某种转换之后，被输送到 Wernicke 区。为了朗读书面内容，弓状束把单词信号从 Wernicke 区输送到 Broca 区，随后的过程与复述口语单词的语言加工完全一样：Broca 区把单词转化为讲话所需的肌肉运动编码，并输送到运动皮质，由后者引起发音器官的活动和发音。

可见，语言活动的完整功能与广大皮质区域的活动有关，而且这些区域的功能是密切相关的。因此，某一特定语言区的损伤可引起某一特定的语言功能障碍，而多种语言功能的障碍可能与多个语言相关脑区的同时损伤有关。需要注意的是，Wernicke-Geschwind 模型是一个高度简化的模型，不可避免地存在一些错误。近年已有一些修订模型被提出。尽管如此，由于 Wernicke-Geschwind 模型简单且其基本框架已被证实是合理的，故仍被广泛采用。

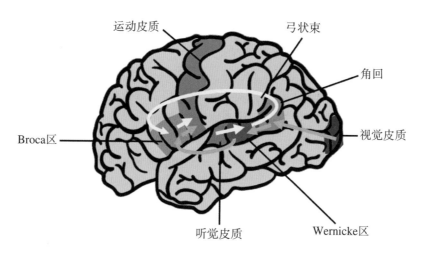

图 4-108　语言加工的 Wernicke-Geschwind 模型

黄色和绿色通路分别代表口语单词复述和书面内容复述的语言加工过程

三、认知

（一）概述

阐明精神与认知活动的生物学基础是神经科学的终极目标，也是最具挑战性的工作。认知（cognition）是通过思考、经验与感知而获取知识的精神活动过程。学习记忆、语言、决策、注意、计算、评估、推理、情绪等都是认知过程。

空间认知（spatial cognition）是在环境中定位并完成空间探索行为的能力，是生存必不可少的认知功能，也是目前研究最为深入的认知过程。John O'Keefe、May-Britt Moser 和 Edvard I. Moser 三位科学家因揭示空间认知的细胞基础而获得 2014 年诺贝尔生理学或医学奖。异我策略（allocentric strategy）和自我策略（egocentric strategy）是完成空间认知的两大策略，二者相互补充，协同完成空间认知行为。

框 4-16　空间定位的策略

异我策略的本质，是形成所处环境的地图样编码，按图索骥地完成空间定位任务，如向东走 100 米后向北转 50 米。这一策略应用东、西、南、北等依赖于环境的"绝对空间"概念，需要充分探索环境后才能形成，编码速度慢，但可以准确而稳定地编码环境，且应用灵活，常可以选择多条可能路径完成空间探索（"条条大路通罗马"）。内侧颞叶，尤其是海马与内嗅皮质介导异我策略。如框 4-12 中的 H.M. 进行手术后丧失空间定位能力，即与海马和内嗅皮质切除有关。

自我策略的本质，是通过转向完成空间定位任务，如向左转走 100 米后向右转 50 米。这一策略应用前、后、左、右、上、下等依赖于个体朝向的"相对空间"概念，不需要探索环境，所以编码速度快，但编码不够准确、稳定，受个体朝向影响（如面朝东时的"左"和面朝西时的"左"完全相反），所以应用不够灵活。该策略依赖于基底节与顶叶皮质。

多数情况下，两种策略相互支撑、代偿，共同完成空间认知过程。特殊情况下，如绝对空间和相对空间信息矛盾时，两者可能是竞争关系。

空间定位的生物学策略的比较

	异我策略	自我策略
本质	依赖环境的地图样编码	依赖本体的朝向编码
编码内容	绝对空间（东、南等）	相对空间（前、左、上等）
编码速度	慢，相对难	快，相对容易
可靠性	准确而稳定	不准确，不稳定
应用灵活性	高	低
关键脑区	内侧颞叶，尤其是海马与内嗅皮质	基底节与顶叶皮质

（二）空间认知的细胞机制

H.M. 案例提示海马是参与空间认知的关键脑区。1971 年，John O'Keefe 发现大鼠海马锥体神经元放电具有位置选择性。当一只大鼠处于一个熟悉的限定大小的环境内并经过该区的某些区域时，这些神经元的放电频率会明显增加，可达 20 Hz 以上，而在该区的其他区域，这些神经元则很少甚至没有放电。由于其独特的空间选择性，这类神经元被命名为位置细胞（place cell）（图 4-108）。当大鼠进入一新环境几分钟后，海马位置细胞的位置野就可形成。一个海马位置细胞的位置野只覆盖环境中的部分区域，而位置细胞群的位置野可以覆盖整个环境。当动物所处的熟悉环境发生部分改变时，位置细胞的位置野会发生重构现象（remapping），似乎这些细胞"发觉"了环境变化。位置细胞的发现开创了空间认知研究新时代。目前，在大鼠、小鼠、蝙蝠、猴、人等物种中均已发现位置细胞。

2005 年，May-Britt Moser 和 Edvard I. Moser 在内嗅皮质（entorhinal cortex）发现了网格细胞（grid cell）。与位置细胞不同，网格细胞在一个环境中有多个位置野，且各个位置野总体上呈现为规律的六边形样拓扑结构（图 4-109）。因此，网格细胞的作用类似于坐标系，可以协助精确定位和寻找路径。

除了位置细胞和网格细胞外，科学家陆续在脑内发现多种编码其他空间信息的细胞，这些细胞群构成了空间认知的细胞基础。此外，编码时间、情绪、事件等其他信息的细胞也陆续被发现，它们构成了陈述性记忆的细胞基础。

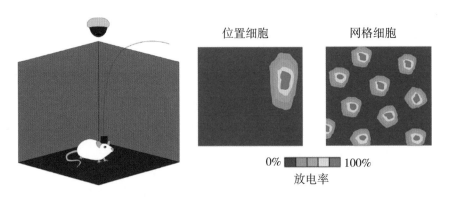

图 4-109　在自由活动大鼠的海马和内嗅皮质中，可分别记录到位置细胞和网格细胞放电

框 4-17　编码各类信息的神经细胞

除了位置细胞和网格细胞外，科学家还发现了一系列编码各类记忆相关信息的神经元，举例如下。

头方向细胞（head-direction cell）：位于后托、压后皮质、丘脑背核等脑区，编码动物头的朝向。

边界细胞（border cell）：位于内嗅皮质，编码空间环境的边界。

时间细胞（time cell）：位于内嗅皮质，编码时间信息。

速度细胞（speed cell）：位于内嗅皮质，编码动物运动速度。

姿势细胞（posture cell）：位于顶叶皮质，编码动物躯体姿势。

焦虑细胞（anxiety cell）：位于海马，编码焦虑情绪。

印迹细胞（engram cell）：根据具体信息不同，位于海马、皮质、杏仁核等多个脑区，编码记忆信息（记忆痕迹）。

小　结

记忆包含编码、巩固和提取三个时相，经历感觉性记忆和第一、二、三级记忆四个时程，分为陈述性记忆和非陈述性记忆两大类型。海马是介导陈述性记忆的关键脑区。记忆障碍可以表现为顺行性和逆行性遗忘。优势半球主导语言功能，相关脑区损伤会导致失语症。空间定位功能是目前研究最多的认知功能，位置细胞和网格细胞是其重要的细胞基础。

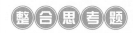

整合思考题

1. 描述记忆的分类。

2. 描述陈述性记忆与非陈述性记忆的区别。

3. 非陈述性记忆包括哪些类型？

4. 描述海马在记忆中的作用。

5. 遗忘有哪些类型？分别有哪些表现？

6. 描述语言功能的关键脑区及其损伤后的临床表现。

7. 海马是对酒精最敏感的脑区之一，醉酒的人常出现一过性陈述性记忆异常，但为什么处在熟悉的环境中仍能找到回家的路？

8. 如何检测动物的空间记忆？

（伊　鸣　徐天乐　王　韵）

整合思考题参考答案

第五章　自主神经系统

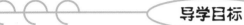

通过本章内容的学习，学生应能够：

※ **基本目标**

1. 描述内脏运动神经的组成、分布和功能。
2. 分析交感神经与副交感神经的异同。
3. 说明内脏感觉神经的特点及牵涉痛的意义。
4. 概括脊髓和中脑在内脏功能调节方面的特点。
5. 总结下丘脑通过哪几种方式分别对机体内稳态、生物节律、动机与行为进行调节及其生理意义。
6. 总结新皮质与边缘系统对内脏的调节特点。
7. 解释影响胆碱受体的药物，比较各类药物的异同。
8. 解释影响肾上腺素受体的药物，比较各类药物的异同。

※ **发展目标**

1. 根据交感与副交感神经的异同，描述内脏运动神经对相关脏器功能的调节。
2. 联系内脏运动神经纤维走行规律，归纳相关内脏神经疾病的临床症状。
3. 举例说明中枢神经系统与人体内环境稳态之间的关系。
4. 分析急性应激发生时中枢与外周的生理变化，比较急、慢性应激对脑的影响。
5. 综合各类传出神经系统药物的作用机制，总结传出神经系统药物的作用方式。

第一节　内脏神经

案例 5-1

　　男，71 岁。因持续咳嗽、胸痛 8 个月，右侧上睑不能上抬，右眼球稍内陷，右面部发红、无汗 1 个月前来就诊。检查：患者右侧瞳孔缩小、眼裂狭窄、眼睑微下垂，右面部发红。胸部 CT 显示：右肺尖 8 cm×10 cm 实性肿块，边界不清。诊断为右肺癌晚期并发霍纳（Horner）综合征。

问题：

1. 肺癌发生于胸部，为何能够引发头面部症状？
2. 如何解释病变表现的单侧性及所发生症状的多样性？

案例 5-1 解析

内脏神经系统（visceral nervous system）是神经系统的一个组成部分，主要分布于内脏、心血管平滑肌和腺体。内脏神经系统的中枢部位于脑和脊髓，自中枢部发出的内脏神经纤维组成其周围部。内脏神经中的纤维成分可分为感觉和运动两类。内脏运动神经调节内脏、心血管的运动并控制腺体的分泌，这一功能似不受人的意志控制，故有人将内脏运动神经称为自主神经系统（autonomic nervous system），又因其主要控制和调节动植物共有的同化和异化、营养与分泌等生命活动及功能，并不支配动物所特有的骨骼肌，故也称为植物神经系统（vegetative nervous system，因植物不具有神经系统，故这一名词在教科书中目前已多不采用）。内脏感觉神经的初级感觉神经元胞体位于脑神经节和脊神经节内，周围突分布于内脏和心血管等处的内感受器，将感受到的刺激传递至各级中枢，也可到达大脑皮质，但内脏感觉大多模糊且难以定位。内脏神经系统的中枢接受内脏感觉神经传来的信息，经整合以后，再通过内脏运动神经调节控制各器官的功能，以保持机体的正常生命活动。

一、内脏运动神经

内脏运动神经（visceral motor nerve）（图 5-1）为内脏神经系统的重要组成部分，接受大脑皮质和皮质下各级中枢的控制，支配内脏平滑肌、心肌的运动及控制腺体分泌。内脏运动神经与躯体运动神经在功能上互相依存、互相协调、互相制约，以维持机体内环境的稳态。内脏运动神经和躯体运动神经无论在形态结构还是在功能上，都有较大差别，现就两者在形态学上的差异进行比较。

1. 支配的器官不同 躯体运动神经支配骨骼肌，一般都受意志的控制；内脏运动神经支配平滑肌、心肌和腺体，一定程度上不受意志的控制。

2. 纤维成分不同 躯体运动神经只有一种纤维成分；内脏运动神经则有交感和副交感两种纤维成分，且多数器官同时接受这两种纤维的双重支配。

3. 神经元数目不同 躯体运动神经自低级中枢至骨骼肌只有一个神经元；内脏运动神经自低级中枢发出后，需在周围部的内脏运动神经节交换神经元，再由神经节内的神经元胞体发出纤维到达效应器。即内脏运动神经自低级中枢至所支配的器官需经过两个神经元（肾上腺髓质例外，只需一个神经元）。第一个神经元称节前神经元（preganglionic neuron），胞体位于脑干和脊髓内，其轴突称节前纤维；第二个神经元称节后神经元（postganglionic neuron），胞体位于周围部的内脏神经节内，其轴突称节后纤维。节后神经元的数目较多，一个节前神经元可以和多个节后神经元构成突触（图 5-2，图 5-3）。

4. 纤维的粗细不同 躯体运动神经纤维一般为直径较粗的有髓纤维，内脏运动神经纤维多为薄髓或无髓的细纤维。

5. 神经纤维分布形式不同 躯体运动神经以神经干的形式分布；内脏运动神经的节后纤维常攀附脏器或血管形成神经丛，再由神经丛分支至效应器（图 5-4，图 5-5）。

根据形态、功能和药理的特点，内脏运动神经分为交感神经和副交感神经两部分，它们都有其各自的中枢部和周围部。

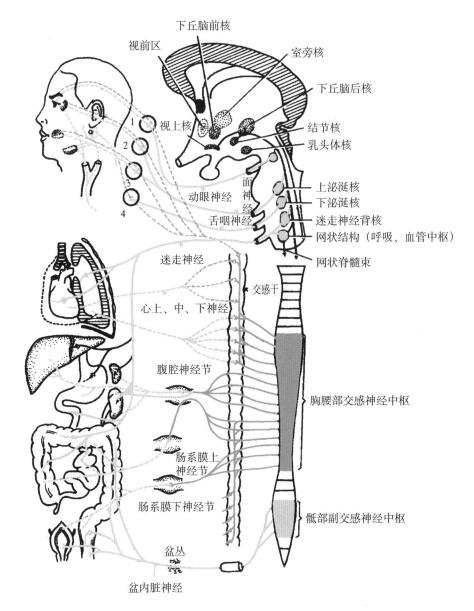

图 5-1 内脏运动神经模式图

1. 睫状神经节 2. 翼腭神经节 3. 下颌下神经节 4. 耳神经节

（一）交感神经

交感神经（sympathetic nerve）的低级中枢位于脊髓胸 1～腰 3 节段灰质侧角的中间外侧核（图 5-2），节前纤维即从此核的细胞发出，故交感神经的中枢部又称胸腰部。交感神经的周围部包括交感干、交感神经节以及由神经节发出的分支和交感神经丛。

1. 交感神经节 根据所在的位置不同，分为椎旁神经节和椎前神经节两类。

（1）椎旁神经节（paravertebral ganglia）：又称交感干神经节（ganglia of sympathetic trunk）（图 5-3），位于脊柱两旁。每一侧的椎旁节借节间支（interganglionic branch）连成一条交感干（sympathetic trunk）。交感干上端附于颅底外面，下端在第 3 尾椎前面，左、右干连于奇神经节。椎旁神经节在成人每侧有 19～24 个，其中颈部常为 3～4 个，胸部 11～12 个，腰部 3～4 个，骶部 2～3 个，尾部只有 1 个（奇神经节）。

（2）椎前神经节（prevertebral ganglia）（图 5-3）：呈不规则的结节状团块，位于脊柱前方，包括腹腔神经节（celiac ganglia）、主动脉肾神经节（aorticorenal ganglia）、肠系膜上神经节

（superior mesenteric ganglion）和肠系膜下神经节（inferior mesenteric ganglion）等，各神经节均位于同名动脉根部附近。

2. 交感干与交通支　椎旁神经节借交通支（communicating branch）与相应的脊神经相连接，交通支分白交通支（white communicating branch）和灰交通支（gray communicating branch）（图5-2）。白交通支主要由脊髓灰质中间外侧核细胞发出的具有髓鞘的节前纤维组成，因髓鞘反光，色泽白亮，故称白交通支。由于节前神经元的胞体只存在于脊髓胸 1～腰 3 节段的灰质侧角，故白交通支也只见于相应节段脊神经前支与对应的椎旁神经节之间。灰交通支由椎旁神经节细胞发出的节后纤维组成，因多为无髓或薄髓纤维组成、色灰暗而称为灰交通支。它们分别从各个椎旁神经节连于 31 对脊神经前支。

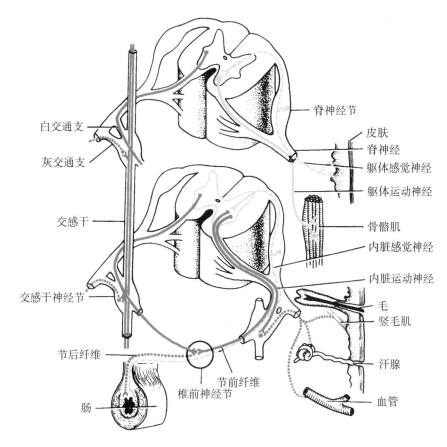

图 5-2　交感神经纤维走行模式图

交感神经的节前纤维由脊髓灰质中间外侧核发出，经脊神经前根、脊神经、白交通支进入交感干后，有 3 个去向（图 5-2）：①终止于相应的椎旁节，在此处交换神经元。②在交感干内上升或下降，然后终止于上方或下方的椎旁节。一般来自上胸段（胸 1～6）中间外侧核的节前纤维，在交感干内上升至颈部，在颈部椎旁节内交换神经元；中胸段者（胸 6～10）在交感干内上升或下降，至其他胸部交感神经节换神经元；下胸段和腰段者（胸 11～腰 3）则在交感干内下降，至腰骶部交感神经节交换神经元。③穿过椎旁节，至椎前神经节交换神经元。

交感神经的节后纤维分布也有 3 种去向（图 5-2）：①经灰交通支返回脊神经，随脊神经分支分布至头颈部、躯干和四肢的血管、汗腺和竖毛肌；②攀附动脉走行，在动脉外膜处形成神经丛（如颈内动脉丛、颈外动脉丛、腹腔丛、肠系膜上丛等），并随动脉分支分布至所支配的器官；③由交感神经节直接发出分支分布至所支配的脏器。

3. 交感神经的分布概况　交感神经的分支在身体各部有其固定的走行和分布范围，现按部位概述如下。

（1）颈部：颈交感干位于颈血管鞘后方，颈椎横突的前方。一般每侧有 3 个交感神经节，分别称颈上、中、下神经节（图 5-3，图 5-4）。

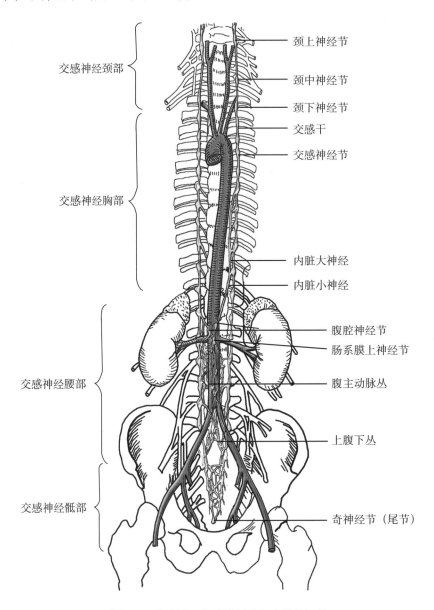

交感神经颈部
　颈上神经节
　颈中神经节
　颈下神经节
交感干
交感神经节
交感神经胸部
内脏大神经
内脏小神经
腹腔神经节
肠系膜上神经节
腹主动脉丛
交感神经腰部
上腹下丛
交感神经骶部
奇神经节（尾节）

图 5-3　交感干、交感神经节和内脏神经丛

颈上神经节（superior cervical ganglion）最大，呈梭形，位于第 2～3 颈椎横突的前方；颈中神经节（middle cervical ganglion）最小，出现率为 87%，通常位于第 6 颈椎横突处；颈下神经节（inferior cervical ganglion）位于第 7 颈椎横突根部的前方，椎动脉起始处的后方，常与第 1 胸交感神经节合并成颈胸神经节（cervicothoracic ganglion）（又称星状神经节，stellate ganglion）。

颈部交感神经节发出的节后纤维的分布可概括如下。

1）经灰交通支连于 8 对颈神经，并随神经分支分布至头颈和上肢的血管、汗腺、竖毛肌。

2）由神经节发出分支至邻近的动脉，形成颈内动脉丛、颈外动脉丛、锁骨下动脉丛和椎动脉丛，随这些动脉的分支分布于头颈和上肢的平滑肌及腺体，如泪腺、唾液腺、口腔和鼻腔黏膜内腺体、甲状腺、瞳孔开大肌、竖毛肌和血管等。

3）自神经节发出咽支，直接进入咽壁，与迷走神经、舌咽神经的咽支共同组成咽丛。

4）颈上、中、下神经节分别发出颈上、颈中、颈下心神经，下行进入胸腔，加入心丛（图 5-4）。

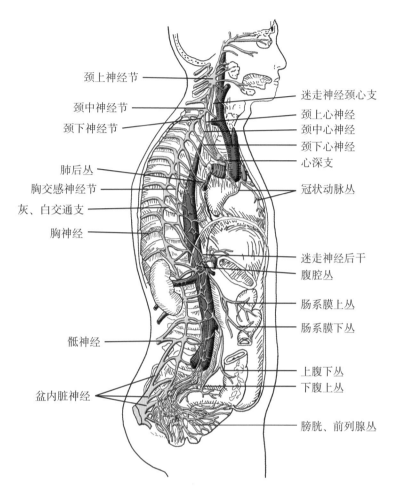

颈上神经节
颈中神经节
颈下神经节
肺后丛
胸交感神经节
灰、白交通支
胸神经
骶神经
盆内脏神经

迷走神经颈心支
颈上心神经
颈中心神经
颈下心神经
心深支
冠状动脉丛
迷走神经后干
腹腔丛
肠系膜上丛
肠系膜下丛
上腹下丛
下腹上丛
膀胱、前列腺丛

图 5-4　右交感干与内脏神经丛

（2）胸部：胸交感干位于肋头的前方，每侧有 10 ～ 12 个胸神经节（thoracic ganglia）（图 5-3，图 5-4）。胸交感干的分支如下。

1）节后纤维经灰交通支进入 12 对胸神经，并随其分布于胸、腹壁的血管、汗腺、竖毛肌。

2）上 5 对胸交感干神经节发出的节后纤维，加入心丛、肺丛、食管丛和胸主动脉丛。

3）部分节前纤维穿过第 6 ～ 9 胸交感干神经节，在胸椎的前外侧面合成内脏大神经（greater splanchnic nerve），向前下方穿过膈脚，主要终止于腹腔神经节和肠系膜上神经节。

4）部分节前纤维穿过第 10 ～ 12 胸交感干神经节，组成内脏小神经（lesser splanchnic nerve），穿膈脚入腹腔，主要终止于主动脉肾节。

5）部分节前纤维穿过第 12 胸交感干神经节组成内脏最下神经，穿膈脚入腹腔，加入肾神经丛，但此神经亦可缺如。

由腹腔节、肠系膜上神经节、主动脉肾节等发出的节后纤维，分布至肝、脾、肾及胃至结肠左曲的消化管。

（3）腰部：腰交感干位于腰椎体的前外侧、腰大肌的内侧缘，通常有 3 ～ 4 对腰神经节（lumbar ganglia）（图 5-3，图 5-4）。腰交感干发出的分支如下。

1）节后纤维经灰交通支进入 5 对腰神经，并随神经分布至下肢的血管、汗腺和竖毛肌。

2）部分节前纤维穿过腰交感神经节组成腰内脏神经（lumbar splanchnic nerve），止于肠系膜下神经节，节后纤维分布至结肠左曲以下的消化管和盆腔脏器，并有纤维伴随血管分布至下肢。当下肢血管痉挛时，可手术切除腰交感干以获得缓解。

（4）骶、尾部：骶交感干位于骶骨前面，骶前孔内侧，有 2～3 对骶神经节（sacral ganglia）；尾交感干由 1 个奇神经节（ganglion impar）及其分支构成（图 5-3）。骶、尾部交感干的分支有：①节后纤维经灰交通支连于骶、尾神经，分布于下肢及会阴部的血管、汗腺和竖毛肌。②发出一些小支加入盆丛，分布于盆腔脏器。

（二）副交感神经

副交感神经（parasympathetic nerve）的低级中枢位于脑干的副交感神经核（一般内脏运动核）和脊髓骶 2～4 节段灰质的骶副交感核。副交感的周围部包括自副交感核发出的节前纤维、副交感神经节（又称器官旁节或器官内节）和由神经节发出的节后纤维。颅部的副交感神经节（器官旁节）较大，肉眼可见，共有 4 对，分别是睫状神经节、翼腭神经节、下颌下神经节和耳神经节。每个器官旁节除了有副交感节前纤维在节内交换神经元外，还有感觉神经纤维和交感神经纤维穿过。此外，位于身体各部的副交感神经节很小，只在显微镜下才能看到。

1. 颅部副交感神经 其节前纤维行于第Ⅲ、Ⅶ、Ⅸ、Ⅹ对脑神经内（图 5-5）。

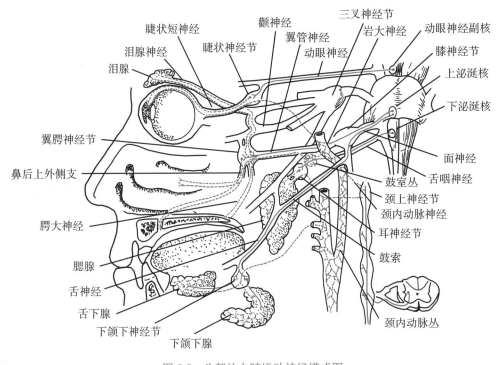

图 5-5 头部的内脏运动神经模式图
------交感神经　　-------副交感神经

（1）随动眼神经走行的副交感神经节前纤维：由位于中脑的动眼神经副核发出，随动眼神经进入眶腔后到达睫状神经节内交换神经元，其节后纤维经睫状短神经进入眼球壁，分布于瞳孔括约肌和睫状肌。

（2）随面神经走行的副交感神经节前纤维：由位于脑桥的上泌涎核发出，随面神经进入内耳门至面神经管，一部分节前纤维经岩大神经至翼腭窝内的翼腭神经节交换神经元，节后纤维分布于泪腺、鼻腔、口腔及腭的黏膜腺体；另一部分节前纤维经鼓索加入舌神经，至下颌下神经节交换神经元，节后纤维分布于舌下腺和下颌下腺，控制腺体的分泌。

（3）随舌咽神经走行的副交感神经节前纤维：由位于延髓的下泌涎核发出，经鼓室神经至鼓室丛,并由此丛发出岩小神经至卵圆孔下方,下颌神经内侧的耳神经节交换神经元,节后纤维经耳颞神经分布于腮腺。

(4)随迷走神经走行的副交感神经节前纤维:由位于延髓的迷走神经背核发出,伴随迷走神经分支到胸、腹腔脏器附近或器官壁内的副交感神经节交换神经元,节后纤维分布于胸、腹腔脏器(降结肠、乙状结肠和盆腔脏器等除外)。

2. 骶部副交感神经 节前纤维由脊髓骶 2 ~ 4 节段灰质的骶副交感核发出,随骶神经出骶前孔后,又从骶神经分出,组成盆内脏神经(pelvic splanchnic nerve)(图 5-6),加入盆丛,分支分布到盆腔脏器,在脏器附近或器官壁内的副交感神经节交换神经元,节后纤维支配结肠左曲以下的消化管、盆腔脏器和外生殖器等。

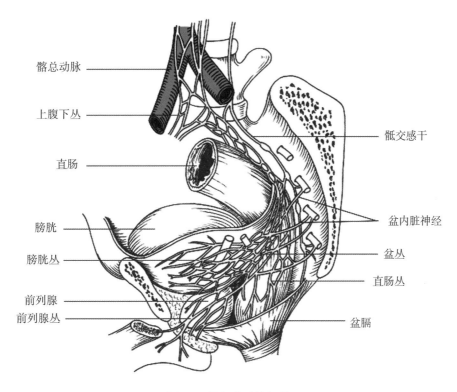

图 5-6　盆部内脏神经丛

(三)交感神经与副交感神经的主要区别

交感神经和副交感神经都是内脏运动神经,常共同支配相同器官,但二者不仅在功能上有显著差别,而且在形态方面也有明显的差异(表 5-1)。

表 5-1　交感神经与副交感神经的主要区别

	交感神经	副交感神经
低级中枢	中间外侧核($T_1 \sim L_3$)	脑干核团、骶副交感核($S_{2 \sim 4}$)
周围神经节	椎旁节、椎前节	器官旁节、器官内节
节前、节后纤维长短比较	节前纤维短,节后纤维长	节前纤维长,节后纤维短
节后纤维的神经递质	主要为去甲肾上腺素,少数为乙酰胆碱	乙酰胆碱
分布范围	头颈部、胸、腹、盆腔脏器 全身的血管、汗腺、竖毛肌	局限于头颈部、胸、腹、盆腔脏器 无血管、汗腺、竖毛肌、肾上腺髓质

（四）内脏神经丛

交感神经、副交感神经和内脏感觉神经常在血管周围及脏器附近反复编织组成神经丛（图5-6，图5-7）。其中，除颈内动脉丛、颈外动脉丛、锁骨下动脉丛和椎动脉丛等没有副交感神经参与外，其余的内脏神经丛均由交感和副交感神经纤维共同组成。另外，在这些神经丛内也有内脏感觉神经纤维通过。由这些神经丛发出分支，分布于胸、腹和盆腔的脏器。

1. **心丛**（cardiac plexus） 由交感干的颈上、中、下神经节和胸 1～4（或5）神经节发出的心神经与迷走神经的心支共同组成，按其位置可分为浅、深两丛。心浅丛位于主动脉弓前下方，右肺动脉前方；心深丛位于主动脉弓后方及气管权的前方，较心浅丛大。心丛内有心神经节，为迷走神经的副交感神经纤维换元处。心丛的分支又组成左、右心房丛和左、右冠状动脉丛，分布至心肌、心传导系和心的血管等处（图5-4）。

2. **肺丛**（pulmonary plexus） 位于肺根的前、后方，分别称肺前、后丛。肺丛由交感干胸2～5 神经节的分支和迷走神经的支气管支组成，并接受心丛发来的纤维。肺丛发出的细支沿支气管及肺血管入肺。

3. **腹腔丛**（celiac plexus） 是最大的内脏神经丛，位于腹腔动脉和肠系膜上动脉根部的周围，神经丛内有腹腔神经节、肠系膜上神经节和主动脉肾神经节等。内脏大、小神经分别在这些神经节内换元。腹腔丛由交感神经节的分支及迷走神经后干的腹腔支共同组成。腹腔丛及丛内神经节发出的分支伴随动脉的分支，可分为许多副丛，如肝丛、胃丛、脾丛、肾丛及肠系膜上丛。各副丛随血管分支到达各脏器（图5-6，图5-7）。

4. **腹主动脉丛**（abdominal aortic plexus）（图5-7） 位于腹主动脉前面及两侧，是腹腔丛向下延续的部分。该神经丛还接受第 1～2 腰交感神经节的分支。由此神经丛分出的肠系膜下丛，沿同名动脉分支至结肠左曲以下至直肠上段的肠管。腹主动脉丛的一部分纤维下行入盆腔，参与腹下丛的组成；另一部分纤维沿髂总动脉和髂外动脉组成与动脉同名的神经丛，随动脉分支分布于下肢血管、汗腺和竖毛肌。

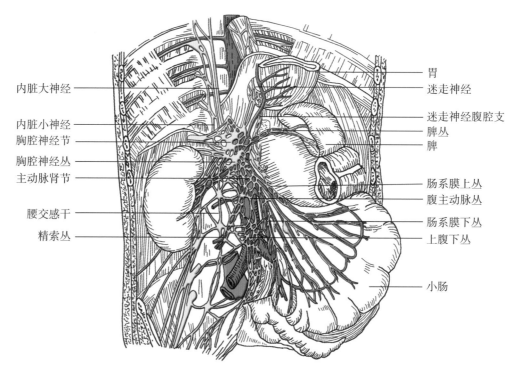

图 5-7 腹腔内的内脏神经丛

5. 腹下丛（hypogastric plexus）　可分为上腹下丛和下腹下丛。上腹下丛（superior hypogastric plexus）（图 5-6，图 5-7）位于第 5 腰椎体前面，腹主动脉的末端及分叉处。此神经丛由腹主动脉丛的分支及第 3～4 腰交感神经节发出的腰内脏神经组成。下腹下丛（inferior hypogastric plexus）即盆丛（pelvic plexus）（图 5-6），位于直肠的两侧及前面，由上腹下丛的分支、骶交感干的分支和盆内脏神经的纤维组成。该丛伴随髂内动脉的分支组成直肠丛、膀胱丛、前列腺丛和输精管丛（女性为子宫阴道丛）等，并随动脉分支分布于盆腔脏器。

框 5-1　盆腔术后的排尿障碍

盆腔自主神经系统包括交感和副交感神经纤维，主要分布于盆腔内脏器官（膀胱、直肠、输尿管、子宫和阴道）及相关腺体，并通过脊髓内的低级中枢建立相关神经反射，可以对排尿、排便和性兴奋等生理功能进行基本调控。在子宫、直肠和前列腺等盆腔脏器手术后出现尿失禁等排尿障碍的现象并非少见。这是因为手术常在盆腔深部操作，可能会损伤下段输尿管和膀胱，或破坏盆底的支持结构，也可能会损伤分布于泌尿道末端器官的神经和血管，从而导致尿失禁的发生。手术中若损伤双侧支配膀胱和尿道的交感和副交感神经，就可引起膀胱逼尿肌功能减弱，导致膀胱功能障碍，产生排尿困难、尿潴留、尿不尽和尿路感染等。因此在保证手术治疗效果的同时，应最大程度地保护盆腔内脏神经，尤其是支配膀胱的神经，以提高患者术后生活质量并减少手术并发症。

二、内脏感觉神经

人体内脏器官除接受内脏运动神经支配外，也有内脏感觉神经分布。内脏感觉神经（visceral sensory nerve）通过内脏感受器接受来自内脏的刺激，将内脏感觉性冲动传至中枢，中枢可直接通过内脏运动神经或间接通过体液调节各内脏器官的活动。

内脏感觉神经元的胞体位于脑神经节和脊神经节内，为假单极神经元，其周围突是粗细不等的有髓或无髓纤维。传导内脏感觉的脑神经节包括膝神经节、舌咽神经下节和迷走神经下节，假单极神经元的周围突分别伴随面神经、舌咽神经和迷走神经分布于内脏器官和心血管，中枢突亦伴随上述神经进入脑干，终止于孤束核。位于脊神经节的内脏感觉神经元，周围突伴随交感神经和盆内脏神经分布于内脏器官和血管，中枢突经脊神经后根进入脊髓，终于灰质后角。在中枢内，内脏感觉神经纤维可直接或经联络神经元间接地与内脏运动神经元和躯体运动神经元形成突触，以完成内脏 - 内脏反射或内脏 - 躯体反射；最终内脏感觉冲动经过一系列复杂的途径传导至大脑皮质，形成内脏感觉。

内脏感觉神经在形态结构上虽与躯体感觉神经相似，但其仍有自身的特点。

1. 痛阈较高　内脏感觉纤维的数目少，分布稀疏，且多为细纤维，小范围的刺激不引起主观感觉。例如，在外科手术切割或烧灼内脏时，患者并不感觉疼痛，只有大范围的强烈刺激使感觉信息传入的总和达到一定的阈值才引起特殊的中枢兴奋而导致痛觉的产生，如内脏器官过度膨胀、受到牵张、平滑肌痉挛以及缺血和代谢产物积聚等。

框 5-2　癌性神经病理性痛

肿瘤直接侵袭神经或沿神经鞘膜和周隙浸润、扩散、转移的现象称为神经周围浸润（perineural invasion，PNI），因此而产生的疼痛多较顽固、不易缓解。在不同肿瘤中发生

PNI的比例不同，例如胰腺癌较其他脏器癌症的PNI发生率明显偏高，这可能部分与胰腺周围密集分布的内脏神经丛有关。一旦发生PNI，往往具有预后差、并发症多、复发率高、生存率低等表现。肿瘤细胞浸润神经的原因机制尚不完全清楚，也是当前疼痛医学研究的热点之一。越来越多的研究显示，PNI是一个多因素过程，其形成是在多因素共同作用下产生了有利于肿瘤细胞和神经细胞共生长的组织微环境。诸如神经营养因子、炎症趋化因子、细胞表面配体及受体、细胞黏附分子和金属蛋白酶等均可参与此过程。研究者也试图在其中寻找进行靶向治疗的作用点，以期帮助患者缓解疼痛。

2. 定位不准确　如腹痛患者常不能说出所发生疼痛的明确位置。内脏感觉的传入途径比较分散，即一个脏器的感觉纤维经过多个节段的脊神经进入中枢，而一条脊神经又包含来自几个脏器的感觉纤维。因此，内脏痛往往是弥散的，定位亦不准确。一般认为，传导内脏痛觉的纤维常与交感神经伴行进入脊髓。

三、牵涉痛

某些内脏器官病变时，常在体表的一定区域产生感觉过敏或疼痛感，这种现象称为牵涉痛（referred pain）。疼痛区域内皮肤常有感觉过敏、血管运动障碍、汗腺分泌及竖毛肌运动障碍或反射性肌肉痉挛。临床上称这一体表过敏区域为海德带（Head's zone），根据海德带的范围可协助内脏疾病的诊断（图5-8）。牵涉痛有时发生在患病器官邻近的皮肤区，有时则发生在距患病器官较远的皮肤区。例如，胃溃疡时出现腹上部皮肤疼痛；肝胆疾患时，常在右肩部感到疼痛；心绞痛时则常在胸前区及左上臂内侧皮肤感到疼痛（图5-9）。

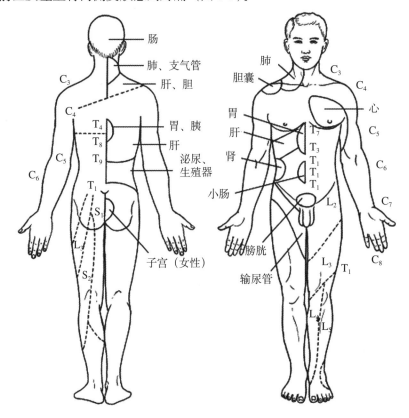

图 5-8　内脏器官疾病时的牵涉痛区

关于牵涉痛发生的机制，一般认为，发生病变的器官与牵涉痛的体表部位往往受同一节段脊神经的支配，二者的感觉神经也进入同一脊髓节段，并在脊髓后角内密切联系。来自患病器官的痛觉可以扩散或影响到邻近的躯体感觉神经元，从而产生牵涉痛（图5-9）。

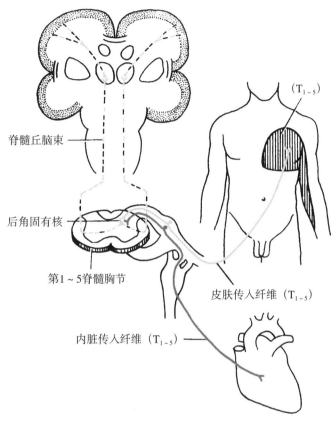

图 5-9　心脏的神经支配

（方马荣　南　燕）

第二节　中枢神经系统对内脏功能的调节

案例 5-2

小潘是一名来自西安的医学生，在延安医院参加"三下乡"暑期医疗社会实践时遇到来自太原的女同学小张。两人在朝夕相处中逐渐产生了好感。虽然心情每天都很愉快，起得早，吃得香，不知不觉中，小潘还是瘦了七八斤。暑期后，小潘和小张分别回到自己的城市，开始书信寄相思，小潘的体重进一步降低。在两个人的彼此鼓励下，小张顺利地考上某医科大学的研究生，和小潘再续前缘，喜结连理。硕士毕业典礼时，"三下乡"的队友惊奇地发现小潘已经胖得脸蛋圆圆，棱角都没了，大家嬉戏说笑："看来有了媳妇，就是心宽体胖啊！"

问题：

1. 小潘在恋爱期间体重为何会下降？交感和副交感神经的平衡状态如何？通过什么系

统发挥作用？

2．小潘婚后体重为何增长？交感和副交感神经的平衡状态如何？通过什么系统发挥作用？

3．不同的生活状态如何通过中枢系统影响内脏功能？

自主神经系统的中枢部分主要包括脊髓（胸腰段和骶 2 ~ 4 段）、延髓腹外侧区、脑桥臂旁核、中脑导水管灰质、尾端中缝核、下丘脑、终纹床核、杏仁核、前扣带回和岛叶皮质等。这些脑区接受内脏感觉信息传入并直接或间接地调节交感与副交感神经而影响内脏活动。其中，下丘脑通过体液反应、内脏运动反应和躯体运动反应实现对多种生命活动内稳态的调节。前扣带回主要参与情绪和意识行为的发动及执行，参与自主神经和内分泌功能的高级水平调节。腹内侧前额叶皮质和杏仁核连接共同调节情绪反应。前脑岛叶皮质是主要的内脏感觉皮质，其中前岛叶是味觉区，后岛叶一般为内脏感觉传入区，接受痛觉、温度觉和其他内脏感觉的输入。

一、脊髓对内脏活动的调节

脊髓是发出交感神经与骶副交感神经的初级中枢，交感节前神经元与骶副交感节前神经元即位于脊髓中间外侧柱。脊髓是许多重要内脏反射活动的初级中枢，对基本的血管张力反射、发汗反射、排尿反射、排便反射、阴茎勃起反射等进行调节。当脊髓高位离断，脊休克之后，上述基本反射短暂消失，一段时间后恢复，但是当患者从平卧位转为站立位时，会感到头晕，说明这种反射调节是初级的，血管外周阻力不能及时发生相应变化，因此也不能完全适应生理功能的需要，同时提示还有上位中枢对这些生命活动进行控制。

脊髓内脏反射通路是脊髓上位中枢沟通自主神经系统最终输出通路之间的桥梁。在内脏初级传入神经元和节前神经元之间通常存在至少一个兴奋性或抑制性中间神经元。脑干、下丘脑等脊髓上位中枢主要通过脊髓的背外侧索（dorsolateral funiculus）投射与这些中间神经元和节前神经元形成突触连接，这种连接方式使脊髓上位中枢可以调用脊髓自主运动程序对节前神经元活动进行调节，从而调控内脏反射。

二、低位脑干对内脏活动的调节

心血管系统、呼吸系统和胃肠道的调节由低位脑干负责。这些内脏控制系统需要精确协调和适应躯体功能，因此通常紧密整合在一起。这种整合体现在这些控制系统具备适应其功能的神经解剖学和生理学特征，并与脊髓及其发出的自主神经系统通路密切联系。

（一）延髓对内脏活动的调节

延髓发出部分副交感神经，相关的副交感节前神经元主要位于泌涎核、迷走神经背核，发出神经纤维沿面神经、舌咽神经和迷走神经支配头部的腺体、喉头、支气管、心脏、食管、胃、胰腺、肝和小肠。延髓是基本的生命中枢，循环、呼吸等反射调节可在延髓水平初步完成，延髓受损后，可迅速致死。此外，延髓也是吞咽、呕吐、咳嗽和打喷嚏等反射活动的整合中枢。

除了副交感节前神经元外，延髓调节血压和呼吸的前运动神经元（premotor neuron）位于腹外侧延髓（ventrolateral medulla oblongata，VLM），沿头尾向呈柱状分布。VLM 可以调控疑核副交感节前神经元，调节心肌和呼吸道平滑肌活动。位于 VLM 尾侧的心血管交感前运动神经元则调控由相关交感节前神经元参与的反射，这些前运动神经元的自发活动是心血管交感通路存在自发活动的主要原因。心血管交感通路活动还存在呼吸节律，这一节律也可能由 VLM 中的感觉运动整合网络产生，协调控制动脉血压和呼吸。

（二）脑干网状结构对内脏活动的调节

脑干网状结构是由脑干内神经元和神经纤维组成的结构，神经纤维纵横交织成网状，其间散在大小不等的神经细胞核团。前述延髓副交感节前神经元核和 VLM 即为脑干网状结构的重要核团。网状结构可综合感觉传入信息，协同控制躯体运动与内脏运动传出。脑干网状结构是脊髓自主神经功能的上级中枢，调节多种心血管和呼吸等内脏活动。

位于脑桥和延髓的脑桥延髓呼吸网络为调控呼吸的重要中枢。正常的呼吸节律需要此网络参与。切断脑桥和延髓之间的联系而只保留延髓则呈现不规则的喘息样等呼吸形式。

（三）中脑对内脏活动的调节

中脑的动眼神经副核是位于脑干的另一处副交感节前神经元胞体所在的核团，其神经纤维传出至睫状神经节，进而调控眼内平滑肌。中脑是瞳孔对光反射的中枢部位，通过此检查可以判断危重患者的损伤部位。此外，中脑也与皮肤电反射、竖毛和防御性血压升高等自主反应相关。

三、下丘脑对内脏活动的调节

下丘脑位于丘脑下方，体积不足脑总量的 1%，分为前区、内侧区、外侧区和后区四部分（参考第四章第三节）。下丘脑与边缘前脑及脑干网状结构存在紧密的结构与功能联系。下丘脑通过四种方式调节基本的生理活动（体温、摄食、血量、血压、血糖、血氧、酸碱、水电解质平衡、生物节律和情绪活动等），分述如下。

1. 体液传入 - 体液传出 法国生理学家 Claud Bernard 提出，"内环境恒定是有机体得以自由和独立存在的前提"。神经内分泌将神经调节与内环境恒定联系起来。下丘脑在脑中的位置、结构与细胞属性决定了它对全身内分泌器官具有直接或者间接的控制作用。室周区的神经元直接与神经内分泌调节有关，其他各区为间接调节。垂体是下丘脑的代言器官，下丘脑 - 垂体门脉系统是神经 - 血液特殊界面，到达垂体正中隆起的下丘脑神经元的轴突末梢与血液有直接接触。下丘脑神经元通过促进或抑制腺垂体的激素释放到血液中来对内脏运动输出指令，如下丘脑 - 垂体 - 肾上腺轴、下丘脑 - 垂体 - 甲状腺轴、下丘脑 - 垂体 - 性腺轴分别作用于肾上腺、甲状腺、性腺；还可以促进或者抑制生长激素、催乳素、促黑（素细胞）激素等垂体激素的分泌。此外，下丘脑垂体束还可以直接投射到神经垂体，通过垂体束将下丘脑视上核、室旁核中合成的催产素（oxytocin，OXT）、精氨酸后叶加压素（arginine vasopressin，AVP）等运输至垂体后叶储存，并通过垂体门脉系统释放。外周分泌器官分泌的终端激素经血液循环也会作用于下丘脑，影响下丘脑激素分泌改变，形成体液传入 - 体液传出的反馈调节。

2. 体液传入 - 神经传出 多种激素如性激素、瘦素通过作用于下丘脑神经元上的特异受体，调节下丘脑本身或者边缘系统皮质来影响个体的行为。

3. 神经传入 - 体液传出 感觉信号通过神经传入下丘脑，引起相关神经递质（激素）的分泌，进而产生相应生理反应（如婴儿吸乳引发催产素释放、介导喷乳反射；子宫收缩的内脏感觉引发催产素释放、介导进一步宫缩反应）。

4. 神经传入 - 神经传出 当体表感受器接受寒冷与温热刺激后，下丘脑神经元（特别是在下丘脑外侧区）通过激发适当的行为反应对感觉信号做出反应（如寒战）。

框 5-3　爱迪生病和库欣病

由于皮质醇受体广泛分布于体内，不仅在外周，在大脑也有分布，因此皮质醇过多或者过少都会对机体产生广泛影响。

1849 年，英国医生 Thomas Addison 首先描述了一种罕见疾病，其本质是肾上腺功能不全，表现为肾上腺功能的退化，命名为爱迪生病（Addison disease）。最有名的爱迪生病患者是美国总统 John Kennedy。Kennedy 需要每天进行激素替代疗法来补偿皮质醇的不足，以保持他朝气蓬勃的形象。

如果是由于垂体功能障碍导致皮质醇升高，则称为库欣病（Cushing disease），其本质是垂体 ACTH 腺瘤或 ACTH 细胞增生导致皮质醇过度分泌。症状包括快速体重增加、免疫抑制、失眠、记忆障碍和易怒。这些反应都是临床上应用强的松治疗的常见不良反应。

下丘脑的主要功能详述如下。

（一）维持机体内环境稳态

1. 体温　在下丘脑视前区存在中枢温度感受器——热敏神经元与冷敏神经元，随时感受血液温度的变化并转化为放电频率的变化。中枢温度感受器传至下丘脑外侧区神经元可激发躯体运动反应，传至下丘脑视前区内侧神经元则激发体液与内脏反应。当体温降低时，促甲状腺激素从垂体释放，进而促进甲状腺激素的产生、增强代谢，通过交感神经收缩皮肤毛发血管（起"鸡皮疙瘩"），以及通过骨骼肌寒战来增加产热。当体温升高时，减少促甲状腺激素释放，降低代谢，血液分流到周围皮肤血管进行散热，并不自主地加快呼吸频率、出汗以协助身体降温。

2. 水平衡　当血容量减少或者血浆晶体渗透压增高时，位于心血管中的压力感受器与下丘脑前部的脑渗透压感受器被激活，引起肾素 - 血管紧张素 II 释放，后者作用于下丘脑穹隆下器（subfornical organ，SFO）和终板血管器（organum vasculosum of the lamina terminalis，OVLT）。这两个区域属于室周器，其中的神经元一方面直接激活下丘脑视上核（paraventricular nucleus，PVN）和室旁核（supraoptic nucleus，SON）的大细胞神经元分泌抗利尿激素（antidiuretic hormone，ADH），使得肾排水减少，另一方面激活下丘脑外侧区的渴觉中枢，促进生物个体饮水。

（二）生物节律

机体各种生命活动按照一定时间顺序发生周期性变化的节律性称生物节律（biorhythm）或生物钟（biological clock）。不同生理活动的生物节律不同，以昼夜节律（circadian rhythm）最为普遍，如体温，睡眠 - 觉醒和进食周期，生长激素、肾上腺皮质激素分泌等均具有昼夜节律变化。控制生物节律的中枢主要在下丘脑视交叉上核（suprachiasmatic nucleus，SCN），几乎所有 SCN 神经元都是 GABA 能的，接受视网膜 - 视丘束的投射。多个时钟基因参与生物节律的调控，而松果体产生的褪黑素通过对下丘脑 SCN 的调节，参与了生物节律的调控。

生物钟的发现与诺贝尔生理学或医学奖

（三）对动机和行为的维持与调节

动机可以被认为是触发行为的驱动力，对行为的产生具有重要意义。比如饥饿可以增加摄食动机，产生摄食行为。

1. 摄食行为　在下丘脑的外侧区存在饿中枢，毁损该区会造成动物拒食，而内侧区存在饱中枢，毁损该区会造成动物过度进食（图 5-10）。在下丘脑弓状核 POMC 神经元分泌抑制食欲的厌食肽，包括促黑素细胞激素（α-melanocyte stimulating hormone，aMSH）与可卡因苯丙胺调节转录因子（cocaine amphetamine regulated transcript，CART），功能是抑制摄食，提高代谢率；而 AGRP/NPY 神经元则分泌促食欲肽，包括神经肽 Y 与刺豚鼠相关肽（agouti-related protein，AGRP），功能是促进摄食，降低代谢率。此外，还有一种重要的激素——瘦素（leptin），可以调节厌食肽和促食欲肽的分泌。瘦素是脂肪细胞分泌的由 167 个氨基酸组成的蛋白质，其受体是一类单次跨膜蛋白，分布在下丘脑弓状核、腹内侧下丘脑、室旁核和背内侧下丘脑。当摄食过多、高脂饮食、个体脂肪增加时，瘦素释放增加，将饱感信号传递至下丘脑并刺激厌食肽合成分泌，抑制食欲，降低摄食，提高代谢率；而禁食、交感神经兴奋、个体消瘦时，瘦素释放降低，刺激促食欲肽合成分泌，促进摄食，降低代谢率，形成个体对摄食行为的反馈式调节。

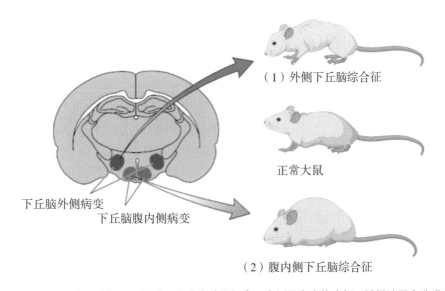

（1）外侧下丘脑综合征

正常大鼠

（2）腹内侧下丘脑综合征

下丘脑外侧病变

下丘脑腹内侧病变

图 5-10　下丘脑的外侧区存在饿中枢，毁损该区会造成动物拒食，内侧区存在饱中枢，毁损该区会造成动物过度进食

2. 性行为与性别二态性　性行为是动物维持种系生存的基本活动。性活动本身是脊髓和低位脑干一系列反射整合后产生的顺序性行为，血管活性肠肽（vasoactive intestinal peptide，VIP）和一氧化氮（nitric oxide，NO）参与了性器官勃起的关键过程。边缘系统和下丘脑对性欲的产生、性行为的实现起着关键作用。下丘脑内侧视前区兴奋可激发性行为，杏仁核外侧核与基底外侧区激活则抑制性行为。此外，在癫痫的外科治疗中意外发现刺激内侧颞叶或基底前脑会引起部分患者产生性高潮，说明大脑多个区域参与了性行为发生过程。

大脑不但可以控制性行为，还对性别特征产生决定性的影响。在个体的生殖与社会行为方面，雌性和雄性完全不同，如雄性禽类在春季求偶期有节奏的鸣叫，就与纹体、古纹体大核、迷间核及旁嗅核的周期性发育相关。哺乳动物的性二态核团位于下丘脑前部的视前区（sexually dimorphic nucleus of preoptic area，SDN-POA），雄性核团体积比雌性大 5 ~ 8 倍。上述核团的发育与雄激素密切相关。人类的性二态性位于下丘脑前部间质核（interstitial nuclei of the anteri or hypothalamus，INAH），有报道同性恋男性 INAH-3 的大小只有异性恋男性的一半，提示此核团可能与性取向有关（表 5-2）。

表 5-2 男女性脑结构与功能的差异

脑结构	脑功能
男性大脑体积约比女性大 10%，该差异主要是由于白质体积不同所造成	在静息状态下，相对于女性，男性的默认模式网络（default mode network，DMN）功能联系偏低
男性大脑左右半球间的不对称性高于女性	在执行相关任务时，女性脑区激活多表现为双侧和多区域的
与女性相比，男性胼胝体较小	在女性较擅长的眼部情绪识别任务中，男性双侧额下回的活动度偏低
儿童期男性杏仁核体积较女性大	
女性中大脑外侧裂语言区较大	

除了雄激素外，雌激素和孕激素等甾体激素在下丘脑、边缘系统里也有高密度的相应受体分布，因此这些激素也会影响认知、情绪等，形成性别认知二态性，如女性在理解和语言方面有优势，而男性在方向和推理任务方面有优势。

3. 其他社会行为

（1）社交行为：社会交往是一种高级脑功能，包含社会识别、社会记忆和社交活动等多种过程。对于人类，还伴随情感、信任和共情等多种复杂维度。OXT 与 AVP 是社交行为产生和维持的重要神经递质。在脊椎动物中，大部分 OXT 和 AVP 都是由 PVN 和 SON 中的大细胞神经元合成，然后经由垂体后叶被输送到外周发挥促宫缩、泌乳以及抗利尿作用。也有一部分 OXT 和 AVP 则是由 PVN 中的一类小细胞神经元合成。这类神经元在大脑中有着广泛的纤维投射，这是 OXT 和 AVP 能够发挥中枢调控作用的重要结构基础。除 PVN 和 SON 之外，室前区、侧壁室管膜下区等部位也存在 OXT 神经元胞体；视交叉上核、终纹床核、隔区、杏仁核和蓝斑核等多个部位都存在 AVP 神经元胞体。OXT 调控的脑区和细胞类型包括：抑制杏仁核的多巴胺能神经元降低社交恐惧，与中缝核的 5- 羟色胺能神经元共同调节中脑腹侧被盖区（ventral tegmental area，VTA）至伏隔核（nucleus accumbens，NAc）及纹状体的中脑边缘多巴胺系统促进社交奖赏等。

（2）交配对象选择：动物有一系列令人眼花缭乱的交配行为，但都遵循单一进化目标，即优势雄性尽可能保留自己的基因并让子代存活下去。最常见的是一夫多妻制（如长颈鹿、红毛猩猩和大多数其他动物均是如此），通常具有"一夜情"特质，也有的采用"后宫制"，一个雄性和一群雌性形成排他性联系。一妻多夫制比较少见，代表性动物为灰瓣蹼鹬。雌鸟在与雄鸟交配产完卵后，立刻抛弃雄鸟，试图再与另一雄鸟交配产卵。孵卵和育雏全由雄鸟承担。"一夫一妻制"大约占据了 3% 的哺乳动物，在灵长类中约占 12%，鸟类占 90%。这种排他性关系可能会持续一生。

下丘脑分泌的 OXT 与 AVP 以及它们的受体分布决定了动物的交配策略，田鼠类就是很好的研究模型。草原田鼠为一夫一妻制，而山地田鼠却是一夫多妻制。当草原田鼠交配时，雄性的 AVP、雌性的 OXT 急剧上升，但如果提前用 AVP 受体拮抗剂干预雄鼠，则一夫一妻配对关系丧失，而 OXT 拮抗剂没有对雄鼠产生此作用。而对于雌性，OXT 而非 AVP 决定了一夫一妻配对关系。更直接的证据是，当在雄性山地田鼠的腹侧苍白球过表达 AVP 受体后，山地田鼠转变成了草原田鼠样的一夫一妻交配策略。

（3）母性行为：为了实现种族的延续与发展，哺乳动物在进化上表现出高度保守的子代养育行为，并且母亲通常承担着子代养育的主要责任，因此母性行为在子代养育行为中占据着重要的地位。母性行为从发生到功能执行，同时受到源于自身的动机驱动与环境刺激的诱发驱动，而复杂的神经调控是母性行为产生的重要基础。啮齿类动物的母性行为主要表现为筑巢、去除胎盘等附件、舔舐幼崽、蹲伏哺乳、攻击入侵者等行为。人类的母性行为通常以母乳喂养为主要表现，此外对婴儿的抚触、声音交流以及感受婴儿需求也是重要的组成部分。下丘脑的内侧视前区（medial preoptic area，MPOA）是母性行为调控的核心脑区，是接收外部刺激、调控功能执行的关键整合部位。MPOA 不仅从垂体、卵巢等外周内分泌器官（peripheral endocrine，PE）中接收雌激素、孕激素、催乳素这些外周激素的刺激，也接收来自神经系统的输入，包括由躯体感觉皮质（somatosensory cortex，SSC）传入的幼崽刺激、由嗅觉系统（olfactory system/accessory olfactory system，OB/AOB）传入的幼崽气味信息以及由 PVN 和 SON 来源的 OXT 与 AVP 能投射。MPOA 将这些复杂的输入信号进行整合，以促进母性行为的发生：首先通过建立幼崽刺激与社交参与的奖励，即通过调控 VTA 至 NAc 之间的连接，刺激中脑边缘多巴胺奖赏系统，增强了母亲在母性行为过程中获得的奖赏并巩固行为记忆，以增强母性行为的动机，同时抑制了腹侧苍白球（ventral pallidum，VP）的神经活动，调控非幼崽直接母性行为的发生；其次通过激活内侧杏仁核（medial amygdala，mAMY）以启动与幼崽之间的社交互动，抑制下丘脑前部 / 腹侧下丘脑（anterior hypothalamus/ventromedial hypothalamus，AH/VMH）- 导水管周围灰质（periaqueduct gray matter，PAG）环路，降低母亲的幼崽回避行为，实现母性行为的功能执行。

在自然界有少量的物种存在父性行为，如草原田鼠，其 OXT 及 AVP 的作用依然是产生这种行为的主要原因。

四、大脑新皮质与边缘系统对内脏活动的调节

大脑皮质包括新皮质与边缘叶，新皮质指大脑皮质中包绕于边缘皮质外的进化程度最新的部分。边缘叶指大脑半球内侧面皮质与胼胝体旁的环周结构，主要是包绕于脑干周围的扣带回、海马回等结构的外圈（旧皮质）和海马、穹隆等组成的内圈（古皮质）。

电刺激新皮质除引起躯体运动外，也可以引起内脏活动改变，如刺激内侧面引起直肠、膀胱运动改变，刺激外侧面引起呼吸、血管运动改变。电刺激边缘叶和海马会引起心率和血管流量改变，刺激杏仁核与边缘叶则引起消化腺分泌活性改变，并且还参与逃避反射与性行为的调节，对自身保护与种族繁衍起到重要作用。

当个体经历悲伤或者愉快情绪时，新皮质和边缘系统被激活，之后通过下丘脑自主神经调节中枢、脑干心血管和呼吸中枢以及自主神经系统影响脏器功能，这是情绪反应通常伴随心肺、胃肠道功能改变的原因。

五、内脏与大脑的相互作用

（一）肾与大脑

当血容量减少和血压降低时，肾分泌肾素进入血流。血液中的肾素促进血管紧张素 Ⅱ 的合成，血管紧张素 Ⅱ 兴奋下穹隆器的神经元，刺激下丘脑，引起 ADH 分泌增加和口渴。

（二）胃肠道 - 大脑反应轴

1921 年，英国生理性学家 Langley 发现胃肠道有一个独立于中枢神经系统的神经结构，称为肠神经系统。胃肠道 - 大脑反应轴（简称脑 - 肠轴，brain-gut axis）之间的双向传导通路包含了神经系统、内分泌系统和免疫系统之间的复杂互相作用。肠道菌群的组成对免疫系统和内分泌系统的发育和成熟具有很重要的作用，因此又提出了大脑 - 肠道 - 肠道微生物反应轴的概念。大脑 -

肠道 - 肠道微生物反应轴对于维持机体内稳态的平衡至关重要，它不仅能够保持胃肠道稳态和适宜的消化功能，而且可能对认知功能和行为有着多方面的影响。这一反应轴的失衡将会涉及很多疾病，包括功能性和炎症性胃肠道功能紊乱、肥胖和饮食障碍等。

大脑 - 肠道 - 肠道微生物反应轴的一般构架包括：中枢神经系统、神经内分泌和神经免疫体系、自主神经系统的交感和副交感支、肠神经系统和肠道微生物。这些组成成分与传入纤维相互作用，形成了一个复杂的反射网络，内脏信号被传入中枢神经系统结构后经过这一反应轴最终传出至平滑肌等内脏效应器。简单地说，通过这一双向传导通路，从大脑传出的信号可以影响胃肠道的运动、感觉和一些神经递质的分泌模式。反之，胃肠道也可以影响大脑功能，比如肠道中的迷走神经将信号传输到大脑，肠道产生的多种神经肽也可以在中枢发挥调节作用，肠道微生物群也可以通过改变循环中的细胞因子或化学物质水平改变大脑和其控制的行为。

六、应激

应激（stress）的概念最早由加拿大病理生理学家 H. Selye 于 1936 年提出，是指机体在受到各种内外环境因素刺激时所出现的全身性非特异性的适应性反应。应激可由不同的生理及心理因素引起，并引发心理和躯体功能的改变过程，表现为一系列的躯体和内脏反应。应激包括生理应激（创伤、运动等）、正性情感刺激（恋爱等）、心理应激（威胁、需求得不到满足和对自己要求过高等）等，其目的是保护机体从危险中脱离或推动脑积极应对突如其来的变化。不同应激源传入中枢的路径不同。生理性应激源从内在机体传入，经过孤束核或脑干其他核团，传入下丘脑，如血液中的化学物质应激源通过室周器官，再传入脑干和下丘脑。神经源性、心理性应激源除上述内在机体传入，还包括躯体感觉传入以及认知情感中枢的传入。

（一）急性应激

急性应激主要指生理应激，如运动、创伤、失血、饥饿和盐负荷等造成的应激。突然的精神刺激也构成急性应激源，往往引起机体迅速反应。

下丘脑通过两条通路激活应激反应。

1. 体液途径　主要是下丘脑皮质醇释放激素（cortisol releasing hormone，CRH）- 腺垂体促肾上腺皮质激素（adrenocorticotropic hormone，ACTH）- 肾上腺皮质轴激活，引起糖皮质激素释放。糖皮质激素释放后发生下面的生理反应：促进糖原分解、葡萄糖与胆固醇向细胞内转运、抗炎、抗过敏、抗病毒和抗休克。

2. 交感 - 肾上腺髓质 - 儿茶酚胺（去甲肾上腺素、肾上腺素等）**激活**　儿茶酚胺类物质使得机体呼吸加快、心搏加快、血压升高、脏器血流重新分布、血糖升高、脂肪分解增加、产生免疫抑制因子，抑制 T 淋巴细胞和 B 淋巴细胞转化。

除此之外，生长激素、阿片肽、血管升压素、催产素、胰高血糖素和泌乳素等也随之升高。机体神经内分泌反应随着应激感受而不同，如果是积极应对挑战，去甲肾上腺素分泌多；如果是被动应对伴随焦虑，则肾上腺素、泌乳素、肾素增加；如果伴随痛苦情绪，则皮质醇分泌增多。

急性应激情况下，皮质醇或皮质酮释放透过血脑屏障，与神经元上的相应受体结合，促进相关基因转录、蛋白合成。皮质醇或皮质酮可以通过调控电压门控钙通道等离子通道提升神经元活性，使得大脑感觉洞察力、注意力和反应力等明显提高，因此短期皮质醇或皮质酮升高使大脑能够更好地应对压力。

（二）慢性应激

长期的慢性应激不但会引起肾上腺增生、胃溃疡和结肠炎等外周疾病，还会引起大脑广泛的改变。皮质醇或皮质酮通过引发基因转录与蛋白质合成，使电压门控钙离子通道表达上调，钙离子内流超载，引发兴奋毒性。过表达皮质醇或皮质酮受体的神经元树突棘萎缩，神经元变性甚至死亡，导致大脑过早老化。应激会影响前额叶、边缘系统、基底核等广泛脑区。虽然因应激源类型、强度、时间和个体差异等不同，对脑区的影响各异，但相对较一致的结论是恐惧会损害前额叶（尤其是背外侧前额叶）的功能，而增强杏仁核的功能。许多研究还发现应激对抑制控制、认知灵活性的损害。同样，在动物模型中，恐惧应激对前额叶功能和结构的影响也得到验证。高水平的应激激素却提高了杏仁核等皮质下组织的神经活性，从而增强情绪敏感性。研究还发现应激能够提高对情绪事件的记忆，其生理机制是杏仁核（主要是背外侧杏仁核）在肾上腺素等应激激素作用下提高与其他脑区（如海马、纹状体等）的功能连接，而增强了对情绪记忆的巩固。在前额叶 - 海马 - 杏仁核神经环路中，主要投射神经元是谷氨酸（glutamate，Glu）能神经元，这些神经元与 γ- 氨基丁酸（γ- aminobutyric acid，GABA）能中间神经元、自中脑和脑干发出的单胺能神经元之间组成复杂的突触联系，形成调控网络，共同执行调控功能。已有大量文献支持 GABA 系统功能异常在抑郁症、焦虑症等应激性精神疾病中发挥重要作用。最新研究提示，剧烈应激可导致 GABA 系统功能下调，Glu 系统活动过度。Glu 是公认的编码长时程记忆的关键神经递质，很多研究显示 Glu 系统激活在条件性恐惧记忆的形成和再巩固中非常重要。因此，在人类经历过战争、灾难、虐待和其他极端暴力创伤后导致的创伤后应激障碍（post-traumatic stress disorder，PTSD）中，表现为高度焦虑、记忆障碍、侵入性思维等症状，而过度激活的 Glu 系统可能是关键的神经生物学机制之一。

（周煜东　张　嵘）

第三节　作用于传出神经系统的药物

案例 5-3

男，35 岁。主诉 5 周前玻璃刺伤左眼致视力下降，眼胀伴同侧头痛。给抗炎眼药膏和抗菌药、止痛药口服，未见好转，来院就诊。眼压检查：右眼 20.5 mmHg，左眼 50.7 mmHg。诊断：外伤性青光眼。

入院治疗：20% 甘露醇 250 ml 静脉滴注，眼睛局部给予糖皮质激素和 1% 毛果芸香碱滴眼液。第 3 天左眼眼压降至 20.8 mmHg，头痛明显好转。

问题：

1. 毛果芸香碱治疗青光眼的作用机制是什么？
2. 为什么毛果芸香碱滴眼后会出现暗黑感？
3. 使用毛果芸香碱滴眼时应嘱咐患者注意什么？

案例 5-3 解析

传出神经系统包括自主神经系统（autonomic nervous system）和躯体运动神经系统（somatic motor nervous system）。自主神经又分为交感神经（sympathetic nerve）和副交感神经（parasympathetic nerve），主要支配心脏、内脏平滑肌、血管平滑肌和腺体等效应器；运动神经支配骨骼肌。传出神经系统药物通过直接与胆碱受体或肾上腺素受体结合，以及间接影响递质的生物合成、代谢转化、转运和贮存产生相应的效应。按照对受体效应的影响，分为拟胆碱药和抗胆碱能药、拟肾上腺素药和抗肾上腺素能药。

一、传出神经系统药物的作用方式

（一）直接作用于受体

药物直接与胆碱受体或肾上腺素受体结合后，如果产生与乙酰胆碱（acetylcholine，ACh）或去甲肾上腺素（noradrenaline，NA）相似的作用，就分别称为拟胆碱药或拟肾上腺素药。如果结合后不产生拟似递质的作用，反而阻断递质或拟似药与受体结合，则分别称为抗胆碱能药和抗肾上腺素能药。

由于胆碱受体分为 $M_1 \sim M_5$、N_N 和 N_M 等亚型，肾上腺素受体分为 α_1、α_2、β_1、β_2 和 β_3 等亚型，故本类药物又可细分为选择性地作用于不同亚型受体的拟似药和拮抗药。

（二）影响递质的生物合成、代谢转化、转运和贮存

影响递质合成、储存、释放等步骤的任何一步都可能产生相应的效应。

1. 影响递质的合成　如 α- 甲基酪氨酸抑制酪氨酸羟化酶，减少 NA 和肾上腺素（adrenaline，Adr）的生物合成，可以用于嗜铬细胞瘤患者，改善儿茶酚胺过度分泌的状况。

2. 影响递质贮存　如利血平（reserpine）抑制合成的多巴胺（dopamine，DA）和重摄取的 NA 进入囊泡，并损伤囊泡膜使囊泡中的 NA 向外弥散，胞浆中的 DA、NA 被线粒体的单胺氧化酶（monoamine oxidase，MAO）所破坏，最终导致囊泡内的递质逐渐耗竭，发挥抗肾上腺素能神经作用。

3. 影响递质的释放　如降压药溴苄铵和胍乙啶能抑制去甲肾上腺素能神经末梢释放递质，为抗肾上腺素能神经药。肉毒毒素作用于胆碱能神经的囊泡，阻止 ACh 释放，临床用于眼肌痉挛和美容。

4. 影响递质的再摄取　三环类抗抑郁药抑制 NA 和 5-HT 的再摄取，提高其在突触间隙的浓度，增强受体作用。

5. 影响递质的代谢　新斯的明（neostigmine）和毒扁豆碱等抗胆碱酯酶药通过抑制胆碱酯酶的活性，延缓胆碱能神经递质 ACh 水解，提高突触间隙 ACh 浓度，产生拟胆碱作用。

二、拟胆碱药

拟胆碱药（cholinergic drug）是作用与胆碱能神经递质 ACh 相似的药物，按其作用方式不同，可分为直接激动胆碱受体的胆碱受体激动药（cholinoceptor agonist）和间接发挥拟胆碱作用的抗胆碱酯酶药（anticholinesterase agent）两大类。

（一）胆碱受体激动药

胆碱受体激动药按照作用选择性的不同，可分为 M 胆碱受体激动药和 N 胆碱受体激动药。M 胆碱受体激动药中的胆碱酯类，如乙酰胆碱、卡巴胆碱、醋甲胆碱等，对 M 和 N 胆碱受体均

有兴奋作用，以 M 胆碱受体的作用为主。天然形成的拟胆碱生物碱，如毛果芸香碱、槟榔碱、毒蕈碱等，主要兴奋 M 胆碱受体。烟碱属于 N 胆碱受体激动药，但是其作用广泛、复杂，无临床使用价值。

1. 毛果芸香碱　毛果芸香碱（pilocarpine）又名匹鲁卡品，是从毛果芸香属植物中提取的生物碱，为叔胺类化合物，其水溶液稳定，现已能人工合成。

（1）药理作用与作用机制：直接激动 M 受体，产生 M 样作用，对眼睛和腺体的作用最为明显。

1）眼睛：毛果芸香碱滴眼可引起缩瞳、降低眼内压和调节痉挛三种主要作用。

①缩瞳：激动瞳孔括约肌上的 M 受体，使瞳孔括约肌收缩，瞳孔缩小。

②降低眼内压：房水是由睫状体上皮细胞分泌及毛细血管渗出而成，通过后房、瞳孔、前房、前房角间隙，经小梁网流入巩膜静脉窦而进入血循环。房水可使眼球内具有一定压力，称为眼内压。房水产生过多或回流障碍可致眼内压升高，眼内压持续升高可致青光眼（glaucoma）。毛果芸香碱的缩瞳作用使虹膜向中心拉紧，虹膜根部变薄，前房角间隙扩大，房水易于通过巩膜静脉窦而进入血循环，使眼内压降低。

③调节痉挛：眼睛的调节是指使晶状体聚焦，适于视近物的过程，它主要取决于晶状体的曲度。晶状体囊富于弹性，可使晶状体略呈球状，但由于悬韧带向外缘的牵拉，通常使晶状体维持于比较扁平的状态。悬韧带受睫状肌控制，睫状肌由环状和辐射状两种平滑肌纤维组成，其中以动眼神经（胆碱能神经）支配的环状肌纤维为主。动眼神经兴奋或给予 M 受体激动剂如毛果芸香碱，睫状肌的环状纤维向瞳孔中心方向收缩，悬韧带松弛，晶状体变凸，屈光度增加，从而使远距离物体不能成像在视网膜上，所以视远物时模糊不清，只能视近物，称为调节痉挛。

2）腺体：本品吸收后，通过激动腺体的 M 受体，使腺体分泌增加，其中以汗腺和唾液腺的分泌增加最为明显。

（2）体内过程：1% 毛果芸香碱滴眼液滴眼后，易穿透角膜，10～30 min 开始缩瞳，75 min 降眼压作用达高峰，可维持 4～8 h。调节痉挛作用持续约 2 h。

（3）临床应用：主要用于眼科。

1）青光眼：青光眼的主要特征是眼内压增高，可引起头痛、视力减退等症状，严重时可致失明。毛果芸香碱对闭角型青光眼（充血性青光眼）疗效较好，用药后由于缩瞳作用，扩大前房角间隙，迅速降低眼内压，从而消除青光眼的各种症状。对开角型青光眼（单纯性青光眼）也有一定疗效，可能是由于此药扩张巩膜静脉窦周围的小血管，收缩睫状肌，扩大小梁间的空隙，导致眼内压降低。

2）缩瞳：术后或验光检查眼底后，毛果芸香碱滴眼以消除扩瞳药的作用。

（3）口腔黏膜干燥症：长期使用具有 M 受体阻断作用的药物，如阿托品类、抗精神病药、抗肿瘤药、抗抑郁药等，可以引起口腔黏膜干燥症。口腔黏膜干燥症也常见于鼻咽部、喉部肿瘤放射治疗。

（4）注意事项：用毛果芸香碱滴眼时应压迫内眦，避免药液经鼻泪管流入鼻腔后快速吸收而产生全身的 M 样作用，导致不良反应的发生。

2. 毒蕈碱　毒蕈碱是由捕蝇蕈中提取的生物碱，是经典的 M 受体激动剂，其效应与兴奋节后胆碱能神经相似，可以作为药理学工具药使用。

误食毒蕈后如果出现 M 样症状：瞳孔缩小、视觉障碍、流泪、流涎、腹痛、腹泻、支气管痉挛、心率减慢、血压降低甚至休克等，则可确定诊断为毒蕈碱中毒。解救主要用阿托品。

（二）抗胆碱酯酶药

抗胆碱酯酶药按照对胆碱酯酶的抑制程度，分为易逆性和难逆性。易逆性抗胆碱酯酶药可逆

LS-8a
胆碱酯酶

性抑制乙酰胆碱酯酶（acetylcholinesterase，AChE），使胆碱能神经末梢释放的 ACh 水解延迟而堆积在突触间隙，表现出 M 样和 N 样作用。另一类为难逆性抗胆碱酯酶药，主要是有机磷酸酯类，无临床应用价值，仅有毒理学意义。

1. 易逆性抗胆碱酯酶药

新斯的明（neostigmine）

（1）药理作用与作用机制：新斯的明可与 ACh 竞争和 AChE 的结合，从而抑制 AChE 的活性。新斯的明与 AChE 结合后形成的二甲氨基甲酰化胆碱酯酶水解较慢（2 h 以上），对酶的抑制作用较持久，使突触间隙中 ACh 积聚，表现出 M 样和 N 样作用。

新斯的明除抑制胆碱酯酶外，还能直接激动骨骼肌运动终板上的 N_M 受体，以及促进运动神经末梢释放 ACh，故其对骨骼肌的兴奋作用最强。此外，新斯的明对胃肠道和膀胱平滑肌的兴奋作用也较强。新斯的明对心血管、腺体、眼和支气管平滑肌的作用较弱。

（2）体内过程：新斯的明为季铵类药物，脂溶性低，其溴化物口服吸收少而不规则。一般口服剂量为皮下注射量的 10 倍以上。不易透过血脑屏障，故无明显中枢作用。溶液不易透过角膜屏障进入前房，一般不作为缩瞳药使用。

（3）临床应用

1）重症肌无力：重症肌无力（myasthenia gravis）是一种慢性神经 - 肌肉接头疾病，属于自身免疫性神经 - 肌肉传递功能障碍，机体对自身突触后运动终板的 N_M 受体产生免疫反应，血清中存在抗 N_M 受体的抗体，使受体数目减少。主要症状为骨骼肌进行性肌无力，表现为眼睑下垂、肢体无力、咀嚼和吞咽困难，严重者可致呼吸困难。

重症肌无力患者除严重和紧急情况需注射给药外，一般多采用口服给药。剂量大小视病情严重程度和患者的反应而定，通常每次口服 10 ~ 15 mg，每日 3 ~ 4 次，可获满意疗效。新斯的明过量中毒可致胆碱能危象。临床出现肌无力症状加重，应立即停用。

2）手术后腹气胀和尿潴留：通过兴奋胃肠道平滑肌及膀胱逼尿肌，松弛括约肌，促进排气和排尿。

3）非除极化型肌松药中毒解救：用于非除极化型骨骼肌松弛药如筒箭毒碱过量时的解救，但禁用于除极化型骨骼肌松弛药如琥珀胆碱过量的解救。

4）阿托品中毒解救：对抗阿托品中毒引起的外周症状。由于新斯的明不能透过血脑屏障，对中毒所致中枢神经系统症状无效。

（4）不良反应：治疗量副作用较少，过量可产生恶心、呕吐、腹痛、心动过速、肌肉颤动和胆碱能危象等，其中 M 样作用可用阿托品对抗。禁用于机械性肠梗阻、尿路梗阻和支气管哮喘患者。

其他抗胆碱酯酶药有吡斯的明（pyridostigmine）和安贝氯铵（ambenonium chloride），主要用于重症肌无力治疗；依酚氯铵（edrophonium chloride），主要用于重症肌无力诊断；毒扁豆碱（physostigmine）和地美溴铵（demecarium bromide），主要用于治疗青光眼；加兰他敏（galanthamine）、利斯的明（rivastigmine）和多奈哌齐（donepezil），主要用于阿尔茨海默病的治疗。

LS-9a
有机磷酸酯类中毒及
解救

2. 难逆性抗胆碱酯酶药　这类物质主要是有机磷酸酯类（organophosphates），与 AChE 结合牢固，不易水解，时间稍长，酶活性即难以恢复，因而产生毒性作用。

▌三、抗胆碱能药

抗胆碱能药也称为胆碱受体阻滞药，能与胆碱受体结合但不产生拟胆碱作用，却妨碍 ACh 或胆碱受体激动药与胆碱受体的结合，从而产生抗胆碱作用。按照对胆碱受体的选择性可分为 M 胆碱受体阻滞药（M-cholinoceptor blocker）和 N 胆碱受体阻滞药（N-cholinoceptor blocker），后者通常又细分为神经节阻滞药（N_N 受体阻滞药）和肌松药（N_M 受体阻滞药）。

（一）M 胆碱受体阻滞药

M 胆碱受体阻滞药能阻断 ACh 或胆碱受体激动药与 M 胆碱受体的结合，而拮抗其拟胆碱作用，产生胆碱能神经被阻断或抑制的效应，大部分药物对 N 受体的阻断作用比较弱。这类药包括阿托品和莨菪生物碱类（东莨菪碱和山莨菪碱等），多为从颠茄、曼陀罗、洋金花及莨菪等茄科植物中提取的生物碱。为克服阿托品眼科作用持久、药物作用广泛、副作用多的缺点，通过化学结构改造，研发了阿托品合成代用品，包括扩瞳药、解痉药和选择性 M_1 受体阻滞药。

1. 阿托品（atropine）　是天然存在于植物中的阿托品类生物碱，在化学结构上为不稳定的左旋体，但在提取过程中容易转为稳定的消旋莨菪碱（*dl*-hyoscyamine），即阿托品。

（1）药理作用与作用机制：阿托品与 M 胆碱受体的结合只具有亲和力而无内在活性，故不能激动该受体，反而阻断 ACh 或胆碱受体激动药与受体结合，从而竞争性地拮抗 ACh 或胆碱受体激动药对 M 受体的激动作用。阿托品对 M 胆碱受体具有高选择性阻断作用，对各种 M 受体亚型的选择性较低。大剂量的阿托品对神经节的 N_N 受体亦有阻断作用，更大剂量时还可出现中枢神经系统反应。

不同效应器上的 M 受体对阿托品的敏感性不同：

1）抑制腺体分泌：阿托品通过对 M 受体的阻断作用抑制腺体分泌，其中唾液腺和汗腺对阿托品最敏感，在小剂量时（0.3～0.5 mg）时即可引起口干和皮肤干燥。随着剂量增大，抑制作用增强，大剂量时可因抑制汗腺分泌而使体温明显升高。同时泪腺和呼吸道腺体分泌也明显减少。

2）对眼睛的作用：阿托品通过阻断瞳孔括约肌和睫状肌上的 M 受体，使瞳孔括约肌和睫状肌松弛，出现瞳孔扩大、眼压升高和调节麻痹。阿托品使睫状肌松弛退向外缘，从而拉紧悬韧带，使晶状体固定在扁平状态，屈光度降低，只能看清远物，而不能将近距离的物体清晰地成像于视网膜上，故视近物模糊不清，这一作用称为调节麻痹。上述对眼睛的作用在局部滴眼或全身给药时均可出现，应予以注意。

3）松弛内脏平滑肌：阿托品能松弛多种内脏平滑肌，治疗剂量时对正常活动的平滑肌影响小，当平滑肌处于过度活动或痉挛时，其松弛作用最显著。首先对痉挛的胃肠道平滑肌的松弛作用较强，可降低蠕动的幅度和频率，缓解胃肠绞痛；其次缓解尿道和膀胱逼尿肌痉挛，缓解尿频尿急症状；对胆囊和胆管、支气管、输尿管的解痉作用较弱。

4）对心脏的作用：治疗剂量的阿托品（0.4～0.6 mg）可使部分患者出现短暂性的轻度心率减慢，一般每分钟减少 4～8 次。这种心率减慢并不伴随血压与心输出量的变化。目前认为，阿托品的减慢心率作用是阻断突触前膜 M_1 受体所致。较大剂量阿托品（1～2 mg）则可通过阻断窦房结的 M_2 受体，使心率加快。在迷走神经张力较高的青壮年，心率加快明显。

5）对血管的作用：阿托品在治疗量时对血管和血压无显著影响，主要原因是多数血管缺乏胆碱能神经支配。大剂量时能扩张外周及内脏血管，解除小血管痉挛，尤其是皮肤血管扩张最明显，表现为皮肤潮红、温热，尤以面颈部较为显著。在病理情况下，当微循环的小血管痉挛时，大剂量的阿托品有明显的解痉作用，可改善微循环，恢复重要器官的血流供应，缓解组织缺氧状态。阿托品扩血管的作用机制不明，可能是机体对其引起的体温升高（由于出汗减少）后的代偿性散热，也可能为其直接的扩血管作用。

6）中枢神经系统：治疗剂量的阿托品对中枢神经系统影响不明显。较大剂量（1～2 mg）可兴奋延脑和大脑中枢。2～5 mg 时中枢兴奋作用增强，可出现烦躁不安、多言、谵妄。中毒剂量（10 mg 以上）常致幻觉、定向障碍、运动失调和惊厥等。严重中毒时可由兴奋转入抑制，出现昏迷及呼吸麻痹而死亡。

（2）体内过程：口服吸收迅速，1 h 后血药浓度达峰值。阿托品亦可经黏膜吸收，但皮肤吸收差。吸收后广泛分布于全身组织，可透过血脑屏障及胎盘屏障，作用维持 3～4 h。阿托品通过房水循环排出较慢，滴眼后作用可持续数天至 1 周。

（3）临床应用

1）缓解内脏绞痛：适用于各种内脏绞痛。对胃肠道痉挛所致绞痛能迅速缓解症状；对输尿管痉挛所致绞痛和膀胱刺激症状如尿频、尿急等疗效较好。但对胆绞痛及肾绞痛的疗效较差，需合用阿片类镇痛药，以增强疗效。阿托品还具有松弛膀胱逼尿肌、增大膀胱容积及增加膀胱括约肌张力等作用，故亦用于治疗遗尿症。

2）减少腺体分泌：用于全身麻醉前给药，可减少呼吸道腺体及唾液腺分泌，防止分泌物阻塞呼吸道及发生吸入性肺炎，并防止手术过程中迷走神经对心、胃、呼吸的反射性影响，防止恶心、呕吐及呼吸抑制。也用于严重盗汗（如肺结核）和流涎症（如金属中毒和帕金森病）。

3）眼科应用：①虹膜睫状体炎：0.5%～1% 阿托品溶液滴眼治疗，使虹膜括约肌和睫状肌松弛，活动减少，有利于消炎和止痛，与毛果芸香碱交替使用，还可预防虹膜与晶状体粘连和发生瞳孔闭锁。②验光、检查眼底：如需扩瞳，可用阿托品滴眼，以利检查。但因其扩瞳作用可持续 1～2 周，调节麻痹也可持续 2～3 天，视力恢复较慢，现已少用。目前常以作用时间较短暂的后马托品代替。

4）抗缓慢型心律失常：阿托品可解除迷走神经对心脏的抑制，治疗迷走神经过度兴奋所致的窦性心动过缓、窦房传导阻滞、房室传导阻滞等缓慢型心律失常，还可用于治疗继发于窦房结功能低下而出现的室性异位节律。在急性心肌梗死的早期，尤其是发生于下壁或后壁的急性心肌梗死，常有窦性或房室结性心动过缓，严重时可引起低血压及迷走神经张力过高，导致房室传导阻滞。阿托品可恢复心率以维持正常的心脏动力学，从而改善患者的临床症状。但阿托品剂量需谨慎调节，剂量过大则引起心率加快，而增加心肌耗氧量，并有引起室颤的危险。

5）抗休克：对暴发性流行性脑脊髓膜炎、中毒性细菌性痢疾、中毒性肺炎所致的感染中毒性休克，可用大剂量阿托品治疗。阿托品能解除小动脉痉挛，舒张外周血管，改善微循环，增加重要器官组织的血流灌注量。但对休克伴有高热或心率过快者，则不用阿托品。由于阿托品副作用较多，目前多用山莨菪碱取代。

6）解救有机磷酸酯类中毒及某些毒蕈中毒。

（4）不良反应：阿托品作用广泛，临床上应用其中某一种作用时，其他作用则成为副作用。阿托品的不良反应随剂量的不同表现大致如下。

一般治疗量（0.5～1 mg），口鼻咽喉干燥、出汗减少、皮肤干燥潮红；2 mg 时，视物模糊、心悸、眩晕、排尿困难、便秘等，通常于停药后均可逐渐消失，无需特殊处理；过量中毒（5～10 mg）时，除上述症状加重外，还可出现高热、呼吸加快、烦躁不安、谵妄、幻觉、惊厥等中枢兴奋症状；严重中毒（10 mg 以上）时，可由中枢兴奋转入抑制，出现昏迷和呼吸麻痹等。阿托品的最低致死量在成人为 80～130 mg，儿童约为 10 mg。误服中毒量的颠茄果、曼陀罗果、洋金花或莨菪根茎等，也可出现上述中毒症状。

（5）禁忌证：青光眼、反流性食管炎、幽门梗阻及前列腺肥大患者禁用，可能加重前列腺肥大患者排尿困难。心肌梗死、心动过速者、婴幼儿及老年人慎用。

2. 山莨菪碱　山莨菪碱（anisodamine）是我国学者从茄科植物唐古特莨菪中提出的生物碱，

为左旋体，代号为 654。常用人工合成的消旋体，称为 654-2。山莨菪碱口服吸收较差，多采用肌内注射给药，注射后迅速从尿中排出。

山莨菪碱对抗 ACh 所致平滑肌痉挛和心血管抑制作用与阿托品相似而稍弱。大剂量时也能解除小血管痉挛，增加组织血流灌注量，改善微循环。抑制唾液分泌、散瞳作用是阿托品的 1/20 ～ 1/10。不易通过血脑屏障，中枢兴奋作用亦弱。

临床主要用于感染中毒性休克的治疗。由于对血管痉挛的解痉作用选择性相对较高，不良反应较阿托品少，已广泛取代阿托品用于感染中毒性休克。654-2 具有细胞保护作用，提高细胞对缺血缺氧的耐受性，从而稳定溶酶体膜和线粒体等亚细胞结构，减少溶酶体酶的释放和休克因子的产生，因而减轻或防止休克向不可逆发展的倾向。

3. 东莨菪碱　东莨菪碱（scopolamine）是从茄科植物洋金花、莨菪和东莨菪等提取的一种左旋生物碱。具有与阿托品相似的外周抗胆碱作用，抑制腺体分泌作用较阿托品强，散瞳和调节麻痹作用较阿托品迅速，但作用消失快，对心血管系统及胃肠道、支气管平滑肌的作用较弱。对中枢神经系统具有抑制作用，在治疗剂量时即可见明显的镇静、催眠作用，较大剂量甚至可引起意识消失，进入浅麻醉状态。个别患者偶可产生欣快、不安和幻觉等作用，故有可能造成药物滥用。此外，东莨菪碱还有防晕、止吐作用，这可能是通过抑制前庭神经内耳功能或大脑皮质及抑制胃肠道蠕动所致。

东莨菪碱主要用于麻醉前给药，防治晕动病、妊娠以及放射病呕吐，抗震颤麻痹等。

4. 阿托品的合成代用品　因阿托品用于眼科作用时间过于持久，影响了正常视力的恢复；内科用药作用广泛，副作用较多。为克服这些缺点，通过对其化学结构进行改造，合成了一些副作用较少的代用品，主要有扩瞳药、解痉药，此外有选择性 M_1 受体阻断药。

（1）合成扩瞳药：目前临床主要用于扩瞳的药物有后马托品（homatropine）、托吡卡胺（tropicamide）、环喷托酯（cyclopentolate）和尤卡托品（eucatropine）等，这些药物的散瞳和调节麻痹作用均较阿托品持续时间短，适用于散瞳检查眼底和验光。但儿童验光仍需用 1% 阿托品滴眼或用其油膏涂眼。

（2）合成解痉药：季铵类解痉药不容易跨膜转运，因此口服吸收较差；不易透过血脑屏障，中枢神经系统的副作用较少；对胃肠道平滑肌的解痉作用较强，并能不同程度地减少胃液分泌；不良反应类似于阿托品。常用季铵类药有溴丙胺太林（propantheline bromide）、甲溴阿托品。异丙托溴铵（ipratropium bromide）气雾剂吸入用于缓解慢性阻塞性肺疾病（COPD）引起的支气管痉挛、喘息。叔胺类解痉药托特罗定（tolterodine）和奥昔布宁（oxybutynin）用于治疗膀胱过度活动综合征，常见不良反应和禁忌证类似阿托品类。

（3）选择性 M_1 受体阻断药：哌仑西平（pirenzepine）和替仑西平（telenzepine）选择性地阻断胃壁细胞上的 M_1 受体，抑制胃酸及胃蛋白酶的分泌，主要用于胃和十二指肠溃疡、急性胃黏膜出血及胃泌素瘤，且在治疗量时较少出现口干和视物模糊等副作用。由于这些药物不易进入中枢，故无阿托品样中枢兴奋作用。

（二）N 受体阻断药

N_N 胆碱受体阻滞药（N_N-cholinoceptor blocker）又称神经节阻滞药，它竞争性阻断 ACh 与神经节突触后膜 N_N 受体的结合，有些药还能阻断 N_N 受体偶联的离子通道，使节前纤维末梢释放的 ACh 不能引起神经节细胞膜除极化，从而阻断了神经冲动在神经节的传递。N_N 胆碱受体阻断药对血管主要起舒张作用，尤其对小动脉，使外周阻力明显降低，血管床血流量增加，加之静脉也舒张，回心血量减少及心输出量降低，结果使血压下降，尤其以坐位或立位时血压下降较显著。由于其作用广泛，不良反应多，较少用于常规降压。偶用于其他降压药无效的危急型高血压脑病和高血压危象患者的紧急降压。

N_M 胆碱受体阻滞药（N_M-cholinoceptor blocker）又称骨骼肌松弛药（skeletal muscular relaxant，肌松药）。肌松药作用于神经 - 肌肉接头的突触后膜（运动终板）上的 N_M 受体，阻滞神经冲动的正常传递，导致骨骼肌松弛。按其作用机制，肌松药可分为两类：除极化型肌松药（depolarizing muscular relaxant）和非除极化型肌松药（non-depolarizing muscular relaxant）。

除极化型肌松药能够激动骨骼肌运动终板膜上的 N_M 受体，起到类似超量 ACh 样作用。琥珀胆碱（suxamethonium）是临床常用的除极化型肌松药，可用于气管插管、气管镜、食管镜和胃镜检查，会导致肌肉疼痛、血钾升高、升高眼压等不良反应。

非除极化型肌松药能与 ACh 竞争运动终板膜上的 N_M 受体，阻断 ACh 与 N_M 受体结合引起的除极化作用，使骨骼肌松弛。常用非除极化型肌松药有筒箭毒碱、戈拉碘铵和类固醇铵类。类固醇铵类非除极化型肌松药有泮库溴铵、哌库溴铵、罗库溴铵和维库溴铵等。

四、拟肾上腺素药

拟肾上腺素药（adrenergic drug）是一类化学结构和药理作用与肾上腺素、去甲肾上腺素相似的药物。这些药物都是胺类，作用与兴奋交感神经的效应相似，故又称拟交感胺类（sympathomimetic amines）药物。本类药物主要通过激活突触前、后膜或靶细胞上的肾上腺素受体，或促进去甲肾上腺素能神经末梢释放神经递质而发挥广泛的药理作用。

根据药物对不同肾上腺素受体亚型的选择性，可将拟肾上腺素药分为三大类：α、β 肾上腺素受体激动药（α,β-adrenoceptor agonist），α 肾上腺素受体激动药（α-adrenoceptor agonist）和 β 肾上腺素受体激动药（β-adrenoceptor agonist）。

（一）α、β 肾上腺素受体激动药

1. 肾上腺素　肾上腺素（adrenaline，A）是肾上腺髓质嗜铬细胞分泌的主要激素。

（1）药理作用与作用机制：肾上腺素对肾上腺素受体选择性不高，对 α 和 β 受体均有强大的激动作用，其药理作用主要表现为兴奋心血管系统功能，抑制支气管平滑肌和促进新陈代谢。

1）心脏：肾上腺素激动窦房结、传导系统和心肌的 β_1 受体，对心肌的自律性、兴奋性、传导性和收缩性均有强大的兴奋作用。肾上腺素使心率加快、传导加速、心肌收缩增强和心输出量增加。

2）血管：肾上腺素可激动血管平滑肌上的 α_1 受体和 β_2 受体。α_1 受体兴奋可使血管收缩，而 β_2 受体兴奋使血管舒张。由于不同部位血管上的 α_1 受体和 β_2 受体密度不同，肾上腺素对不同部位血管的药理效应亦不同，表现为收缩、舒张或张力不变。小动脉和毛细血管前括约肌血管壁的肾上腺素受体密度高，肾上腺素产生强大的血管收缩作用，而对静脉和大动脉的收缩作用则较弱。

皮肤黏膜血管、肾血管和肠系膜血管分布有大量的 α_1 受体和相对较少的 β_2 受体，肾上腺素可显著收缩这些血管。而骨骼肌血管以 β_2 受体为主，呈舒张反应。肾上腺素可通过兴奋冠脉血管 β_2 受体、相对延长心脏舒张期、促使心肌细胞释放扩血管代谢物腺苷等作用，使冠状血管舒张。肾上腺素对脑及肺血管影响不明显。

3）血压：肾上腺素对血管总外周阻力的影响与其剂量密切相关。

小剂量（治疗量）肾上腺素使心收缩力增强，心率加快，心输出量增加使收缩压升高。它同时能舒张骨骼肌血管，抵消或超过对皮肤黏膜血管的收缩作用，而使舒张压不变或下降。脉压增大，有利于血液对各组织脏器的灌注。

大剂量肾上腺素除强烈兴奋心脏外，还可使血管平滑肌的 α_1 受体兴奋占优势，特别是皮肤、黏膜、肾和肠系膜血管强烈收缩，使外周阻力显著增高，收缩压和舒张压均升高。静脉注射后，

其血压呈典型双相反应，即给药后的迅速升压作用和随后持续时间较长的微弱降压作用。如事先给予 α 受体阻滞药（酚妥拉明等），肾上腺素的升压作用可被翻转为明显的降压作用，充分表现为单纯血管 β₂ 受体的激活作用。早期曾用此原理诊断嗜铬细胞瘤，即对正常人无明显作用的小剂量 α 受体阻滞药，在嗜铬细胞瘤患者身上可引起明显血压下降。

肾上腺素亦作用于肾小球旁器（juxtaglomerular apparatus）细胞的 β₁ 受体，促进肾素分泌，影响血压。

4）平滑肌：肾上腺素对平滑肌的作用主要取决于器官组织上的肾上腺素受体类型。对 β₂ 受体占优势的支气管、胃肠道、膀胱和子宫平滑肌，肾上腺素使平滑肌收缩减弱，张力降低，特别当支气管平滑肌处于痉挛状态时，肾上腺素通过激活该平滑肌的 β₂ 受体，发挥强大的解痉作用，使气道通畅。肾上腺素尚能激活眼部虹膜开大肌上的 α 受体，使平滑肌收缩，瞳孔散大。

5）代谢：治疗量的肾上腺素能明显增强机体的新陈代谢。

（2）临床应用

1）心脏骤停：可以抢救因溺水、药物中毒、麻醉意外、急性传染病和心脏传导阻滞等引起的心脏骤停。但是治疗电击或卤素类全麻药（氟烷、甲氧氟烷等）引起的心脏骤停时，常伴有或诱发心室纤颤，故应同时使用除颤器、起搏器及利多卡因等抗心律失常药物。

2）过敏性疾病

①过敏性休克：抢救因输液反应或药物过敏，如青霉素过敏引起的过敏性休克。肾上腺素能抑制过敏物质释放，并明显地收缩小动脉和毛细血管前括约肌，使毛细血管通透性降低，改善心脏功能和解除支气管平滑肌痉挛，从而迅速、有效地缓解过敏性休克的临床症状，挽救患者生命。抢救时，应迅速皮下或肌内注射肾上腺素，危急病例亦可用生理盐水稀释 10 倍后缓慢静脉注射，但避免过量或注射速度过快造成心律失常等不良反应。

②支气管哮喘：肾上腺素除能解除哮喘时的支气管平滑肌痉挛，抑制肥大细胞释放组胺和白三烯等过敏反应物质，收缩支气管黏膜血管，从而减轻水肿和渗出，可迅速有效地控制支气管哮喘。

③血管神经性水肿和血清病：肾上腺素对血管神经性水肿和血清病等变态反应性疾病亦能迅速缓解其症状。

3）局部应用：将 1/25 万～1/20 万比例浓度的肾上腺素加入普鲁卡因或利多卡因等局麻药中，使注射部位周围血管收缩，延缓局麻药吸收，增强局麻药效应，延长局麻时间，减少局麻药吸收中毒的发生。

4）治疗青光眼：1%～2% 滴眼液慢性应用，通过促进房水流出，以及使 β 受体介导的眼内反应脱敏感化，降低眼内压。常用为肾上腺素异戊酯（dipivefrin，地匹福林）。

（3）不良反应：一般表现为烦躁、焦虑、恐惧、震颤、心悸、出汗等，停药后症状可自行消失。剂量过大则产生剧烈的搏动性头痛，血压剧烈上升，有诱发脑出血的危险性，亦能引起心律失常，因此应用肾上腺素时必须严格控制剂量。高血压、脑动脉硬化、缺血性心脏病、心力衰竭、甲状腺功能亢进和糖尿病患者禁用。

2. 多巴胺　多巴胺（dopamine，DA）化学性质不稳定，口服无效，消除迅速（$t_{1/2}$ 约 2 min），临床均采用静脉滴注给药。多巴胺激动 α 和 β 受体，以及外周靶细胞上的多巴胺受体。它对上述受体的作用与其血药浓度有关。

多巴胺在低浓度时即可激动肾、肠系膜和冠状血管上的 D_1 受体，使血管扩张、血管阻力降低。还可以激动肾血管 D_1 受体，使血管扩张、肾血流和肾小球滤过率增加。此外，多巴胺尚能直接抑制肾小管重吸收 Na^+，排 Na^+ 利尿。高浓度多巴胺可较显著地收缩血管（激动 $α_1$ 受体）、兴奋心脏（激动 $β_1$ 受体），还可以兴奋肾血管 α 受体而致肾血管收缩，使肾血流减少。

主要用于治疗各种休克如心源性休克、感染中毒性休克和失血性休克等，特别对心收缩功能低下、尿少或尿闭者更为适宜。如能及时补足血容量，纠正酸中毒，则疗效更好。

（二）α肾上腺素受体激动药

去甲肾上腺素（noradrenaline，NA）是去甲肾上腺素能神经末梢释放的神经递质，肾上腺髓质亦分泌少量去甲肾上腺素。药用去甲肾上腺素为人工合成品，常用其重酒石酸盐。去甲肾上腺素的化学性质和体内过程与肾上腺素相似，除用于治疗食管静脉曲张出血外，不宜口服。由于其对皮肤黏膜血管的强大收缩作用，皮下注射会引起局部组织缺血坏死，禁止局部注射给药。临床上，去甲肾上腺素主要静脉滴注给药。

（1）药理作用与作用机制：去甲肾上腺素对α受体（α_1和α_2）具有强大的激动作用，对β_1受体亦有一定的激动作用，而对β_2受体几乎无作用。

1）血管：去甲肾上腺素激动血管平滑肌上的α_1受体，引起强大的血管收缩作用，使小动脉和小静脉均收缩。其中皮肤、黏膜血管收缩最为显著，其次为肾、肠系膜、脑和肝血管，甚至对肌肉血管也有收缩作用，结果使外周阻力明显增高，脏器血流减少。冠脉血流量增加是由于去甲肾上腺素兴奋心脏，产生大量心肌代谢物（腺苷等）所致。另外与提高冠脉灌注压有关。

2）心脏：去甲肾上腺素激动心脏β_1受体，从而使心脏自律性增高、传导加速、心率加快、收缩力增强、心输出量增加、心肌耗氧量增加，但作用强度均较肾上腺素弱。在整体条件下，由于药物的强烈血管收缩作用，总外周阻力明显增高，增加了心脏射血阻力，同时反射性地兴奋迷走神经，引起心率减慢，所以心输出量无改变甚至略有下降。大剂量去甲肾上腺素亦可因心肌自律性增高和耗氧量增加而引起心律失常。

3）血压：当小剂量去甲肾上腺素的收缩血管作用不明显时，由于药物兴奋心脏，使收缩压明显增高，舒张压略升，脉压增大。大剂量时去甲肾上腺素几乎使所有血管强烈收缩，外周阻力明显增高，收缩压和舒张压均增高，脉压变小，组织的血流灌注量减少。

（2）临床应用

1）药物中毒性低血压：对于中枢抑制药如全麻药、镇静催眠药及吩噻嗪类抗精神病药等中毒引起的低血压，静脉滴注去甲肾上腺素可使血压上升，并维持在一定水平。在氯丙嗪中毒血压过低时，由于其具有α受体阻断作用，应该选用去甲肾上腺素，不宜选用肾上腺素（翻转效应，降压更明显）。

2）神经源性休克的早期：短时间应用小剂量去甲肾上腺素静脉滴注，使收缩压维持在90 mmHg（12 kPa）左右，以保证心、脑和肾等重要器官的血流灌注。但大剂量、长时间静脉滴注去甲肾上腺素，由于强烈的血管收缩作用，会加剧微循环障碍，对休克治疗极为不利。

3）上消化道出血：去甲肾上腺素1～3 mg稀释后口服，使食管和胃壁的血管收缩，产生局部止血作用。

（三）β肾上腺素受体激动药

1. 异丙肾上腺素　异丙肾上腺素（isoprenaline）是人工合成品，口服无效，一般作静脉注射或静脉滴注，亦可作舌下或喷雾吸入给药。

（1）药理作用：对β_1和β_2受体均有很强的激动作用，而对α受体几乎无作用。

1）心脏：激动窦房结、传导系统和心肌的β_1受体，对心肌的兴奋性、传导性和收缩性均有很强的兴奋作用，使心率加快、传导加速、心肌收缩增强、心输出量增加。

2）血管：激动血管的β_2受体，表现为骨骼肌的血管明显舒张，肾、肠系膜血管和冠状血管不同程度的舒张，总外周阻力降低。

3）血压：收缩压升高，舒张压下降，脉压明显增大。

4）支气管：激动支气管平滑肌β_2受体，使平滑肌松弛。当支气管平滑肌处于痉挛状态时，其解痉作用稍强于肾上腺素，久用可产生耐受性。

5）代谢：通过激动 β 受体，促进糖原和脂肪分解，升高血中游离脂肪酸，这与肾上腺素相似，但升高血糖作用比肾上腺素弱。

（2）临床应用

1）心脏骤停：异丙肾上腺素用于治疗各种原因如溺水、电击、手术意外或药物中毒等造成的心搏骤停。

2）房室传导阻滞：异丙肾上腺素具有强大的加速传导作用，舌下或静脉滴注给药可使房室传导阻滞明显改善。

3）支气管哮喘：舌下或喷雾给药，用于治疗支气管哮喘急性发作，作用快速有效。

（3）不良反应：常见不良反应有心悸、头痛、头晕，对缺氧患者易引起心律失常和诱发或加剧心绞痛。气雾剂治疗哮喘时，如吸入过量或过频，可引起严重的心脏反应。

2. 选择性 β₁ 受体激动药 多巴酚丁胺（dobutamine）主要激动 β₁ 受体，与异丙肾上腺素相比，其正性肌力作用比正性频率作用显著，且很少增加心肌耗氧量，较少引起心动过速。主要用于治疗心肌梗死并发心力衰竭，可增加心肌收缩力和心输出量，使左室充盈压明显降低，心功能改善，继而促进排钠排水，消除水肿。其他 β₁ 受体激动药有扎莫特罗（xamoterol）、普瑞特罗（prenalterol）等，主要用于慢性充血性心力衰竭的治疗。

3. 选择性 β₂ 受体激动药 沙丁胺醇（salbutamol，羟甲叔丁肾上腺素）和特布他林（terbutaline，间羟叔丁肾上腺素）选择性地激动 β₂ 受体，使支气管、子宫和骨骼肌的血管平滑肌松弛，对心脏 β₁ 受体作用较弱。与异丙肾上腺素比较，本类药物具有强大的解除支气管平滑肌痉挛作用，而且无明显的心脏兴奋作用，所以临床主要用于治疗支气管哮喘。

五、抗肾上腺素能药

抗肾上腺素能药（antiadrenergic drug）又称肾上腺素受体阻滞药（adrenoceptor blocker）。本类药物对肾上腺素受体有较强的亲和力，但缺乏或仅有微弱的内在活性。因此，一旦药物和肾上腺素受体结合，阻断神经递质或拟肾上腺素药与受体结合，从而拮抗递质和拟肾上腺素药的作用。根据药物对 α 和 β 受体的选择性不同，本类药物可分为 α 肾上腺素受体阻滞药和 β 肾上腺素受体阻滞药。

（一）α 肾上腺素受体阻滞药

1. α₁、α₂ 肾上腺素受体阻滞药 酚妥拉明（phentolamine）以氢键、离子键与受体结合，结合比较疏松，可被大剂量儿茶酚胺或拟肾上腺素药在 α₁ 和 α₂ 受体水平上竞争拮抗，故称为竞争性 α 受体阻滞药。

静脉注射酚妥拉明时，由于阻断血管平滑肌的 α 受体和直接舒张血管平滑肌作用，使血管明显扩张，外周阻力降低，回心血量减少，血压下降，肺动脉压下降尤为明显。能够拮抗去甲肾上腺素和肾上腺素的升压作用，并将肾上腺素的升压作用翻转为降压作用，此现象称为"肾上腺素作用的翻转"（adrenaline reversal）。对主要作用于 α 受体的去甲肾上腺素，α 受体阻滞药仅能消除或减弱其升压作用，而无"翻转作用"，对作用于 β 受体的异丙肾上腺素的降压作用则无影响。

可用于外周血管痉挛性疾病、去甲肾上腺素滴注外漏、休克、急性心肌梗死和顽固性心力衰竭、肾上腺嗜铬细胞瘤、药物引起的高血压等。大剂量酚妥拉明可引起直立性低血压。

2. α₁ 肾上腺素受体阻断药 哌唑嗪（prazosin）选择性阻断 α₁ 肾上腺素受体亚型，α₁ 受体主要分布在血管、前列腺、膀胱颈部平滑肌，阻断 α₁ 受体可以扩张血管，降低外周阻力，降低血压。研究报道哌唑嗪可直接松弛血管平滑肌。对于前列腺和膀胱颈部平滑肌的松弛，有助于改善排尿困难症状。

哌唑嗪口服用于治疗高血压，长期用药未见明显心率改变和耐受性。也用于治疗良性前列腺肥大的排尿困难，对肥大的腺体及其进行性发展没有影响，严重者需手术治疗。

3. 高选择性 α₁ 肾上腺素受体阻滞药 坦洛新（tamsulosin）对与前列腺肥大所致排尿困难关系密切的 α_{1A} 受体阻断作用远强于对 α_{1B} 受体的阻断作用。对良性前列腺肥大疗效好。通过改善尿道、膀胱颈及前列腺部位平滑肌功能而产生治疗作用。主要用于前列腺增生引起的尿频、夜尿增多及排尿困难。本品可显著降低前列腺压力，改善尿流率和存尿量。坦洛新无缩小前列腺体积作用，故仅适用于轻、中度前列腺增生患者。

（二）β 肾上腺素受体阻滞药

β 肾上腺素受体阻滞药（β-adrenoceptor blocker）选择性地与 β 受体结合，竞争性阻断神经递质或 β 受体激动药与 β 受体的结合，从而拮抗 β 受体激动后所产生的一系列药理效应。

（1）药理作用及作用机制

1）β 受体阻断作用：阻断多种脏器组织的 β 受体，起到拮抗或减弱神经递质或拟肾上腺素药的 β 受体激动作用，如普萘洛尔（propranolol）明显拮抗异丙肾上腺素的心率加快作用，当增加异丙肾上腺素剂量时仍能达到最大效应，两者间呈现典型的竞争性拮抗作用。

①心脏：阻断心脏的 β_1 受体，使得心率减慢、房室结传导减慢、心电图 P-R 间期延长、心收缩力减弱、心输出量减少，呈明显的负性肌力和负性频率作用，同时心肌耗氧量减少。当心脏交感神经活性增高，去甲肾上腺素释放增多时，上述作用更为显著。

②血管和血压：对正常人血压没有明显影响，对高血压患者具有降低血压作用，本类药物临床用于治疗高血压。β 受体阻断药降压机制比较复杂，是药物对多系统 β 受体阻断作用的综合结果，包括：中枢 β 受体阻断，心脏 β 受体阻断使心输出量减少，交感神经突触前膜 β_2 受体阻断抑制正反馈调节，肾 β_1 受体阻断抑制肾素分泌等。

③支气管平滑肌：非选择性 β 受体阻断药，阻断支气管平滑肌的 β_2 受体，使支气管平滑肌收缩，呼吸道阻力增大，对支气管哮喘患者，则可诱发或加剧支气管哮喘发作。

④眼部：降低眼内压的作用机制是通过阻断睫状体 β 受体，减少房水的产生。临床较早用于治疗青光眼的 β 受体阻断药是噻吗洛尔（timolol）。

⑤肾：β_1 受体阻滞药可抑制肾素分泌，影响心血管系统和水、电解质代谢。

⑥其他：抑制儿茶酚胺和拟肾上腺素药引起的脂肪分解，降低游离脂肪酸含量；阻断末梢突触前膜的 β_2 受体，减少去甲肾上腺素释放；普萘洛尔和美托洛尔（metoprolol）全身给药，可以透过血脑屏障产生降压作用，与药物阻断中枢的 β 受体有关。

2）内在拟交感神经胺活性（intrinsic sympathomimetic activity，ISA）：吲哚洛尔（pindolol）等许多 β 受体阻滞药在阻断 β 受体的同时，尚具有不同程度的 β 受体激动作用，称为内在拟交感神经胺活性。与一般 β 受体阻滞药相比，具有内在拟交感神经胺活性的 β 受体阻滞药对心脏的抑制作用和对支气管平滑肌的收缩作用较弱。

（2）具体药物的临床应用和不良反应：请见本套教材中《循环系统》的相应章节。

（王　昊　李　慧）

小　结

内脏神经是主要分布于内脏、心血管和腺体的神经，包括感觉和运动两种纤维成分。其中内脏运动神经所支配的内脏活动因不受意识控制，故又称为自主神经或植物神经，并分为交感和副交感两部分。交感和副交感神经在调节内脏活动时或拮抗或协同，并同时接受中枢神经系统的调控，使机体与内外环境的变化相适应。内脏感觉神经则将来自内脏、心血管等处的感觉冲动传递至中枢神经系统各部，通过反射调节内脏器官的活动，以维持机体内环境的相对平衡。在中枢神经系统的调控下，内脏神经对维持个体存活和种族繁衍的内脏活动、体温调节、代谢等起重要作用。

传出神经系统药物通过直接与胆碱受体或肾上腺素受体结合，以及间接影响递质的生物合成、代谢转化、转运和贮存而产生相应的效应。按照对受体效应的影响，分为拟胆碱药和抗胆碱能药、拟肾上腺素药和抗肾上腺素能药。

拟胆碱药分为直接激动胆碱受体的胆碱受体激动药和间接发挥拟胆碱作用的抗胆碱酯酶药两大类。毛果芸香碱激动 M 胆碱受体，降低眼内压，可用于青光眼的治疗。新斯的明为易逆性抗胆碱酯酶药，有 M 样和 N 样作用。M 胆碱受体阻滞药能阻断 ACh 或胆碱受体激动药与 M 胆碱受体的结合，产生胆碱能神经被阻断或抑制的效应，这类药包括阿托品和莨菪生物碱类。

拟肾上腺素药根据受体兴奋作用分为以肾上腺素为代表的 α、β 受体激动药，以去甲肾上腺素为代表的 α 受体激动药，以异丙肾上腺素为代表的 β 受体激动药。本类药物主要通过激动肾上腺素受体，或促进去甲肾上腺素能神经末梢释放神经递质而发挥广泛的药理作用。抗肾上腺素能药对肾上腺素受体有较强的亲和力，但缺乏或仅有微弱的内在活性，拮抗递质和拟肾上腺素药的作用。

整合思考题

1. 躯体神经与自主神经有什么区别？

2. 脊神经损伤后，所分布区域有哪些与内脏运动神经相关的症状？

3. 是否 31 对脊神经都有白交通支和灰交通支？

4. 水平衡对于维持血压和电解质平衡至关重要，水的进入和排出主要通过饮水和排尿实现。当个体进食高盐饮食后，会激活下丘脑哪个脑区？并分别通过什么途径实现对水平衡的调控？

5. 二战之后，社会心理因素在应激和疾病发生发展中的重要作用越来越受到关注，研究表明心理应激与心身疾病的发生密切相关。心理应激会对躯体与神经系统产生哪些损害？机制是什么？

6. 结合影响自主神经系统药物的作用机制，分析自主神经系统药物的作用方式。

L5-10a
整合思考题参考答案

第六章　神经精神系统疾病

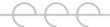 导学目标

通过本章内容的学习，学生应能够：

※ **基本目标**

1. 分析脑卒中缺血瀑布级联反应的主要损伤环节。

2. 说出抗帕金森病药物的主要作用机制。

3. 描述阿尔茨海默病的特征性病理变化。

4. 描述弥漫性胶质瘤（包括星形胶质细胞瘤和少突胶质细胞瘤）的组织病理学改变和分级标准；解释其主要分子变化与肿瘤分型分级。

5. 描述室管膜瘤、脑膜瘤的典型病理特征。

6. 解释髓母细胞瘤的病理改变及分型。

7. 描述神经鞘膜瘤的病理特点。

8. 概括焦虑障碍、心境障碍和精神分裂症的主要类型和特点。

9. 分析焦虑障碍和抑郁症发生的神经生物学机制。

10. 说明氯丙嗪的作用机制、临床应用及不良反应。

11. 概括抗抑郁药物的分类及代表药物，分析氟西汀的抗抑郁作用机制，总结氟西汀的临床应用。

※ **发展目标**

1. 举例说明脑卒中从预防、诊疗到康复的主要处置措施，并理解其意义。

2. 根据帕金森病和阿尔茨海默病中异常折叠蛋白的聚集机制，设计清除这些蛋白的基本策略。

3. 举例说明 WHO 脑肿瘤分类的分子特征与肿瘤的诊断及分级的密切关系。

4. 总结精神分裂症的发病机制假说，比较非典型抗精神病药与典型抗精神病药作用机制的异同点。

5. 探讨重度抑郁症药物治疗的发展方向。

第一节　神经系统非肿瘤性疾病

案例 6-1

女，75 岁。1 年前因突发左侧偏瘫诊断为脑卒中，经积极治疗后康复良好，能独立行走，生活可自理。3 个月前出现左侧手脚发僵，有轻微抖动，休息时加重，在活动时减轻。近 1 周出现左侧迈步困难，步伐变小，同时家人发现她容易忘事。入院后头颅 MR 检查发现右侧脑室旁和深部脑白质损害。患者被诊断为帕金森综合征，并给予复方卡比多巴片进行治疗，但效果欠佳。

问题：

1. 该患者诊断为帕金森综合征的主要依据是什么？
2. 为何使用复方卡比多巴片治疗？效果欠佳的可能原因是什么？
3. 在鉴别诊断时，还需要考虑哪些疾病？

案例 6-1 解析

一、脑血管病

脑血管病（cerebrovascular disease，CVD）指一大类因脑血管病变引起的局限性或弥漫性脑功能障碍疾病。脑血管病变包括栓塞引起的脑血管闭塞或狭窄、血管破裂或畸形、血管壁损伤或通透性改变等。脑血管病具有发病率高、死亡率高、致残率高、复发率高和并发症多等特点，与心脏病、恶性肿瘤构成人类的三大致死性疾病。尤其是随着我国进入老龄化社会，中国居民的脑血管病死亡率总体呈上升趋势，明显高于心血管病。临床上以急性脑血管病常见，多因脑血管突然闭塞或破裂，造成受累血管支配脑区的功能障碍，即脑卒中（stroke），一般分为缺血性和出血性两类。

（一）脑血管的解剖学特征

大脑是机体内代谢最旺盛的器官，以 2% 的体重占比消耗全身 20% 的能量，且几乎无能量储备。同时，大脑能量的需求和供应之间紧密耦合，大脑活动的增加伴随局部血流（神经 - 血管耦合）和葡萄糖利用（神经 - 代谢耦合）的变化。因此，脑组织对缺血、缺氧损害非常敏感。

脑内的血液供应来自颈内动脉系统和椎 - 基底动脉系统，前者主要供应大脑半球的前 3/5 部分，后者则主要供应大脑后部的 2/5。颈内动脉系统和椎 - 基底动脉系统通过交通动脉相连，左、右半脑的血供则通过大脑前交通动脉相连，在脑底形成动脉环，即大脑动脉环（Willis 环）。在正常情况下，前后两个系统间和左右两侧脑动脉间并不交流；当组成 Willis 环的某一动脉阻塞或狭窄时，健侧血液能代偿性地流入缺血区。因此，Willis 环对脑组织动脉的血液调配具有重要作用，其变异会直接影响脑血管病的发生、发展和预后。脑动脉在脑实质中反复分支变细，直至形成毛细血管网，然后逐渐汇集成静脉，回流至硬脑膜窦，最后注入颈内静脉。

脑动脉细长，弯曲度大，血管壁的中膜层和外膜层较人体其他部位的动脉薄，且因无弹力膜而几乎无搏动。这些解剖学特征使脑动脉易发生脂质沉积、血栓形成、管腔狭窄和堵塞，也容易因血压骤然增加而破裂出血。

（二）脑血管病的常见病因

脑血管本身的损伤或血管内容物的病理性改变都会引起急性或慢性脑血管病。根据解剖结构和发生机制的不同，可将其病因分为以下三类。

1. 血管壁病变　各种原因导致的脑血管壁损伤，最常见的是高血压性脑动脉硬化和动脉粥样硬化，表现为脑动脉壁增厚、变硬和顺应性降低。结核分枝杆菌、梅毒螺旋体、钩端螺旋体感染和结缔组织病可引起血管壁炎症，累及脑血管时出现脑血管病。脑动静脉畸形、海绵状血管瘤、发育性静脉畸形等先天性血管畸形亦有导致脑血管病的危险。此外，药物、毒物、肿瘤、外伤和各种手术操作引起的血管损伤可引起脑血管病。

2. 血液流变学异常　指血管内凝血系统、抗凝系统和纤溶系统平衡失调引起的高凝状态或出血倾向，如高脂血症、恶性肿瘤、肾病、口服避孕药、妊娠等引起的高凝状态，使用抗凝或抗血小板药物、血小板减少症、弥散性血管内凝血和各种血液系统疾病等导致的凝血机制障碍。脱水、红细胞增多症等引起的高黏血症也会造成脑血流动力学的异常。

3. 血流动力学改变　指血压变异性、血管搏动性、脑血流量、脑血管反应性和类淋巴系统等影响脑血流动力学变化的因素，如高血压、低血压、心功能障碍、心肌病、心脏瓣膜病及心律失常等，尤其是房颤。血栓、脂肪、空气等栓子引起的血管阻塞能直接改变脑的血流动力学。

针对这些病因或危险因素的预防即脑血管病的一级预防，如防治高血压、高血脂、高血糖、心脏病，戒烟限酒，控制体重，适度的体育活动和合理膳食等。

（三）脑血管病的主要分类

脑血管病的分类对疾病的临床诊断、治疗和预防具有重要的意义。根据脑血管病的病因、发病机制、累及的血管与部位、临床表现，《2015 年中国脑血管疾病分类》将常见脑血管病分为 13 类，主要分类见表 6-1。

表 6-1　2015 年中国脑血管疾病的主要分类

一、缺血性脑血管病	**五、颅内动脉瘤**
（一）短暂性脑缺血发作	（一）先天性动脉瘤
（二）脑梗死（急性缺血性脑卒中）	（二）动脉粥样硬化性动脉瘤
（三）脑动脉盗血综合征	（三）感染性动脉瘤
（四）慢性脑缺血	（四）假性动脉瘤
二、出血性脑血管病	（五）其他（夹层动脉瘤等）
（一）蛛网膜下腔出血	**六、颅内血管畸形**
（二）脑出血	（一）脑动静脉畸形
（三）其他颅内出血	（二）海绵状血管瘤
三、头颈部动脉粥样硬化、狭窄或闭塞（未导致脑梗死）	（三）静脉性血管畸形
（一）头颈部动脉粥样硬化	（四）颈内动脉海绵窦瘘
（二）颈总动脉狭窄或闭塞	（五）毛细血管扩张症
（三）颈内动脉狭窄或闭塞	（六）脑 - 面血管瘤病
（四）大脑前动脉狭窄或闭塞	（七）颅内 - 颅外血管交通性动静脉畸形
（五）大脑中动脉狭窄或闭塞	（八）硬脑膜动静脉瘘
（六）大脑后动脉狭窄或闭塞	（九）其他
（七）椎动脉狭窄或闭塞	**七、脑血管炎**
（八）基底动脉狭窄或闭塞	（一）原发性中枢神经系统血管炎
（九）多发性脑动脉狭窄或闭塞	（二）继发性中枢神经系统血管炎
（十）其他头颈部动脉狭窄或闭塞	**八、其他脑血管疾病**
四、高血压脑病	（一）脑底异常血管网症（烟雾病）

续表

（二）肌纤维发育不良	**十、无急性局灶性神经功能缺损症状的脑血管病**
（三）脑淀粉样血管病	（一）无症状性脑梗死
（四）伴有皮质下梗死及白质脑病的常染色体显性（或隐性）	（二）脑微出血
遗传性脑动脉病	**十一、脑卒中后遗症**
（五）头颈部动脉夹层	（一）脑梗死后遗症
（六）可逆性脑血管收缩综合征	（二）蛛网膜下腔出血后遗症
（七）其他	（三）脑出血后遗症
九、颅内静脉系统血栓形成	**十二、血管性认知障碍**
（一）脑静脉窦血栓形成	（一）非痴呆性血管性认知障碍
（二）脑静脉血栓形成	（二）血管性痴呆
（三）其他	**十三、脑卒中后情感障碍**

（四）脑血管病的病理过程

不管是由动脉粥样硬化、心源性栓塞或小血管病引起的缺血性脑血管病，还是由动脉畸形、高血压或抗血栓治疗引起的出血性脑血管病，其病理改变的核心都是因缺血、缺氧导致的脑组织损伤。血供中断 10 秒即可导致自发脑电活动消失，5 分钟即可出现神经元不可逆性损伤。不同神经细胞对缺血缺氧的敏感性不同，其中神经元最为敏感，其次是神经胶质细胞，血管内皮细胞的耐受性较高。不同部位的神经元对缺血、缺氧的敏感性也不相同，新皮质和海马 CA1 区的锥体神经元以及小脑的浦肯野细胞最敏感，脑干运动神经核则耐受性较高。

尽管脑血管病病理改变的始动因素和核心环节是脑组织的缺血、缺氧，但其整个病理过程涉及复杂的时间和空间级联反应。以急性缺血性脑卒中为例，目前主有要以下三大理论。

1. 缺血半暗带理论　局部脑血流量 [regional cerebral blood flow，rCBF，以每 100 g 脑组织内每分钟的血流毫升数计算，单位为 ml/（min·100 g）] 直接影响神经元的功能和转归。一般认为 rCBF 正常时高于 50 ml/（min·100 g），低于 30 ml/（min·100 g）产生临床症状，低于 20 ml/（min·100 g）出现脑电活动衰竭，低于 15 ml/（min·100 g）引起不可逆的损伤，低于 10 ml/（min·100 g）则导致细胞死亡。在急性脑梗死中，根据 rCBF 的不同可将脑缺血部位从内到外分为梗死区、弥散异常区、灌注异常区和良性水肿组织区四个区域，其中弥散 - 灌注不匹配的区域被认为是缺血半暗带。该区域的 rCBF 尽管低于正常值，但高于电衰竭阈值，如能及时恢复血流或进行脑保护，这个区域的脑组织仍有可能存活，否则加重脑损伤。缺血半暗带理论是早期溶栓、取栓、复流治疗缺血性脑卒中的基础，血管闭塞 3 ~ 6 小时内恢复血流可挽救半暗带。目前，各种模式的 CT 和磁共振成像等神经影像学检查能够较好地判断具有临床意义的缺血半暗带。

2. 缺血瀑布级联反应　局部脑组织 rCBF 的降低引起细胞内能量代谢障碍、ATP 减少、胞内 Ca^{2+} 增多、酶活性异常增高，从而激活一系列不同的损伤通路，如能量代谢障碍、兴奋性毒性、氧化应激损伤、细胞凋亡和炎症反应等。这些通路可在缺血损伤后不同的时间点和不同的神经细胞中发生，相互联系，互为因果，最终造成恶性循环，导致细胞死亡。近年来，多种药物用于缺血性脑卒中后的神经保护治疗，如自由基清除剂、钙通道阻滞药、神经营养因子、谷氨酸受体拮抗剂、炎症反应抑制剂等。但这些基于单一机制的神经保护药物难以对复杂的级联反应进行有效调控，临床疗效并不理想。目前，寻找能阻断缺血瀑布级联反应、作用于神经血管单元的多靶点神经保护剂已成为缺血性脑卒中神经保护治疗的重要方向。

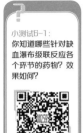

小测试6-1：
你知道哪些针对缺血瀑布级联反应各个环节的药物？效果如何？

框 6-1　神经血管单元

神经血管单元（neuro-vascular unit，NVU）主要由神经元、星形胶质细胞、小胶质细胞、血管内皮细胞、周细胞和基底膜组成。其中，血管内皮细胞、基底膜、周细胞、星形胶质细胞共同构成了血脑屏障，调控血液与大脑间的物质运输，为神经功能的实现提供稳定的内环境。同时，神经元可调节微血管内皮细胞或相关神经胶质细胞功能，维持血脑屏障的稳定性。

3．再灌注损伤理论　缺血性脑卒中在经过血管再通治疗后仍有超过 50% 的患者出现致残程度的神经损伤，该损伤不仅来自于缺血对脑组织直接的不可逆性伤害，也与血流再灌注导致的继发性损伤有关，即再灌注损伤。产生损伤的主要原因是再灌注后血流中氧自由基增多，造成膜脂质过氧化、蛋白质功能抑制、核酸及染色体破坏和循环免疫细胞聚集激活等一系列变化，加重了脑组织的损伤。其中，血管内皮细胞损伤可能会使局部微血管无法恢复血流，导致无效再通。因此，除了减少再灌注后氧自由基的水平，如何恢复内皮细胞功能、促进微循环再通也是目前研究缺血性脑卒中神经保护的一个重要方向。值得注意的是，尽管存在再灌注损伤，尽早恢复缺血区血液再灌注依然是最有效的降低脑卒中病死率和致残率的措施。

出血性脑血管病的病理过程更为复杂，既存在出血部位因血肿直接压迫和刺激导致的原发性脑损伤，也会出现周围半暗带区缺血缺氧的继发性脑损伤。其中，血肿直接挤压周围组织，引起脑水肿和颅内压增高，严重的可导致脑疝。此外，缺血性脑卒中在恢复血流灌注后也会出现出血，即出血转化（hemorrhagic transformation，HT），包括自然发生的出血（自发性 HT）和干预后（静脉溶栓、机械取栓等）的出血（继发性 / 治疗性 HT）。

（五）脑血管病的处理与治疗

脑血管病的病因和临床表现复杂，疾病的诊断以临床症状和体征为重要依据，以现代神经影像学检查技术为确诊手段。当突然出现"BE FAST 口诀"中所描述的早期症状时，应考虑脑卒中的可能，再结合神经影像学检查和卒中危险因素加以确认。除了常规的头颅 CT 和头颅 MRI 外，还包括脑血管的相应检查，如无创性的颈部 B 超、经颅多普勒超声（transcranial Doppler，TCD）、CT 血管造影（CT angiography，CTA）、磁共振血管成像（magnetic resonance angiography，MRA）、磁共振静脉成像（magnetic resonance venography，MRV）和有创性的数字减影血管造影（digital subtraction angiography，DSA）。

框 6-2　"BE FAST 口诀"

"BE FAST 口诀"2021 年由中国卒中学会发布，主要用于识别卒中早期症状。"B"（balance）指平衡，平衡或协调能力丧失，突然行走困难；"E"（eyes）指眼睛，突发的视力变化，视物困难；"F"（face）指面部，面部不对称，口角歪斜；"A"（arms）指手臂，手臂突然无力感或麻木感，通常出现在身体一侧；"S"（speech）指语言，说话含混，不能理解别人的语言；"T"（time）指时间。上述症状提示可能出现卒中，请勿等待症状自行消失，而应立即拨打 120 寻求医疗救助。

"时间就是大脑"，早期发现和及时干预对急性脑血管病至关重要。一旦确诊，应迅速进行必要的处理和治疗，并根据不同的发病时间采取不同的治疗策略。

1. 一般处理　疑似卒中患者一般收入卒中单元进行治疗，在疾病评估、诊断和治疗过程中，应对其呼吸、循环、体温、血糖、营养等进行必要的监测和支持。如出现脑出血，应卧床休息，避免情绪激动和血压升高，积极控制脑水肿、降低颅内压。

框 6-3　卒中单元

　　卒中单元（stroke unit）是指由急诊科医师、神经专科医生、康复医生和各类治疗师、专业的护理人员组成的一个有机整体，在医院内具体负责急性期脑血管病患者的药物治疗、肢体康复、语言训练、心理康复和健康教育等系统的指导和管理。这是一种改善预后、提高疗效的卒中管理模式。

---

2. 特异性治疗　指针对缺血损伤病理生理机制中某一特定环节进行的干预，从而达到改善脑血循环或神经保护的目的。

（1）静脉溶栓：自 1996 年开始应用于临床，是溶栓治疗的首要推荐方案，是最重要的恢复脑血流灌注的措施。其中，重组组织型纤溶酶原激活剂（recombinant tissue plasminogen activator，rt-PA，阿替普酶）是美国 FDA 批准用于治疗急性缺血性卒中的唯一药物。但 rt-PA 需要在脑卒中发生的 3 ~ 4.5 小时内给药，溶栓时间越早，收益越大；超过该时间窗使用易导致脑出血、脑水肿等严重副作用。我国仅有不到 5% 的缺血性脑卒中患者能受益于该药物。如没有条件使用 rt-PA 且发病在 6 小时内，可考虑静脉给予尿激酶。此外，rt-PA 的突变体替奈普酶已在临床使用。较 rt-PA 相比，这一类药物起效更快、半衰期更长，对纤维蛋白的亲和力更高，抵抗纤溶酶原激活物抑制剂 1（PAI-1）的能力更强，被称为第三代静脉溶栓药，有望成为新的标准溶栓药物。

（2）血管内介入治疗：包括支架取栓、血栓抽吸、动脉溶栓、血管成形和支架植入等。随着血管内介入技术、导引器械材料以及临床筛选策略的更新，血管内介入技术逐渐成为脑血管病的重要防治手段之一。大血管闭塞的患者静脉溶栓再通率低，疗效欠佳。此类患者应尽早实施血管内介入治疗，建议动脉溶栓和机械取栓，优点是再通时间短、再通率高、所需药物剂量小、并发症少。目前血管内介入治疗的问题是高再通率和临床功能恢复的程度并不一致，提示单纯提高血管再通率并不能更好地改善临床预后。

（3）抗血小板治疗：主要作为缺血性脑卒中急性期及长期二级预防治疗，常用的抗血小板治疗药物为阿司匹林和氯吡格雷。不符合溶栓适应证且无禁忌证的缺血性脑卒中患者应在 48 小时内尽早服用阿司匹林。对于静脉溶栓患者，通常推迟到溶栓后 24 小时方能使用。阿司匹林不耐受或不能使用时，可用氯吡格雷或吲哚布芬替代。对于轻型脑卒中及高危短暂性脑缺血发作（TIA）患者，在发病 24 小时内应尽早给予阿司匹林联合氯吡格雷治疗。对于颅内动脉狭窄患者也推荐阿司匹林联合氯吡格雷，以降低早期脑卒中复发风险。目前尚缺乏血管内介入治疗围术期使用抗血小板药物的临床研究证据。

（4）抗凝治疗：一般用于合并房颤的急性缺血性脑卒中患者，在发病后 4 ~ 14 天作为卒中二级预防使用。对于其他急性缺血性脑卒中患者，不推荐急性期进行抗凝治疗。

（5）降纤治疗：主要用于高纤维蛋白血症患者，如降纤酶、巴曲酶和安克洛酶，应注意出血并发症。

（6）扩容治疗：主要针对低血压或脑血流低灌注所致的急性脑梗死，纠正低灌注，但可加重脑水肿、心力衰竭等并发症。

（7）止血治疗：主要针对出血性脑卒中，如有凝血功能障碍，可针对性给予促凝血药治疗。

（8）神经保护治疗：神经保护剂包括自由基清除剂、兴奋性氨基酸受体阻断剂、钙通道阻滞药、神经营养因子和他汀类药物等。尽管多数药物在动物实验中有效，但这些药物的疗效与安全性尚缺乏大规模临床试验的证实。因发现停用他汀类药物可能会增加卒中的病死率和致残率，故目前仅推荐起病前已服用他汀类药物的患者继续服用。

（9）外科治疗：当出现严重脑出血危及生命时，内科治疗通常无效，可通过外科手术挽救生命，如去骨瓣减压术、小骨窗开颅血肿清除术、钻孔血肿抽吸术和脑室穿刺引流术等，但通常增加严重残疾风险。

（10）其他：可能有利于脑卒中预后的手段还包括高压氧和亚低温处理、中成药和针刺治疗等，但这些手段的有效性尚需大规模临床试验的证实。此外，丁基苯酞和人尿激肽原酶这两个由我国自主研发的新药对脑缺血有一定改善作用。

3. 康复治疗 是降低脑卒中致残率最有效的方法，在病情稳定的情况下，患者应尽早开始坐、站、走等康复训练活动。目前，我国正在推行三级康复网络，即以综合医院为主导的疾病急性期"早期康复"、以区域性康复中心＋专科医院＋综合医院康复科为主导的疾病恢复期"后期康复"、以社区康复机构或社区卫生服务机构为主导的疾病稳定期"社区康复"。除了传统康复治疗手段，如物理治疗、作业治疗、言语治疗、物理因子、高压氧和针灸推拿等，新型康复治疗手段，如经颅磁刺激、经颅直流电刺激、虚拟现实、脑‐机接口和康复机器人等也正逐渐用于改善卒中后功能障碍。

4. 早期二级预防 二级预防主要针对已发生过一次或多次脑卒中的患者，尽早开始二级预防能够降低脑卒中的复发率。主要包括病因预防、卒中后血压管理、抗血小板聚集治疗、抗凝治疗、干预短暂性脑缺血发作、干预卒中后认知障碍、干预卒中后抑郁等。

▎二、帕金森病

帕金森病（Parkinson disease，PD）又称震颤麻痹（tremor paralysis），是一种主要表现为进行性的锥体外系功能障碍的中枢神经系统退行性疾病，好发于中老年人，临床上以静止性震颤、肌强直、运动迟缓和共济失调等运动症状为主要特征。该疾病首先在 1817 年由英国人 James Parkinson 描述、经法国神经病学家 Jean-Martin Charcot 深入研究后命名为帕金森病，每年的 4 月 11 日为"世界帕金森病日"。近年来，人们发现睡眠障碍、嗅觉障碍、自主神经功能障碍、认知和精神障碍等非运动症状（non-motor symptom，NMS）在 PD 中也很显著，且早于典型运动症状出现。随着人口老龄化加剧，PD 发病率也逐年增高。但有研究发现，当排除老龄化因素时，PD 是唯一发病率持续增加的神经系统疾病，提示老化可能并不是引起疾病的主要原因。

（一）PD 的病因和发病机制

PD 的病因和发病机制目前尚不明确。1960 年，奥地利医生 Oleh Hornykiewicz 首先发现原发性 PD 患者的黑质和纹状体内多巴胺（dopamine，DA）含量极度减少，其黑质 DA 能神经元几乎完全丢失，同时又发现 DA 的前体物质左旋多巴（L-DOPA）能够明显改善运动症状。基于以上发现，PD 被认为主要是由于黑质致密部 DA 能神经元进行性退变，造成其投射的纹状体内 DA 水平减少所致。在正常生理条件下，运动功能调节主要通过大脑皮质‐基底神经节‐丘脑‐大脑皮质间的神经环路实现。黑质致密部 DA 能神经元发出上行纤维投射到纹状体，释放 DA 作用于基底神经节的尾状核、壳核和苍白球，通过直接通路和间接通路调节皮质运动功能。PD 患者因黑质病变导致黑质‐纹状体通路 DA 能神经功能减弱，基底神经节输出增加引起丘脑和皮质的过度抑制，从而导致运动障碍。目前尚不清楚引起黑质 DA 能神经元变性死亡的原因，一般认为是遗传和环境因素共同作用的结果。

1. 遗传因素　最有说服力的证据是单基因 PD 的发现。编码 α- 突触核蛋白（α-synuclein）的 *SNCA* 是第一个与遗传性 PD 相关的基因。富亮氨酸重复激酶 2（leucine-rich repeat kinase 2，*LRRK2*）和 *Parkin* 的突变分别是常染色体显性和隐性遗传性 PD 的最常见原因。PD 的最大遗传风险因素是酸性 β- 葡糖苷酶（acid β-glucosidase，GBA）的突变。然而，遗传性 PD 仅占 10%，绝大多数上述基因突变未在散发性病例中发现。近年来，基因组学和生物信息学进一步揭示了 PD 的其他遗传风险因素，已发现数十个 PD 相关潜在基因位点，包括 *GBA*、*LRRK2* 和 *SNCA*，这些基因位点的突变可能是 PD 发病的易感因素。

2. 环境因素　对环境因素的认识始于 20 世纪 80 年代发现的一种神经毒素 1- 甲基 -4- 苯基 -1,2,3,6- 四氢吡啶（1-methyl-4-phenyl-1,2,3,6-tetrahydropyridine，MPTP）。MPTP 具有亲脂性，通过血脑屏障进入中枢后经单胺氧化酶 B（monoamine oxidase B，MAO_B）催化转变为强毒性的 1- 甲基 -4- 苯基吡啶（methyl-4-phenylpyridinium，MPP^+）。MPP^+ 可经 DA 转运体（dopamine transporter，DAT）选择性地摄入黑质 DA 能神经元内，进一步抑制线粒体呼吸链复合物 I 的活性，使 ATP 生成减少，并促进氧自由基的产生，导致 DA 能神经元变性死亡，诱发典型的帕金森综合征。由于 MPTP 在化学结构上与某些杀虫剂和除草剂相似，提示环境毒素可能是 PD 的病因之一。同时，线粒体能量障碍和氧化应激也成为了导致黑质 DA 能神经元死亡的重要假说。此外，新近研究发现：除环境毒素外，头部损伤史、农村生活史、使用 β 受体阻滞药等均可增加患 PD 的风险；而咖啡、使用非甾体类抗炎药和钙通道阻滞药在一定程度上可降低患病风险。

3. 其他　目前认为 PD 是在多因素交互作用下引起的，除了遗传和环境因素，老化也是非常重要的因素。在正常老化进程中，黑质 DA 能神经元也会渐进性减少。尽管老化和 PD 的关系尚不明确，但一般认为老化是 PD 的促发因素。在遗传、环境和老化共同作用下，通过线粒体能量障碍、氧化应激、蛋白质聚集异常、炎症反应、兴奋性毒性和细胞凋亡等机制加剧黑质 DA 能神经元退变死亡，导致 PD。

（二）PD 的病理改变

PD 的两大病理特征分别是黑质 DA 能神经元进行性退变和路易（Lewy）体形成。

1. 黑质 DA 能神经元进行性退变　这是 PD 的核心病理特征，黑质致密部腹外侧层、主要投向纹状体背侧核的 DA 能神经元最为敏感。DA 能神经元丢失是出现运动症状，特别是运动迟缓和肌强直的主要原因。当 DA 神经元丢失后，黑质 - 纹状体 DA 能通路变性，纹状体 DA 水平显著降低，造成与其拮抗的乙酰胆碱系统功能相对亢进，从而产生运动症状。一般认为，当出现运动症状时，该区域的 DA 能神经元已丢失 60%～80%。新近研究发现，黑质神经元丢失在疾病早期阶段就会出现，这提示通过早期干预有可能延缓甚至阻止 DA 能神经元的进行性退变。此外，PD 的神经元丢失不仅发生在黑质致密部，也可发生在其他脑区，包括蓝斑、基底核、脑桥、中缝核、迷走神经背侧运动核、杏仁核和下丘脑。

2. Lewy 体形成　这是 PD 的另一个病理特征。Lewy 体最早于 1912 年由 Friedrich Lewy 发现，后来确认其是由胞内 α- 突触核蛋白无序聚集起来的内含物。异常折叠蛋白的聚集是神经退行性疾病（包括 PD）的共同特征。在 PD 中，这个异常折叠蛋白是 α- 突触核蛋白，其编码基因 *SNCA* 突变会导致单基因遗传的帕金森病。在错误折叠状态，α- 突触核蛋白转变为不溶性形式，并在细胞体（Lewy 体）和突起（Lewy 神经突）内聚集形成细胞内包涵体。所以，Lewy 病理学被认为是 PD 神经退行性病变的生物学标志，并认为 Lewy 体和神经元丢失具有因果作用。然而，近年来的研究发现，PD 的病理比单纯由 Lewy 病理引起的神经退行性变更为复杂。首先，α- 突触核蛋白可形成多种不同的聚合类型，可能在 PD 的神经变性中起着不同的作用，某些寡聚体可能具有神经毒性，而有一些可能具有神经保护作用。其次，PD 患者的大脑中经常可以看到不同于 α- 突触核蛋白聚集体的病理现象，如 β 淀粉样斑块、tau 蛋白神经原纤维缠结等由其他类型蛋白质组成的包涵体。在 50% PD 痴呆患者中，Lewy 病理常伴有阿尔茨海默病的病理改变。因此，除 α- 突触核蛋白外的其他蛋白可能与 Lewy 病理学有协同作用，共同影响 PD 的临床表现。最后，随着 PD 单基因形式的鉴定和特征化，临床 PD 已被发现存在没有 Lewy 病理的现象，如一部分 *LRRK2* 突变患者中没有 Lewy 病理的出现。这些研究均表明，除 Lewy 小体以外的其他形式的 α- 突触核蛋白聚集体，以及包含非 α- 突触核蛋白的蛋白质内含物都是 PD 的重要病理学特征。此外，Lewy 病理学不局限于大脑，也可见于脊髓和外周神经系统，包括迷走神经、交感神经节、心脏脉络丛、肠神经系统、唾液腺、肾上腺髓质、皮肤神经和坐骨神经。近年来，Heiko Braak 提出 PD 发病的 Braak 分期理论，即 α- 突触核蛋白可自嗅觉系统和延髓的迷走神经背核开始，从下向上到经典受累的黑质，并进一步累及大脑皮质，从而将 α- 突触核蛋白病理变化、受累部位和临床表现联系起来，较好地解释了 PD 的运动症状和非运动症状的演变。由此，有学者提出 PD 可能是一种全身性疾病，其发生可能来自中枢神经系统，也可能来自肠道系统。

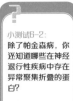

小测试6-2：
除了帕金森病，你还知道哪些在神经退行性疾病中存在异常聚集折叠的蛋白？

框 6-4　Braak 分期

　　2003 年，德国病理学家 Heiko Braak 根据 Lewy 体病理在时间和空间上的改变，将帕金森病的病理改变分为 6 期：1 期：病变累及周围神经系统（自主神经元）、嗅觉系统（嗅球、前嗅核）、髓质（迷走神经和舌咽神经的运动背核）；2 期：病变累及脑桥（蓝斑、网状结构的大细胞部分，中缝后核）、脊髓灰质；3 期：病变累及脑桥（脚桥核）、中脑（黑质致密部）、基底前脑（包括前脑基底大细胞核）、边缘系统（杏仁核中央亚核）；4 期：病变累及边缘系统（杏仁核的附属皮质和基底外侧核、终纹间质核、腹侧柱状核）、丘脑（椎板内核）、颞叶皮质（前内侧颞中皮质，海马 CA2 区）；5、6 期：病变累及多个皮质区（岛叶皮质、联合皮质区、初级皮质区）。

　　3. 其他　神经炎症也是 PD 病理的一个特点。由活化星形胶质细胞引起的反应性胶质增生，以及小胶质细胞激活引起的小胶质细胞增生都发生在 PD 的神经退行性变区域。星形胶质细胞和小胶质细胞都参与细胞外碎片的清除，这可能有助于神经元的存活。活化的神经胶质细胞可以释放营养因子，例如脑源性神经营养因子和胶质源性神经营养因子，但也可以释放有害的活性氧和氮类物质以及促炎细胞因子，这些作用对神经元的综合影响目前尚不确定。

（三）PD 的分类和分期

　　根据病因和发病机制的不同，可将 PD 分为四类：① 原发性：包括原发性帕金森病和少年型帕金森综合征；② 继发性帕金森综合征：包括继发于使用神经安定剂（吩噻嗪类及丁酰苯类）等药物、MPTP 类似物的杀虫剂和除草剂、感染性或血管性脑损伤等；③ 遗传变性性帕金森综合征：如常染色体显性遗传路易体病、亨廷顿病、肝豆状核变性、泛酸激酶相关性神经变性病、脊髓小脑变性、家族性基底节钙化、家族性帕金森综合征伴周围神经病、神经棘红细胞增多症等；④ 帕金森叠加综合征：多系统萎缩、进行性核上性麻痹、路易体痴呆和皮质基底节变性等。PD 的分类对疾病的临床诊断和治疗具有重要的意义。

　　近年来，为更好地对 PD 进行早期预测、诊断和治疗，提出了 PD 危险症状期（Parkinson associated risk syndrome，PARS）的概念。PARS 包括 PD 早期生理改变期、临床前期、运动症状前期和诊断前期四个连续的疾病演变过程，又称为早期 PD。2015 年，国际运动障碍病协会根据临床诊断和治疗的实际需求将后三个阶段确定为：临床前期（pre-clinical phase，存在神经系统退行性变，但无任何症状）、前驱期（prodromal phase，存在运动或非运动症状或体征，但尚不足以诊断为 PD）和临床期（clinical phase，可通过典型运动症状诊断为 PD）。

（四）PD 的临床表现与评估

原发性 PD 起病隐匿，进展缓慢。出现明显运动症状的平均发病年龄约 60 岁，男性多于女性，多数为散发病例。5% ～ 10% 的 PD 患者发病年龄早于 50 岁，即早发型 PD（early-onset Parkinson disease，EOPD）。EOPD 大多具有明确的遗传易感性和家族聚集性，发病年龄早，病程更长，临床表现异质性大，症状相对不典型，易被忽视和误诊。

1. 运动症状　通常从一侧上肢开始，并在同侧持续加重，逐渐波及对侧上肢和下肢。根据初发运动症状的异质性至少可将 PD 分为两个亚型：震颤性 PD（震颤较其他运动症状占优势）和非震颤性 PD（包括被描述为运动不能强直综合征和姿势不稳定步态障碍的表型）。不同亚型间的病程和预后存在差异，提示不同亚型的病因和发病机制可能不同。

（1）运动迟缓：表现为随意运动减少，动作缓慢和幅度减小。早期以手指精细运动障碍为主，写字时笔迹颤动或越写越小，呈写字过小征，穿衣、梳头、系鞋带、解纽扣、持筷夹物等精细动作不能，做拇、示指对指等快速重复性动作时缓慢和幅度减小。后期合并肌张力增高时，面肌强直、运动减少致表情呆板，双眼凝视，眨眼减少，呈面具脸；口、舌、腭及咽部肌肉运动迟缓，出现语速变慢、语音低调、吞咽困难等。晚期起床、翻身均有困难。

（2）静止性震颤：约 70% 的患者首发症状是震颤，从一侧上肢远端（手指）开始，典型表现是手指屈曲和拇指对掌呈搓丸样动作，震颤频率为 4 ～ 6 Hz。静止时明显，随意运动时减弱或消失，疲劳、紧张及情绪激动时加剧，入睡后可消失。这种静止性震颤可呈 N 字形进展，逐渐发展到同侧下肢和对侧上下肢。随着疾病加重，震颤在随意运动时也不消失，转变为经常性震颤，严重影响日常活动。也有少数患者无震颤表现或合并轻度姿势性震颤。

（3）肌强直：因协同肌与拮抗肌的肌张力都增高，在关节做被动运动时能感到均匀的阻力，如同弯曲软铅管，即为铅管样强直。当合并有震颤时，则可在均匀的阻力中感觉到断续停顿，如同拨转齿轮，即为齿轮样强直。颈部、躯干及四肢肌肉的肌张力增高会使患者出现屈曲姿势。严重肌强直患者会出现痛性痉挛。

（4）姿势步态障碍：早期表现为行走时患侧上肢前后摆动及姿势反射减少或丧失，下肢拖曳，容易跌倒。随病情进展，逐渐发展为起步困难，迈步后尚可行走，一旦停步，再次出现起步困难，称为冻结步态；或在迈步后出现极小的步伐行走，且越走越快，无法正常转弯或止步，称为慌张步态。

2. 非运动症状　可出现在 PD 全病程中，可早于运动症状的出现，对患者生活质量的影响有时甚至超过运动症状。但非运动症状个体差异大，缺乏特异性，临床诊疗困难。根据临床表现，非运动症状主要分为以下四类。

（1）感觉障碍：大多数 PD 患者在疾病早期即出现嗅觉障碍，早于运动症状，被认为是 PD 神经变性的一部分。中晚期常会出现肢体麻木、疼痛等。PD 患者也有视听觉障碍的报道。

（2）睡眠障碍：可伴随疾病全程，也可出现在前驱期，主要包括失眠、快速眼动睡眠期行为障碍（rapid eye movement sleep behavior disorder，RBD）、不宁腿综合征、日间过度嗜睡以及睡眠呼吸紊乱等。其中，RBD 与 PD 的关系最为密切，对 PD 的诊断和早期预测有重要价值。

（3）自主神经功能障碍：如直立性低血压、慢性便秘、多汗、流涎、泌尿功能障碍和勃起功能障碍等。

（4）认知和精神障碍：最常见的是抑郁和焦虑，其他还会出现幻觉、错觉和妄想等。认知功能障碍也较为常见，中晚期可出现 PD 痴呆（PD dementia，PDD）。此外，使用 DA 制剂后可出现冲动控制障碍（impulse control disorder，ICD）。

目前临床上 PD 病情评估方法较多，最常用的是 Hoehn-Yahr 分级和统一帕金森病综合评分量表（unified Parkinson disease rating scale，UPDRS）。Hoehn-Yahr 分级主要根据运动症状累及的部位对病情严重程度分级：0 级：无体征；1 级：单侧患病；1.5 级：单侧患病，并影响到躯干中轴的肌肉，或另一侧肢体可疑受累；2 级：双侧患病，未损害平衡；2.5 期：轻度双侧患病，姿势反射稍差，但能自己纠正；3 级：双侧患病，有姿势平衡障碍，后拉试验阳性；4 级：严重残疾，但能自己站立或行走；5 级：不能起床，或生活在轮椅上。UPDRS 则从精神行为和情绪、日常生活、运动检查和治疗的并发症四个方面对 PD 进行精细而全面的评估，得分越高，症状越严重。

（五）PD 的治疗

根据 2020 年中国帕金森病治疗指南，应对运动症状和非运动症状采取综合治疗，包括药物治疗、手术治疗、运动治疗等。其中，药物治疗是首选治疗手段，手术治疗一般用于中晚期、药物治疗效果不佳的患者。但无论药物还是手术治疗，都只能改善症状，无法阻滞或逆转病程进展。

1. 药物治疗　通过补充 DA 或抑制乙酰胆碱功能来改善 PD 的运动症状，以补充 DA 为主要手段。DA 属于儿茶酚胺类神经递质，在 DA 能神经元末梢由酪氨酸合成，其合成、释放和代谢过程见图 6-1。

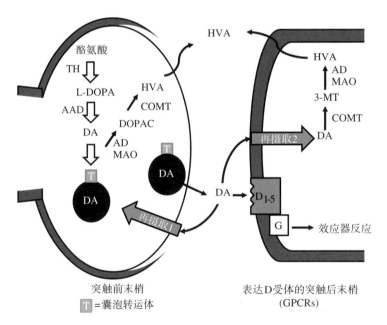

图 6-1　DA 能突触末梢示意图

多巴胺（DA）在神经末梢内合成，由酪氨酸经酪氨酸羟化酶（TH）催化生成中间产物左旋多巴（L-DOPA），再由芳香族 L- 氨基酸脱羧酶（AAD）催化生成 DA。在突触末梢中，DA 经囊泡膜上的转运体（T）转运进入囊泡内。当突触末梢去极化和 Ca^{2+} 进入时触发 DA 释放，作用于突触后的 DA 受体（GPCRs）。其中 D_1 和 D_2 受体与帕金森病关系密切。DA 可被重摄取入神经末梢保存或被代谢，或重摄取入突触后细胞内被代谢。DA 经儿茶酚氧位甲基转移酶（COMT）、单胺氧化酶（MAO）和醛脱氢酶（AD）催化，分别生成 3- 甲氧酪胺（3-MT）、DOPAC（3,4- 二羟苯乙酸）和 3- 甲氧 -4- 羟基 - 苯乙酸（HVA，又称高香草酸）。在人类，HVA 是 DA 的主要代谢产物

目前常用的药物根据作用机制分为增强 DA 功能的药物和中枢胆碱受体阻滞药两大类，详见表 6-2。

表 6-2 常用抗 PD 药物的分类

增强 DA 功能药物（各种拟 DA 类药物的作用环节参见图 6-2）

①中枢拟 DA 类药物：左旋多巴

②左旋多巴增效药：卡比多巴、苄丝肼

③单胺氧化酶 B（MAO-B）抑制药：司来吉兰

④儿茶酚氧位甲基转移酶（COMT）抑制药：托卡朋、恩他卡朋

⑤非麦角类 DA 受体激动药：吡贝地尔、普拉克索

⑥促 DA 释放药：金刚烷胺

中枢胆碱受体阻滞药

苯海索、苯扎托品、丙环定

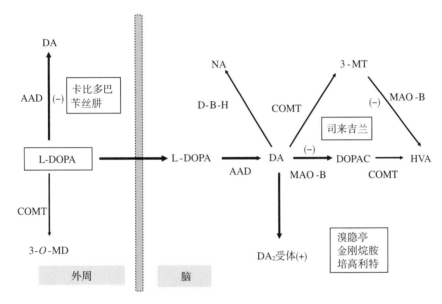

图 6-2 抗帕金森病药物作用环节示意图

AAD：芳香族 L- 氨基酸脱羧酶；DA：多巴胺；DOPAC：3,4- 二羟苯乙酸；MAO：单胺氧化酶；COMT：儿茶酚氧位甲基转移酶；3-MT：3- 甲氧酪胺；3-O-MD：3-O- 甲基多巴；DBH：多巴胺 β- 羟化酶；HVA：3- 甲氧 -4- 羟苯乙酸；NA：去甲肾上腺素；L-DOPA：左旋多巴

（1）左旋多巴（levodopa，L-dopa，L- 多巴）：左旋多巴是酪氨酸的羟化物，为 DA 的前体药物。属中性氨基酸，本身无活性，但进入机体后，可代谢成 DA、去甲肾上腺素（noradrenaline，NA）等物质，在体内发挥神经递质作用。

【体内过程】

口服左旋多巴后，在小肠经芳香族氨基酸主动转运系统迅速吸收，0.5 ～ 2 小时达峰值。血浆 $t_{1/2}$ 为 1 ～ 3 小时。其吸收速率和程度取决于胃排空速率、胃液 pH 等。大部分左旋多巴被外周组织中的多巴脱羧酶（芳香族 L- 氨基酸脱羧酶，aromatic L-amino acid decarboxylase，AAD）脱羧形成 DA。仅有约 1% 的左旋多巴通过血脑屏障进入中枢神经系统产生治疗作用。若同时服用脑外多巴脱羧酶抑制药（如卡比多巴），可使进入中枢的左旋多巴增多。左旋多巴的主要代谢产物是 3,4- 二羟苯乙酸（DOPAC）和 3- 甲氧 -4- 羟苯乙酸（HVA，高香草酸）。

【药理作用及临床应用】

左旋多巴在脑内转变为 DA，补充了纹状体中 DA 的不足，从而治疗 PD。对原发性 PD 疗效较好，对其他各种原因引起的帕金森综合征亦有效，但对氯丙嗪等抗精神病药物诱发的帕金森综合征无效。其作用特点是：①起效缓慢，一般用药 2 ～ 3 周后开始显效，1 ～ 6 个月后可达最大

疗效；②疗效与黑质 - 纹状体病损程度有关，轻症及较年轻患者疗效好，重症或年老体弱者疗效差；③改善肌强直及运动迟缓症状效果好，对缓解震颤效果差。服用左旋多巴应从小量开始，逐渐增加。目前临床一般使用复方左旋多巴（苄丝肼左旋多巴、卡比多巴左旋多巴），是治疗本病最基本、最有效的药物。

【不良反应和注意事项】

①胃肠道反应：为治疗早期常见的不良反应（30% ~ 80%），患者出现恶心、呕吐、食欲减退等，偶见溃疡出血或穿孔。这是由于 DA 分别刺激胃肠道和兴奋延髓催吐化学感受区 D_2 受体所致，可逐渐耐受。加用外周多巴脱羧酶抑制剂可明显减轻症状。

②心血管反应：治疗早期约有 30% 患者出现直立性低血压，偶见眩晕或晕厥。其原因可能是外周形成的 DA 一方面作用于交感神经末梢，反馈性抑制交感神经末梢释放去甲肾上腺素，另一方面作用于血管壁的 DA 受体，舒张血管。DA 激动心脏 β 受体可引起心动过速或心律失常，可用 β 受体阻断药加以治疗。

③症状波动：服药 3 ~ 5 年后，有 40% ~ 80% 的患者出现症状快速波动，表现为每次用药的有效作用时间缩短（疗效减退或剂末现象）或出现突然缓解的"开期"和加重的"关期"（"开 - 关"现象）。

④异动症：常见口、舌、唇部不自主运动，患者出现张口、咬牙、伸舌、皱眉及头颈部扭动。此时，应适当降低左旋多巴剂量。

⑤精神行为异常：可产生激动不安、失眠、焦虑、幻觉、梦魇、躁狂及妄想等。其机制可能是脑中 DA 增加使中枢其他 DA 神经通路，如中脑 - 边缘系统或下丘脑 - 垂体通路的 DA 受体兴奋所致。

（2）卡比多巴（carbidopa）：又称 α- 甲基多巴肼，为芳香族 L- 氨基酸脱羧酶抑制药，由于不易透过血脑屏障，故与左旋多巴合用时，仅能抑制外周多巴脱羧酶的活性，减少外周组织中 DA 生成，同时增加脑内 DA 浓度。卡比多巴既可增强左旋多巴疗效，又可减少左旋多巴在外周组织中的不良反应，使左旋多巴的使用量减少 75%。单独使用卡比多巴无治疗作用。卡比多巴与左旋多巴的复方制剂的混合比例为 1：4 或 1：10。

（3）司来吉兰（selegiline）：是 MAO-B 的选择性抑制药，抑制黑质纹状体中 MAO-B，减少 DA 降解，增加 DA 在脑内的浓度。此外，司来吉兰也具有神经保护作用，抑制超氧阴离子和羟自由基的形成，延缓 DA 能神经元变性。本药与左旋多巴合用可增强疗效，特别当长期应用左旋多巴导致"开 - 关"现象及其他运动障碍时，加用该药可明显减轻症状，延长患者的寿命。

（4）托卡朋（tolcapone）和恩他卡朋（entacapone）：均属于选择性 COMT 抑制药，托卡朋可同时抑制外周和中枢的 COMT，而恩他卡朋仅抑制外周的 COMT。在外周，这两种药物能延长左旋多巴的半衰期、稳定血药浓度，使更多的左旋多巴进入中枢。两种药物均可明显改善病情稳定的 PD 患者的日常生活能力和运动功能，尤其适用于症状波动患者。

（5）普拉克索（pramipexole）：为非麦角生物碱类新型 DA 受体激动药，能选择性地激动 D_2 类受体（特别是 D_2、D_3 受体），而对 D_1 类受体几乎没有作用。患者对其耐受性较好，可单独或与左旋多巴联用治疗 PD。由于该类药物症状波动和异动症发生率低，目前被推荐为首选药物，尤适用于早发型患者。其常见的不良反应与复方左旋多巴相似。

（6）金刚烷胺（amantadine）：能够促进多巴胺释放，减少重摄取。近年来认为其可能与拮抗 NMDA 受体相关。本药对少动、强直、震颤均有改善作用，显效快，但持续时间较短。长期应用可出现双下肢网状青斑，可能是因为局部释放儿茶酚胺引起血管收缩所致。

（7）苯海索（trihexyphenidyl）：又称安坦（artane），中枢抗胆碱作用较强，通过拮抗胆碱受体而减弱黑质 - 纹状体通路中乙酰胆碱的作用，用药后改善患者的肌强直和震颤，但对运动迟缓疗效不佳。主要用于少数不能接受左旋多巴或 DA 受体激动药的 PD 患者，以及抗精神病药导致的药源性 PD 综合征的治疗。

（8）靶向 α-synuclein 药：大量研究表明 α-synuclein 的累积对于 PD 发病起着关键作用，靶向 α-synuclein 阻止其聚集和细胞间传递，有望达到减缓 PD 进程的目的。但该类药物均处在临床前研究或临床试验阶段，目前尚无批准上市、可用于临床治疗的药物。

2. 手术治疗 当药物疗效不佳时可考虑手术治疗，包括神经核团毁损术和脑深部电刺激术（脑起搏器、DBS）。神经核团毁损术是通过破坏脑内神经核团达到控制症状的目的，因其损伤的不可逆性，治疗效果有限，现临床应用较少。脑深部电刺激术基于立体定向技术，将电极植入脑内特定的神经核团和神经组织，然后通过释放一定频率的脉冲电信号，刺激该神经元或神经核团，从而影响其功能，达到缓解症状的目的。脑深部电刺激术具有可逆、可调、安全、微创的特点，能明显改善运动症状，减少治疗药物的剂量。此外，干细胞（包括诱导型多能干细胞等）移植治疗也是目前正在探索的新型疗法。

三、阿尔茨海默病

阿尔茨海默病（Alzheimer disease，AD）是一种以进行性认知功能障碍和记忆力损害为特征的中枢神经系统退行性病变，目前为世界第一大神经系统退行性疾病，占老年性痴呆症患者总数的 70% 左右。AD 患者的主要临床表现为记忆力减退，情感、智力、定向力及判断力等障碍和行为失常，通常在发病后 5 ～ 10 年死于继发感染和全身多脏器功能衰竭，是老年人失能和死亡的主要原因。该疾病在 1907 年由德国人 Alois Alzheimer 最先描述。近年来，全球老龄化程度日益加重，国内外本病发病亦呈增高趋势。根据最新的研究报道，我国 AD 及其他痴呆患病率、死亡率略高于全球平均水平，且女性高于男性。AD 防治是一个世界性难题，不仅难以早期诊断，也无特效治疗方法，仅能支持、对症治疗，无法遏制 AD 的进展。每年的 9 月是"阿尔茨海默病月"，9 月 21 日是"世界阿尔茨海默病日"。

（一）AD 的病因与发病机制

AD 的病因和发病机制目前尚不清楚。与 PD 类似，一般认为 AD 发病与遗传和环境因素有关。

1. 遗传因素 5% ～ 15% 的 AD 病例具有家族遗传性，其中有一半为早发型（早老型）（< 65 岁）。目前至少发现有 5 个基因的突变与疾病的发生发展相关，包括 21 号染色体的淀粉样前体蛋白（amyloid precursor protein，*APP*）基因、14 号染色体的早老蛋白 1（presenilin-1，*PSEN1*）基因、1 号染色体的 *PSEN2* 基因、19 号染色体的载脂蛋白 E（apolipoprotein E，*ApoE4*）基因和 12 号染色体的 α2- 巨球蛋白（alpha-2-macroglobulin，*A2M*）基因。*APP*、*PS1*、*PS2* 基因与家族性早发型 AD 相关；而 *ApoE4* 基因和 *A2M* 基因与家族性迟发型 AD 和散发性 AD 均相关。这些基因几乎都与 β 淀粉样蛋白（β-amyloid，Aβ）的沉积和微管结合蛋白 tau 的神经原纤维缠结有关。

2. 环境因素 环境因素对 AD 的影响非常复杂，一般认为汞、镉、砷、铝等重金属、神经毒性农药和低频电磁场等职业暴露、PM2.5 等空气污染和高脂饮食、烟酒等不健康的生活方式、创伤性脑损伤以及慢性炎症都是 AD 的危险因素。新近的研究进一步表明，青少年期受教育程度低，中年期听力受损、创伤性脑损伤、高血压、酒精摄入过量和肥胖，老年期吸烟、抑郁、社会孤立、缺乏体育锻炼、空气污染和糖尿病，都是 AD 的危险因素。但这些研究主要来自高收入国家，中低收入国家的疾病风险因素可能有所不同。

3. 其他 目前较为公认的 AD 神经递质代谢障碍是胆碱能损伤学说，前脑胆碱能神经元的退变以及皮质和海马 ACh 的减少是 AD 突出的生化特征，也被认为是导致记忆和认知功能障碍的主要原因。因此，经典的 AD 药物治疗策略主要是加强脑内 ACh 功能。此外，氧化应激和自由基损伤、兴奋性毒性、钙代谢平衡失调、内分泌失调、慢性炎症和细胞凋亡等在 AD 发生发展中也发挥着作用。

（二）AD 的病理特征

AD 的主要病理特征是淀粉样斑块和神经原纤维缠结。此外，还会出现营养不良的神经突、星形胶质细胞增生和小胶质细胞活化。这些神经变性以及突触和神经元丢失导致大脑萎缩，尤其是海马和额叶皮质（图 6-3A）。

1. 淀粉样斑块（amyloid plaque）　最多见于内嗅区皮质、海马 CA1 区。本质是退变的神经轴突围绕淀粉样物质形成球形结构，直径为 20 ～ 150 μm，HE 染色示嗜伊红染色的团块状，具有折光性，反应性增生的星形细胞和小胶质细胞聚集在外围。银染色显示，斑块中心为一个均匀的嗜银团。免疫组化抗 Aβ 标志物呈阳性（图 6-3B）。电镜下可见多个异常扩张、变性的轴突终末及淀粉样细丝。Aβ 是由 40 ～ 42 个氨基酸组成的肽段，这一成分还可沉积于患者的软脑膜和皮质血管壁，形成大脑淀粉样血管病。采用抗 Aβ 抗体的免疫组织化学染色可以特异性识别不同的 Aβ 肽段的同型异构体，主要包括 40 个和 42 个氨基酸组成的肽段。抗 Aβ40 抗体可同时标记大脑淀粉样血管病中血管周围的沉积物和淀粉样斑块，而抗 Aβ42 抗体对淀粉样斑块呈特异性阳性。

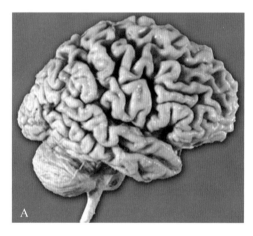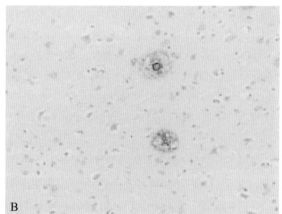

图 6-3　阿尔茨海默病
A. 肉眼观；B. 淀粉样斑块 Aβ 染色

2. 神经原纤维缠结（neurofibrillary tangle）　神经原纤维增粗扭曲形成缠结，在 HE 染色中往往较模糊，呈淡蓝色，而银染色最为清楚。电镜证实其由双螺旋缠绕的细丝构成，多见于较大的神经元，尤以海马、杏仁核、颞叶内侧及额叶皮质的锥体细胞最为多见。主要由微管相关蛋白 tau 组成，在病变起始阶段通常在细胞内沿细胞体向树突顶端方向排列，随着疾病进展，原纤维可呈席纹状分布在核周，聚集成球状缠结。正常生理状态下，tau 蛋白与轴突中的微管相结合，发生缠结时，磷酸化的 tau 蛋白构象发生改变，并重新分布于胞体的树突。特异性识别磷酸化 tau 蛋白的抗体标记为阳性。

上述病理变化有时并不伴有认知受损表现，可能先于症状多年出现，也可能不是 AD。只有当其数目增多达到诊断标准并具特定的分布部位，且表现出相应的临床症状时，才能诊断为 AD。

（三）AD 的分期和临床表现

AD 是一个连续的病理过程，起病隐匿，发展缓慢，并在几年内逐渐恶化。主要表现为认知损害症状、非认知性神经精神症状及社会生活功能减退。其中，社会生活功能减退表现为学习能力、工作能力和生活自理能力下降，是整个疾病症状的后果。根据 2023 年美国国立老化研究院 - 阿尔茨海默病协会（NIA-AA）发布的《AD 诊断临床标准修订版》，按异常生物标志物和患者认知障碍的程度将 AD 分为 0 ~ 6 期共 7 个临床阶段。新的标准将生物学（病因学）（0 ~ 2 期）和临床症状（临床可识别的客观损害 3、4、5、6 期）结合在一起，从而将 AD 的诊断时间提前。

1. **0 期** 该期患者无临床症状，也不存在生物标志物异常，但携带有 *PSEN1*、*PSEN2*、*APP* 等常染色体显性遗传致病基因突变或其他致病遗传基因。

2. **1 期** 该期患者尚无症状但存在生物标志物异常，如反映 Aβ 积聚的生物标志物（CSF/血浆 Aβ42/40；amyloid-PET）和 tau 病理生物标志物（CSF/ 血浆 p-tau181；CSF/ 血浆 p-tau217；tau-PET）等。

3. **2 期** 该期患者存在轻度可检测的认知下降，但没有认知障碍的临床表现，基本不影响日常生活，大致相当于原临床前阶段（pre-mild cognitive impairment，pre-MCI）。

4. **3 期** 该期患者出现轻度认知损害，记忆力和思维力发生轻微变化，日常生活能力受到影响，大致相当于原轻度认知障碍阶段（mild cognitive impairment，MCI）。

5. **4 期** 该期患者出现记忆障碍，近事记忆减退，难以解决问题、做复杂任务和正确判断。患者会难以组织和表达想法，出现压抑、孤僻或易怒等性格变化。随着病情发展，可出现远期记忆减退。该期相当于原轻度痴呆阶段。

6. **5 期** 该期患者变得更加困惑和健忘，同时日常活动和自我护理能力开始减退。判断力下降，意识混乱，原已掌握的知识和技巧出现明显的衰退。患者在沐浴、梳洗、如厕和其他自我护理能力上出现明显减退，甚至出现随地大小便等行为。患者性格和行为发生重大变化，经常会变得焦躁不安或烦躁。该期相当于原中度痴呆阶段。

7. **6 期** 该期患者心智功能持续下降，失去与他人清晰沟通的能力，在饮食、穿衣、洗澡和其他日常任务中都需要全面帮助。同时，患者身体能力也全面下降，出现四肢强直或屈曲瘫痪，最终失去吞咽能力以及控制肠道和泌尿道的能力。此时，患者常因并发肺部及尿路感染、压疮及全身性衰竭等疾病死亡。该期相当于原重度痴呆阶段。

（四）AD 的治疗

对 AD 患者的认知功能障碍目前尚无有效的治疗手段，主要通过药物治疗、非药物治疗和护理照料缓解病情。

1. **药物治疗** 目前有改善症状和靶向修饰治疗两种途径。改善症状的药物主要包括胆碱酯酶抑制药和谷氨酸受体拮抗药；靶向修饰治疗药物主要是抗 Aβ 抗体药。

（1）胆碱酯酶抑制药（acetylcholinesterase inhibitor，AChEI）：AChEI 基于胆碱能系统损伤学说，通过阻断 AChE 功能来恢复中枢胆碱能神经功能，改善认知能力。AChEI 是最早用于治疗 AD 的一类药物，也是目前临床上使用最广泛的 AD 治疗药物，主要包括多奈哌齐（donepezil）、卡巴拉汀（rivastigmine）和加兰他敏（galanramine）等。但该类药物在轻中度患者的长期治疗中，有效率仅为 50%，且不能逆转疾病进程。

1）多奈哌齐（donepezil）：为第二代 AChEI，与第一代 AChEI 他克林相比，对中枢 AChE 有更高的选择性和专属性，可逆性地抑制 AChE，增加脑内 ACh 浓度，从而增强胆碱能神经传导活性。口服吸收良好，半衰期长，约为 70 h，耐受性良好，适用于大多数轻中度 AD 患者，具有剂量小、毒性低和价格相对较低等优点，是目前治疗 AD 常用的药物。无肝毒性，外周抗胆碱能不良反应也较少，最常见的是腹泻、恶心和失眠。

2）卡巴拉汀（rivastigmine）：为第二代 AChEI，能选择性抑制大脑皮质和海马中的 AChE 活性，而对纹状体、脑桥 / 髓质以及心脏中的 AChE 活性抑制效应很弱。口服吸收迅速，易透过血脑屏障，适用于轻中度 AD 患者，尤其是患有心脏、肝以及肾等疾病的 AD 患者，对记忆力、注意力和方位感等认知能力的改善效果显著。不良反应较少且轻微，最常见的是恶心、呕吐、眩晕和腹泻等症状，其消化道不良反应发生率略高于多奈哌齐。

3）加兰他敏（galanramine）：为第二代 AChEI，对神经元中的 AChE 有高度选择性，同时能激活 N 胆碱受体，发挥双重作用。对轻、中度 AD 患者有效，亦可用于重症肌无力、进行性肌营养不良、脊髓灰质炎后遗症、儿童脑型麻痹等的治疗。不良反应较少，过量时可出现心动过缓、眩晕、流涎及腹痛等，其注射剂型可能会导致罕见的严重皮肤反应。

4）石杉碱甲（huperzine A）：是我国学者从蛇足石杉提取出来的一种生物碱，是一种AChEI，1996 年在我国获批上市。口服生物利用度好，易透过血脑屏障，对脑内 AChE 的选择性高且作用持续时间长。此外，该药具有多重神经细胞保护作用，对早期 AD 和血管性痴呆的记忆障碍有较好的改善作用。常见不良反应有恶心、头晕、多汗、腹痛、视物模糊等，一般可自行消失。

> ### 框 6-5　石杉碱甲的发现
>
> 石杉碱甲源自于我国一种俗名为"蛇足草"（又名千层塔）的石杉科蕨类植物，在 20世纪 80 年代由我国学者分离获得。中科院上海药物研究所唐希灿院士和他的研究团队发现其有显著的乙酰胆碱酯酶抑制活性，随后对该药的药理学及在阿尔茨海默病患者中的应用开展了更深入的研究。1996 年，我国按二类新药批准其用于治疗阿尔茨海默病，属于第二代乙酰胆碱酯酶抑制药。1999 年，美国 FDA 批准了该药作为提高记忆功能的保健产品使用。

（2）谷氨酸受体拮抗药

美金刚（memantine，美金刚胺）：为使用依赖性的 NMDA 受体非竞争性拮抗药。NMDA 受体过度兴奋而导致的兴奋性毒性是 AD 发生发展的重要病理机制之一，美金刚可减少谷氨酸的兴奋性毒性作用，从而改善认知能力。主要用于中重度的 AD 患者，显著改善其认知障碍、动作能力和社会行为，与 AChEI 合用效果更好。

（3）抗 Aβ 抗体药：以 Aβ 的异常聚集为基础的"Aβ 级联瀑布假说"被认为是导致 AD 发生的主要病理机制。在疾病早期阶段，去除大脑中聚集的 Aβ 成为目前研发 AD 治疗药物的主要策略之一。阿杜卡玛单抗（aducanumab）和仑卡奈单抗（lecanemab）等药物的上市为 AD 的治疗带来了新的曙光，但这类药物长期使用的安全性和有效性有待进一步临床验证。

1）阿杜卡玛单抗（aducanumab）：选择性针对 Aβ 人源化单克隆抗体，2021 年 FDA 批准上市，是近年来首个被批准的抗 AD 新药。可通过血脑屏障，减少脑内淀粉样斑块含量，使患者认知和功能下降减少，减慢疾病发展。常见的不良反应包括头痛、头晕、视觉障碍和恶心，可能与淀粉样蛋白相关成像异常（amyloid-related imaging abnormality，ARIA）相关。但该药临床数据的可靠性、症状改善的有效性和不良反应的严重性一直争议不断。

2）仑卡奈单抗（lecanemab）：与阿杜卡玛单抗相似，也是人源性抗 Aβ 抗体。该药能与 Aβ寡聚体结合，促进患者大脑中 Aβ 的清除，改变疾病病理，缓解疾病进展。主要用于轻度认知障碍的 AD 患者。不良反应主要为脑肿胀和脑出血，也与 ARIA 相关。

2. 非药物治疗　主要是生活方式的干预，如健康饮食、体育锻炼、体重和血压管理、戒烟等。在药物治疗的同时，进行认知训练、增加社会活动参与度、对抑郁焦虑进行心理治疗等。

3. 护理照料　通过建立记忆档案和宣教、加强日常生活照料、建立居住环境管理等方式，改善患者的生活质量，防止意外的发生，延长患者的寿命。

（范 益 常 青 崔素颖）

第二节 神经系统肿瘤

案例 6-2

男，51 岁，因头痛、头晕 1 月余就诊。影像学检查示右侧额顶叶巨大占位，界限不清，周围水肿，中线移位（见下图）。

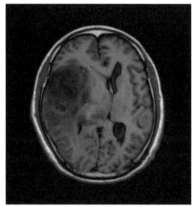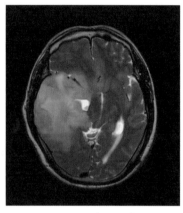

MRI（T1WI）　　　　　　　　MRI（T2WI）

显微镜下：脑组织正常结构破坏，瘤细胞弥漫增生，密度增加，分布不均，胞浆红染，细胞核圆形、类圆形，部分细胞核大深染，偶见核分裂，未见明确血管内皮增生及坏死（见下图）。免疫组化及基因检查 *IDH1* 和 *IDH2* 无突变，基因检测 *TERT*（c.1-124C-T）突变。

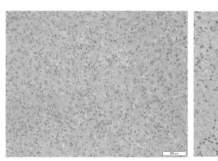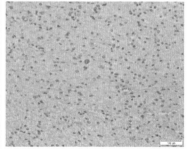

HE 染色图

问题：
1. 患者最可能的病理诊断是什么？
2. WHO 分级及依据是什么？
3. 胶质母细胞瘤常见的形态学改变是什么？

案例 6-2 解析

一、中枢神经系统肿瘤

原发性中枢神经系统肿瘤包括起源于脑、脊髓和脑脊膜的肿瘤，发生率为（2～5）/10万，可发生于任何年龄，以 20～50 岁多见。成年患者多为胶质瘤、脑膜瘤和神经鞘瘤，70% 位于小脑幕上。儿童颅内肿瘤发病率较高，仅次于白血病，是儿童第二常见的恶性实体瘤，为儿童死亡第一位的肿瘤。儿童颅内肿瘤除胶质瘤外，以胚胎性肿瘤（如髓母细胞瘤）最多见，脑膜瘤和神经鞘瘤罕见，70% 位于小脑幕下。

由于解剖和生理的特殊性，原发性中枢神经系统肿瘤在生物学特性及临床表现上与中枢外肿瘤有所不同，表现为：①不同组织类型及分级的肿瘤临床表现相似，主要为颅内压升高引起的头痛、恶心、呕吐等，以及局部压迫或破坏引起的神经功能障碍、癫痫等；②颅内恶性肿瘤常通过脑脊液在中枢内转移播散，但极少发生颅外转移；③任何组织学类型的肿瘤，其预后均受解剖部位的影响，即使是良性肿瘤，如部位特殊，同样可致患者死亡；④肿瘤普遍呈浸润性生长，使肿瘤与正常脑组织分界不清，加上中枢特有的功能，使手术常难以将肿瘤完全切除干净。

传统中枢神经系统肿瘤分型分级主要依据形态学改变及辅助检查（免疫组化、超微结构等）。近年由于分子遗传学的发展和应用，新的肿瘤分子标志物不断被发现，使病理诊断具有更好的可重复性和一致性，可更加客观地预测肿瘤预后及利于临床个体化治疗方案的制定。因此，现在中枢神经系统肿瘤 WHO 分类在基于组织形态学分型的基础上增加了分子分型。

中枢神经系统肿瘤采用4级法分级（WHO 1 级、2 级、3 级和 4 级）。1 级和 2 级为低级别（low-grade）肿瘤，预后较好；3 级和 4 级为高级别（high-grade）肿瘤，预后差。组织学分级指标包括肿瘤细胞的异型性、细胞增殖活性、血管增生和肿瘤坏死。

（一）胶质瘤

胶质瘤（glioma）泛指起源于神经胶质细胞或伴有胶质分化的原发性神经系统肿瘤，是最常见的颅内肿瘤，占中枢神经系统肿瘤的 40%～60%。根据组织发生学分类，包括星形细胞瘤、少突胶质细胞瘤和室管膜瘤等类型。近年研究发现，成人和儿童胶质瘤的发病机制及预后不同，成人组织学相似的胶质瘤因存在不同的基因变异（如 IDH 突变、1p/19q 共缺失、H3K27 突变等），预后也有差异。表 6-3 为 WHO（2021 年，第 5 版）中枢神经系统肿瘤关于胶质瘤的分类。

表 6-3　胶质瘤 WHO 分类

成人型弥漫性胶质瘤

星形细胞瘤，IDH 突变型

少突胶质细胞瘤，IDH 突变型伴 1p/19q 共缺失

胶质母细胞瘤，IDH 野生型

儿童型弥漫性低级别胶质瘤

弥漫性星形细胞瘤，MYB 或 MYBL1 变异

血管中心型胶质瘤

青年多形性低级别神经上皮性肿瘤

弥漫性低级别胶质瘤，MAPK 通路改变

儿童型弥漫性高级别胶质瘤

弥漫中线胶质瘤，H3K27 变异

弥漫性半球胶质瘤，H3G34 突变

弥漫性儿童型高级别胶质瘤，H3 野生型和 IDH 野生型

婴儿型半球胶质瘤

续表

局限性星形细胞胶质瘤

毛细胞性星形细胞瘤

伴有毛样特征的高级别星形细胞瘤

多形性黄色星形细胞瘤

室管膜下巨细胞星形细胞瘤

脊索样胶质瘤

星形母细胞瘤，*MN1* 变异

---

1. **星形细胞瘤**（astrocytoma）　伴有星形细胞分化的胶质瘤，约占颅内肿瘤的 30%，占胶质瘤的 78%，多见于成人，好发于颞叶和额叶。根据生长特点和生物学行为，星形细胞肿瘤分为弥漫性（diffuse）和局限性（circumscribed），前者包括成人型和儿童型弥漫性星形细胞瘤，后者包括毛细胞星形细胞瘤等。近年来对于弥漫性星形细胞瘤的分子遗传学研究取得重大进展，发现异柠檬酸脱氢酶 -1/2（isocitrate dehydrogenase 1/2，*IDH 1/2*）突变可见于约 80% 的弥漫性星形细胞瘤，根据 IDH 是否突变，将星形细胞瘤分为 *IDH* 突变型和 *IDH* 野生型。*IDH* 突变型弥漫性星形细胞瘤具有更好的临床预后。

IDH 突变与胶质瘤诊断及分型

（1）弥漫性星形细胞瘤（diffuse astrocytoma，*IDH* 突变型，WHO 2 ～ 4 级，ICD 编码分别对应 9400/3、9401/3、9445/3）：大部分为 WHO 2 级肿瘤，可进展为 WHO 3 级或 4 级。青中年多见，中位发病年龄为 38 岁，多位于额叶、顶叶及颞叶。

肉眼观，肿瘤边界不清，呈灰红灰黄色，质软。切面可见微囊或囊腔形成。高级别肿瘤常伴出血坏死，切面灰白、质实。

光镜下，肿瘤性星形细胞弥漫增生，细胞密度轻至中度增加，形态轻度多形，呈梭形、类圆形或星芒状，胞浆丰富红染或淡染，细胞核圆形、类圆形，核分裂象罕见（图 6-4A、B），Ki-67/MIB-1 指数常 < 4%。WHO 3 级肿瘤细胞密度增加，异型性明显，常见核分裂象。当肿瘤中出现坏死和（或）血管内皮增生时，为 WHO 4 级，Ki-67/MIB-1 指数常 > 10%。伴有 CDKN2A/2B 缺失的 *IDH* 突变型胶质瘤预后较差，是诊断 WHO 4 级 *IDH* 突变型星形细胞瘤的标准之一。

免疫组化检查 IDH1-R132H 阳性表达（图 6-4C），分子检测（测序、PCR、NGS 等）*IDH1/2* 突变。

框 6-6　WHO（2021）中枢神经系统肿瘤分类，星形细胞瘤，*IDH* 突变型 WHO 分级标准

肿瘤级别	WHO 分级标准
星形细胞瘤，*IDH* 突变型，WHO 2 级	弥漫浸润性星形细胞胶质瘤，有 *IDH1* 或 *IDH2* 突变，分化良好，缺乏间变组织学特征，缺乏或仅有个别核分裂，无微血管增生、坏死或 CDKN2A/B 纯合性缺失
星形细胞瘤，*IDH* 突变型，WHO 3 级	弥漫浸润性星形细胞胶质瘤，有 *IDH1* 或 *IDH2* 突变，局灶或散在间变组织学特征，核分裂象易见，无微血管增生、坏死或 CDKN2A/B 纯合性缺失
星形细胞瘤，*IDH* 突变型，WHO 4 级	弥漫浸润性星形细胞胶质瘤，有 *IDH1* 或 *IDH2* 突变，有微血管增生、坏死或 CDKN2A/B 纯合性缺失，或同时出现上述多种情况

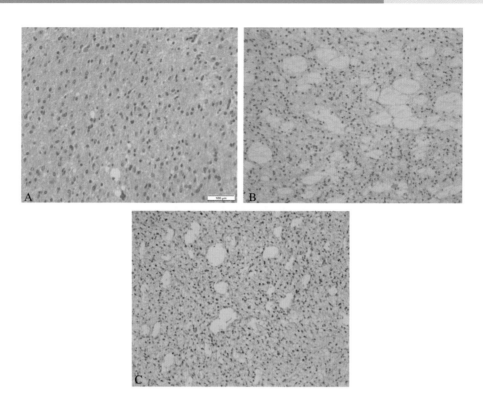

图 6-4　弥漫性星形细胞瘤，WHO 2 级，*IDH* 突变型

A．肿瘤细胞弥漫排列，细胞密度低至中等，细胞界限不清，异型性小；B．肿瘤间质黏液样变伴微囊形成；C．免疫组化（IHC）IDH1-R132H 阳性

（2）胶质母细胞瘤（glioblastoma，*IDH* 野生型，WHO 4 级，ICD 编码 9440/3）：多见于 55 岁以上的中老年患者，高度恶性，预后极差，经治疗的胶质母细胞瘤中位生存期约 15 个月。肿瘤好发于颞叶、顶叶、额叶和枕叶，位于大脑半球皮质下白质或灰质深部。

肉眼观，肿瘤灰红色，界限不清，切面颜色不一，组织坏死呈黄色，出血区域呈红色或棕色（图 6-5A）。

光镜下，肿瘤细胞密集，异型性明显，细胞体积大，且大小不等，可见明显核异型性，核分裂象多见，部分肿瘤有大量多核瘤巨细胞。毛细血管内皮细胞增生、肿胀，可呈肾小球样。易出现坏死，常见假栅栏状坏死（瘤细胞围绕在坏死灶周围呈栅栏样，图 6-5B）。

部分成人 *IDH* 野生型星形细胞瘤异型性较小，无明确坏死或血管内皮增生，但伴有特殊基因（*TERT* 启动子突变、*EGFR* 扩增）或染色体改变（7 号染色体扩增或 10 号染色体缺失），预后较差，目前认为其生物学行为等同于胶质母细胞瘤。

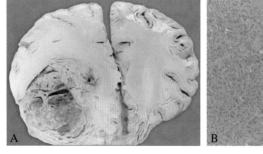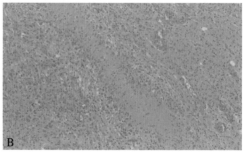

图 6-5　胶质母细胞瘤，*IDH* 野生型，WHO 4 级

A．大体：右颞叶肿物，界限不清，伴出血坏死；B．肿瘤细胞密集，异型性明显，见栅栏状坏死及毛细血管内皮细胞增生，部分呈肾小球样

框 6-7　WHO（2021 版）中枢神经系统肿瘤分类，胶质母细胞瘤，*IDH* 野生型 WHO 分级标准

肿瘤类型	WHO 分级标准
胶质母细胞瘤，*IDH* 野生型，WHO 4 级	弥漫浸润性生长、*IDH* 野生型、细胞密度高、核分裂象常见，伴微血管增生或坏死、*TERT* 启动子突变、*EGFR* 扩增、第 7 号染色体伴第 10 号染色体拷贝数变化等任一表型，或多种表型同时出现

（3）毛细胞型星形细胞瘤（pilocytic astrocytoma，WHO 1 级，ICD 编码 9421/1）：好发于儿童和青少年，常位于小脑、第四脑室底部、第三脑室、丘脑和视神经。肿瘤界限清楚，生长缓慢，预后相对较好。

肉眼观，肿瘤呈膨胀性生长，质软，可囊性变或钙化，部分因黏液样变呈胶冻样。

光镜下，肿瘤细胞排列疏密不等。细胞细长，胞浆红染，见单极或双极毛发样突起，细胞核圆形或短梭形。瘤细胞异型性小，罕见核分裂象及坏死。有不同比例的 Rosenthal 纤维和嗜酸性小体。Rosenthal 纤维本质上为退变的胶质纤维聚集而成，呈均质红染的杆状、串珠样、雪茄烟样。部分肿瘤细胞胞浆透亮，呈少突胶质细胞样。间质可有黏液样变、微囊形成、血管壁玻璃样变及钙化等（图 6-6）。

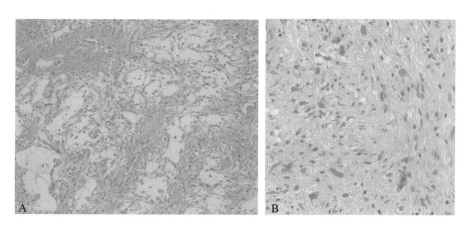

图 6-6　毛细胞型星形细胞瘤
A．瘤细胞排列疏密不等，细胞细长，呈毛发样，可见微囊及 Rosenthal 纤维；B．Rosenthal 纤维及密集排列的毛发样细胞

2．少突胶质细胞瘤（oligodendroglioma，WHO 2 级或 3 级，ICD 编码 9450/3，9451/3）是伴有少突胶质细胞特征的浸润性胶质肿瘤，约占胶质瘤的 5%，常见于 40 ～ 50 岁成人，儿童极罕见。好发于大脑白质近灰质处，额叶最常见。预后较同级别 IDH 突变型弥漫性星形细胞瘤好。少突胶质细胞瘤的诊断需同时具有 *IDH1/2* 基因突变和 1p/19q 杂合性共缺失。

肉眼观，肿瘤浸润脑实质，质软，灰红色，常有钙化，可有出血、囊性变和黏液样变性。坏死见于 WHO 3 级肿瘤。

光镜下，肿瘤细胞弥漫生长，密度中等。瘤细胞圆形、类圆形，大小较一致、界限清楚，胞质透亮，核圆，位于中央，有核周空晕，呈蜂窝状或"煎蛋样"（图 6-7A、B）。核分裂象少见，无坏死。间质薄壁毛细血管增生，形成分支状血管网，将肿瘤细胞分割成小叶状。可有不同程度的钙化和砂粒体形成。WHO 3 级少突胶质细胞瘤的肿瘤细胞密度增加，异型性明显，同时伴有血管内皮增生和（或）坏死。

免疫组化检查 IDH1-R132H 阳性，或分子检测 *IDH1/2* 突变及 1p/19q 共缺失（图 6-7C）。

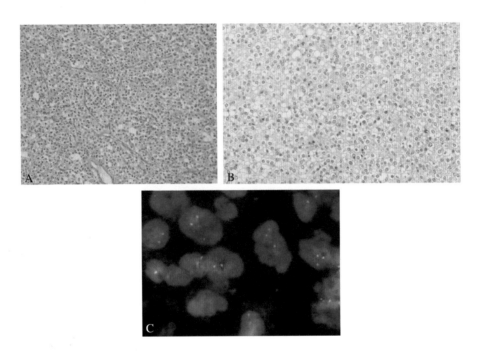

图 6-7　少突胶质细胞瘤

A. 瘤细胞大小一致，核圆形，居中，有核周空晕，胞浆透亮，薄壁血管分支状增生；B."煎蛋样"肿瘤细胞；C. 荧光原位杂交（FISH）显示 1p 杂合性缺失（红色信号约为绿色信号的 1/2；红色信号为 1p，绿色信号为对照）

3. 室管膜瘤（ependymoma，WHO 2 级或 3 级，ICD 编码 9391/3）　是伴有室管膜分化的胶质肿瘤，可发生于脑室系统任何部位，或脊髓中央管，偶见于脑室外。男女发病率相当，年龄分布广泛，以儿童和青少年多见。成人室管膜瘤多位于脊髓和幕上侧脑室，儿童以幕下第四脑室最常见。临床主要症状为脑积水和颅内压增高引起的症状。

肉眼观，肿瘤位于脑室内或突入脑池，通常分界清楚，球形或分叶状，质软；切面灰红色，质地均匀或颗粒状，有时见囊性变、灶性坏死、出血和钙化。

光镜下，肿瘤细胞形态一致，细胞密度中等，胞质丰富、红染或透亮，细胞核圆形或椭圆形。特征性结构为瘤细胞围绕空腔呈腺样排列，形成室管膜菊形团，或围绕血管呈放射状排列，形成假菊形团。假菊形团的血管周围可见无细胞核的红染区（图 6-8）。

室管膜瘤大部分为 WHO 2 级，生长缓慢，生存期 8 ~ 10 年或以上。WHO 3 级室管膜瘤肿瘤细胞密集，核分裂活跃，并有坏死和微血管增生。

随着对室管膜瘤发病机制研究的深入，发现室管膜瘤的生物学行为与解剖部位、年龄及基因改变等有关。如幕上室管膜瘤伴 *ZFTA* 基因融合、脊髓室管膜瘤伴 *MYCN* 基因扩增者预后均较无伴发基因变异者差。WHO 现对室管膜瘤根据解剖部位及分子特征进行分型。

框 6-8　室管膜瘤分型（根据 WHO 中枢神经系统肿瘤分类，2021）

幕上室管膜瘤

幕上室管膜瘤，*ZFTA* 融合阳性

幕上室管膜瘤，*YAP1* 融合阳性

颅后窝室管膜瘤

颅后窝室管膜瘤 A 组

颅后窝室管膜瘤 B 组

脊髓室管膜瘤

脊髓室管膜瘤，*MYCN* 扩增

黏液乳头型室管膜瘤

室管膜下瘤

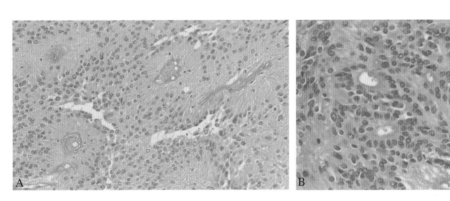

图 6-8　室管膜瘤

A．肿瘤细胞放射状围绕血管分布，血管周围有无核区，形成假菊形团；B．室管膜菊形团，肿瘤细胞围绕空腔呈腺样结构

（二）髓母细胞瘤

案例 6-3

女童，2岁，行走不稳2月余，于4天前摔倒，脑后部着地，在当地行头颅CT检查提示小脑占位及脑室扩大而就诊。

MRI检查：显示小脑蚓部占位，边缘环形水肿，第四脑室受压，幕上脑室积液扩张（见下图）。

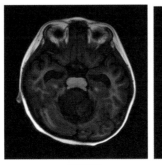
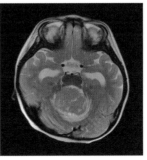

T1WI　　　　　　　　T2WI

光镜下：肿瘤细胞密集分布，细胞体积小，异型性明显，胞浆少，细胞核互相挤压，呈弥漫或结节样分布，凋亡小体和核分裂象多见（见下图）。

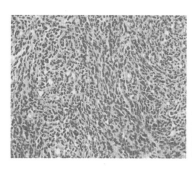 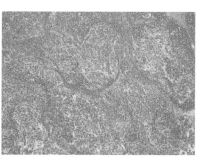

案例 6-3 解析

问题：

1．最可能的诊断是什么？

2．影响患者的预后因素有哪些？

3．患者未行基因检查，免疫组化检查 β-catenin 为膜表达，*p53* 阳性强弱不等，约 40%，髓母细胞瘤分子分型的哪型可能性较小？

髓母细胞瘤（medulloblastoma，WHO 4 级，ICD 编码 9470/3）为中枢神经系统最常见的胚胎性肿瘤，属于原始神经外胚叶肿瘤，发生在小脑，常位于小脑蚓部并突入第四脑室，部分病例可累及小脑半球。易发生脑脊液播散，恶性程度高，预后差。可见于所有年龄段，但好发于儿童，约占儿童脑肿瘤的 20%，位居儿童颅内恶性肿瘤第二位，仅次于高级别胶质瘤。发病高峰年龄为 3 岁和 7 岁，70% 发生在 16 岁以下，极少见于 50 岁以上。主要临床症状为小脑共济失调和颅内压增高所致的头痛、恶心等。

肉眼观，肿瘤灰红色，质软，肿瘤与周边组织界限不清。可见坏死、出血。

光镜下，肿瘤由幼稚、体积小且大小较一致的瘤细胞构成，细胞密集，呈圆形、椭圆形或胡萝卜样，胞质少，核深染，核分裂象和凋亡细胞多见（图 6-9）。瘤细胞可环绕神经纤维中心呈放射状排列，形成 Homer-Wright 菊形团，具有一定诊断意义。组织学上，根据网状纤维是否增多、是否伴有结节及肿瘤细胞大小和间变程度，分为经典型髓母细胞瘤（classic medulloblastoma）、

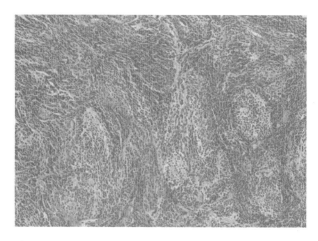

图 6-9 髓母细胞瘤（促纤维增生 / 结节型）

瘤细胞小，细胞密度高，见大小不等的结节。结节内肿瘤细胞分布较稀疏，可见神经毡样基质，结节周围细胞分布较致密

促纤维增生 / 结节型髓母细胞瘤（desmoplastic/nodular medulloblastoma）、广泛结节型髓母细胞瘤（medulloblastoma with extensive nodularity）和大细胞 / 间变型髓母细胞瘤（large cell/anaplastic medulloblastoma）。

髓母细胞瘤分子分型与临床特点

WHO 关于髓母细胞瘤的分型除组织学分型外，还有分子分型，包括 WNT 通路型、SHH 通路型（*p53* 野生型和 *p53* 突变型）、非 WNT 非 SHH 通路（3 组和 4 组）。不同分子亚型在治疗和预后方面存在明显差异。如儿童 WNT 通路型髓母细胞瘤患者，经手术切除加辅助性放化疗，10 年总生存率接近 100%；而伴有 *TP53* 突变的 SHH 型和 MYC 扩增的髓母细胞瘤患者预后则明显较差。

髓母细胞瘤对放射治疗敏感，治疗为手术切除加放化疗。因其易沿蛛网膜播散，通常选择全脑全脊髓放疗。复发患者预后较差，5 年生存率约为 36%。

（三）脑膜瘤

脑膜瘤 WHO 分型与分级

脑膜瘤（meningioma，WHO 1 ～ 3 级，ICD 编码 9530/0）是一组起源于脑膜皮细胞（蛛网膜帽细胞，arachnoidal cap cell）的脑膜肿瘤，是成人颅内和椎管内最常见的肿瘤之一，约占颅内肿瘤的 20%，大部分位于颅内，单发或多发。好发于中年以上，高峰年龄在 50 ～ 70 岁，女性多见。颅内脑膜瘤好发部位与蛛网膜颗粒分布一致，主要位于大脑凸面，最常见于矢状窦旁，其次为蝶骨嵴、嗅沟、鞍旁、小脑脑桥脚、小脑幕及脊髓胸段。偶见于颅外和椎管外。肿瘤生长缓慢，病程长。症状主要为肿瘤压迫周围脑组织所致，表现为头痛、肢体无力、癫痫等。根据其组织学特点及生物学行为，脑膜瘤分为 3 级，共 15 个亚型。

肉眼观，肿瘤多为界限清楚的球形或分叶状肿块，与硬脑膜紧密粘连。切面灰白或暗红色，细颗粒状，质地韧或硬，可有砂粒感。直径多在 1 ～ 10 cm。少数肿瘤可累及颅骨，致颅骨肥厚，甚至穿透颅骨。非典型脑膜瘤（WHO 2 级）和间变型（恶性）脑膜瘤（WHO 3 级）体积较大，可伴出血、坏死，切除后易复发。

光镜下，组织学类型多样，以脑膜皮型、纤维型、过渡型最为多见，不同类型结构可混合存在。肿瘤细胞分化良好，少有核分裂象及坏死。典型结构为脑膜皮样肿瘤细胞呈片状、同心圆状或旋涡状排列，细胞中等大小，类圆形或多边形，界限不清呈合体样，胞质丰富红染，细胞核圆形或卵圆形，可见核内空泡或假包涵体，旋涡状结构及砂粒体少见，此型为脑膜皮细胞型（图 6-10A）。瘤细胞也可呈长梭形，似成纤维细胞或纤维细胞样，呈束状、席纹状及编织状排列，有旋涡状结构及小血管增生，胶原纤维较丰富，夹杂少量小叶状脑膜皮型结构，此为纤维型。过渡型脑膜瘤（图 6-10B）可见脑膜皮型和纤维型结构及两者之间的过渡，常见以玻璃样变小血管为中心的同心圆状结构及旋涡状结构，部分钙化形成砂粒体。

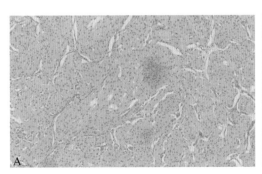
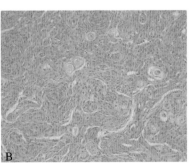

图 6-10 脑膜瘤

A. 脑膜瘤（脑膜皮型）：瘤细胞排列为大小不等的小叶状或片巢状，细胞界限不清似合体样，异型性小，胞浆丰富、红染；B. 脑膜瘤（过渡型）：小叶状细胞团及同心圆样的旋涡状结构，可见玻璃样变血管、梭形细胞及胶原纤维

大多数脑膜瘤为良性，WHO 1 级，可手术完整切除，预后较好。部分脑膜瘤细胞密度增加，异型性明显，可见核分裂象及坏死等改变。根据其程度不同，分为非典型脑膜瘤（WHO 2 级）和间变型脑膜瘤（WHO 3 级）。研究发现，*TERT* 启动子突变及 CDKN2A/B 纯合性缺失常见于高级别脑膜瘤，与预后不良有关。

二、周围神经系统肿瘤

周围神经系统肿瘤主要分为两大类：一类来源于神经鞘膜，包括神经鞘瘤、神经纤维瘤、神经束膜瘤和恶性外周神经鞘瘤等；另一类伴神经细胞分化，主要发生在交感神经节和肾上腺髓质，包括神经母细胞瘤和节细胞神经瘤。以下简要介绍神经鞘瘤和神经纤维瘤。

（一）神经鞘瘤

神经鞘瘤（schwannoma，ICD 编码 9560/0）是最常见的良性外周神经肿瘤，源于施万细胞（Schwann cell），又称施万细胞瘤。可单发或多发于全身任何部位的神经干或神经根，发病高峰年龄为 30 ~ 60 岁。90% 的神经鞘瘤为孤立性和散发性病例，10% 伴发综合征。周围神经的神经鞘瘤多见于四肢屈侧较大的神经干，颅内神经鞘瘤常位于听神经，又称听神经瘤（acoustic neurinoma），脊髓内神经鞘瘤常发生在神经根，是椎管内脊髓外最常见的肿瘤。约 60% 的病例有 *NF2* 基因的突变或缺失。

肉眼观，肿瘤多呈圆形、卵圆形或结节状，界限清楚，有完整包膜，典型者包膜边缘可见周围神经结构。切面灰白或灰黄色，略呈半透明状，质实，呈编织状或旋涡状，可伴有出血或囊性变。

光镜下，肿瘤的典型结构包括两种构象：一种为束状型（又称 Antoni A 型），由排列密集的梭形细胞组成。细胞界限不清，核呈梭形或卵圆形，紧密平行排列成栅栏状，或排列成不完全的旋涡状，称为 Verocay 小体。另一种为网状型（又称 Antoni B 型），细胞稀少，星芒状，胞质突起彼此连接排列成疏松网状结构，间质黏液样变，可形成大小不等的微囊，可见扩张血管及血管壁玻璃样变等。以上两型结构同时存在，多以其中一种类型为主（图 6-11）。

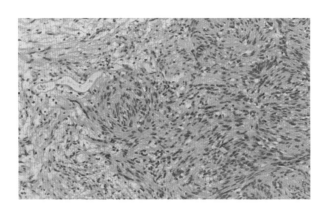

图 6-11　神经鞘瘤

右下：肿瘤细胞呈梭形，互相紧密平行排列成栅栏状（Antoni A 型）；左上：细胞稀少，胞质突起彼此连接排列成疏松网状结构（Antoni B 型）

免疫组织化学：瘤细胞表达 S-100 蛋白、SOX10 及灶性 GFAP 阳性。

临床症状与肿瘤大小及部位有关。小的肿瘤可无症状，较大肿瘤因神经受压而引起麻痹和疼痛。颅内和脊髓的神经鞘瘤因所累及的部位而出现相应临床症状。大多数肿瘤可手术根治，少数与脑干或脊髓等紧密粘连不能全部切除者可能复发。

（二）神经纤维瘤

神经纤维瘤（neurofibroma，ICD 编码 9540/0）是由施万细胞、神经束膜样细胞和成纤维细胞构成的良性肿瘤，可见于所有年龄段。肿瘤可发生于身体任何部位，但以躯干和四肢多见，多位于皮肤或皮下，单发或多发，通常无自觉症状，部分可有压痛或沿神经干放射性疼痛。

肉眼观，肿瘤呈单发结节或多发丛状弥漫浸润性瘤块。单发性肿瘤为结节状或息肉状，境界清楚，无包膜；切面灰白、胶冻状，可见旋涡状纤维，很少发生出血囊性变，常找不到其发源的神经。

光镜下，肿瘤由波浪状、纤细梭形细胞构成，细胞核细长，呈梭形，有细长的胞质突起，细胞交织排列。间质常有黏液样物质沉积。部分病例可见残存的神经轴索穿插于肿瘤组织内。

（韩慧霞　常　青）

第三节　精神疾病

案例 6-4

　　女，18 岁。因"自言自语伴凭空闻声、无端猜疑 2 月余"入院。2 个月前，患者无明显诱因突然出现自言自语，问其原因，患者不予解答。患者平时在家中时常自言自语，自诉有人在监视自己，有人要害自己。时常有不安全感，不敢自己留在家中，认为吃的饭有毒，吃的药有人掉包。睡眠差，心悸，烦躁。门诊以"精神分裂症"收住入院。自发病以来患者体重无明显改变。体格检查：T 36.5 ℃，P 90 次 / 分，R 18 次 / 分，BP 110/70 mmHg。躯体、神经系统检查无阳性表现。血、尿、粪常规及 ECG 和 EEG 均正常。患者表情淡漠，意志活动下降，行为动作呆板。否认消极观念，无消极行为，无自知力。入院诊断：精神分裂症。治疗：给予氯丙嗪 300 mg，bid。治疗 2 个月后患者精神症状有所好转，但出现肌张力增高、动作迟缓、手抖、流涎、坐立不安和反复徘徊等表现。其同病房的长期服用氯丙嗪的另一位患者则出现不自主的伸舌和转舌运动、手足不自主抽动等症状。

　　问题：

　　1. 该患者出现精神分裂症的神经生物学机制是什么？

　　2. 氯丙嗪治疗精神分裂症的机制是什么？除治疗精神分裂症外，氯丙嗪还有哪些临床应用？

　　3. 该患者和同病房的另一位患者长期服用氯丙嗪后出现不同的表现，各属于哪种不良反应？如果这些表现持续存在，可考虑换用哪些药物进行治疗？

案例 6-4 解析

　　精神失常（psychiatric disorder）或精神障碍（mental disorder）是由多种原因引起的精神活动障碍的一类疾病，表现为知觉、思维、智能、情感、意志和行为等方面的异常，病因及发病机制复杂多样。常见的精神障碍包括精神分裂症、心境障碍和焦虑症等。心境障碍也称情感障碍性疾病，分为抑郁症、双相障碍和躁狂症。焦虑症也称焦虑障碍，是精神障碍中症状最轻的一类疾病。治疗这些疾病的药物统称为抗精神失常药。

一、精神分裂症

（一）精神分裂症概述

精神分裂症（schizophrenia）的特点是与现实分离，以及思维、感知、情感和运动的分裂。这种疾病一般在青春期或成年早期发病，常持续终生。精神分裂症的症状可分为阳性症状（positive symptom）和阴性症状（negative symptom）两类。阳性症状包括：①妄想；②幻觉；③语言紊乱；④人格解体或紧张性行为。阴性症状是指正常心理功能的缺失，包括：①情感表达降低；②语言贫乏；③目标指向性行为发起困难；④快感缺失；⑤社交退缩。

现行的《精神疾病诊断与统计手册》第 5 版（DSM-5-TR）已取消对精神分裂症的分型，其症状可表现为：①反复出现的言语性幻听；②明显的思维松弛、思维破裂、言语不连贯，思维贫乏或思维内容贫乏；③思想被插入、被撤走、被播散、思维中断，或强制性思维；④被动、被控制，或被洞悉体验；⑤原发性妄想（包括妄想知觉、妄想心境）或其他荒谬的妄想；⑥思维逻辑倒错、病理性象征性思维，或语词新作；⑦情感倒错，或明显的情感淡漠；⑧紧张综合征、怪异行为，或愚蠢行为；⑨明显的意志减退或缺乏。根据诊断标准，以上症状出现 2 条以上，首次发作者病程在 1 个月以上，且无器质性改变的证据，则诊断为精神分裂症的可能性非常大。精神分裂症在全世界的发病率非常稳定（1%），文化、民族背景以及社会经济地位对发病率无显著影响。不同性别之间未发现明显差异，但男性平均发病时间（15 ～ 20 岁）比女性平均发病时间（20 ～ 30 岁）要早。此外，男性与女性相比，对治疗的反应较差，且长期疗效不如女性好。

（二）精神分裂症的生物学基础

1. 遗传与环境因素　遗传因素对精神分裂症的发生有重要作用。精神分裂症患者亲属的患病率比一般人群高。患病率与遗传关系的远近成正相关（图 6-12）。然而，精神分裂症并不遵循经典的孟德尔遗传定律，同卵双胞胎共同发病率为 50%，而异卵双胞胎共同发病率只有 15% ～ 18%。精神分裂症并不与单一的遗传位点相关联，而是受到多个遗传位点的共同调控，且各个位点之间是遗传上位的关系（相互作用），因此导致较高的累积患病风险。89% 的精神分裂症患者的父母并没有精神分裂症，81% 的精神分裂症患者的直系亲属无精神分裂症，且 63% 的精神分裂症患者无精神分裂症家族史。因此，基因的不同只是使个体对易引发疾病的环境因素敏感性增加。

环境因素也是精神分裂症的重要致病因素之一。冬天出生的人患病率高，胎儿或新生儿的病毒感染被认为可能是精神分裂症的病因。另外，生产过程中的复杂情况（如出生时缺氧）也是致病因素之一，尤其在遗传风险相同的情况下影响更为显著。然而，迄今为止，基因和环境因素在精神分裂症中的重要作用尚未完全阐明。

2. 与精神分裂症相关的特定脑区和神经环路　既往的尸检研究未检测到精神分裂症患者大脑结构的异常，但随着成像技术的发展，已在精神分裂症患者大脑中发现微小的结构变化。例如，一对同卵双生兄弟，其中一位被诊断患有精神分裂症，功能磁共振成像显示该患者的侧脑室显著增大。但患者和正常人群之间大脑体积的差异幅度很小，可能小于正常人群中男女之间的大脑差异。此外，有报道发现前额叶皮质、丘脑和基底核等在精神分裂症患者中也出现异常。前额叶皮质（prefronral cortex）接受扣带回（cingulate gyrus）输出的信息，同时也接受来自顶叶（parietal lobe）、枕叶（occipital lobe）和颞叶（temporal lobe）的信息输入。边缘系统与丘脑的背

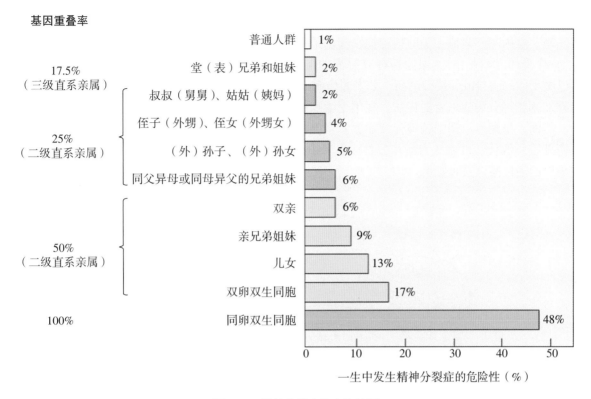

基因重叠率

17.5%（三级直系亲属）

25%（二级直系亲属）

50%（二级直系亲属）

100%

普通人群　1%
堂（表）兄弟和姐妹　2%
叔叔（舅舅）、姑姑（姨妈）　2%
侄子（外甥）、侄女（外甥女）　4%
（外）孙子、（外）孙女　5%
同父异母或同母异父的兄弟姐妹　6%
双亲　6%
亲兄弟姐妹　9%
儿女　13%
双卵双生同胞　17%
同卵双生同胞　48%

一生中发生精神分裂症的危险性（%）

图 6-12　精神分裂症的家族特征

精神分裂症具有较强的遗传学基础，其患病概率随重叠基因的增加而增大（改绘自 Gattesman，1991，p.96）

内核相互连接，丘脑又与苍白球（globus pallidus）和杏仁核（amygdala）相互连接。因此，前额叶皮质是整合所有感觉模块的信息以及个人能动状态的高级中枢。通过一些脑区损毁的病例，对前额叶皮质的功能已经有所了解。在精神分裂症患者中观察到的边缘系统和前额叶皮质的改变以及连接这些大脑区域的部分环路发生了功能异常。

框 6-9　前额叶皮质及其在认知功能和情感表达中的作用

1848 年，在一位名叫菲尼亚斯·盖治的患者中最先描述了前额叶皮质对脑功能的重要性。由于工地上的炸药意外爆炸，这位 25 岁领班工人的头骨被一根竖实的铁棍穿透。这根 1 米长的铁棍从他的左眼下方穿入他的头部，经过左侧额叶，从头顶穿出。头骨上留下的洞直径超过 9 cm，大脑两侧半球都有明显损伤，尤其是额叶部分。将铁棍取出之后，患者克服了感染等症状，最后恢复正常。然而，他的个性却发生了巨大的改变。他的主治医生描述了盖治是如何变得没有耐性，非常冲动，行事不可预见和不知所措，"有时还会沉迷于非常肮脏的污言秽语——这与他以前的行为大相径庭"。他的个性变化之大以至于他的朋友都认为"他已经不再是盖治"。他在情感行为和道德标准方面的改变远比智力方面的改变要大。

对灵长类前额叶皮质损伤的研究和临床上对前额叶皮质损伤患者的观察都确认了在菲尼亚斯·盖治身上的发现。前额叶皮质的损伤会导致情绪和个性的改变，控制行为的能力减弱，同时注意力也很容易被分散。

3．多巴胺假说　近 50 年来，多巴胺一直被认为是参与精神分裂症发生的重要神经递质，关于多巴胺系统与精神分裂症发病机制相关的假说主要基于药理学研究的证据。氯丙嗪

(chlorpromazine）作为一种多巴胺受体的拮抗药，能够显著改善精神分裂症患者的症状。后续研究发现，氯丙嗪和其他相关的精神抑制药都是一类强烈的多巴胺受体阻断药，可以特异性地作用于 D_2 样受体（图 6-13）。根据精神分裂症的多巴胺假说（dopamine hypothesis of schizophrenia），多巴胺受体的直接或间接激动药，如安非他明（amphetamine）能在正常人中诱发精神症状，并且能够加剧精神分裂症患者的症状。现用于治疗精神分裂症患者的所有药物都是多巴胺受体的拮抗药。然而，早期所强调的精神分裂症患者多巴胺系统超高活性的理论已经逐渐被中枢多巴胺系统失衡理论所取代。目前认为精神分裂症患者中脑 - 边缘多巴胺系统的活性增加和中脑 - 皮质多巴胺投射的活性减退同时发生。

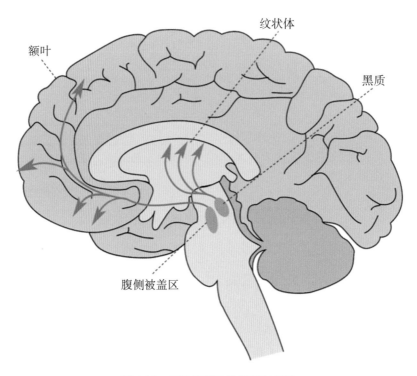

图 6-13 多巴胺能弥散性调制系统

中脑 - 皮质 - 边缘皮质的多巴胺系统起源于腹侧被盖区，与精神分裂症的发病相关。而起源于黑质的多巴胺系统与纹状体控制随意运动有关

4. 谷氨酸和 NMDA 受体假说 苯环己哌啶（phencyclidine，PCP）是 20 世纪 50 年代开发的一种药物，是 N- 甲基 -D- 天冬氨酸（N-methyl-D-aspartate，NMDA）型谷氨酸受体的阻断药（图 6-14）。该药物最初作为麻醉药被开发，但使用后很多患者表现出偏执、幻觉和焦虑、社会退缩以及情感表达降低等不可预见的并发症，已被临床停用。但 PCP 仍然以鼻吸入或者抽烟摄入的方式被滥用，这种滥用情况在美国尤为严重，长期服用 PCP 的人会产生暴力犯罪倾向。另一种在麻醉和镇痛中常用的药物氯胺酮也是 NMDA 受体阻断药，和 PCP 一样产生类似的并发症，且都能诱发精神病的发作（比如在精神分裂症患者缓解期诱发症状）。PCP 的作用揭示了谷氨酸递质系统的异常与精神分裂症相关，主要影响由谷氨酸能神经元组成的丘脑 - 皮质投射，即精神分裂症的谷氨酸假说（glutamate hypothesis of schizophrenia）。

（三）精神分裂症的治疗

虽然精神分裂症的病因和神经病理机制尚不清楚，现有的治疗手段还是能够改善相当数量患者的症状。疾病的治疗主要是依据精神分裂症发生的多巴胺理论。

1. 抗精神病药分类 抗精神病药种类较多，化学结构各不相同，但大多具有相似的药理

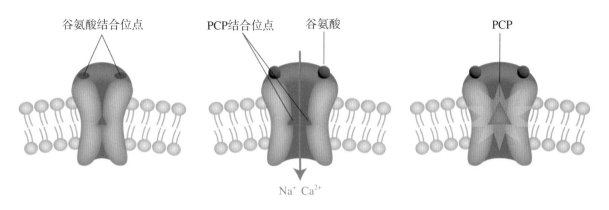

图 6-14　PCP 对 NMDA 受体的阻断作用

NMDA 受体是谷氨酸门控的离子通道，当谷氨酸与该受体结合时，通道开放，从而暴露出 PCP 结合位点；PCP 进入结合位点并与之结合后，NMDA 受体被阻断。PCP 可阻断脑内的 NMDA 受体并引起与精神分裂症相似的行为表现

抗精神病药研究历史

作用。根据药物上市时间及作用机制的不同，将其分为典型抗精神病药（typical antipsychotic drug）和非典型抗精神病药（atypical antipsychotic drug），即第一代和第二代抗精神病药物。典型抗精神病药的作用机制基本相同，根据化学结构不同分为吩噻嗪类（phenothiazines）、硫杂蒽类（thioxanthenes）、丁酰苯类（butyrophenones）和其他类。最早出现的抗精神病药物是吩噻嗪类，其中最经典的是氯丙嗪（chlorpromazine）。非典型抗精神病药的作用机制各有不同，常用药物有氯氮平、奥氮平、利培酮等（表 6-4）。

表 6-4　抗精神病药的分类及作用特点

	典型抗精神病药	非典型抗精神病药
作用机制	D_2 样受体拮抗作用	D_2 样受体和 5-HT$_2$ 受体拮抗作用
临床应用	缓解阳性症状	缓解阳性症状和阴性症状
不良反应	锥体外系反应多	锥体外系反应少
代表药物	吩噻嗪类——氯丙嗪	氯氮平
	硫杂蒽类——氟哌噻吨	奥氮平
	丁酰苯类——氟哌啶醇	利培酮
	哌啶类——五氟利多	

　　目前临床使用的各种高效价抗精神病药大多是强效 D_2 样受体拮抗药，通过作用于中脑 - 皮质、中脑 - 边缘系统多巴胺通路中的 D_2 样受体，对精神分裂症的阳性症状具有改善作用。但由于抗精神病药物对于多巴胺受体的广谱阻断效应，不可避免地导致多巴胺递质系统异常，如由于扰乱黑质 - 纹状体的多巴胺传递而引起运动方面的损伤，由于结节 - 漏斗通路多巴胺传递的阻断而引起内分泌失调。抗精神病药物除阻断多巴胺受体之外，也可以阻断其他受体，如 M 胆碱受体、H$_1$ 组胺受体、α$_2$ 肾上腺素受体和 5-HT$_2$ 受体。氯丙嗪最初的商品名为"氯普马嗪"，由于其缺乏受体选择性，带来了不可避免的副作用。

　　非典型抗精神病药不仅拮抗 D_2 样受体，还对 5-HT$_{2A}$ 受体有较强的拮抗作用，被称作多巴胺和 5- 羟色胺受体拮抗药，能有效缓解患者的阴性症状。研究表明，5-HT$_{2A}$ 受体拮抗药可能是通过 GABA 能神经元发挥抗精神病作用。药物先作用于 GABA 能神经元的 5-HT$_{2A}$ 受体，拮抗后者介导的对 GABA 能神经元的兴奋作用，引起该神经元功能下降，继而解除 GABA 对多巴胺能神经元的抑制作用，在前额叶皮质增加多巴胺释放，最终改善患者的阴性症状及认知缺陷。由于这些药物对 5-HT$_{2A}$ 受体的亲和力高于 D$_2$ 样受体，在临床用药剂量下，药物优先作用于 5-HT$_{2A}$ 受体，使其难以过度抑制黑质 - 纹状体通路的 D$_2$ 样受体，因此锥体外系不良反应较少是这类药物的最大优点。

2. 常用的抗精神病药

氯丙嗪（chlorpromazine）

氯丙嗪又名冬眠灵（wintermine），是吩噻嗪类药物的典型代表，也是应用较广泛的抗精神分裂症药物。氯丙嗪对 DA 受体、5-HT 受体、M 胆碱受体、α 肾上腺素受体、组胺受体均有阻断作用，药理作用十分广泛，长期用药时易产生较多、较严重的不良反应。

【体内过程】

口服后吸收慢而不规则，有首过效应，仅有部分进入血循环，t_{max} 约为 2 h，$t_{1/2}$ 为 6 ~ 17 h。其抗胆碱能作用可延缓胃中食物吸收。肌内注射吸收迅速，90% 以上与血浆蛋白结合。分布于全身，脑、肝、肺、脾、肾中较多，其中脑内浓度可达血浆浓度的 10 倍。在肝经 P450 酶系代谢为多种产物，主要经肾排出。因其脂溶性高，易蓄积于脂肪组织，从体内排出的速度较慢，停药后数周乃至半年后，尿中仍可检出其代谢物。不同个体口服相同剂量氯丙嗪后血药浓度可差 10 倍以上，故给药剂量应个体化。氯丙嗪在体内的消除和代谢随年龄而递减，故老年患者须减量。

【药理作用及临床应用】

（1）对中枢神经系统的作用

1）抗精神病作用及应用：氯丙嗪对中枢神经系统有较强的抑制作用，也称神经安定作用（neuroleptic effect）。动物实验中，氯丙嗪显著减少动物自发活动，易诱导入睡，但动物对刺激有良好的觉醒反应；能减少动物的攻击行为，使之驯服，易于接近。正常人口服治疗剂量氯丙嗪后，出现安静、活动减少、感情淡漠和注意力下降、对周围事物不感兴趣、答话迟缓，而理智正常，在安静环境下易入睡，但易唤醒，醒后神态清楚，随后又易入睡。与巴比妥类催眠药不同，加大剂量不引起麻醉。精神分裂症患者服用氯丙嗪后显现出良好的抗精神病作用，能显著控制兴奋躁狂状态而又不损伤感觉能力，大剂量连续用药后幻觉、妄想等症状逐渐消失，理智恢复，生活自理。氯丙嗪等吩噻嗪类药物主要是通过阻断中脑 - 边缘系统和中脑 - 皮质系统的 D$_2$ 样受体而发挥作用。

氯丙嗪能够显著缓解精神分裂症的阳性症状，如攻击、亢进、妄想、幻觉等，但不能根治，需要长期用药，甚至终生治疗；对冷漠等阴性症状效果不显著，甚至加重病情。对双相障碍的躁狂症状、各种器质性精神病（如脑动脉硬化性精神病、感染中毒性精神病等）以及其他精神病伴有的兴奋躁动、紧张不安、幻觉、妄想等症状也有显著疗效，但用药剂量较小，症状控制后须立即停药。

2）镇吐作用及应用：氯丙嗪具有较强的镇吐作用。小剂量即可对抗 DA 受体激动药阿扑吗啡引起的呕吐反应，这是其阻断了延脑第四脑室底部的催吐化学感受区 D$_2$ 受体的结果。大剂量氯丙嗪直接抑制呕吐中枢。可用于治疗呕吐和顽固性呃逆，对多种药物（如洋地黄、吗啡、四环素等）和疾病（如尿毒症和恶性肿瘤）引起的呕吐具有显著的镇吐作用。但是氯丙嗪不能对抗前庭刺激引起的呕吐，对晕动症无效。

3）体温调节作用及应用：氯丙嗪对下丘脑体温调节中枢有很强的抑制作用，与解热镇痛药不同，氯丙嗪不但降低发热机体的体温，也能降低正常体温。氯丙嗪的降温作用随外界环境温度变化，环境温度越低，其降温作用越显著，与物理降温同时应用，则有协同降温作用；在炎热天气，氯丙嗪却可使体温升高，这是其干扰了机体正常散热机制的结果。

物理降温（冰袋、冰浴）配合氯丙嗪应用可降低患者体温，应用于低温麻醉。氯丙嗪与其他中枢抑制药（哌替啶、异丙嗪）合用组成冬眠合剂，可使患者深睡，体温、基础代谢及组织耗氧量均降低，增强患者对缺氧的耐受力，减轻机体对伤害性刺激的反应，并可使自主神经传导阻滞及中枢神经系统反应性降低，这种状态称为"人工冬眠"。人工冬眠有利于机体度过危险的缺氧缺能阶段，多用于严重创伤、感染性休克、高热惊厥、中枢性高热及甲状腺危象等病症的辅助治疗，为进行其他有效的对因治疗争取时间。

（2）对自主神经系统的作用：氯丙嗪阻断 α 肾上腺素受体和 M 胆碱受体。阻断 α 受体可致血管扩张、血压下降，但由于连续用药可产生耐受性，且有较多副作用，故不宜用于治疗高血压；阻断 M 胆碱受体作用较弱，可引起口干、便秘、视物模糊等。

（3）对内分泌系统的影响：结节 - 漏斗系统中的 D_2 亚型受体可促使下丘脑分泌多种激素，如催乳素释放抑制因子、卵泡刺激素释放因子、黄体生成素释放因子和 ACTH 等。氯丙嗪阻断 D_2 受体，增加催乳素的分泌，抑制促性腺激素、糖皮质激素和垂体生长激素的分泌。

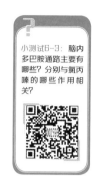

小测试6-3：脑内多巴胺通路主要有哪些? 分别与氯丙嗪的哪些作用相关?

【不良反应】

氯丙嗪是一种低效抗精神病药，作用广泛，不良反应也较多。

（1）常见不良反应

①中枢抑制症状：如嗜睡、淡漠、无力等。

② M 受体拮抗症状：如视物模糊、口干、无汗、便秘、眼压升高等。

③ α 受体拮抗症状：如鼻塞、血压下降、直立性低血压、反射性心悸等。

④内分泌功能紊乱：偶见泌乳、乳房肿大、闭经、性功能障碍、抑制儿童生长等。

（2）锥体外系反应：除拮抗中脑 - 边缘系统和中脑 - 皮质系统的 D_2 样受体发挥抗精神病作用外，氯丙嗪尚可作用于黑质 - 纹状体通路的 D_2 样受体，拮抗 DA 对直接通路和间接通路的作用，诱发较严重的锥体外系运动方面的不良反应。

长期大量服用氯丙嗪可出现 3 种反应：①药源性帕金森综合征（drug-induced parkinsonism）：表现为全身肌张力增高，面容呆板，动作迟缓、震颤、流涎等；②静坐不能（akathisia）：表现为坐立不安、主观上不能控制的来回走动或原地踏步，伴有焦虑情绪；③急性肌张力障碍（acute dystonia）：表现为局部肌群（舌、面、颈、背部）的痉挛或持续性强直性收缩，患者可出现强迫性张口、伸舌、斜颈、呼吸运动障碍及吞咽困难。这 3 种反应是由于氯丙嗪拮抗黑质 - 纹状体通路的 D_2 样受体，使纹状体中的 DA 功能减弱、ACh 功能增强所致，可通过减少药量、停药来减轻相关症状，也可用中枢性抗胆碱能药苯海索等治疗。

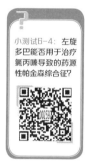

小测试6-4：左旋多巴能否用于治疗氯丙嗪导致的药源性帕金森综合征?

此外，长期服用氯丙嗪后，部分患者还可引起一种特殊而持久的运动障碍，称为迟发性运动障碍（tardive dyskinesia，TD），表现为口、面部不自主的刻板运动，广泛性舞蹈样手足徐动症，停药后仍长期不消失。其机制可能是因 DA 受体长期被氯丙嗪阻断，诱发机体产生反馈性调节，上调受体敏感性或促进 DA 的释放所致。此时，黑质 - 纹状体通路中的 DA 功能增强，ACh 功能减弱，不宜用中枢性抗胆碱能药治疗，其反而会加重症状。约有 20% 患者服用氯丙嗪后出现 TD，病程长者可高达 40%。若患者出现 TD，可考虑换用非典型抗精神病药（如氯氮平），既可缓解运动症状，也可控制原有的精神疾病。

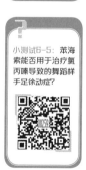

小测试6-5：苯海索能否用于治疗氯丙嗪导致的舞蹈样手足徐动症?

（1）过敏反应：常见皮疹、接触性皮炎、剥脱性皮炎。少数患者出现肝损伤、黄疸、粒细胞减少、溶血性贫血、再生障碍性贫血，一旦发现，需立即停用。

（2）急性中毒：一次吞服大剂量氯丙嗪，可致急性中毒，患者出现昏睡、血压下降至休克水平，并出现心肌损伤。氯丙嗪诱发的低血压可用去甲肾上腺素救治，并采取有效对症治疗。

【药物相互作用及禁忌证】

氯丙嗪能增强其他一些药物的中枢抑制作用，如乙醇、镇静催眠药、抗组胺药、镇痛药等，联合使用时注意调整剂量。特别是当与吗啡、哌替啶等合用时要注意呼吸抑制和降低血压的问题。此类药物抑制 DA 受体激动剂、左旋多巴的作用。某些肝药酶诱导剂如苯妥英钠、卡马西平等可加速氯丙嗪的代谢，应注意适当调节剂量。氯丙嗪能降低惊厥阈，诱发癫痫，故有癫痫及惊厥史者禁用；氯丙嗪能升高眼压，青光眼患者禁用；乳腺增生症和乳腺癌患者禁用；对冠心病患者易致猝死，应慎用。

氟哌啶醇（haloperidol）

氟哌啶醇是第一个合成的丁酰苯类药物，隶属于典型抗精神病药。口服易吸收，t_{max} 为 3 ~ 4 h，作用可持续 3 天。本品对 D_2 样受体的选择性拮抗作用较强，能迅速控制精神运动兴奋，对幻觉、妄想等精神分裂症的阳性症状有效，对慢性症状亦有一定疗效。镇静作用比氯丙嗪弱。止吐作用较强，可用于治疗顽固性呃逆和呕吐。锥体外系不良反应较明显，长期使用可引起迟发性运动障碍。对心血管系统的副作用较轻，对肝功能影响较小而保留其临床应用价值。

氯氮平（clozapine）

氯氮平属于苯二氮䓬类，为非典型抗精神病药。是一种广谱抗精神病药，具有 DA 受体拮抗作用和 $5-HT_2$ 受体拮抗作用，因此也被称为 5-HT-DA 受体阻断药。口服易吸收，t_{max} 为 1.5 ~ 6 h，$t_{1/2}$ 为 9 h。起效迅速，多在 1 周内见效。本品不仅对精神分裂症阳性症状有效，对阴性症状也有一定疗效。抗精神病作用强，适用于急性和慢性精神分裂症的各个亚型，以及难治性精神分裂症。但是本品对情感淡漠、逻辑思维障碍的改善较差。由于本品特异性阻断中脑 - 边缘系统和中脑 - 皮质系统的 D_4 亚型受体，对黑质 - 纹状体系统的 D_2 和 D_3 亚型受体亲和力极小，因此几乎没有锥体外系反应，可作为抗精神病药诱发的迟发性运动障碍的备用药。氯氮平还有抗胆碱、抗组胺、抗 α 肾上腺素能作用，在少数患者可导致严重的粒细胞减少症，因此，用药前和用药期间应进行白细胞计数检查。

除药物治疗以外，精神分裂症患者还可能受益于认知疗法和行为治疗。通过社会技能的开发和认知行为疗法来提高患者的认知功能是极有前景的治疗方式，对于这些辅助手段的治疗效果还需要更多的研究来支持。值得注意的是，由于这种慢性疾病对人的长期折磨和不可预见性，精神分裂症患者的家庭和看护者需要长期支持。

二、心境障碍

案例 6-5

男，33 岁。以"头痛伴情绪低落 2 个月"为主诉入院，2 个月前因工作压力大，出现情绪低落，工作兴趣下降，不愿与人交往，对工作、生活失去信心，产生辞职念头，有消极观念并有自杀想法。患者自发病以来，体重下降 2 kg 左右。入院查体：P 81 次 / 分，R 18 次 / 分，BP 175/85 mmHg，T 36.5 ℃。患者无思维障碍，注意力、记忆力、智能基本正常。表情苦闷，情绪低落，有消极观念。诊断为"抑郁症"，服用氟西汀 20 mg，每天 1 次，连续 1 个月后情绪好转出院。

问题：

1. 什么因素触发了该患者的行为紊乱？出现抑郁症的神经生物学机制是什么？
2. 氟西汀属于哪一类抗抑郁药？该病例还可用哪些药物治疗？
3. 氟西汀的抗抑郁作用机制是什么？

（一）心境障碍概述

根据症状、发病史（包括发病年龄、病程和预后等）、家族传播模式和对治疗的反应等，心境障碍可分为：单相抑郁（unipolar depression）、单相躁狂（unipolar mania）和双相障碍（bipolar disorder）。单相抑郁症患者只出现抑郁行为；单相躁狂患者只出现躁狂行为；双相情感障碍被诊断为抑郁和躁狂交替发作。

抑郁障碍是以情绪低落和兴趣丧失为主要临床表现的一类常见心境障碍，可伴有幻觉、妄想等精神病性症状，也可伴有不同程度的认知和行为改变。一些重度抑郁症（major depressive disorder）患者存在自残和自杀行为。重度抑郁症患者以下生理、行为和认知等相关症状的持续时间至少为 2 周：①食欲不振或食欲增加；②失眠或嗜睡；③极度疲倦；④感到周围的一切都没有价值或有罪恶感；⑤难以集中注意力；⑥反复想到死亡。抑郁障碍通常为急性或亚急性起病，好发于秋季和冬季，平均发病年龄为 20 ～ 30 岁。由于针对抑郁症的定义、诊断标准、流行病学的研究方法和调查工具不同，导致不同国家和地区所报道的患病率各不相同。一项由国际精神疾病流行病学联盟（Consortium in Psychiatric Epidemiology，ICPE）进行的研究，通过采用世界卫生组织 - 世界精神健康（World Health Organization - World Mental Health，WHO-WMH）复合式国际诊断访谈（composite international diagnostic interview，CIDI），调查来自 10 个国家（北美洲、欧洲和亚洲）的 37 000 名受试者，发现大多数国家抑郁症的终生患病率为 8% ～ 12%。

躁狂是一个非常明确的阶段，表现为持续反常的情绪高涨、夸夸其谈或易被激怒。此外，躁狂状态还可能伴有以下症状：①过分的自我评价或夸大；②对睡眠需求下降；③言语增多或强迫持续的言语感；④思维跳跃或主观感觉思维奔逸；⑤容易分心；⑥判断力差；⑦过度参与目标导向的行为。

双相情感障碍也是一种心境障碍，其特点是反复发作的躁狂状态或躁狂与抑郁交替发作。通常发病于青年时期，儿童时期较为少见。大多数发作缺乏明显的诱因，但睡眠剥夺可引发躁狂发作。双相情感障碍患者躁狂和抑郁可反复发作，然而，躁狂、抑郁和正常情绪之间的循环频率差异很大。在躁狂或抑郁期间，一些双相情感障碍患者相对无症状，但很大一部分患者有残留症状。

（二）心境障碍的生物学基础

1. 遗传因素　严重的抑郁障碍具有适度遗传性，但双相情感障碍和重度抑郁症的家族遗传模式与单基因显性、隐性或性染色体连锁的遗传模式不一致。研究表明，遗传和环境因素对抑郁症的发生都有较大影响。对双胞胎的研究分析发现，遗传因素对抑郁症发生的影响占比约为 37%，而独特的环境因素占比约为 83%。对抑郁症患者的亲近家属研究发现，与没有被诊断为重度抑郁症的人群一级亲属相比，重度抑郁症患者的一级亲属罹患抑郁症的风险增加 30% ～ 40%，且血缘关系越近，其患病率越高。此外，针对抑郁症发病性别因素差异的研究表明，在同样的遗传因素作用下，抑郁症在不同的性别之间患病率有较明显差异，女性的患病率总体上较男性高。

随着分子生物学技术的发展，已采用连锁研究和关联分析等方法来寻找抑郁症的易感基因。目前，全基因组关联分析（genome-wide association study，GWAS）结合连锁广度和关联力的优势，已经鉴定出多种与抑郁症相关的易感位点。研究结果表明，抑郁症是一种多基因变异导致的复杂精神障碍，但仍没有一个单一基因被证明是抑郁症发生的必要或充分条件。

2. 心境障碍相关的特定脑区和神经环路　随着对抑郁症认知的不断加深，越来越多的研究发现抑郁症患者的病情严重程度或认知障碍往往与特定脑区的结构损伤和功能异常密切相关。因此，通过对抑郁症患者大脑影像的检测和分析，有助于抑郁症的诊断并提供治疗思路和方案。

通过高分辨率磁共振成像发现，抑郁症患者的海马体积明显减小，且左侧海马体积减小更显著。同时，海马体积缩小的程度与抑郁症的病程相关，提示海马体积缩小可能与抑郁症的慢性病理改变有关。但是海马体积缩小是引发抑郁症的危险因素还是抑郁症发生后的结果尚不明确。在首发抑郁症的患者中，海马体积缩小存在性别差异，男性首发抑郁症患者左侧海马萎缩现象更显著，而女性患者没有明显差异。除了海马脑区，与语言、记忆和认知等功能密切相关的前额叶皮质在重度抑郁症患者中体积也显著减小。同时，抑郁症患者两侧杏仁核体积明显减小，而服用抗抑郁药物后，抑郁症患者杏仁核体积恢复正常。有报道发现早期抑郁症患者左侧杏仁核出现代偿性增大，呈现过度激活状态，并伴随记忆障碍，右侧杏仁核则没有明显改变。到目前为止，对于杏仁核形态结构改变和抑郁症的关系尚没有统一结论。此外，与运动控制、认知和情绪调整等功能密切相关的前扣带回的结构改变也与抑郁症的发生存在一定的联系。对抑郁症患者的大脑进行影像学检查发现，抑郁症患者双侧前扣带回体积明显缩小，而发作期抑郁症患者的前扣带回萎缩程度比缓解期更加显著，说明前扣带回结构改变与抑郁症的发生关系密切。

3. 单胺假说　抑郁症的发病机制在分子和生化水平主要体现为神经递质与激素分泌异常。早在 20 世纪中叶，就观察到抗高血压药物利血平（reserpine）可以引起严重抑郁障碍并减少人体中单胺类物质的含量，由此引发人们对于单胺类神经递质在抑郁症发病机制中的潜在作用的研究，并称之为心境障碍的单胺假说（monoamine hypothesis of mood disorder）。

单胺类神经递质含量下降或功能不足是诱发抑郁症的重要影响因素。单胺类神经递质主要包括 5-羟色胺（5-hydroxytryptamine，5-HT）、多巴胺（dopamine，DA）和去甲肾上腺素（norepinephrine，NE）（图 6-15）。其中，5-HT 与抑郁症的相关研究最为深入，且在抑郁症的发生、发展及治疗过程中起到十分关键的作用。5-HT 受体有多个亚型，例如 5-HT$_{1A}$ 受体是一种 G 蛋白偶联的代谢性受体，当 5-HT$_{1A}$ 受体被激活时，会降低环腺苷酸单磷酸酯（cyclic adenosine monophosphate，cAMP）的水平，最终抑制神经元的活动。5-HT 自身受体的激活降低中缝核神经元的放电频率，通过负反馈机制抑制 5-HT 的释放，从而抑制神经元的兴奋性。

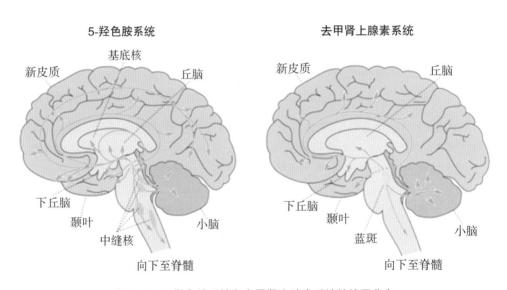

图 6-15　5-羟色胺系统和去甲肾上腺素系统的脑区分布

4. 应激反应与心境障碍　抑郁症与下丘脑-垂体-肾上腺轴（hypothalamic-pituitary-adreral axis，HPA axis）系统的过度激活有关。抑郁症患者促肾上腺皮质激素释放激素（corticotropin releasing hormone，CRH）分泌增加，使血液、脑脊液及代谢物中 CRH 水平升高，导致 CRH 受体下调。过多分泌的 CRH 失去作用位点，促进体内恶性循环，致使 CRH 持续升高，最终产生抑郁症状。动物实验表明，将 CRH 注入动物脑内可引发类似重度抑郁症样的行为，如失眠、食欲下降和性欲下降等。

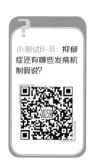

在生理状态下，皮质醇可通过激活海马的糖皮质激素受体，从而对 HPA 轴产生负反馈调节。而对于抑郁症患者，该负反馈调控遭到破坏，导致 HPA 轴过度激活。从分子层面角度，这是由于海马脑区糖皮质激素受体数量减少，导致海马对皮质醇的反应下降。参与调控糖皮质激素受体数量的因素除基因、单胺类神经递质的影响外，童年早期的经历也起到关键作用。动物实验表明，早期感觉刺激可以调节糖皮质激素受体基因的表达。接受母亲关怀和触觉刺激的大鼠，其幼年期海马糖皮质激素受体的表达较多，且下丘脑的 CRH 较少，这些大鼠到成年期较少发生焦虑和抑郁障碍。触觉刺激可以激活投射至海马的上行 5-HT 通路，并促进糖皮质激素受体基因的表达，使动物在成年期更容易应对个体的应激状态。但是，这种作用仅限于出生早期，对成年大鼠进行触觉刺激不能达到此类效果。

（三）心境障碍的药物治疗

治疗抑郁症的药物称为抗抑郁药（antidepressant），治疗躁狂症的药物称为抗躁狂药（antimanic drug），本节主要叙述抗抑郁药。

单胺类神经递质（包括 5-HT、NE 和 DA）代谢异常及相应受体功能改变可能与抑郁症的发生有关，因此，增强单胺系统功能的药物可改善抑郁心境。阻滞单胺类递质重摄取的药物、抑制单胺降解的药物、某些单胺受体激动药、单胺类递质合成前体及神经递质本身均具有抗抑郁作用；而单胺类递质的耗竭剂、某些单胺受体拮抗药可导致抑郁症发生。

1. 抗抑郁药分类　临床目前使用的抗抑郁药大多以单胺学说作为抑郁症发病机制，并在此基础上建立动物模型获得。根据药物的作用机制，抗抑郁药分为下述几类。

（1）单胺类神经递质再摄取抑制药

① 选择性 5- 羟色胺再摄取抑制药（selective serotonin reuptake inhibitor，SSRI）：氟西汀、氟伏沙明、帕罗西汀、舍曲林、西酞普兰、艾司西酞普兰。

② 去甲肾上腺素再摄取抑制药（norepinephrine reuptake inhibitor，NRI）：化学结构上属于四环类抗抑郁药，如马普替林、瑞波西汀。

③ 5- 羟色胺和去甲肾上腺素再摄取抑制药（serotonin-norepinephrine reuptake inhibitor，SNRI）：包括经典的三环类抗抑郁药（tricyclic antidepressant，TCA）丙米嗪、阿米替林，以及目前较为常用的抗抑郁药，如文拉法辛、去甲文拉法辛、度洛西汀、米那普仑。

④ NE 和 DA 再摄取抑制药（norepinephrine-dopamine reuptake inhibitor，NDRI）：安非他酮。

（2）单胺氧化酶抑制药（monoamine oxidase inhibitor，MAOI）：单胺氧化酶可分为单胺氧化酶 A 和单胺氧化酶 B，目前临床使用的主要是竞争性、选择性单胺氧化酶 A 抑制药，如吗氯贝胺。

（3）其他非典型抗抑郁药：尚有一些抗抑郁药作用机制较为复杂，通过多靶点机制发挥抗抑郁作用。例如，曲唑酮具有抑制 5-HT 再摄取和阻断 5-HT$_2$ 受体的作用；米氮平为 5-HT$_2$ 受体拮抗药，对突触前 α_2 受体也有拮抗作用，导致 NE 和 DA 释放增加；伏硫西汀是一种强效 5-HT 再摄取抑制药，同时也能与多种 5-HT 受体结合，具有 5-HT$_{1A}$、5-HT$_{1B}$ 受体部分激动及 5-HT$_{1D}$、5-HT$_3$ 和 5-HT$_7$ 受体拮抗作用。阿戈美拉汀是一种褪黑素受体激动药和 5-HT$_{2C}$ 受体拮抗药，可用于改善与抑郁症相关的睡眠障碍。

此外，还有一些新型抗抑郁药，其作用机制与传统药物完全不同，如艾司氯胺酮是一种 NMDA 受体拮抗药，别孕烯醇酮则是 GABA$_A$ 受体的正向变构调节药。

2. 抗抑郁药的作用机制及作用特点　最早成功治疗抑郁症的药物是单胺氧化酶抑制药异丙烟肼，这种药物最开始被应用于治疗结核病，在 20 世纪 50 年代初，发现该药物可以提升患者的情绪和刺激患者的活动。MAIO 可以抑制单胺的氧化分解，最终导致整个大脑细胞外 5-HT、DA 和 NE 含量的增加。除了 MAOI，还有同一时期发展起来的三环类抗抑郁药也被发现可以有效治疗抑郁症，丙米嗪是最早应用的三环类抗抑郁药。三环类抗抑郁药属于非选择性单胺摄取抑制药，其促进单胺类激素神经传导的方式与 MAOI 并不相同，主要通过阻断 5-HT 和 NE 的再摄取，从而增加突触间隙两种递质的浓度。大多数三环类抗抑郁药还具有抗胆碱能作用，引起口干、便秘、排尿困难等副作用，此外，三环类抗抑郁药还阻断 α_1 肾上腺素受体和 H_1 组胺受体而引起过度镇静作用。

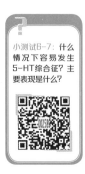

小测试6-7：什么情况下容易发生5-HT综合征？主要表现是什么？

20 世纪 60—80 年代，以吗氯贝胺为代表的可逆性单胺氧化酶 A 抑制药常用于抑郁症的治疗。吗氯贝胺可逆性抑制脑内单胺氧化酶 A（monoamine oxidase A，MAO-A），抑制突触前膜囊泡内或突触间隙中儿茶酚胺的降解，从而提高脑内 NE、DA 和 5-HT 的水平，起到抗抑郁作用。常见的不良反应为头痛、头晕、出汗、心悸、直立性低血压、失眠等。此外，这类药物与其他药物之间存在较为普遍的相互作用，与其他抗抑郁药合用时易引起 5-HT 综合征。

到 20 世纪 80 年代末，以氟西汀为首的 SSRI 类药物问世，开辟了抗抑郁药研发历史新纪元，逐渐替代三环类、单胺氧化酶抑制药，成为临床一线抗抑郁药。SSRI 能够抑制中缝核神经元对 5-HT 的再摄取，提升大脑中的 5-HT 水平。 SSRI 的化学结构不同于三环类药物，不具有三环类药物的抗胆碱、抗组胺以及阻断 α 受体的副作用，与 MAOI 和 TCA 相比，其副作用有所改善。SSRI 包括氟西汀（fluoxetine）、氟伏沙明（fluvoxamine）、帕罗西汀（paroxetine）、舍曲林（sertraline）、西酞普兰（citalopram）、艾司西酞普兰（escitalopram），俗称"六朵金花"。

以上药物都是基于单胺假说研发的（图 6-16）。然而，即使在同一患者中，该假说也不能解释重度抑郁症发作时临床表现的显著差异，以及不同患者同一类型抗抑郁药的反应差异。更重要的是，单胺假说并不能解释抗抑郁药物通常需要经过数周才能起效。

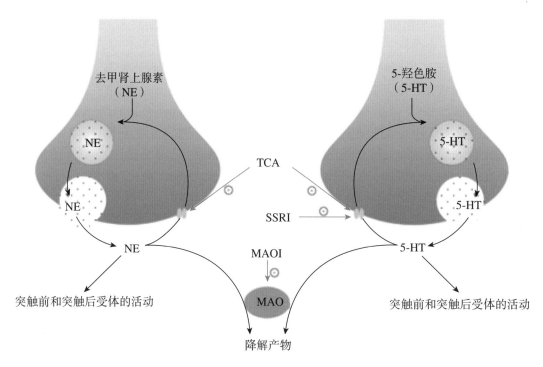

图 6-16　抗抑郁药物和去甲肾上腺素、5- 羟色胺的生化循环

MAOI、TCA 和 SSRI 均用于抑郁症治疗。MAOI 通过阻断 MAO 酶解，增强 NE 和 5-HT 的活动；TCA 通过阻断再摄取，增强 NE 和 5-HT 的活动；SSRI 选择性抑制 5-HT 再摄取过程

2019 年 2 月，新型抗抑郁症药物 Spravato 的上市促进了抑郁症发病机制研究的快速发展。Spravato 即艾司氯胺酮（esketamine），是氯胺酮的 S 镜像异构体。氯胺酮（ketamine）是一种 NMDA 受体拮抗药，通过阻断 GABA 能中间神经元上的 NMDA 受体，使谷氨酸能神经元去抑

制，导致谷氨酸释放增加，最终影响突触后细胞中的 AMPA 受体功能和 BDNF 含量。艾司氯胺酮能产生快速而持久的抗抑郁作用，已被 FDA 批准作为鼻喷雾剂用于难治性抑郁症。但需要注意的是，氯胺酮是一种强效麻醉药和镇痛药，大剂量时也有导致幻觉和诱发精神病样作用，滥用有产生依赖和成瘾的风险，因此艾司氯胺酮治疗抑郁症应在医生的指导和监督下使用。

此外，GABA$_A$ 受体的正向变构调节药别孕烯醇酮（brexanolone）是一种神经甾体，可以改变 GABA$_A$ 受体的功能，并使抑郁症相关的低神经类固醇水平得到缓解，已被 FDA 批准用于治疗产后抑郁症。

3. 常用的抗抑郁药 SSRI 类药物具有共同的作用机制，即选择性阻断 5-HT 转运体，抑制 5-HT 的突触前膜再摄取，增加突触间隙中 5-HT 浓度。虽然 SSRI 类药物有相似的疗效和不良反应，但是不同患者通常对不同的药物反应各异，如一些患者对某一种 SSRI 有效，而对另一种无效；可耐受某一种 SSRI，但是不能耐受另一种 SSRI。虽然目前对于药物作用的个体差异性机制尚不明确，但是每种 SSRI 除选择性阻断 5-HT 转运体外，均有不同的其他药理作用，如对 NE 和 DA 再摄取抑制作用、对 5-HT$_{2C}$ 受体的拮抗作用、对 M 受体的阻断作用、对 α 受体的阻断作用及对肝药酶活性的影响等。

SSRI 类药物是精神科医生开具最多的药物之一，这类药物不仅具有抗抑郁作用，还具有抗焦虑作用、抗惊恐作用、抗强迫作用，广泛应用于各类抑郁障碍、广泛性焦虑障碍、强迫相关障碍和创伤相关障碍等精神疾病治疗。本节主要介绍氟西汀。

氟西汀（fluoxetine）

氟西汀又名百忧解。

【体内过程】

口服吸收良好，t_{max} 为 6 ~ 8 h，$t_{1/2}$ 为 48 ~ 72 h，血浆蛋白结合率 80% ~ 95%，在肝经 P$_{450}$-2D6 代谢生成去甲基活性代谢物去甲氟西汀，其活性与母体相同，但半衰期较长。

【药理作用及机制】

氟西汀是一种强效选择性 5-HT 再摄取抑制药，比抑制 NE 再摄取作用强 200 倍。通过阻断 5-HT 转运体，抑制 5-HT 再摄取进入突触前膜，使突触间隙的 5-HT 含量增加，发挥其作用。此外，氟西汀对 5-HT$_{2A}$ 和 5-HT$_{2C}$ 受体也有较弱的拮抗作用，但对肾上腺素受体、组胺受体、GABA$_B$ 受体、M 受体几乎没有亲和力。

【临床应用】

氟西汀主要用于治疗重度抑郁症，可有效缓解抑郁情绪、提高注意力。氟西汀可与非典型抗精神病药奥氮平合用，治疗双相情感障碍。奥氮平也具有 5-HT$_2$ 受体拮抗作用，两药可发挥协同效应，增强双相情感障碍中的抗抑郁疗效。此外，氟西汀也可用于强迫症、惊恐障碍和贪食症的治疗。

【不良反应】

偶有恶心呕吐、头痛头晕、乏力失眠、厌食、体重下降、震颤、惊厥、性欲降低等。肝病患者服用后半衰期延长，须慎用。肾功能不全者长期用药须减量，延长服药间隔时间。氟西汀与 MAOI 合用时须警惕"5-HT 综合征"的发生，初期主要表现为不安、激越、恶心、呕吐和腹泻，然后出现高热、强直、肌阵挛或震颤、自主神经功能紊乱、心动过速、高血压、意识障碍，最后可引起痉挛和昏迷，严重者可致死，应引起临床重视。心血管疾病、糖尿病患者应慎用。

（四）心境障碍的其他辅助治疗

1. 物理治疗

（1）改良电休克治疗（modified electric convulsive treatment，MECT）：给予双侧颞叶适量的

电流刺激，诱发癫痫放电，进而引起患者短暂意识丧失和全身抽搐发作，达到治疗抑郁症状的目的。电刺激前通过静脉麻醉并注射适量肌肉松弛剂，使抽搐发作不明显。该治疗方法能在较短时间内快速地控制患者的自杀意念，从而降低患者自杀死亡率。治疗抑郁障碍时 MECT 的次数一般为 8 ~ 12 次。

（2）重复经颅磁刺激（transcranial magnetic stimulation，rTMS）治疗：该方法抗抑郁的机制可能是通过影响深部脑组织如基底核、纹状体、海马、丘脑和边缘叶等局部大脑皮质兴奋性和血流活动，改变脑内神经递质、细胞因子及神经营养因子而发挥作用。rTMS 治疗后，少部分患者会出现头痛，但持续时间较短，多可自行缓解。

（3）迷走神经刺激（vagus nerve stimulation，VNS）治疗：迷走神经在解剖上同大脑中情绪调节的区域存在联系，同时，临床上观察到接受 VNS 治疗的癫痫患者情绪发生改变。美国 FDA 已批准将 VNS 作为抑郁障碍的辅助治疗手段。

（4）深部脑刺激（deep brain stimulation，DBS）治疗：将脉冲发生器植入脑内，通过释放弱脉冲刺激脑内相关核团，改善抑郁症状。目前 DBS 抗抑郁的确切机制尚不清楚。对于多种药物、心理和 ECT 效果均较差的难治性抑郁障碍患者，可以考虑尝试 DBS 治疗。

2．精神疗法

（1）支持性心理治疗：通过积极倾听，安慰、解释、指导进行健康教育，引导患者觉察自己的情绪，并鼓励表达，帮助患者正确认识和对待自身疾病，使患者能够积极主动配合治疗。

（2）认知行为治疗：通过帮助患者认识并矫正自身的错误信念，缓解症状、改善应对能力。常用的干预技术包括识别自动性想法、识别认知错误和逻辑错误、建立合理的认知等。

（3）精神动力学治疗：在经典的弗洛伊德精神分析治疗方法上改良和发展形成，目前推荐用于治疗抑郁障碍的主要为短程疗法。

（4）人际心理治疗：帮助患者学会把情绪与人际交往联系起来，通过适当的人际关系调整和改善来减轻抑郁，提高患者的社会适应能力。

三、焦虑障碍

（一）焦虑障碍概述

恐惧、焦虑都是一种警示信号，提醒机体应对当前或即将出现的危险状况。恐惧是人类对威胁刺激的一种复杂的生理、行为、认知上的主观反应，在漫长的进化过程中，恐惧表现为对真实威胁的适应性反应，并且通常是短暂而一过性的。而焦虑是对危险信号的一种较长时间的反应，这种反应可能来自发出危险信号的环境，也可能来自被认为有不利后果的不良事件的模糊迹象。

焦虑的产生具有高度适应性，同时伴随机体的觉醒、警觉，从而增加了个体在危险情况下生存的可能性。然而，当焦虑的程度和持续时间超过真正的风险，并且与潜在威胁不成比例时，会给个体带来严重的痛苦。因此，焦虑障碍（anxiety disorder）是对恐惧的不恰当反应，并且是多种常见精神疾病的核心症状。根据其症状的性质、强度、时间，以及家族传播的模式、诱发因素、外部线索在触发事件中的作用及相关症状等，可对焦虑障碍进行分类。在某些情况下，焦虑不是由单一因素诱发产生，而是由于多种因素的积累而诱发。目前公认的焦虑障碍包括惊恐障碍、广泛性焦虑障碍、社交焦虑障碍（也称社交恐惧症）、特定恐惧症、场所恐惧症和分离焦虑障碍（表 6-5）。

表 6-5　焦虑障碍的类型和特征

名称	描述
惊恐障碍	反复惊恐发作，可在不同阶段表现出突发性的重度焦虑、害怕和恐惧，常伴有濒死感或失重感
广泛性焦虑障碍	持续和广泛的焦虑和担忧，至少持续 6 个月
社交恐惧症	由某些社交场合或表演性场合引起的显著焦虑，常常导致回避行为
特定恐惧症	对特殊刺激产生的强烈而过度的恐惧，如蛇、蜘蛛或高度
场所恐惧症	在某些特定环境中（如拥挤或黑暗场所），过分担心难以逃离或得不到帮助
分离焦虑障碍	多起病于童年早期阶段，对与所依恋的人分别而产生的过度焦虑

1. 惊恐障碍　惊恐障碍（panic disorder）的主要症状是一种不连续的强烈恐惧感，伴有躯体症状，如心悸、呼吸短促、出汗、感觉异常和头晕，以及对失去控制或死亡的强烈恐惧。当惊恐反复发作并引起对未来发作的预期焦虑时，就可以诊断为惊恐障碍。患有惊恐障碍的人可能会逐步限制自己的生活，以避免恐惧来袭的情况或地方，特别是他们曾经遭遇恐怖袭击时无法逃离的地方。患者通常会避开人群、桥梁和电梯，最终导致有些人完全不再离家。

2. 广泛性焦虑障碍　广泛性焦虑障碍（generalized anxiety disorder）的特点是长期（数月）的担心和警惕，而与所处的环境无特定关系。这种焦虑还伴随有显著的自主神经症状、肌肉紧张及运动性不安。患者因难以忍受又无法解脱，而感到痛苦。

3. 社交恐惧症　社交恐惧症（social phobia）的特征是对社交场合或表演性场合的持续恐惧。患者感觉这些场合会让自身暴露于他人的审视和羞辱之下，并且非常害怕以这种方式行事。而怯场是一种较轻的社会焦虑，且仅限于某些特殊情况（比如公开演讲等）。广义的社交恐惧包括对大多数社交场合的不良反应。

4. 特定恐惧症　特定恐惧症（specific phobia）是对特定的物体、场景或活动产生强烈而过度的恐惧，如蛇、蜘蛛或高度等，患者为减少焦虑而采取回避行为。患者通常害怕的不是物体或情景本身，而是随之带来的可能后果。

5. 场所恐惧症　场所恐惧症（goraphobia）恐惧的对象主要为某些特定环境，如广场、闭室、黑暗场所、拥挤的场所、交通工具（如拥挤的船舱、火车车厢）等，其临床特征之一是过分担心处于上述情境时没有即刻能用的出口，难以逃离或不能得到帮助。该恐惧症发作时往往伴有显著的自主神经症状。

6. 分离焦虑障碍　分离性焦虑障碍（separation anxiety disorder）多见于童年早期阶段，通常因与所依恋的人（父母或其他家庭成员及照料者）分别而产生过度焦虑。焦虑的持续时间和严重程度大大超出同龄儿童在分离场合的常见水平，常有梦魇和痛苦的躯体症状。

（二）焦虑障碍的生物学基础

1. 遗传因素　大多数焦虑障碍具有遗传倾向，但其特异性基因尚未确定。惊恐障碍和广泛性焦虑障碍都有家族遗传。惊恐障碍个体的一级亲属患惊恐障碍的风险显著高于一般人群或未受影响的对照受试者的一级亲属。对同卵双胞胎的研究表明，惊恐障碍、广泛性焦虑障碍很大程度上可以由基因解释。并且，抑郁症和广泛性焦虑障碍的遗传风险因素有重叠，这有助于解释两种疾病经常同时发生的现象。

2. 焦虑相关的特定脑区和神经环路　对恐惧动物模型的应用和焦虑相关神经环路的解析为人类大脑神经成像的研究奠定了良好的理论基础。与动物模型中的研究一致，健康受试者对刺激做出反应时杏仁核（amygdala）被高度激活。通过功能性磁共振成像（functional magnetic resonance imaging，fMRI）的研究发现，正常志愿者受到惊恐面部表情刺激时，背侧杏仁核区高度激活，而社交恐惧症患者看到恐惧面孔的图像时，杏仁核的活性也显著增强。

　　3. 应激反应与焦虑障碍　应激反应（stress response）是指个体对威胁性刺激产生的一系列相互协同的反应。它具有以下特点：①产生回避行为；②警觉和觉醒水平提高；③自主神经系统的交感神经系统被激活；④肾上腺分泌皮质醇。

　　下丘脑（hypothalamus）是协调激素分泌、内脏活动和躯体运动反应的关键中枢结构。由HPA轴所介导的激素反应在应激行为的调控中发挥了重要作用（图6-17）。当血液中促肾上腺皮质激素（adrenocorticotropic hormone，ACTH）浓度升高时，肾上腺皮质就会释放皮质醇（cortisol）。ACTH在促肾上腺皮质激素释放激素（corticotropin-releasing hormone，CRH）的作用下由垂体前叶释放，而CRH由下丘脑室旁核的神经内分泌细胞释放。

　　CRH神经元受到杏仁核和海马的调控。感觉信息进入杏仁核的基底外侧部进行处理后，传递至中央杏仁核的神经元。激活中央杏仁核的神经元可以引起应激反应（图6-18）。正如前述，对于人类功能磁共振成像的研究所示，杏仁核的异常激活与焦虑障碍密切相关。杏仁核的输出汇集于终纹床核（bed nucleus of the stria terminalis，BNST），终纹床核神经元激活HPA轴并引发应激反应。海马也可以调节HPA，激活海马可以抑制CRH的释放。海马内有大量对皮质醇敏感的糖

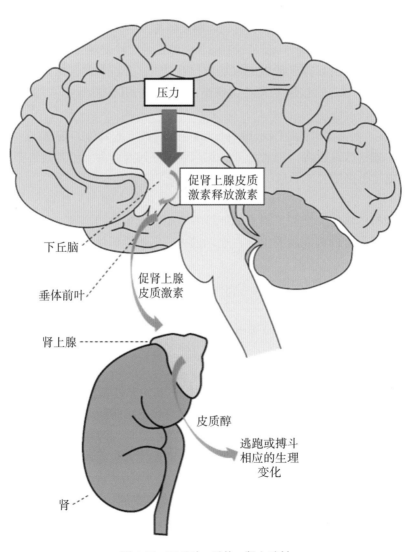

图6-17　下丘脑-垂体-肾上腺轴

皮质激素受体（glucocorticoid receptor）。当血液中的皮质醇浓度过高时，海马会抑制 CRH 的释放，进而使 ACTH 和皮质醇释放减少，从而参与 HPA 的反馈调节。但是在慢性应激条件下，动物持续暴露于皮质醇将导致海马神经元的萎缩和死亡。海马的退行性病变使应激反应更加剧烈，从而陷入恶性循环，引发更多的皮质醇释放和严重的海马损伤。综上，杏仁核和海马通过对 HPA 的正向和反向调节从而调控个体的应激反应。此外，有研究表明杏仁核和海马也接受新皮质如前额叶皮质（prefrontal cortex，PFC）的大量信息输入并受其调控，因此，焦虑障碍的患者其前额叶皮质同样较为活跃。

HPA 系统通过肾上腺分泌皮质醇对应激产生反应。CRH 是下丘脑室旁核与垂体前叶之间的化学信使，由垂体分泌的 ACTH 通过血流到达肾上方的肾上腺后刺激皮质醇释放。

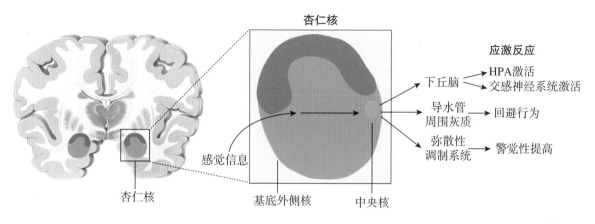

图 6-18　杏仁核对应激反应的调控

杏仁核从丘脑获得上行感觉信息，从新皮质接受下行输入。这些信息由基底外侧核进行整合，并传至中央核，最终激活中央核，引起应激反应。

（三）焦虑障碍的治疗

由于恐惧中有很强的习得成分，因此精神疗法（psychotherapy）对多种焦虑障碍有很好的疗效。治疗者可以通过逐渐增加患者对可引发焦虑的刺激的接触时间，从而使患者认为这些刺激不存在危险以达到治疗效果。

用于治疗焦虑障碍的药物称为抗焦虑药（anxiolytics）。抗焦虑药是通过改变大脑内突触传递的效能而发挥治疗作用，主要分为两类：一是选择性 5- 羟色胺再摄取抑制药（serotonin-selective reuptake inhibitor，SSRI）以及 5-HT 和 NA 再摄取抑制药（5-HT/NA reuptake inhibitor，SNRI）等抗抑郁药，二是苯二氮䓬类（benzodiazepines）镇静催眠药。此外，5-HT$_{1A}$ 受体部分激动药丁螺酮（buspirone）也可用于焦虑症的治疗。

SSRI（如帕罗西汀）、SNRI（如文拉法辛）和丁螺酮是治疗焦虑症的一线用药。其中，SSRI 和 SNRI 可用于广泛性焦虑障碍、社交恐惧症、惊恐障碍，其作用与 5-HT 调控焦虑相关脑区，如杏仁核和蓝斑核的活性有关。帕罗西汀和文拉法辛等药物易发生严重的停药反应，因此用药后需缓慢减量。丁螺酮主要对广泛性焦虑障碍有效，而不适用于其他类型的焦虑障碍。上述药物通常需要长期用药才能产生和维持抗焦虑作用，提示抗焦虑作用与胞外 5-HT 浓度快速升高无关，而是来源于神经系统对脑内 5-HT 浓度升高的适应性变化。同时，SSRI 可导致海马糖皮质激素受体数量的增加，从而通过增加机体对下丘脑 CRH 神经元的反馈调节而缓解焦虑症状。

苯二氮䓬类药物主要用于治疗广泛性焦虑障碍，而高剂量的苯二氮䓬类药物则用于治疗惊恐

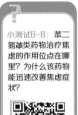

障碍。现有的苯二氮䓬类药物能产生镇静作用，也被用作催眠药，并能降低认知功能。长期使用苯二氮䓬类药物会产生药物依赖性问题，理想情况下应短期使用。苯二氮䓬类药物的特点是能较迅速地出现反应，产生急性抗焦虑作用，因此，其可作为治疗焦虑障碍的二线药物短期使用，并且在 SSRI 药物生效后即停止使用。苯二氮䓬类药物治疗焦虑症的机制与其增强 GABA 对 GABA$_A$ 受体的抑制作用有关（参考本章第一节）。

（王　芳　岑　程　崔素颖　王　韵）

小　结

随着现代药理学的发展，脑卒中、帕金森病等中枢神经系统疾病有了效果明显的治疗药物，如治疗帕金森病的左旋多巴等。随着人口老龄化，脑血管病和神经退行性疾病的发病率不断增加，对治疗药物的需求越来越迫切，但这些疾病的治疗药物的研发相对缓慢。对中枢神经系统复杂结构和功能的研究不足，对中枢神经疾病病因机制的了解有限，是制约新药研发的重要原因之一。近年来，现代神经科学技术的进步为中枢神经系统药理学的发展提供了良好的契机。基因编辑技术、光遗传技术、人工智能等为研究中枢神经系统及其相关疾病开辟了新模式，转录组学、蛋白质组学和代谢组学等的发现为研发防治中枢神经系统疾病的药物提供了更多的作用途径和药物靶点。

2021 年 WHO 第 5 版中枢神经系统肿瘤分类更加依赖分子检测结果来确定诊断。在最新版分类中，根据分子变异特征将胶质瘤分为成人型和儿童型两种。对于前者，1p19q 是否存在杂合性共缺失和 IDH 的突变状态对肿瘤分类至关重要。同时，确立了 IDH 野生型胶质母细胞瘤和 IDH 突变型 4 级星形细胞瘤的分子诊断标准。在小儿胶质瘤中，对高、低级别肿瘤的进一步分型在很大程度上依赖于分子检测手段。

由于新的分子检测平台的运用，儿童脑肿瘤中，胚胎性肿瘤和间叶源性肿瘤也有新增加的类型。此外，一些具有特殊分子变异的新肿瘤类型相继被报道并受到脑肿瘤研究者的关注，同时，对现有肿瘤类型中出现影响预后的特殊分子变异有了更深入的认识，有望未来被纳入新版 WHO 脑肿瘤分类。另外，针对部分高级别胶质瘤中伴有的特异性分子变异，已有小分子药物被应用于临床试验，未来有望为患者提供精准靶向治疗。

精神疾病在历史上多指那些病因不明且严重影响人类感知、情绪、思考和行为等的疾病。随着神经科学的发展，人们已经认识到精神疾病是由大脑实质性的病理改变而引起，基因和环境在精神疾病的发生中发挥了同等重要的作用。针对精神疾病病因和发病机制的研究是现代神经科学研究的一个重要目标，对精神疾病发病机制的充分理解是针对性设计药物以干预和治疗精神疾病的基础。

根据药物的作用机制，抗抑郁药可分为单胺再摄取抑制药、单胺氧化酶抑制药和非典型抗抑郁药等。选择性 5-HT 再摄取抑制药可以选择性阻断 5-HT 转运体，抑制 5-HT 的突触前膜再摄取，增加突触间隙中 5-HT 浓度。SSRI、SNRI 和丁螺酮也是治疗焦虑症的一线用药。

典型抗精神病药大多是强效 D_2 样受体拮抗药，通过作用于中脑 - 皮质、中脑 - 边缘系统多巴胺通路中的 D_2 样受体，改善阳性症状，锥体外系不良反应严重。非典型抗精神病药拮抗 D_2 样受体和 5-HT_2 受体，缓解阳性和阴性症状，锥体外系不良反应较少。

整合思考题

1. 尽管中枢神经系统疾病的病因和临床表现多样，但造成中枢损伤的机制却很相似，如能量障碍、氧化应激、慢性炎症等。试选择其中一种，比较说明其在不同中枢神经系统疾病中的发生机制。

2. Aβ 和 α-synuclein 是两种最常见的脑内异常聚集蛋白，你觉得有哪些方法可以减少它们的沉积和聚集？

3. IDH 突变型弥漫性星形细胞瘤的组织学分级标准主要包括哪 4 个形态学特征？

4. IDH 野生型胶质母细胞瘤最常见的 3 个分子变异是什么？

5. 针对精神分裂症的多巴胺假说，如何解释精神分裂症的发病机制？

6. 描述氯丙嗪抗精神病作用的机制及临床应用。氯丙嗪引起锥体外系反应的机制是什么？有哪些表现？可分别采取何种措施对抗？

7. 比较典型抗精神病药与非典型抗精神病药作用的特点。

8. 抗抑郁药可分为哪几类？请描述各类的作用机制。

整合思考题参考答案

主要参考文献

[1] Brunton L L, Knollmann B C. Goodman & Gilman's The pharmacological basis of therapeutics. 14th ed. New York: McGraw-Hill, 2023.

[2] Kryger M H, Roth T, Dement W C. Principles and practice of sleep medicine. 6th ed. Philadelphia: Elsevier, 2020.

[3] Purves D, Augustine G J, Fitzpatrick D, et al. Neuroscience. 6th ed. Oxford: Oxford University Press, 2018.

[4] Grillner S, Markram H, De Schutter E, et al. Microcircuits: the interface between neurons and global brain function. 2nd ed. Cambridge: MIT Press, 2016.

[5] Waxman S G. Clinical neuroanatomy. 28th ed. New York: McGraw-Hill, 2016.

[6] Bear M F, Connors B W, Paradiso M A. Neuroscience: exploring the brain. 4th ed. Deventer: Wolters Kluwer, 2015.

[7] Deco G, Kringelbach M L, Kötter R. The brain dynamics toolbox. Berlin: Springer, 2015.

[8] Sadler T W. Langman's medical embryology. 13rd ed. Deventer: Wolters Kluwer, 2015.

[9] Pickel V, Segal M. The synapse: structure and function. Philadelphia: Elsevier, 2014.

[10] Kiernan J A. Barr's The human nervous system. 10th ed. Baltimore: William & Wilkins, 2014.

[11] Carlson B M. Human embryology and developmental biology. 5th ed. Philadelphia: Elsevier, 2014.

[12] Moore K L. Essential clinical anatomy. 5th ed. Philadelphia: Lippincott Williams & Wilkins, 2014.

[13] Arbib M A. The handbook of brain theory and neural networks. 2nd ed. Cambridge: MIT Press, 2013.

[14] Squire L R, Berg D, Bloom F E, et al. Fundamental neuroscience. 4th ed. New York: Academic Press, 2012.

[15] Kandel E R, Schwartz J H, Jessell T M, et al. Principles of neural science. 5th ed. New York: McGraw-Hill, 2012.

[16] Sanes D, Reh T, Harris W. Development of the nervous system. 3rd ed. Philadelphia: Elsevier, 2011.

[17] Morris A. The hippocampus book. Oxford: Oxford University Press, 2006.

[18] 奈特. 奈特人体解剖学彩色图谱: 第 8 版. 张卫光, 译, 北京: 人民卫生出版社, 2023.

[19] 韩济生. 神经科学. 4 版. 北京: 北京大学医学出版社, 2022.

[20] 于龙川. 神经生物学. 2 版. 北京: 北京大学出版社, 2022.

[21] 赵忠新, 叶京英. 睡眠医学. 2 版, 北京: 人民卫生出版社, 2022.

[22] 米歇尔 - 泰特斯. 神经系统: 第 2 版. 王韵, 译. 北京: 北京大学医学出版社, 2019.

[23] 管又飞，朱进霞，罗自强 . 医学生理学 . 4 版 . 北京：北京大学医学出版社，2018.

[24] Luo L Q. 神经生物学原理 . 李沉简，译 . 北京：高等教育出版社，2018.

[25] Susan Standring. 格氏解剖学：第 39 版 . 北京：北京大学医学出版社，2008.

[26] 张卫光 . 系统解剖学 . 4 版 . 北京：北京大学医学出版社，2018.

[27] 杨宝峰，陈建国 . 药理学 . 9 版 . 北京：人民卫生出版社，2018.

[28] 郝伟，陆林 . 精神病学 . 8 版 . 北京：人民卫生出版社，2018.

[29] 李继承，曾园山 . 组织学与胚胎学 . 9 版 . 北京：人民卫生出版社，2018.

[30] 郭光文，王序 . 人体彩色图谱 . 3 版 . 北京，人民卫生出版社，2018.

[31] 丁文龙，刘学政 . 系统解剖学 . 9 版 . 北京：人民卫生出版社，2018.

[32] 闫剑群 . 中枢神经系统与感觉器官 . 北京：人民卫生出版社，2015.

[33] 王玮，赵小贞 . 中枢神经功能解剖学 . 北京：科学出版社，2013.

[34] 张培林 . 神经解剖学 . 北京：人民卫生出版社，1987.

中英文专业词汇索引

Note